# 女性性功能障碍诊断与治疗

主　审　马晓年　邸晓兰

主　编　马　乐　张红真　周燕飞

科学出版社

北京

# 内 容 简 介

本书围绕女性性功能障碍，从女性性功能基础、女性性功能障碍的发生机制、病因学、性的心理社会学基础、性交痛、特殊疾病女性的性功能障碍、临床诊断、治疗、不同专业在女性性功能障碍诊疗中的作用、盆底功能障碍的物理检查与康复治疗，以及性具与辅助保健品的应用、性文明与性教育等方面展开。

本书内容翔实、全面，体现了女性性功能障碍的研究进展，可供妇产科医师及相关专业研究生参考。

**图书在版编目 (CIP) 数据**

女性性功能障碍诊断与治疗 / 马乐，张红真，周燕飞主编 . —北京：科学出版社，2020.8
ISBN 978-7-03-065763-3

Ⅰ.①女… Ⅱ.①马… ②张… ③周… Ⅲ.①妇科病－性功能障碍－诊疗 Ⅳ.① R711.77

中国版本图书馆 CIP 数据核字（2020）第 138251 号

责任编辑：马晓伟 沈红芬 / 责任校对：张小霞
责任印制：赵 博 / 封面设计：黄华斌

**科 学 出 版 社 出版**
北京东黄城根北街 16 号
邮政编码：100717
http://www.sciencep.com
三河市春园印刷有限公司印刷
科学出版社发行 各地新华书店经销

*

2020 年 8 月第 一 版 开本：787 × 1092 1/16
2025 年 3 月第三次印刷 印张：29
字数：674 000
**定价：188.00 元**
（如有印装质量问题，我社负责调换）

# 编写人员

# 序

在人体或人体疾病的认知方面，性或性相关疾病最不完备。

唯其如此，它变得如此重要。作为曾经的"异域"和"禁地"，性相关领域虽然已被破冰开垦，但与我们仍然"隔着青纱"，尤其是性相关疾病的诊治方法，亟需重视与开发。马乐教授等主编的《女性性功能障碍诊断与治疗》，对于这一领域，既是锦上添花，亦是雪中送炭，应该为其呼之赞之！

女性性功能障碍是个内容广泛而深刻的命题。就女性性问题而言，就有性解剖、性生理、性病理、性意识、性健康、性疾病等，进而还有性历史、性文化、性文明、性科学、性教育等。单就性健康来说，则可谓女性全生命周期所要关注与管理的！

近年，性知识的科学普及工作开展得颇有成效。从新中国成立初期周总理的指示，到吴阶平院士的大力倡导，目前我们已经形成了中国的性学家队伍和性学学会，一系列专著、译著等均已相继出版。但关于女性性功能障碍诊治的专著却寥若晨星，这便是我关注该书出版的缘由。

马乐教授等主编的这部著作内容比较全面，从解剖到生理，从激素到病理，从炎症到肿瘤，从功能到器质，从检查诊断到各种处理，而一般教科书和妇产科参考书往往在某些方面有所缺憾。诚然，性学存在复杂性，性问题具有多元性，除了功能障碍，还有器官、组织与解剖问题，或后者是前者的基础，或两者相互影响。该书除了侧重于功能疾病，还涉及性学问题相关的精神心理、伦理道德等。

诚如前述，女性性功能障碍在临床并不少见，因此对这一领域的认识和诊疗技能应该是妇产科医师（不论从事何种亚专业）必须掌握的。该书可作为妇产科医师的重要参考书，也可作为有一定卫生知识基础的读者的科普读物。当然，我的忠告是"保健靠自己，看病找大夫"。

　　感谢作者为我们介绍了女性性功能障碍的相关内容，为我们贡献了相关治疗和管理办法。该书是妇产科医师的福音，也是广大女性的福音。

　　是为序。

郎景和

2020年4月

# 目　录

# 绪论
# 性的生命周期变化与流行病学

## 一、女性一生中性功能的变化

男女两性的性活动周期，不同年龄有着迥然不同的变化，而年龄对其他方面如学习、体力、身体调节等的影响则无明显的性别差异。例如，男性的性反应和性能力在性成熟后17～20岁会迅速达到一生中的高峰期，随后逐渐持续减弱；而女性的性反应和性能力则在性成熟后缓慢增强，直到35～40岁才达到性的高峰，随后以比男性更为缓慢的速度减弱。但性需求从来不会消失，在90多岁的男性和女性中还能观察到性高潮的发生。

（1）少年时期：女孩会对性器官和生命的由来产生好奇心理，父母要正确理解和对待女孩手淫（又称"自慰"）与性游戏问题，这只不过是她们求知欲的表现，千万不要为此而惩罚孩子。女孩跟男孩一样，在童年早期会经历遍及全身的性乐趣，特别是通过夹腿等方式很容易达到性高潮，她们远比成年女性更容易经历性高潮。如果条件允许，她们也喜欢进行性游戏，如"过家家""当新娘"。如果这一时期接受错误且消极保守的性教育，很可能对她们一生的性健康产生不利影响，当然若在这一年龄段遇到任何性虐待或性伤害，则结果就更为严重。

（2）青春期：性功能发展模式的性别差异首先出现于青春期。女孩在性生理与性心理的急剧变化期要正确对待性觉醒、性幻想、两性交往、月经、乳房及生殖器官的发育，以及各种形式的躯体不适感。在青春期，女孩同样经历身体的急剧生长及对性的兴趣。女孩的青春期发动平均比男孩早两年，但一般来说女孩的性唤醒较迟，她们更专注于精神上的恋爱，往往沉溺于对某青春偶像的单恋或愿意吸引男孩的注意。她们的性兴趣较少集中在肉体方面，高潮迫切感显然不如男孩强烈。女孩中发生手淫的人数仅为男孩的1/3～1/2。人们会怀疑没有手淫的青春期的男孩具有心理障碍，而并不这样判断从不手淫的女孩。虽然如此，成年后缺乏性高潮的女性往往无手淫史。随着时代的变迁，人们初次性交的年龄大大提前，甚至初中生就已经开始有婚前性行为，青少年性生理和性心理成熟年龄的不断提前，社会大环境中性信息的泛滥，特别是后网络时代的到来，更打破了过去所谓性教育要适时、适度、适量的陈规，事实证明我们的性教育工作远远落后于形势的发展。这种局面必然会给青少年的身心健康发展带来严重的负面影响，但又不能硬性地将青少年管制起来，因此，根据新形势下的新局面及时修正性教育方针也就成为唯一可行和行之有效的办法了，其关键为在通过适当教育尽可能、尽量推迟性活动年龄的前提下，倡导负责任的和安全的性行为，避免意外妊娠和性传播疾病的发生，保护好青少年。

（3）未婚成年期：是女性一生中生殖健康和性健康保健能否得到充分保障的关键时

期，在这一时期要注意建立健康的性观念并端正性态度，而我们现有的性健康保障渠道却往往在这一时期被中断或有意回避，这就给众多未婚女性带来困惑或实际困难。相关部门应该尽可能帮助女性克服交友困难或社交恐惧症，消除性紧张与性焦虑；理解什么是安全、负责任的性行为，学会基本的避孕措施，从而实现自我保护，避免意外妊娠和性传播疾病；善于处理恋爱冲突或失恋，避免婚前性行为或成为第三者。

（4）已婚成年期：要注意处理好新婚性适应和婚后性卫生与性保健；夫妻共同努力提高性生活质量；保持夫妻间彼此尊重、理解、体贴和忠诚；避免婚外感情纠葛和婚外性行为；正确处理婚姻危机和离异后子女教育问题。男女初次性交的经历不同，男性往往表现得笨拙、害羞、很快就射精，但他们总能获得性高潮。女性的初次性交则往往令人失望，不仅没有性高潮，甚至没有丝毫的阴道快感，事实上，她们会因为不能享受到什么乐趣而感到惊讶。男女双方早期的性生活显然应有一个适应、交流与磨合的过程。在年轻夫妻的已婚生活早期性交频率较高，这可能主要是由年轻丈夫的强烈性欲所引发的，但这一时期的女性常常会因丈夫的短暂性交及过高频率的要求而苦恼。

一般情况下，女性在35～40岁可达到性反应的高峰期。许多女性表示她们在这个阶段对性的兴趣比早年时更浓厚。但这往往不是生理因素决定的，而更可能是心理压抑感和障碍消除的缘故。男性性反应和性能力在此时早已走下坡路，因此这一时期是性生活的不协调阶段。这一时期的女性已有一定的性自主程度，会向她们的丈夫要求一种容易使自身唤起性反应的，但又不会像以前那样令其感到羞涩和恐惧的刺激。

（5）更年期：要处理好中年性失调并及时寻求医治，注意更年期保健问题。更年期女性的性功能差异很大，并且不由女性的总体生理状况及其夫妻关系决定。排卵功能的突然停止、血液循环中雌激素和孕激素水平的突然下降，这些变化使许多（但并非全部）女性出现沮丧、易激动、易怒等情绪波动。这种变化就像一小部分女性在每月的"小更年期"（即血液循环中雌激素和孕激素暂时下降的经前期4天和经期4天，共8天左右）中所经历的那种情感危机或"紧张"一样。女性性类固醇激素的下降对性欲的影响也不是一成不变的。显然，如果一个女性感到沮丧、易怒、不安时，是不会对性感兴趣的。与此相反，也有许多女性觉得在更年期性欲增强，从生理基础上说，这是因为女性体内的雄激素（对女性性欲起重要作用）不再受雌激素的排斥。此外，这一时期的性功能还受包括心理因素等在内的许多因素的综合影响，例如，如果更年期时丈夫因沮丧、不安全感等回避性生活，愤怒的女性将视此为自己肉体吸引力的减退，也会同样回避性生活，结果将经受与丈夫一样的挫败感和冷落感。

50岁以后女性的性反应同样因人而异。她们的性表达往往取决于其性需要和性能力已日益减退的丈夫。一位有正常性交机会的女性一般能保持她的性反应性，若缺乏这种机会，性欲则会明显下降。

64岁以后，女性的性兴趣往往开始下降，但仍可以寻找性机会并作出反应。要解决好老年性冷漠和婚恋问题。这一时期中，女性手淫或与男性一起的性活动并非少见，性梦也比较常见。这时，女性阴道润滑的发生趋于缓慢，高潮期阴道阵挛性收缩的激烈程度也减弱。与男性明显不同的是，女性到老年后仍可保持多次高潮的能力。许多女性在50～60岁及之后便停止性交，这种性禁忌的出现不是生理因素决定的，而主要是受社会和心理因素的影响。研究表明，70岁左右的女性中仍有1/4的人存在手淫现象。

对女性性行为来讲，学习过程似乎是一个非常重要的因素，而对于男性来讲则不是那么重要。在有性生活史和与丈夫关系融洽的女性中，常见的中年期性高峰可以从多次愉悦的性经历的积累、性增强的角度来解释，这些性经历的满意程度随着适合女性特殊需求的性技巧的提高而提高，同时也随着青年时期的性抑制和不安全感的逐渐消失而提高。

总之，只要身体、心理健康，社会适应能力健全，一对夫妇可以在他们的一生中尽情享受性快乐。老年人的大多数性问题是其对年龄带来的正常生物学变化的不良心理反应。因此，只要老年女性能认识到与年龄相关的生理变化是自身生物节律变化的结果，她们就能正确对待并探索更新的性技术，以增进配偶间的亲昵关系和性满足的程度。

### 二、女性性功能障碍流行病学调查

有关女性性功能障碍的调查虽已有报道，但仍不足，也很难窥其全貌，这里介绍美国泌尿外科学会2003年年会报告的3项调查及结果。

（1）贝朗等完成的德国科隆10 000例女性的调查报告中介绍了女性性功能障碍的流行率，其调查对象分布在各社会阶层，年龄范围为30～80岁，该调查的问卷实际回收率为31%（共3089名）。在这项世界范围内也算规模很大的调查中，调查者发现性功能障碍是常见的，并且与年龄相关。调查者还发现与男性相似，女性性功能障碍也与高血压、糖尿病和盆腔手术等因素相关，并对生活质量有重要影响。他们认为尽管存在诸多问题，但仍需建立和发展女性性问题的正确诊断标准和更为有效的治疗措施。

（2）布洛克等在一项性态度和性行为的全球调查研究中，调查了40～80岁男女对性、亲昵及两性关系有关的行为、态度、信念和满意度。在不同国家采取不同的调查方式，如电话采访、面对面采访或自填问卷。调查共涉及世界各大洲共30个国家的27 500名男女，将这些国家按照地理位置和所用调查方法分组。调查者介绍了欧洲之外的4个西方国家，包括美国（1500名）、加拿大（1007名）、澳大利亚（1500名）和新西兰（500名）共4507人的调查结果。受调查者中的大多数中老年人（82%的男性，68%的女性）在过去12个月中是性活跃的（有性交史）；而在较年轻的40～49岁年龄组中，男女结果相近，分别为90%和89%；而50岁以后女性则变得不那么活跃了，如在最年长的70～80岁年龄组中，男性有性活动者是女性的2倍，男性为52%，女性为26%。男女各年龄组的报告均显示性问题是常见的。其中女性缺乏性兴趣者占34%，几乎是男性（18%）的2倍；而没有性快感的女性为19%，也几乎是男性（11%）的2倍。结果表明，男性勃起功能障碍（ED）的总体发生率为21%，在40～49岁年龄组中为13%，在70～80岁年龄组中为36%。有23%的女性阴道润滑不足，大多数发生在50～69岁年龄组。这说明男女性问题均比较常见，并且有随着年龄增长而增长的趋势。

（3）美国迈阿密的霍尔维等在2001年1～4月对21～80岁的女性进行调查，其中完成并返回保密、自填式问卷的女性共1141名，参加调查的白种人女性有792人，黑种人女性有349人。问卷共涉及62个问题，这些问题不仅包括一般的流行病学内容，而且特异性地关系到女性性功能障碍通用分类系统中每种问题的流行率的区分、困扰因素、求治欲望等。其中性欲低下最常见，在21～30岁组和80岁以上组中分别占25%和

89%；这两个年龄组的性唤起障碍发生率分别为7%和72%，性高潮障碍发生率分别为12%和45%，无性交者分别占17%和67%。统计分析表明在年龄增长与性欲低下及性唤起障碍之间存在显著的负相关。根据受调查对象反映，具有各种性功能障碍的女性都有着较高的求治欲望。

（马晓年）

# 第一章
# 女性性功能基础

## 第一节　女性性功能解剖学

受历史、社会、宗教等因素影响，关于女性生殖器的解剖和生理相关研究进展缓慢。解剖学家曾针对20世纪的解剖书和解剖图进行系统性的研究，发现无论哪个版本的解剖图，其中有关阴蒂的图示均为空白。事实上，在17世纪德国解剖学家Regnier de Graaf以前，人们对女性生殖器解剖几乎一无所知。Regnier de Graaf强调了使用术语"阴蒂"的重要性。现代解剖学图谱在图示男性生殖器官的解剖构造时，往往会通过标注男女生殖器的区别点来展现女性解剖结构。在解剖学相关著作中，阴蒂背神经（它们并不是小的结构）通常没有被标注出来，且常被忽略，阴蒂也几乎被遗忘。近年来，Kobelt和Regnier de Graaf对女性生殖器官的解剖和磁共振成像（MRI）进行了研究，为业内对阴蒂的深入探讨提供了基础。本章将详细阐述女性生殖系统解剖结构。

### 一、女性生殖系统解剖结构

女性生殖器官根据其解剖结构分为内生殖器及外生殖器，内生殖器包括卵巢、子宫、输卵管（图1-1）；外生殖器包括围绕泌尿生殖器的外阴，外阴包括阴阜、阴蒂、大阴唇、小阴唇。前面的阴阜和两边的大阴唇组成会阴体（图1-2）。

### （一）阴唇

阴唇表面解剖学差异很大。一部分女性的阴唇只有在张开时才能看到隆起和大阴唇；

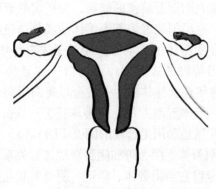

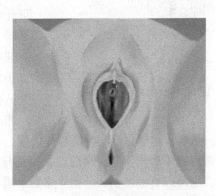

图1-1　内生殖器　　　　　　　图1-2　会阴体

而其他女性的小阴唇和阴蒂头，甚至阴蒂包皮都可看到。小阴唇之间的区域又称前庭，相关文献也称阴道口或阴道开口。阴阜是附着在耻骨联合上一块为毛发所覆盖的区域（见图1-2）。在阴阜的深处有一扇形的纤维脂肪层，它集中在阴阜下方，可以加强阴蒂体与阴蒂头间的连接，是阴蒂表面韧带的重要组成部分，同时也连接着阴蒂脚与阴蒂球，起到维持阴蒂与阴唇稳固的作用。从MRI的矢状平面图上可以看到，阴蒂体投射在阴阜的脂肪层。大阴唇是生殖道凸出的两侧边。大阴唇在前面形成阴蒂头的前联合，在后面形成后联合，距离肛门仅1in（1in≈2.54cm）。大阴唇一般有色素沉着，且多毛，正常状态下略为皱缩且内部平坦，阴唇内部生长着大量皮脂腺。小阴唇位于阴道口侧边，也就是从阴蒂头到阴道口的后缘，是由柔软的、富有弹性的皮肤组成的。这一区域的皮肤没有皮下脂肪，但有着丰富的皮脂腺。小阴唇的大小和外观因人而异。小阴唇分为两层，表层是阴蒂的包皮，可以加强周围组织与阴蒂头的联系。内层和阴蒂背部构成阴蒂系带，加强后下方与阴蒂头的联系。

## （二）阴蒂

阴蒂是一种有勃起功能的复杂组织。阴蒂头位于小阴唇前交叉的区域。阴蒂头体积虽小，却可以从外部看见，生长在阴蒂末端，两者相互独立。阴蒂海绵体被半隔分开，但从矢状平面上看，实际是聚集在一起的。

在深处，阴蒂海绵体在耻骨弓下分为阴蒂脚。通过研究绝经女性的尸体发现，阴蒂海绵体宽0.5～1.0cm，高1～2cm，长2～4cm。从矢状平面上看，阴蒂体形状酷似回旋镖，深部的悬吊韧带使其弯曲。解剖学教材多将其描述为平的，阴蒂体的深处则是倾斜的。阴蒂体被包膜围绕，中间有一层隔膜。大的神经干（阴蒂背神经）在浅表面延伸潜行，中线两侧的神经干向前延伸，并有阴蒂背深静脉和动脉伴行（图1-3，图1-4）。

阴蒂球位于薄的球海绵体肌下方，肌纤维从会阴部位一直延伸到阴蒂，围绕着阴道及尿道，肌纤维表面覆盖精细的筋膜，和坚实的囊膜显著不同，这层围绕着阴蒂海绵体的膜是白色的。阴蒂球在阴蒂体的后下方，相对于尿道是横向的，位于阴蒂脚的表浅部位，向后下的延伸变化很大。在年轻女性体内，一般会尽量向后向会阴体延伸。尸体解剖发现，阴蒂球长3～7cm，呈新月形或三角形，位于阴蒂脚和阴蒂体之间，在尿道和阴道远端的侧壁（图1-5）。

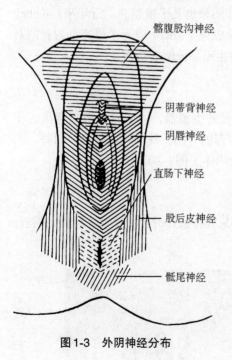

髂腹股沟神经

阴蒂背神经

阴唇神经

直肠下神经

股后皮神经

骶尾神经

图1-3 外阴神经分布

阴蒂球并不等同于尿生殖前庭，而是与阴蒂体、阴蒂脚和阴蒂海绵体有关系。传统文献中，阴蒂球有很多别名，但大多数学者未将它与阴蒂体、尿道、阴道关联起来。阴蒂球比男性相应的部分更长。Regnier de Graaf对它的生理功能阐述甚少，只是认为它们

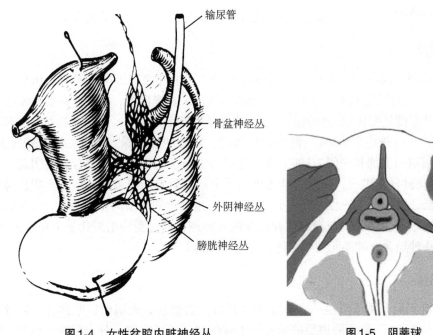

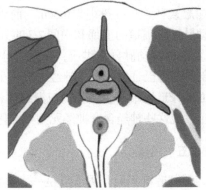

图1-4 女性盆腔内脏神经丛 　　　　图1-5 阴蒂球

可以在性交时促进阴道收缩。阴蒂球包含来自于阴蒂体和阴蒂脚的不等长的勃起组织。阴蒂脚长5～9cm，比阴蒂体更狭长。其两侧附着于耻骨坐骨支下面，表面被肌肉覆盖。其和阴蒂体类似，都由典型的勃起组织构成。它们位于相邻的背部阴蒂的神经血管束旁，并没有分支围绕或穿过阴蒂脚。

末梢阴部神经血管束从阴蒂背部和会阴部位的神经血管束发展而来。阴蒂背部的神经血管束沿着两边的阴蒂脚上行并附着在耻骨弓分支的骨膜上。神经血管束为阴蒂脚、阴蒂体、阴蒂、阴蒂头及浅表组织供血。阴蒂球和尿道则由会阴神经血管束供血，阴蒂背部的神经从坐骨耻骨支发源，沿阴蒂上表面（非12点方向）深入阴蒂头。会阴神经血管束形成后，向阴蒂球的后外侧方平展并聚拢。海绵体神经血管束运行至尿道侧，再直接进入阴道前壁近骨盆侧。海绵体神经自阴道神经丛发生，占据阴道前外侧2点到10点的位置，沿尿道在5点到7点的位置延伸。这些神经像纤维一样交织成网络，彼此联系。阴蒂表面有表浅和深层韧带。深层韧带于耻骨坐骨支和耻骨联合处生长出来。阴蒂下方是尿道和阴道，它们由盆底组织和骨盆支撑。

### （三）尿道口

尿道口位于阴蒂和阴道口的中间，处于阴蒂头后下方2cm的位置。尿道口的形状有所不同，有的是垂直的狭缝，有的是新月状的小圆孔，还有的像是一个小的凸起或凹陷。尿道旁腺（斯基恩腺）位于尿道末端周围接近尿道口的位置，主要分泌前列腺特异性抗原（PSA）和前列腺特异性酸性磷酸酶。"女性射精"指的是女性在高潮时其尿道周围腺体分泌出一种含有PSA的液体。性敏感区位于阴道前壁，被称为"Grafenberg spot"，也就是G点。B超研究证实，最敏感的点位于外部的尿道括约肌。但学者们对于"女性射精"或"G点"的观点尚未达成共识。一些观点认为敏感度的上升是因为尿道周围勃起组织的作用。如今，尿道的性功能和阴蒂的生理学作用逐渐成为研究重点。

### （四）阴道

阴道由黏膜、固有层、肌层（包括环行平滑肌和内外两层纵向平滑肌）组成。上2/3的阴道平滑肌与尿道和下1/3的阴道前壁是不同的。在横向面，阴道壁的肌肉里是一个静脉丛，其厚度是变化的。年轻的女性，静脉丛的厚度是1cm；而年老的女性，其厚度和激素有关，一般小于0.5cm。前外侧和远端，阴蒂球直接深入阴道黏膜，膀胱上、下动脉供应阴道的上部和中间2/3的分支，这些分支与子宫动脉分支吻合。在阴道，下1/3由阴部内动脉分支供应，阴蒂动脉也供应阴道远端附着于尿道球的地方。阴道神经解剖学最近已证实，自主神经形成一个从直肠到近端及中间阴道的密集网络。在骨盆内侧面的尿道近端，阴道丛供应海绵体神经及阴蒂神经，通过免疫组织化学（免疫组化）染色发现这些神经含有神经元型一氧化氮合酶（NOS）。

### （五）阴道口

和尿道口不同，阴道口是一个类腔体的开口。阴道在其末端前后壁黏合，侧壁分开形成"H"或"W"形。阴道前庭延伸到子宫颈和阴道后穹窿，分为前壁、后壁、左侧壁、右侧壁。前壁长7.5cm，后壁长9cm。正常状态下阴道阴蒂的尺寸可能会有差异，但缺乏确切的数据记载。子宫颈伸入阴道的末端，形成一个圆形凹槽或穹窿，称为前壁、后壁或侧壁。阴道前壁覆盖在尿道壁上，后壁末端源于直肠子宫陷凹的腹膜，中间有纤维，远侧的会阴体将阴道和肛管分开。阴道由骨盆中分隔组织横向连接形成。连接的组织支撑阴道、盆腔器官，避免盆腔器官脱垂。

### （六）处女膜

处女膜是一层薄薄的黏膜皱褶。在外观上，其位于阴道口，可直观看到很大的变化。有的人可能不存在处女膜，有的人在性生活时处女膜可能不会破裂，或者在体育活动和其他与性无关的运动中破裂，其破裂后残存有小的处女膜痕。在许多解剖书的描述中，"处女膜"这一名词相比女性外生殖器其他结构更容易被误解。处女膜在没有性行为的学龄前儿童身上很明显。

解剖学教科书一般将前庭大腺（巴氏腺）描述为可变的，解剖发现这些腺体位于阴蒂球的深部，也就是位于这些结构之间或者阴道壁末端的外面。对21名女性阴道MRI的研究发现，在阴道口后外侧4点到8点的位置，小的圆形的、密度下降的区域就是前庭大腺的位置。前庭大腺是管泡状的腺体，其分泌物在性生活中起到润滑的作用。前庭大腺开口于两边，位于阴道口后外侧，小阴唇和处女膜之间。

## 二、阴道和外阴的神经分布

女性会阴和下生殖道的神经分布有广泛且重要的临床意义。一方面，在尽最大可能减少直肠、膀胱和性功能的损伤而保留神经的手术中，对骨盆和会阴周围神经通路的大体解剖学评估是必不可少的；另一方面，了解各类神经纤维分布和功能，对于我们了解生殖器性唤起、性快感和性高潮的生理及病理机制也极其重要。然而令人不解的是，我们很难找到有关女性会阴和下生殖道神经分布的详尽描述。在多数传统的表述中，女性盆内神经和阴部神经的解剖都是被粗略地描述为与男性相似（尽管其范围更小），而男性盆内神经和阴部神经的解剖却描述得十分具体。在外科文献中可以看到更多准确的描述，最近的一些研究也增加了我们对该部位神经的了解。

**（一）神经分布的基本概况**

1.神经系统的构成　支配外阴、阴道和相关结构的神经包括躯体神经系统和内脏神经系统的运动纤维及感觉纤维。

躯体神经运动纤维支配自主横纹肌和骨骼肌。在脊髓水平，躯体神经运动纤维由腹侧脊髓灰质发出。多极的α运动神经元轴突通过腹根神经节出脊索，分布至脊神经的背侧分支和腹侧分支。内脏运动神经支配心肌、平滑肌、血管和腺体，需要两个神经元将来自中枢神经系统的信号传递至组织，这些神经元呈串联排列。大脑或脊髓的节前神经元细胞发出轴突，与神经节细胞形成突触。而神经节细胞发出节后纤维分布至效应器。内脏运动神经又分为交感神经系统和副交感神经系统。

交感神经运动纤维从位于脊髓腹外侧细胞柱的多极节前神经元发出，位于胸1（$T_1$）到腰2（$L_2$）节段水平。这些细胞发出节前纤维至$T_1 \sim L_2$脊髓神经腹支。节前纤维作为一"白"交通支离开神经元后进入交感干。交感干沿着脊柱从颅底到尾骨，将交感神经运动核连接起来。许多节前纤维终止于突触。每一脊神经腹支接受一个"灰"交通支，即来自交感干神经节细胞发出的节后纤维束。这些纤维在脊神经内运行，它们的分支到达汗腺、竖毛肌、皮下血管及深部的肌肉骨骼组织。大量的节前纤维通过交感干形成突触，它们在内脏神经内运行，终止于主动脉和髂内动脉旁神经丛内的椎前神经节细胞。交感神经节后纤维通过子丛分布至平滑肌、血管、腹部和盆腔器官的腺体。

副交感神经运动纤维从某些脑神经，包括迷走神经的脑干核团和第2～4骶椎背髓（S）节段的腹外侧细胞柱发出。节前纤维从腹根离开骶髓，在相应脊神经前支的骶前孔穿出，通过盆内脏神经进入盆内脏神经丛，然后分布于附近器官的神经节细胞。节后纤维支配平滑肌、某些血管及内脏腺体。

内脏感觉神经上传来自器官的信息。上传的这种信息称为内脏感觉，包括疼痛（伤害感受）、牵拉、化学刺激、压力感受。感觉纤维沿着交感神经和副交感神经通路上行。因此，内脏感觉传入神经进入$T_1 \sim L_2$（交感神经）、$S_2 \sim S_4$（副交感神经）脊髓节段和脑干（副交感神经）。一般情况下，痛觉纤维沿着交感神经通路上行，其他大部分纤维沿着副交感神经通路上行。而所有外阴和阴道的感觉传入纤维沿着副交感神经通路通过盆丛神经和盆内脏神经到达骶髓。

2.外阴和阴道的神经分布　如图1-6所示，骶神经前支组成腰丛、骶丛和尾丛，其分支的躯体感觉纤维支配女性会阴皮肤和皮下组织，以及长2～3cm的阴道下段。骶丛的躯体运动纤维和感觉纤维（司本体感觉的）通过阴部神经分支或在盆底

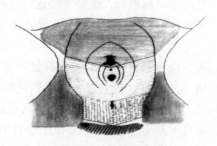

图1-6　骶神经支配范围

上表面运行的分支支配会阴和盆底的自主横纹肌，包括尿道外括约肌和肛门括约肌。

交感和副交感神经运动纤维通过相互联系的骨盆、子宫阴道和阴道内脏神经丛来支配平滑肌、血管、阴道腺体、宫颈、膀胱颈和尿道，包括阴蒂和前庭球的勃起组织。包括疼痛等感觉都是上述这些器官通过盆内神经丛和盆内神经沿着副交感神经通路到达$S_2 \sim S_4$脊髓节段。

（1）髂腹股沟神经：属于混合性神经，包含躯体运动纤维和躯体感觉纤维。其由$L_1$神经的腹主支发出，穿过腰大肌侧方和后下方、腰方肌壁层筋膜后方和髂肌，然后绕到前腹壁，支配该部位组织。髂腹股沟神经的终端部分在子宫圆韧带下方的腹股沟管外环穿出，沿着该韧带向下至耻骨前方，止于阴阜、部分大阴唇、小阴唇和尿道口前方的前庭，传导这些部位的皮肤感觉。

（2）生殖股神经：属于躯体感觉神经，由$L_1$和$L_2$腹主支在腰大肌后方形成，斜向下穿过腰大肌到达肌表面，在腰大肌筋膜和肌之间下行，然后分为股支和生殖支，分支点的位置变化很大。股支在股动脉外侧的腹股沟韧带后面穿过，到达股三角处的皮肤。生殖支在髂外动脉前方穿过，通过腹股沟管深环进入腹股沟管，然后到达外阴前部的皮肤，与髂腹股沟神经的分布范围重叠。

（3）骶丛：实际上，所有会阴横纹肌和尿道口后方的会阴皮肤均由骶丛分支支配，骶丛由下腰神经和骶骨前方的骶神经腹主支组成，位于梨状肌和尾骨肌壁层筋膜后。$L_4$和$L_5$神经纤维共同组成腰骶干，腰骶干在腰大肌和骶岬之间，腰大肌内侧后方向下，越过骨盆边缘，从第一骶前孔穿出，其主干加入$S_2$神经前支，这些神经纤维一起向下、向侧方走行，加入$S_2 \sim S_4$神经前支，所有上述骶神经从各自的骶前孔穿出后，向侧方走行至坐骨大孔聚集。骶丛的盆腔外分支从坐骨大孔出盆腔，到达臀部。臀上神经在梨状肌上方走行，会阴神经、臀下神经和坐骨神经在梨状肌下方走行，股后皮神经、支配腰方肌和闭孔内肌的神经也在梨状肌下方走行。在臀大肌下部深面，股后皮神经（$S_1 \sim S_3$）发出其会阴分支，绕至坐骨结节下方，向前跨过腿部肌群，沿着坐骨耻骨支走行，支配大阴唇外侧的感觉。

$S_4$神经前支发出会阴支通过尾骨肌或在尾骨肌与肛提肌之间进入坐骨直肠窝，支配肛门外括约肌后部和肛门后的小部分皮肤。$S_4$神经前支还发出一向下的分支进入第5骶髓的小前支和尾脊神经，在尾骨肌的盆腔面共同形成一小的尾丛。从尾丛发出小的肛尾神经，从尾骨肌后方穿过，围绕尾骨侧缘，进入骶结节韧带，分布于肛门后和尾骨上的皮肤。骶丛也发出分支直接支配盆底的横纹肌。其中一条分支从$S_4$神经前支发出，进入尾骨肌的盆腔面；另一条的组成成分多变，从$S_3$和（或）$S_4$神经分支发出，在肛提肌的盆腔面向前走行。这些神经通常支配肌肉的后半部分，主要是髂尾肌。但是，部分神经纤维也可能向下通过盆底，终止于尿道外括约肌。

（4）阴部神经：是会阴部主要的躯体运动神经和感觉神经，主要由第3骶神经组成，也含有少部分$S_2$和$S_4$神经纤维。阴部神经在盆腔内沿着阴部内血管走行，在梨状肌下方通过，从坐骨大孔最内侧穿出盆腔，经过臀区，在坐骨棘或骶棘韧带后表面穿过，通过骶结节韧带深部，进入会阴。闭孔内肌内侧面附着一个松散的筋膜套，称为阴部管（Alcock管），阴部神经沿着坐骨肛门窝外侧壁向前走行，进入阴部管后不久，阴部神经发出直肠下（痔下）分支，此后，阴部神经分为会阴神经和阴蒂背神经。

（5）直肠下神经：进入阴部管后不久，阴部神经发出直肠下分支。直肠下神经沿着阴部管内侧壁走行，离开阴部管后，穿过坐骨肛门窝至肛门，支配肛门外括约肌的后2/3，发出众多的感觉支来支配肛管下部及肛门后方和侧方的皮肤。Shafik 和 Doss 对此已有详细的介绍。这些研究者还发现阴部神经存在分散的阴唇支和支配肛提肌的运动支。在大部分资料中，阴部神经的会阴支和第四骶神经前支是支配肛提肌的盆外神经，而坐骨肛门窝内3条神经的联系只是简单地提及了一下。

（6）会阴神经：是阴部神经2个终末分支中的1个，会阴神经离开阴部管远端后，向前内侧走行。其具体走向众说纷纭，但是，一般情况是明确的。当它接近会阴膜后缘时，会阴神经发出深、浅2支。其内侧分支主要支配横纹肌，包括肛门外括约肌前部、会阴横肌、坐骨海绵体肌、球海绵体肌、肛提肌和尿道外括约肌。会阴神经浅支几乎专门支配皮肤，它们形成阴唇后外侧神经和后内侧神经。外侧神经与股后皮神经的会阴分支联系，支配会阴的外侧；内侧神经向前走行至大小阴唇、前庭和肛门前方的皮肤。支配阴道下部2～3cm的躯体感觉神经主要由阴唇后内侧神经和直肠下神经发出。

（7）阴蒂背神经：与会阴神经一样，阴蒂背神经离开阴部管道远端后，向前内侧通过坐骨肛门窝前隐窝，沿着坐骨耻骨支边缘走行，在会阴膜上面通过，发出分支至阴茎海绵体。然后向下通过会阴膜，在阴蒂脚和耻骨支之间穿过，然后跨过阴蒂脚内侧，穿过悬韧带，到达阴蒂体背部。在这个阴蒂"门"处，阴蒂背神经接受沿着尿道向下延伸的来自盆内子宫阴道内脏神经丛的海绵体神经，然后在深筋膜和白膜之间向远处走行。阴蒂背动脉将其从中线处分开，发出分支向两侧延伸。大部分支配阴蒂皮肤和阴茎包皮，但是有小的分支进入白膜外侧。阴蒂背神经以分支终于阴蒂头，尤其是阴蒂头背侧。

3.内脏神经　会阴血管和汗腺及竖毛肌皮肤受交感神经节后神经纤维的运动神经支配。传出神经纤维起源于 $L_1 \sim L_2$ 脊髓节段的节前神经元，其神经纤维经白交通支通过突触与腰骶部交感神经链的神经元相连。节后神经元轴突穿越灰交通支至腰骶脊神经，并发出髂腹股沟支、生殖股神经、股后皮神经、阴部神经等分支分布于会阴。

阴道上段、宫颈、尿道、前庭大腺、阴蒂勃起组织、前庭球受交感运动神经、副交感运动神经及内脏感觉神经的支配。交感神经的传出纤维起源于 $T_{11} \sim L_1$ 脊髓节段。节前纤维通过白交通支进入交感神经链。大多数离开交感神经链后通过腰内脏神经进入互相连接的内脏神经丛，走行在腹主动脉旁和髂总血管之间。交感神经纤维继续下降，走行在骶骨前面的腹壁下神经到达盆底，在那里它们进入下腹下神经丛（即骨盆神经丛）。在这里，它们加入由 $S_2$ 节段发出经对应的腹腔干后发出的盆腔内脏神经，进入盆腔的副交感节前神经纤维成分。混合有交感神经和副交感神经的纤维与子宫阴道动脉伴行最终到达子宫颈；一部分纤维会向下与阴道动脉伴行，支配阴道和尿道；还有部分纤维继续下降，通过阴道及尿道旁的海绵体神经，最终支配阴蒂、前庭球和前庭大腺。而交感神经元散布在沿途各处，部分分布于交感神经链，但大部分都位于子宫阴道丛及盆腔丛。副交感神经元则分布于子宫阴道丛的末梢及阴道外膜。内脏传入神经感受压力和疼痛、牵拉，折回的副交感神经迂回进入 $S_2 \sim S_4$ 骶髓节段，而这些脊髓节段同时也接受由阴部神经传入的外阴及会阴区的躯体感觉信息。神经元位于相应的脊神经背根。

内脏神经通路在临床上非常重要，因为多种疾病有可能影响内脏神经系统，同时神经系统在妇科骨盆内手术中可能受损。

（1）交感干：两侧交感干分别从胸腔经腰大肌表面的内侧弓状韧带后方进入腹部。位于腹膜外的结缔组织中，自腰肌在腰椎椎体的起点继续下降，与腹主动脉（左侧）或者下腔静脉（右侧）重叠。交感干在腰椎节段横跨血管前后，经髂总动脉和静脉后方到达骶骨前。在骶骨表面，它继续沿中线下行，通过第一、三骶前孔形成的 $S_1 \sim S_3$ 腹腔干。在绕开第四骶前孔及其腹支侧缘后，交感干终止或者加入对侧骶骨表面的小奇神经节。交感干在腰部高度可变，但在 $S_3$、$S_4$ 通常比较固定。沿途中，交感神经发出节后（灰质）交通支分布于所有的腰骶部脊神经，并依次发出四支腰椎和两支骶椎内脏神经参与低水平的盆腹部内脏神经网。

（2）腹盆腔内脏神经丛：盆腹腔脏器受到从膈肌的主动脉裂孔延伸至盆腔的纵向内脏神经纤维网的调节。这种垂直调节系统位于腹膜外由主动脉、髂总动脉及髂内动脉所形成的间隙中的内脏结缔组织中。其包含的神经节、微神经节和孤立的神经节细胞（即使不是全部也主要是交感神经）位于混合有交感节前和节后纤维、副交感节前纤维，以及大量感受疼痛（伤害感受）、牵拉及其他信号的内脏传入纤维的神经中，其中交感节前纤维及相应的内脏感觉纤维来自于胸段及腰骶段交感干的内脏神经；而副交感节前纤维及相应的内脏感觉纤维则通过迷走神经的分支或者通过来源于 $S_2 \sim S_4$ 的腹腔干的盆腔内脏神经汇入以上的神经网。

尽管腹盆腔内脏神经丛作为一个单一、连续的网络应被视为一个整体，但通常分段研究这个纵向调节系统。从上面开始，包括腹腔、肠系膜间（主动脉）、上腹下丛和下腹下丛（盆腔）等神经丛，而后两者在盆腔边缘连接形成所谓的腹下神经。它们沿着主动脉及髂内动脉分支向外延伸，分布于相应的内脏。这些小的神经丛的命名一般与伴行血管或所供应的脏器相同。例如，盆腔神经丛通过其主要分支，包括直肠神经丛、子宫阴道丛、膀胱丛等，分布于盆腔内相应脏器。

（3）腹腔丛：是位于腹部最上方、最大的自主神经丛。其在主动脉裂孔下方，位于主动脉前方，围绕腹腔干和肠系膜上动脉的起点处。一些大的、不规则的左、右腹腔神经节，以及肠系膜上神经节和一些较小的集合交感神经节细胞嵌入腹腔丛。在左、右两侧肾动脉起点处分别有主动脉肾神经丛。腹腔丛的交感神经纤维分别来源于携带来自 $T_5 \sim T_9$（大量）、$T_{10}$（少量）及 $T_{11}$（极少量）脊髓节段的交感神经纤维的大量、少量和极少量的内脏神经。这些神经发自胸腔干并通过膈肌脚或者内侧弓状韧带到达腹腔丛。同时腹腔丛也可通过第一腰内脏神经接受来自于下胸脊髓节段及上腰脊髓节段的神经纤维。腹腔丛的副交感运动神经是来自于食管伴行进入腹腔的左右两侧迷走神经的分支。腹腔丛的内脏感觉纤维可同时汇入内脏神经及迷走神经。

（4）肠系膜间丛：来源于腹腔丛的肠系膜间丛或者腹主动脉丛，从腹腔丛发出后在肠系膜上下动脉起点前方或者侧面形成相互联系的脉络，一些分散的小交感神经干或者神经元分布于这个脉络系统中，偶尔也可找到较大的肠系膜下神经节，肠系膜间丛较低部分接受来自于 $L_2$ 节段的内脏神经。

（5）上腹下丛：是一个由主动脉丛向下延续形成的网络系统，位于主动脉分叉处的前面及两侧髂总动脉之间至 $L_5$ 椎体及骶岬前方。神经丛内可能含有交感神经节细胞，通常接受 $L_3 \sim L_4$ 内脏纤维。上腹下丛如果有的话也仅含有少量迷走神经纤维。

（6）腹下神经：以非常多变的方式起源于上腹下神经，可能是单支分支，也可能源于一个复杂的神经纤维网络。左右两侧的腹下神经在骶骨的前表面下降过程中向两侧逐渐分开。腹下神经走行于盆腔的脏层筋膜中，首先在子宫动脉背内侧2cm处与子宫动脉伴行，位于腹膜与真骨盆侧壁之间，同时被髂内动脉分离，在下降的过程中，腹下神经走行于直肠侧面并向前走行于紧邻直肠子宫陷凹的骶褶皱中，由疏松结缔组织填充间隙（侧部），在直肠壶腹水平，下腹神经向下延续为盆腔神经丛。

（7）骨盆丛：腹下丛和盆腔丛含有密集的神经纤维网络（图1-7），密布小神经节和孤立的神经节细胞，大多数为交感丛。盆腔高2.5～3.5cm，长约5cm。它处于一个腹膜外结缔组织（盆腔脏层筋膜）所形成的鞘内，位于髂内血管及其分支的内侧，并向前中部延伸，跨过主韧带的根部，径直向膀胱根部走行。因此，虽然骨盆丛起源于腹下神经，它仅仅覆盖腹膜以外的盆侧壁的神经丛，而盆腔丛远端部分支配腹膜以下，向下接近盆底部位。

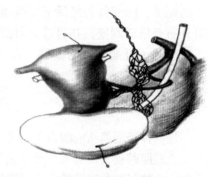

图1-7 骨盆丛神经

大多数交感运动神经纤维通过腹下神经到达盆腔神经丛，这种信号输入由两个直接从骶交感干发出的小的骶内脏神经传递，所有进入盆腔丛的副交感节前运动神经纤维均来自盆腔内脏神经。盆腔内脏神经自$S_2$～$S_4$发出后形成骶丛（躯体神经），穿过覆盖在梨状肌表面的壁层筋膜，在子宫旁后侧向前中侧走行至主韧带基底部，然后在第五椎体韧带水平进入盆腔丛侧表面。而内脏感觉神经纤维同时由腹下神经和盆腔内脏神经组成。

（8）（中）直肠丛：由发自于盆腔丛后下方的一系列小分支组成，这些细小的分支在内脏结缔组织所形成的直肠侧韧带（直肠的"茎"或"支柱"）中经后内侧向下到达直肠的后外侧，（中）直肠丛通常不伴随髂内动脉直肠下分支走行，而后者经盆底脏层表面直接到达直肠壁而不通过直肠侧韧带，因此，我们常用的术语"直肠丛"实际上是一个误称。

（9）膀胱丛：膀胱神经丛是由盆腔神经丛向前下方延续形成的。它伴随髂内动脉系统膀胱下束支在内脏结缔组织形成的子宫主韧带内向下内侧及前方下行。膀胱丛在宫颈侧方横跨宫颈及阴道前穹窿，支配膀胱、膀胱颈和尿道近端。

（10）子宫阴道丛：其离开盆丛的内侧部分后在阔韧带基底部并转向中线，与主韧带上部的子宫血管伴行。子宫阴道丛包含了许多小的神经节，偶尔有较大的神经节，如宫颈神经节，其神经纤维直接支配宫颈。而支配宫颈、宫底、输卵管的神经纤维则在宫旁阔韧带中随子宫血管上行。

（11）阴道丛：含有交感神经、副交感神经及内脏感觉神经纤维的混合神经朝阴道、尿道及外阴方向随着阴道动脉下行。虽然有轻微的差异，但目前普遍认为阴道丛由一系列纵向交织的神经纤维组成，其首先位于阴道侧壁，然后走行至阴道尿道隔，通常认为其位于阴道壁的2点及10点位置（腹中线位置为12点位置）。其发出6个分支支配阴道。在近段，阴道前壁的神经纤维密度最大，但其向远处随着阴道尿道隔逐渐变薄，其密度显著下降。副交感神经节细胞稀疏散布在较大的神经外膜中，较小的神经束透过阴道壁，横跨肌肉层，支配血管及非血管平滑肌，并在固有层下形成丰富的神经纤维丛。极少的纤维穿过固有层基底部并发出分支分布于阴道的复层扁平上皮细胞之间。

阴道丛与膀胱神经丛密切相关，前者发出分支支配膀胱颈和尿道的近段和中段。这些分支大多围绕尿道的侧缘和穿透肌层的前外侧，也就是在1点和11点的位置。运动纤维支配尿道平滑肌、血管和腺体，而感觉纤维分布于上皮下层。

4.海绵体神经　携带内脏神经的海绵体神经支配外阴的勃起组织。作为阴道丛向下的延伸，海绵体神经沿近端尿道后外侧缘下降（5点和7点的位置），并逐渐向前倾斜分布至尿道侧壁，并通过会阴横筋膜。在筋膜下方，每个神经发出相应的背侧分支支配阴蒂（可能）和前庭球。海绵体神经的末端穿过阴茎海绵体白膜分布至阴蒂体附近。

### （二）神经递质

任何神经通路功能的意义取决于神经纤维的类型及释放的神经递质。

乙酰胆碱被公认为人体神经系统基本的运动神经递质，负责横纹肌、随意肌的神经支配。乙酰胆碱是交感神经和副交感神经纤维神经节的神经递质，是心肌、平滑肌、血管及腺体等重要部位副交感神经调节的节后神经递质，同时也是汗腺及皮肤等的交感递质。去甲肾上腺素也被称为降甲肾上腺素，是心肌、平滑肌、血管及腺体等的交感神经节后纤维经典的神经递质，包括氨基酸、胺、肽、嘌呤及一氧化氮，而一氧化氮作为一种有效的血管扩张剂，已被证明在勃起组织的充血中发挥重要作用。神经多肽，如降钙素基因相关肽、P物质和血管活性肠肽，是目前公认的重要的神经躯体和内脏感觉神经纤维的递质。

目前研究神经递质在组织中的分布的科研方法很多。胆碱能纤维首次被发现是在一次利用免疫组化染色来定位胆碱酯酶活性的实验中。胆碱酯酶主要负责神经末梢释放的乙酰胆碱的降解。肾上腺素能神经纤维被发现是在一次利用甲醛诱导的胺荧光反应来定位去甲肾上腺素的实验中。虽然目前这些实验方法仍在使用，但其过程较为繁琐：胆碱酯酶反应涉及利用一些高毒性的抑制因子来测定酶的特异性，甲醛诱导的胺荧光反应则最好在冻干材料中进行。但是，这些实验方法随着现代免疫组化的发展而大为简化。其包含两个基本步骤。第一，开发能识别特定的神经递质分子的抗体，如降钙素基因相关肽、血管活性肠肽、P物质和神经肽Y。第二，抗体被用于定位关键酶或其他特定神经递质所涉及的新陈代谢相关的其他分子，如酪氨酸羟化酶、胆碱乙酰转移酶和去甲肾上腺素，以及囊状乙酰胆碱转运体和合成NO的一氧化氮合酶。后者有两种不同的存在形式，一种位于神经元（神经型一氧化氮合酶），另一种位于血管内皮细胞（内皮型一氧化氮合酶）等。虽然神经递质的定位仅揭示沿着一条通路或一块组织中的神经元亚群，但蛋白基因产物9.5（PGP 9.5）和S-100蛋白可作为整个神经纤维系统和神经节细胞免疫组化反应的标志物。

到目前为止，许多神经递质系统已被证明与人类女性会阴和生殖系统有关，包括乙酰胆碱，乙酰胆碱酯酶和乙酰胆碱运输小泡，去甲肾上腺素，酪氨酸羟化酶，一氧化氮，神经型一氧化氮合酶和内皮型一氧化氮合酶，神经肽Y、P物质，降钙素基因相关肽P，血管活性肠肽P等。Butler-Manuel等总结，血管活性肠肽常与类胆碱能标志物共定位，因此被认为与乙酰胆碱一样是副交感神经系统的神经递质；而另一方面，神经肽Y通常与酪氨酸羟化酶共定位，因此其与去甲肾上腺素同被认为是交感节后神经递质。降钙素基因相关肽被认为是一种感觉神经递质，P物质与伤害性感觉和运动功能相关。据推测，后者的活性可能与轴突反射相关。血管活性肠肽也被归类为感觉神经递质。

最近的免疫组化研究已经开始系统地绘制人类女性生殖系统中神经纤维和神经递质的分布，但不管神经递质的定位绘制多么全面，在评估任何神经递质定位其可能的功能时，必须考虑到以下几点：第一，两种神经递质的相同定位并不能说明其一定共存。第二，在评估分泌物中所得的结果时需考虑到发育的可塑性因素。在妊娠期的第4～6个月及性成熟阶段神经系统的发育可发生相当大的变化。第三，神经递质仅是问题存在的一部分，它们发挥作用尚有赖于相应的特异抗体的范围，而这些抗体在靶组织中可能存在分布的不均衡。目前，对于神经递质分布图谱的绘制仍有大量的空白需要填补，我们对于特定的神经递质特异受体的可利用性，尤其是其在组织中的特异分布仍知之甚少，而女性激素水平对特定的神经递质及相应受体的分布范围可能存在的影响才刚开始被认识。

**（三）运动神经支配的终末器官**

1.会阴的皮肤 会阴皮肤汗腺及血管受交感神经及内脏神经支配。节后纤维从交感干的灰交通支进入腰、骶、尾神经的腹腔干初始支，然后发出合适的分支分布至相应的泌尿生殖区及女阴的皮肤，如髂腹股沟神经、生殖股神经、阴部神经、股外侧皮神经。肛门区域的皮肤是由$S_4$前干的会阴分支和直肠下神经、阴部神经的分支会阴神经支配。节前神经纤维来自于下胸脊髓节段及上腰脊髓节段。节后神经递质为去甲肾上腺素（血管）和乙酰胆碱（汗腺）。

2.会阴部的横纹肌及随意肌 会阴部所有的横纹肌均接受以乙酰胆碱作为神经递质的肢体运动神经纤维的支配，球海绵体肌、会阴横肌、坐骨海绵体肌是由$S_2$脊髓节段经骶丛和阴部神经会阴分支所支配。肛门外括约肌（随意肌）也是由相同的脊髓段支配。运动神经纤维通过阴部神经经直肠下段及会阴的分支，分别支配前1/3及后2/3的肌肉。大多数人认为，括约肌也由经会阴部分支所支配下降至由盆底的$S_4$前支所支配。这一观点在手术方面具有重要意义，因为其意味着可像坐骨肛门窝一样，通过修复经盆底上层的（深层）肌肉控制大便。而且所有这些横纹肌血管均受来自交感干的肾上腺素能神经支配，交感干的节后神经纤维通过骶丛相应的分支分布在该区域。

自主的尿道外括约肌也是会阴肌，其神经分布与尿道结构描述如下。

（1）横纹肌与盆底的随意肌：盆腔隔膜的肌肉也接受从骶部脊髓节段经骶丛分支发出的胆碱能躯体运动神经的支配。同时骶丛也发出肾上腺素能交感节后神经纤维分布于该区域的血管。马尾在$S_3$、$S_4$脊髓节段直接发出分支支配盆腔表面。盆底肌群的前部统称为肛提肌，受盆腔外（会阴）部表面阴部神经（$S_4$）的会阴分支所支配，包括耻骨阴道肌及耻骨直肠肌。大多数文献也支持同时有盆腔内旁路的存在，但是细节描述仍存在差异。有人认为它是阴部神经的骨盆内分支，有人认为是从$S_3$或者$S_4$直接发出的单独的分支，也有人认为是从$S_3$或者$S_4$直接发出的一些细小的分支，甚至认为是支配整个肌群唯一的运动神经。而所有这些模式均在正常变异范围之内，如实验者可发现阴蒂背神经在盆底上方的特定层面向前走行，沿途发出分支分布至肛提肌。其临床意义是显著的，然而肛提肌的运动神经支配可被盆腔内手术损伤，也可被会阴部手术损伤。

（2）宫颈和阴道：下生殖道及泌尿系的平滑肌、血管和腺体均接受来自盆腔、子宫阴道及阴道内脏神经丛的交感神经及副交感神经的支配，交感神经来源于$T_{11} \sim L_2$脊髓节段的上腹下丛及下腹神经；副交感神经来源于$S_2 \sim S_4$脊髓节段的盆腔内脏神经。大量的神经递质及神经递质标志物定位于这个神经网络不同组成部分中的神经纤维和（或）神经节细胞中，包括囊状乙酰胆碱转运体、血管活性肠肽、神经肽Y、酪氨酸羟化酶、降钙素基因相关肽、P物质及神经型一氧化氮合酶。目前对于这些靶组织中神经递质的分布及其功能尚无系统的描述。

阴道和宫颈的血管由含有乙酰胆碱、血管活性肠肽、神经肽Y及去甲肾上腺素的神经纤维支配，而阴道部的血管同时可接受具有神经型一氧化氮合酶和降钙素基因相关肽免疫活性的神经纤维的支配。针对人体和兔的生理学研究表明，去甲肾上腺素收缩血管，血管活性肠肽舒张血管。神经肽Y作为一种弱的血管收缩剂，对去甲肾上腺素抑制血管活性肠肽的舒张血管功能起协同作用。阴道血流动力学具有非常重要的意义，因为阴道润滑在很大程度上取决于渗出液能否穿过内皮细胞，而上皮下丰富的毛细血管的调节也因此变得有意义。Hoyle等曾提出神经多肽可能对毛细血管的渗透起调控作用。阴道丛也包含许多神经型一氧化氮合酶免疫活性的神经纤维，其中一些纤维进入阴道壁。尽管它们在阴道的调节靶标目前尚不清楚，但作为勃起组织的有效血管舒张剂，血管系统可能是其调节靶标。降钙素基因相关肽在阴道血流的调节效用目前仍然未知。

虽然阴道本身无腺体，但副交感神经可促进有助于阴道润滑作用的宫颈腺体的分泌活动。神经肽Y、血管活性肠肽神经纤维被认为分布在阴道和宫颈的非血管平滑肌纤维束间，这也表示其由交感神经和副交感神经系统的神经分别支配。

（3）尿道：尿道的内脏运动神经纤维分别来自阴道丛和骶丛的躯体神经纤维。尿道控尿机制包括横纹肌及平滑肌。固有的（非自主的）成分组成为由膀胱逼尿肌延续而来的内纵外环的平滑肌纤维。外括约肌（尿道括约肌）由围绕环形的平滑肌纤维以外的横纹肌纤维组成，并与平滑肌混合。尿道的自主括约肌曾长期被认为是位于会阴筋膜表面的环形横纹肌，这种观点已经过时。虽然目前研究认为尿道括约肌是由沿着尿道上升的横纹肌形成的，但对于它延伸了多远及在哪一段最发达目前仍未达成一致。

内脏运动信号通过阴道丛在阴道壁上的分支进入阴道壁的中上2/3，固有平滑肌层弥散着丰富的神经纤维网，大多数是胆碱能纤维和相对较少的去甲肾上腺素能纤维。而这种调节模式类似于逼尿肌，后者由乙酰胆碱刺激收缩，去甲肾上腺素促进舒张。Yucel等研究了从阴道丛至近端尿道的肌肉层中囊泡型乙酰胆碱转运体及神经型一氧化氮合酶的免疫活性，结果表明，NO与人类逼尿肌及多种实验动物的尿道平滑肌的舒张密切相关，躯体运动纤维通过会阴神经会阴分支的终末细小分支进入尿道壁中下2/3，这些纤维是胆碱能神经纤维并支配尿道横纹括约肌。有研究者认为人体内存在调节外括约肌的盆腔内躯体运动神经调节旁路。这些来源于$S_2 \sim S_4$腹腔干初始支其中一支的旁路与盆腔内肛提肌的躯体神经相互联系。同样，它们可能存在正常的个体差异且不应该被忽视。然而，最近的研究（采用计算机辅助三维重建）也无法展示出任何从盆腔到外括约肌的神经纤维，因为它们不能够区分一氧化氮合酶免疫阳性的内脏纤维（阴道丛的分支）和阴性的躯体纤维（阴部神经的分支）。Yucel等在他们的一项研究中特别提出了上述观点。

女性尿道周围有许多小的腺体，在尿道的远端1/3尤为普遍。在远端尿道的两侧分别有一大群小的腺体通过一个共同的导管开口于尿道前庭的两侧，被称为尿道旁腺，也被认为是"女性前列腺"。很少有文献或者著作提及尿道的腺体或者血管的神经调节，但它们很可能是受到来自于阴道丛并进入尿道壁的一些混合有肾上腺素能、胆碱能及神经型一氧化氮合酶免疫阳性的纤维的调节。

（4）阴蒂和前庭球：在勃起组织中，副交感神经兴奋可引起组织内动脉扩张，导致组织的充血和勃起；而交感神经兴奋则可通过引起血管收缩使勃起组织松弛。

支配阴蒂的大部分内脏运动神经来自于阴道丛下降的分支——海绵体神经。囊状乙酰胆碱转运体、神经型一氧化氮合酶、降钙素基因相关肽和P物质在阴蒂部的神经及盆腔内的内脏神经均有阳性表达。Yucel等最近在阴部神经近端分支并没有发现神经型一氧化氮合酶免疫活性成分的阳性表达；相反，这些被认为有血管扩张功能的神经纤维来源于阴道丛的海绵窦神经。这些纤维大部分直接分布至海绵体及阴蒂体的近端；另一部分纤维则加入至阴蒂柄及阴蒂头的神经调节中。神经型一氧化氮合酶阳性神经纤维在阴蒂头中的分布低于阴蒂体及海绵体，但是在其血管内皮中，内膜型一氧化氮合酶的表达水平却明显高于海绵体及阴蒂体。而阴蒂的交感神经旁路目前研究较少。最为清楚的途径涉及下腹神经、骨盆内脏神经丛与海绵体神经等的参与，但阴部神经也发出背神经分支支配球海绵体及阴蒂体。尽管这些神经可能同时具有感觉神经的性质，但同时也可能携带从交感神经链通过灰交通支添加至骶丛的交感神经节后纤维成分。

关于前庭球的神经调节鲜有文献报道，但目前认为其调节模式可能与阴蒂类似。当然，海绵体神经在尿道下段时与前庭球非常接近，同时前庭球也接受由阴道神经的会阴分支直接发出的小分支的支配，而这些神经可能同时携带交感及感觉神经成分。

（5）前庭腺：阴道前庭有许多小的腺体开口，两侧前庭大腺位于下阴道两侧的结缔组织中。它与前庭球的下极关系十分密切，其导管开口于小阴唇与处女膜缘之间的间沟，阴道前庭大部分受由阴部神经所发出的会阴分支所支配，同时后者发出细小分支支配前庭大腺。由此，前庭大腺可能受交感干经灰交通支加入至骶丛的交感节后纤维的调节。海绵体神经的近端也可能对其起调节作用，但这一观点尚需进一步实验证实。

**（四）感觉神经的来源**

在性冲动、性快感和性高潮时，感觉传入纤维与运动纤维一样重要，这些纤维来自女性会阴、外生殖器、阴道、宫颈和尿道。其中一些传入纤维已被广泛认识和理解，而其他的尚未被认识。

1.皮肤　会阴和外生殖器的皮肤和皮下组织富含触觉、压力觉、温度觉和痛觉受体。结构上，感觉神经末梢可分为游离神经末梢、与毛囊相关的末梢、与特殊上皮细胞相关的末梢和有被囊神经末梢（环层小体、触觉小体、Ruffini小体、Krause球状小体等）。阴蒂包皮和阴蒂头背侧神经分布最稠密。在总结阴道和外生殖器的各类神经末梢分布时，Krantz发现，前庭和阴蒂体几乎没有系统的触觉受体，然后，这并不一定意味着没有感觉，因为这些区域的皮肤有神经支配，而且有游离神经末梢的亚群传导轻触觉、温度觉和痛觉。一般来说，这些躯体感觉传入神经由髂腹股沟神经（$L_1$）、生殖股神经（$L_1 \sim L_2$）、阴部神经（$S_2 \sim S_4$）分支传导至脊髓。

阴蒂、阴蒂头、阴蒂包皮、小阴唇和前庭皮肤的感觉神经分配略有不同。在人类胎儿标本中发现，除了感觉神经递质-降钙素基因相关肽和P物质外，许多神经纤维还包含神经型一氧化氮合酶，机制均还不是很清楚。但是，对神经型一氧化氮合酶有免疫反应性的神经可能来源于阴道丛和海绵体神经。尽管没有证据证明这些神经在性质上属于感觉性的，但是它们的出现似乎可以将这些区域和会阴其他区域明显区分开来。

2. 勃起组织　会阴神经和阴蒂背神经的众多分支进入阴蒂、前庭球和阴蒂白膜。几乎所有的这些纤维都被认为是感觉纤维，在勃起组织中也发现了有被囊的机械受体。

3. 阴道、宫颈和尿道　在阴道口和处女膜区域，阴道由阴部神经分支的会阴分支和直肠下分支的躯体感觉神经支配，传导上皮内游离神经末梢（痛觉）和黏膜下层状触觉末梢的信息。处女膜以上、阴道和宫颈由子宫阴道丛和阴道丛内脏感觉神经支配。宫颈内口有大量的游离神经末梢和少量的环层小体；宫颈的阴道部分由少量其他的神经末梢支配，这些纤维对牵拉敏感，对一般疼痛相对不敏感。

阴道内脏感觉一直是一个有争议的问题。尽管阴道被认为对疼痛和触觉相对不敏感，但G点通常被认为是位于阴道前壁上1/3的一个高度敏感的区域。人们普遍认为除了靠近阴道口的区域外，阴道很少有上皮内神经末梢，也缺乏层状触觉末梢。从这种意义上来看，似乎可以排除像G点这样的实体的存在。但是，现有证据表明阴道上皮下和固有层内有丰富的神经丛，其中很多是与血管无联系的。大量的这种小的神经纤维包含感觉神经递质（降钙素基因相关肽、P物质、血管活性肠肽），如前所述，游离神经末梢亚群对牵拉、轻触觉、温度及疼痛敏感，因此，施于阴道壁的压力在缺乏典型触觉受体的情况下可以引出感觉上传。此外，也有人认为，疼痛可由中空性器官间接引出。例如，阴道受到剪切力或其他机械压力时会导致上皮内ATP的释放，嘌呤扩散穿过基底膜与上皮下伤害性感觉神经元特异性受体结合。

相邻结构的感觉神经末梢传入纤维也必须考虑，如尿道，实际上它是嵌入在阴道前壁的，同样具有来自阴道丛的黏膜下神经纤维网络，其周围有自主的外括约肌包绕。与尿道和肛门一样，阴道本身通过盆底下降至会阴，其两侧有紧密相连的肛提肌的横纹肌纤维，其中的部分纤维与阴道远端相融合。在肛提肌上面，阴道由盆腔内脏筋膜覆盖，阴道后穹窿有直肠子宫陷凹的腹膜覆盖。因此，性活动时阴道的扩张或位移可以刺激自主肌肉组织的肌梭，以及其他本体感觉神经末梢、盆腔腹膜和腹膜外结缔组织的内脏牵张受体和压力受体，还很有可能直接刺激或通过尿道壁旁分泌细胞释放血清素来刺激尿道的神经末梢。

### （五）感觉传入纤维的中枢

尿生殖区的皮肤感觉通过髂腹股沟神经和生殖股神经传入上腰椎脊髓，会阴其他部分、外生殖器、下生殖道和其他相邻结构的感觉通过阴部神经或盆内脏神经传入中枢。因此，躯体感觉和内脏感觉神经纤维在 $S_2 \sim S_4$ 脊髓节段聚集，然后传入更高一级的中枢。$S_2 \sim S_4$ 脊髓节段在脊髓反射中起着至关重要的作用。然而，动物实验表明，也许存在一个传向大脑的椎管外的感觉神经通路。也有报道支持这一说法，发现一些女性尽管有严重的脊髓损伤，但是刺激生殖器时仍然有自觉意识。尽管迷走神经被认为是最有可能的椎管外通路，但是这一假设还缺乏被广泛接受的解剖学证据。

### （六）结论

上文对女性会阴和下生殖道的神经支配已经做了充分的概述，同时，免疫组化、计算机辅助重建和现代成像技术的应用使得最近的研究取得了显著的进步，使我们对此有了更详细的了解。当然，还有很多领域值得共同关注。

（1）对保留神经手术而言，需要更明确定义关键的盆腔内神经通路。虽然已经有大量可用的信息，但是这些信息分散在各种文献中，而且缺乏固定的术语，其中最明显的就是缺乏对为内脏神经丛神经纤维提供通道的盆腔内韧带和筋膜的描述。

（2）需要完成特殊神经纤维类型的分布图。这项工作已经在进行中，但还有大量的空白需要填补。

（3）不同神经递质的功能需要更准确的定义，包括组织中特异性受体的定位。

（4）需要系统性研究才能描绘感觉神经末梢的分布图，尤其是阴蒂、前庭、阴道和尿道的神经分布。

## 三、女性生殖系统的组织学和免疫组化研究

相较于近年来在男性性反应方面进行的相关的解剖、病理生理及治疗方法的广泛探讨，有关女性相关问题的研究较少且尚存在争议，但有关女性性反应方面相关解剖的少量却有趣的文献报道逐渐出现在我们视野之中，而且有了有效的动物模型。本部分内容主要涉及女性性觉醒的3个解剖结构——阴蒂、阴道和尿道，以及尿道旁腺、组织学的"G"点等内容。探讨它们的组织学和免疫组化可为女性性功能障碍病理生理学和治疗提供重要见解。

### （一）阴蒂

在传统的有关人类性反应的描述中，马斯特斯（W. H. Masters）和约翰逊（V. E. Johnson）认为女性性兴奋阶段主要发生润滑作用。马斯特斯和约翰逊利用大体解剖学技术发现阴蒂是多样的，既有细长的体和纤小的头，也有短粗的体和较大的头或者其他多种组合。一项对200名女性的研究显示，阴蒂长度的差异超过25%，是具有个体差异的。近年来，大体解剖学技术清楚地证明了阴蒂是由位于阴道前壁并环绕尿道的海绵组织复合体组成的，考虑到这个区域在女性性反应中的作用，这一解剖学发现具有特殊的生理意义。

　　阴蒂的显微解剖结构在不同受试者中是一致的。它由富含大神经干的薄层纤维囊所包裹的海绵组织构成，而后者由填充在窦状间隙中的平滑肌小梁及结缔组织小梁组成。通过S100和神经元特异性烯醇化酶的免疫组化反应对阴蒂的神经网络分布模式进行了研究（图1-8）。结果表明，阴蒂海绵体的组织结构包括白膜和勃起组织。经过组织形态学的测定，海绵组织中平滑肌纤维的减少及结缔组织的增加与个体年龄的增加有着密切联系，而在年龄相关性女性性唤起障碍的病理生理学方面有重要作用的血管危险因素和（或）低雌激素水平可能导致阴蒂海绵体组织的纤维化。

　　图1-8显示了对人体和实验动物的阴蒂及阴道进行免疫组化染色的分析结果。这些图片的样本来自23～39岁绝经前正常女性的尸检，海绵体组织（图1-8箭头）被神经纤维包围，苏木精和伊红染色（×5）。图1-8A显示免疫染色S100的神经特异性抗体，也显示存在丰富的神经纤维（×10）。图1-8B是用内皮标志物染色的切片CD31，显示小血管的存在（×10）。Bumett等最近的研究数据表明在人类的阴蒂中存在一氧化氮合酶亚型，提示一氧化氮可能作为平滑肌兴奋的调节剂参与女性勃起的性生理过程。在人类阴蒂组织中发现磷酸二酯酶Ⅴ型的活化也支持这个理论。图1-9中光滑的海绵状组织

扫二维码见彩图

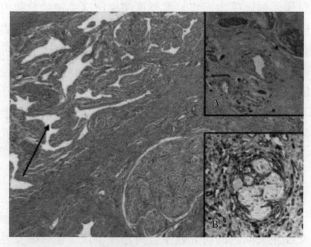

图1-8　人体阴蒂病理切片

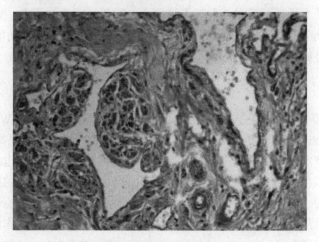

扫二维码见彩图

图1-9　人类阴蒂中磷酸二酯酶Ⅴ型的表达

血管内的肌肉细胞呈弥漫性胞质染色。这是首次发表的显示磷酸二酯酶免疫组化分布的人类的阴蒂（×20）。

### （二）阴道

阴道是一个纤维肌性管道，是女性的性交器官。其上端包围子宫颈，下端开口于阴道前庭后部，两侧为小阴唇，前方毗邻膀胱和尿道，后方毗邻直肠和肛管。依据直肠和膀胱内容物的多少，阴道可沿子宫轴屈曲90°并向后上方移位。阴道为一个平行六面体，其后壁通过直肠子宫陷凹与直肠相隔，两侧壁是盆底筋膜和肛提肌。从性学的角度来看，最重要的是位于阴蒂下方的阴道前壁，尿道及阴蒂体位于阴道内。

显微镜检查表明，阴道结构包括：①内黏膜层；②包含静脉的固有层；③中肌层；④外膜层。内黏膜层紧密附着于肌肉层。阴道鳞状上皮在阴道前后壁中线处各有一条纵行隆起，分别成为前、后皱柱，而其间则有由深浅不一的沟所分开的皱襞，这些大多分布于阴道后壁近阴道口处的锥形乳头状突起在自然分娩后会稍稍退化。此外，阴道黏膜受性激素（雌激素）影响而有周期性变化，具有基础的、在无性刺激时也存在的湿润潜能。这种基础的润滑作用通常不能达到侵入时无痛的程度，意味着在性交时阴道需要进一步润滑。青春期后黏膜上皮增厚，富含糖原，特别是在排卵期。糖原可被杜氏杆菌发酵分解，降低阴道pH。黏膜固有层内包含血管，有助于阴道分泌物通过上皮、弹力纤维、淋巴管和神经扩散进入阴道。通过这样一个迷路，在性唤起时，生理刺激所产生的渗出液滤出进入阴道。通过斜行的纤维束连接的外纵内环的非横纹肌，构成了阴道强大的肌肉层。肌层由自主神经支配的平滑肌纤维组成，含有多种传感器，而大多数传感器功能尚不清楚。外膜富含胶原蛋白和弹性纤维，其支撑阴道壁，使其在性交和分娩时能够扩张。阴道横纹肌球海绵体肌环绕阴道下1/3（图1-10）。

人体阴道中央部分是通过切割整个阴道前壁，尿道被完整地切除解剖，标本包括前尿道周围组织阴道黏膜（图1-10D），然后切除阴道，沿阴道后部切开。

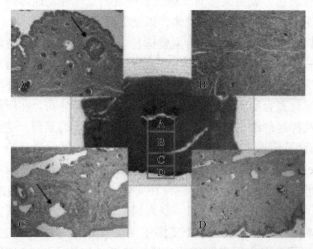

扫二维码见彩图

**图1-10 人体阴道中央部分剖面**

A. 尿路上皮覆盖固有层，有大量的大血管外分泌腺；B. 中间肌层；C. 阴道固有层伴海绵体（阴蒂球）；D. 内部阴道黏膜层被阴道上皮覆盖

　　在人体阴道的组织学研究中，有3个方面需要考虑：个体的差异（科学文献中统计了大量的差异性）、阴道前后壁的局部差异及阴道受性激素影响而有周期性变化。

　　人体阴道的前上壁与其他部位在显微镜下是不同的。海绵体组织（阴蒂球）常见于阴道前壁黏膜，但并不是所有的女性（86%）都如此。在评估女性性反应的生理、病理及可能的临床治疗中需要考虑到这种解剖差异的存在。在兔的研究中，阴道有部位和功能的差异，肾上腺素能受体激动剂在所有部位都能引起收缩反应，但是仅在阴道下1/3发现（大量的）介导松弛的神经纤维。有意思的是，这种反应是由一氧化氮合酶抑制剂左旋硝基精氨酸甲酯和D-血管活性肠肽所抑制的。在人类胎儿的阴道，肾上腺素能神经（在颅脑内分布最为集中，向前庭逐渐减少）在这些部位的差异归因于胚胎起源的差异。事实上，阴道的下1/3来源于泌尿生殖窦和中肾管，其余来自米勒管。

　　血管活性肠肽先前被认为参与阴道的扩张，是阴道润滑的必要条件。在阴道壁血管周围伴行的神经组织中存在血管活性肠肽，全身或局部应用血管活性肽可以增加阴道血流量及诱导阴道分泌液的产生。然而，血管活性肠肽能神经纤维也分布于阴蒂及动物体内，其在人体阴道的分布低于神经肽Y（NPY）（在阴蒂也存在），但分布比降钙素基因相关肽（CGRP）和P物质（SP）广。以上结果表明这些以神经肽Y、血管活性肠肽或降钙素基因相关肽作为神经递质的神经纤维，在控制阴道壁血流量及毛细血管的渗透性中可能发挥着一定作用，事实上，不论是在阴道壁皮下注射还是静脉注射血管活性肠肽，都可以增加血流量和诱导润滑。

　　最近研究者发现了一种可以替代治疗勃起功能障碍的方法，活化钙敏蛋白A/Rho激酶通路，联合去甲肾上腺素和内皮素，共同收缩阴茎血管以维持阴茎松弛。事实上，在动物实验中，应用Y-27632药物阻断钙敏蛋白A/Rho激酶通路能增加阴茎海绵体压力，使阴茎能不依赖于一氧化氮而勃起。这种相同的化合物能松弛兔的阴道壁和阴蒂海绵体。

　　糖尿病会引起阴道润滑不足，平滑肌转化生长因子（TGF）-β1在糖尿病大鼠中有表达，但在正常动物中没有表达，表明其参与了糖尿病诱发的女性性功能障碍。在兔的阴蒂平滑肌细胞培养中发现了转化生长因子β受体，以及雄激素和雌激素受体。

　　NO-cGMP 5途径是调节阴道血流动力学的主要途径。在母鸡、雌性小白鼠和老鼠的阴道肌层内包含丰富的一氧化氮合酶兴奋性神经纤维，与平滑肌束平行走行于阴道上皮下。大量不同亚型的一氧化氮合酶分布在人类和实验动物的阴道。已有科学家通过免疫组化染色实验发现一氧化氮合酶不同亚型在人体阴道中呈差异分布。在所有的实验对象中，器官内的神经束及神经纤维均可检测出一氧化氮合酶特定的亚型。这些亚型也出现在血窦内皮细胞和血管及阴道上皮细胞。此外，神经元型一氧化氮合酶（nNOS）和内皮型一氧化氮合酶（eNOS）两种亚型也表达于阴道前壁勃起组织的平滑肌，特别是eNOS被发现在复层扁平上皮和平滑细胞表达，在实验动物发情期和发情前期表达量最大，这表明一氧化氮可能参与阴道的分泌。令人惊讶的是，诱生型一氧化氮合酶（iNOS）被发现表达于人体阴道，主要表达于上皮细胞，在平滑细胞中部分表达。为了证实这一发现，研究者检测了一名志愿者阴道前壁增生活跃的细胞中iNOS抗体的表达情况，发现其呈强阳性。针对iNOS亚型特异的免疫组化染色，同时发现其主要表达于阴道上皮及血管平滑肌细胞，而在阴蒂组织中表达不明显。iNOS的产生可由细菌代谢产物诱导，这种炎症亚型的存在可能与人体阴道正常菌群有关。iNOS的存在可能提示人体的阴道在一定条件下可以产生一氧化氮。与其他组织的平滑肌纤维类似，阴道平滑肌也由一氧化氮合酶构成酶染色。nNOS在神经的表达提示NO可能作为节后神经元的递质，从而介导富含NOS的海绵体组织中的平滑肌松弛。丰富的eNOS显示其在女性性反应中的突出作用，eNOS主要产生于阴道前壁勃起组织的血窦内皮细胞和血管。这两个发现反映了人类阴蒂的显微情况，有一些例外，一氧化氮合酶亚型的分布支持了近来发现的尿道和阴蒂之间的关系：大多数解剖学技术证明女性会阴尿道埋植在阴道前壁，并被勃起组织环绕形成阴蒂头（表1-1）。

表1-1　阴蒂和阴道的组织学表现

| 因子 | 组织 | 动物 | 功能/定位 |
|---|---|---|---|
| NOS | 阴道、阴蒂 | 人，大鼠，猪，牛 | 神经传递，血流量控制，调控兔阴道毛细血管通透性 |
| nNOS | 阴道、阴蒂 | 人，兔，大鼠 | 神经纤维供应平滑肌，血管周围神经丛，椎板固有层 |
| eNOS | 阴蒂 | 人，兔，大鼠 | 血管内皮，血管平滑肌 |
| iNOS | 阴道 | 人 | 在一定条件下产生NO |
| PDE5 | 阴道、阴蒂 尿道旁腺 | 人，兔，大鼠 | 血管内皮，血管平滑肌 |
| CGRP | 阴道、阴蒂 | 人，猪 | 神经传导，血流控制和调控毛细血管通透性 |
| SP | 阴蒂、阴道 | 人，猪，牛 | 神经传导，血流控制和调控毛细血管通透性 |
| NPY | 阴蒂、阴道 | 人，猪 | 神经传导，血流控制和调控毛细血管通透性 |
| 雌激素受体 | 远端阴道 | 兔 | 下调NOS |
| 雄激素受体 | 近端阴道 | 兔 | 放松阴道平滑肌 |
| TGF-β1 Vag | 阴道 | 糖尿病大鼠 | 肝纤维化 |
| VIP | 阴蒂、阴道 | 人，猫，大鼠，豚鼠，山羊，母鸡，猪 | 平滑肌舒张、神经传导、血流控制和调控毛细血管通透性 |
| PSA | 尿道旁腺 | 人 | 前列腺素 |
| PAP | 尿道旁腺 | 人 | 前列腺素 |
| UP1 | 尿道旁腺 | 人 | 保护尿路上皮 |
| 嗜铬粒蛋白 | 尿道旁腺 | 人，猪 | 神经分泌标志物 |

注：CGRP，降钙素基因相关肽；NOS，一氧化氮合酶；NPY，神经肽；PDE5，磷酸二酯酶Ⅴ型；PSA，前列腺特异性抗原；SP，P物质；TGF，转化生长因子；UP1，尿蛋白1；nNOS，神经元型一氧化氮合酶；eNOS，内皮型一氧化氮合酶；iNOS，诱生型一氧化氮合酶；VIP，肠血管活性多肽；PAP，前列腺酸性磷酸酶。

一氧化氮合酶的表达和活性受类固醇激素的调节。事实上，雄激素和雌激素调节阴道会产生截然不同的生理反应。孕酮能上调阴道一氧化氮合酶的水平，尽管雌激素治疗会降低近端阴道总一氧化氮合酶的活性，但是它能增强阴道的血流量。雄激素通过分布在阴道近端的自身受体促进阴道平滑肌的松弛，而雌激素可下调阴道远端一氧化氮合酶的活性。

这种矛盾的发现被解释为通过差异性的分布（远端与近端阴道）来调节雌激素受体。nNOS和eNOS都受到雌激素的调节。事实上，在卵巢切除术后，两种酶的表达水平均下降，同时诱导凋亡、阴道萎缩、阴道壁内的胶原蛋白积累和血管壁增厚。然而，这些结果没有被其他实验所证实。

西地那非能促进细胞内循环cGMP的合成，并对体外培养的人、兔阴道平滑肌细胞有聚集作用。这表明阴道平滑肌表达磷酸二酯酶Ⅴ型，磷酸二酯酶Ⅴ型的免疫反应性部分遵照一氧化氮合酶亚型的分布。事实上，它集中表达于阴道前壁的海绵勃起组织中的内皮细胞和平滑肌，并广泛分布于阴道上皮。体内采集的阴道细胞的免疫组织化学实验证实了后者的发现。从整体上说，阴道磷酸二酯酶Ⅴ型表达水平很低，神经束上没有观察到棕色颗粒来确认表达这种酶的局部部位。在组织中共区域的磷酸二酯酶Ⅴ型被认为是NO真正的靶点（上皮细胞、外分泌腺体、肌肉），可为cGMP的降解能提高局部NO的刺激提供依据。

一氧化氮合酶-磷酸二酯酶Ⅴ型机制在人体阴蒂和阴道的存在为使用磷酸二酯酶Ⅴ型抑制剂治疗女性性唤起障碍提供了分子层面的理论依据，女性性唤起障碍被美国泌尿疾病基金会定义为无法达到或者维持性兴奋（润滑/勃起）。西地那非被发现能够治疗抗抑郁药物引起的性交不适，以及部分矫治因脊髓损伤造成的女性性功能障碍。一个关于年轻女性性唤起障碍治疗的交叉、双盲、安慰剂对照研究显示，西地那非能显著改善性功能，这个结果随后也被重复证实。

## （三）尿道

女性尿道全长约4cm，直径6mm，位于耻骨联合后下方，嵌入阴道前壁。女性尿道管腔内的黏膜层是由在弹力纤维结缔组织构成的薄固有层下面的复层上皮组成的。尿道近端部分由与膀胱颈内膜一致的膀胱移行上皮组成，而远端部分则由非角化复层扁平上皮组成。尿道肌层由两层横纹肌组成，外层为尿道括约肌，内层由大量斜行及纵向走行的平滑肌组成。

女性尿道被大量窦状隙（尿道海绵体）环绕，但这些血窦的出现及延伸存在个体差异。在管腔上皮中可检测到5-羟色胺（5-HT）生成细胞，尿道受到机械刺激后，可能通过释放5-HT，从而提高器官的神经传入，将女性尿道转化为"性"的尿道。

## （四）尿道旁腺（斯基恩腺）

经典解剖教材未能从宏观和显微解剖学上细致地描述女性生殖道。《格氏解剖学》（*Gary's Anatomy*）简要且不精确地描述了尿道腺及开口于尿道管腔的裂隙样尿道隐窝，这些腺体有些被组合在一起，对称分布于尿道外口的侧缘尿道旁腺处。然而，大部分同时有分泌活性的腺体从腺泡发出后在尿道内有独立开口。1672年，荷兰解剖学家Regnier de Graaf描述了这一组围绕女性尿道周围的腺管。1880年，Alexander Skene重新关注了这个结构，并以他的名字给这些腺体及导管命名。

在组织学上，尿道旁腺在青春期前非常类似于男性的前列腺。在许多案例中发现，腺体由于缺乏雄激素的刺激，在人的一生中都没有发育成熟。但是，在特定时期雄激素绝对含量或相对含量升高时，它们表现为成熟和高分泌状态。它们被由平滑肌细胞和

（或）肌纤维组织组成的非腺体的收缩系统包围。用特异的抗体进行染色发现一氧化氮合酶和磷酸二酯酶Ⅴ型在尿道旁腺复杂的平滑肌上呈高表达（图1-11），这提示性刺激所致的肌肉紧张和腺体充血可能促进外分泌腺的分泌。

　　女性尿道旁腺在免疫组化染色方面类似于男性的前列腺，但这些腺体及导管周围的肌纤维基质较前列腺更加丰富，同时也含有丰富的血管及神经。尿道旁腺被认为是直接刺激阴道前壁产生的分泌液中前列腺特异性抗原（PSA）的主要来源。免疫组化检测尿道旁腺相关标志物，如前列腺特异性抗原、前列腺酸性磷酸酶（PAP）、铃蟾肽和嗜铬粒蛋白等也支持这个假设（图1-12）。在男性前列腺中持续存在的尿蛋白1（UP1），也高水平表达于人类尿道旁腺中。类固醇激素被公认能调节尿道旁腺的分化：腺体中同时发现雌激素受体相关蛋白（ER-D5）的表达，但雄激素受体是否存在仍需要进一步研究。

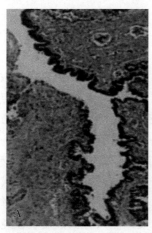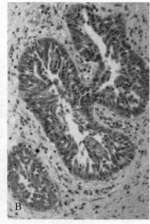

扫二维码见彩图

**图1-11　尿道旁腺**

A. 抗内皮细胞一氧化氮合酶抗体染色（×25）；B. 抗磷酸二酯酶Ⅴ型抗体染色，显示胞质弥漫性阳性反应（×20）

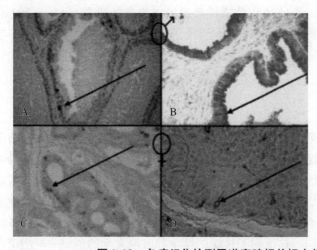

扫二维码见彩图

**图1-12　免疫组化检测尿道旁腺相关标志物**

　　前列腺（图A、C）和尿道旁腺（图B、D）用神经内分泌标志物嗜铬粒蛋白A（箭头）染色。图B显示前列腺特异性抗原（箭头）和图C中染色同一抗原在尿道旁腺中的局部分布（×10）

Zaviaciac 等对正常成人的尿道旁腺进行了超微结构研究，细胞呈高柱状，胞质顶端有水泡状短而粗硬的具有分泌作用的微绒毛。腺体包括有成熟分泌功能的腺细胞及基底细胞。尿道旁腺这种生化和酶学特征的复杂特性表明正如之前所假设的，尿道旁腺不仅仅只是一个退化器官。

考虑到尿道旁的胚胎起源、前列腺特异标志物的表达和尿道旁腺在女性性高潮中的假定机制，Regnier de Graaf提出了重命名尿道旁腺，依据Regnier de Graaf最初的定义将其命名为"女性前列腺"，而从这样的命名中可以推想发生在男性前列腺的疾病，如肿瘤、炎症、增生等也可能发生在女性前列腺。事实上，相当常见的女性尿道综合征（耻骨压痛、性交困难、尿频、排尿困难）是如同男性前列腺炎那样进行诊断和治疗的。有趣的是，人类阴道前壁的显微解剖组织学研究表明了女性前列腺的存在，并从受试者中发现其存在巨大的差异性，甚至在对受试者的PSA和PAP进行免疫组化染色时仍发现67%～83%的变异率。

### （五）组织学的"G点"

通常认为阴道壁内很不敏感，但在阴道12点位置可以检测到一个对电刺激相对敏感的部位（阴道前壁）。半个多世纪以来，这一领域的研究一直非常有争议。"G点"这个词最初由Beverly Whipple和John D. Perry提出，用来命名位于阴道前壁、耻骨后方和子宫颈之间沿着尿道走行的敏感区域。他们提到1950年妇科医生Ernst Grafemberg在一篇论文中对该区域的描述，G点的性刺激可以产生各种各样的初始感觉，如不适、排尿感或快感。加强刺激强度，该区域可能开始膨胀，然后产生一个强烈的性兴奋，可能有状如精液的液体射出（尽管不黏），这就是所谓的女性"射液"，这被认为是尿道旁腺的产物。

关于这个问题，研究者们已发表了超过250篇论文，但只有少数发表在经过同行评议的期刊，这是被怀疑的一个原因。Masters和Johnson否认G点的存在，认为"女性射液"虽然广为人知，但却是错误的。此外，在一篇缺乏研究的评论文章中，纽约佩斯大学心理学系的Hines将G点描述为"一个现代妇科神话"。另一个被怀疑的原因是功能性G点的存在是高度变化的。通过对48位有性经验的志愿者的研究，Alzate和Londono发现大部分志愿者（但不是所有志愿者）报告性交的敏感点在阴道前壁上段。事实上，大多数女性不射液，这不能完全归咎于缺乏经验或伴侣的无能，这可能是由于个体之间阴道组织学存在巨大差异。

### （六）结语

组织学和免疫组化结果的不同只在阴蒂和阴道之间明显。一氧化氮是调节阴蒂和阴道平滑肌松弛的关键，然而这种调节作用尚存在争议。应该根据证据考虑这种明显的差异。阴蒂是一个相对均质的勃起组织，随着测试水平的改变，其组织学发生着细微的变化，阴道的下1/3应该被认为是阴蒂的延续，也就是阴蒂球，可以表达介导性唤起的生物化学介质，如一氧化氮合酶、血管活性肠肽和磷酸二酯酶。相反，剩下2/3的阴道几乎没有可产生性反应的结构。这证明了传统的性学和解剖文学的假设——阴道在性反应中几乎是惰性的。最终，个体之间组织学的差异可能可以解释这些差异。鉴于其显著的行为学和临床意义，这个结论在将来尚需进一步证实。

解剖学研究通常先于生理学研究，尽管阴茎勃起的解剖学、生物化学和分子调控广为人知，但是人体阴蒂的准确解剖学描述1998年才确定的，女性性功能障碍分类是1999年进行的，且仅在2002年描述过女性性反应的生物化学研究。这里有各种各样的原因，女性性生理比男性更复杂，文化、政治和宗教因素一直在阻碍女性性行为的科学研究。但是，如果女性性解剖学和女性性反应的生理学仍不可获知，那么很显然，现代性学不能真正被称为性医学。

### 四、盆底及盆腔脏器支持系统的解剖学

盆腔脏器脱垂包括一系列疾病。盆腔脏器支持系统功能减弱或障碍可以导致子宫脱垂、膀胱膨出、尿道膨出、小肠或直肠膨出，从而产生排尿、排便困难，或者尿失禁、大便失禁。最近学者们采取了多种不同的方法研究上述疾病对性功能的影响，得到了相互矛盾的结果。然而，似乎可以直观确定的是，对于许多患者来说，那些由盆底功能障碍导致的不适、疼痛和尴尬，即使不影响性功能，也明显降低了自尊和性享受感。

盆腔脏器脱垂是老年女性的一个主要健康问题，尤其是绝经后女性，但年轻女性也可能受到影响。Nygaard等得出的结论是老年女性普遍存在某种程度的脱垂。Tamay和Bhatia估计仅尿失禁就影响了美国1300万名女性。Olsen等认为女性一生中有11.1%的可能性需要接受盆腔脏器脱垂或尿失禁手术。在美国，尿失禁的年度直接医疗成本估算为163亿美元，包括用于女性的124亿美元（76%）和男性的39亿美元（24%）。随着寿命的延长和老年女性人口的增加，盆腔脏器脱垂的实际发病率也明显超过报告发病率，患有盆底功能障碍性疾病的女性患者数量也可能大幅增加。盆腔脏器脱垂的最大风险因素是阴道分娩。Mane等发现，女性生完第一胎后，发生脱垂的概率是原来的4倍，生了4胎或更多，发生脱垂的概率是原来的11倍。

外科手术治疗盆腔脏器脱垂、尿失禁、大便失禁的有效性很难评估，但总体来说是令人沮丧的。Olsen等估计，29%的女性盆腔脏器脱垂手术患者需要再次手术，且再次手术的间隔时间随着手术次数的增加而缩短。在回顾性研究中，Whiteside等发现，58%的阴道脱垂和尿失禁患者术后1年随访时又发生了脱垂。这一发现表明，盆腔脏器脱垂复发率可能比再次手术率更高。Cundiff最近指出，对于脱肛的治疗，目前认为外科干预不能达到最佳效果。Tamay和Bhatia分析了130例女性压力性尿失禁手术，认为很多手术没有长期效果，这一点并不奇怪。

最近的MRI研究和三维建模技术提供了一种分析盆底解剖的有效的新方法。传统盆底解剖描述也不佳，缺乏准确的标准化术语来描述盆腔脏器支持系统的组成，文献中众多同义词的泛滥造成很难比较或解释从不同成像研究、外科系统和实验室解剖得来的结论，更不用说将这些迅速累积的数据整合成一个可靠、一致的知识体系，来认识盆腔脏器脱垂的解剖基础，从而有效诊断和治疗。

#### （一）盆腔脏器支持系统的正常解剖

支持盆腔脏器的结构是一个由4个基本部分组成的完整体系。

1.骨盆的骨骼、关节和骨间韧带　围绕骨盆脏器提供了一个刚性铰接框架，也为骨盆出口的中线盆腔结缔组织、盆壁肌肉、盆底和会阴组织提供了附着点。

2.骨盆出口的中线盆腔结缔组织结构　会阴筋膜、会阴体和尾骨韧带形成一系列致密结缔组织封闭骨盆出口。中线结缔组织抵抗盆腔脏器的向下运动，并为盆底肌肉和会阴提供附着点。附着在中线结缔组织的肌纤维彼此交织，加强了中线结缔组织结构。

3.盆腔肌肉和浅层骨盆筋膜　盆壁肌肉封闭盆骨和韧带间的孔隙，但盆底肌肉是盆腔内容物的有效支撑。静息状态下盆底肌肉支持盆腔内容物并抵制其向下运动，盆底肌肉收缩时有助于在Valsalva动作时增加腹内压力。盆底内侧肌肉与会阴深部肌肉一起作为尿道与阴道的自控机制。致密的浅层盆腔筋膜覆盖在盆壁和盆底肌肉的表面，并与盆骨的骨膜融合。覆盖盆壁的浅层骨盆筋膜汇合形成一个坚固的腱弓，为盆壁肌肉提供附着点。覆盖盆底的浅层骨盆筋膜汇合形成另一个坚固的腱弓，为内脏盆腔筋膜提供附着点，内脏盆腔筋膜将盆腔筋膜锚定在盆壁和盆底。覆盖骶骨的骶前筋膜也参与锚定盆底组织和内脏骨盆筋膜。

4.内脏骨盆筋膜和内脏筋膜韧带　内脏骨盆筋膜是一个三维结缔组织层，占据盆腔脏器、浅层骨盆筋膜和腹盆腔腹膜壁层之间的空隙。内脏骨盆筋膜在盆腔脏器和盆壁、骶骨、骨盆出口的中线盆腔结缔组织之间形成一个复杂的结缔组织支架。内脏骨盆筋膜是高度可变的组合，在一些区域，它不形成明显的特定结构，而在另一些区域，则聚集形成韧带。直肠阴道隔有不同的胚胎起源，但它是内脏筋膜支架的一个重要组成部分，它能加强阴道后壁，将会阴体悬吊于支架、盆壁及盆底的上部。

作为一个完整的系统，盆腔脏器支持系统的各组成部分共同来维持盆腔脏器的正常位置及自控机制的协调统一。某一部分的缺陷将导致其他部分产生相应的功能障碍（图1-13）。

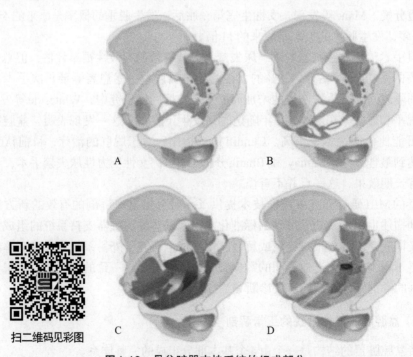

扫二维码见彩图

**图1-13　骨盆脏器支持系统的组成部分**
A.骨盆骨、关节和骨间韧带；B.中线结缔组织骨盆出口的结构；C.骨盆肌肉和盆腔筋膜；D.内脏盆腔筋膜和内脏筋膜韧带

（1）骨盆骨：骨盆腔有3个主要功能。①形成一个相对刚性的腔来支持腹部和盆腔脏器；②站立时将重力传送至下肢；③为韧带、肌肉、躯干、背部、盆底、会阴及下肢筋膜提供附着点。

骨盆由前外侧成对的髋骨和后面的骶骨及尾骨组成。每块髋骨又由髂骨、坐骨和耻骨融合而成，三者在髋关节的髋臼处汇合。坐骨棘是特别重要的一个标志，为盆腔脏器支持系统的很多肌肉和结缔组织结构提供附着点。

（2）骨盆关节和韧带：耻骨联合是一个中线纤维软骨连接，只能进行轻微的成角和旋转运动。耻骨联合上下均有耻骨韧带加固。

骨盆关节和韧带在妊娠后期会松弛，可致骶髂关节移位和半脱位。尽管骶髂关节移位和半脱位仅使骶骨位置发生轻微的改变，但任何变化都可能增加盆底支持系统其他结构的张力，尤其是当分娩已造成盆底支持系统其他结构薄弱或损伤时。正常站立位时，坐骨耻骨支是得到支撑的，骨盆出口向后倾斜而不是直接向下。一个垂直平面通过髂前上棘与耻骨结节相交，一个水平面通过耻骨联合上缘与坐骨棘和骶骨顶点相交。

与其关节和韧带一起，骨盆骨围绕腹盆腔脏器形成了一个笼状结构，而不是碗状结构。肌肉、筋膜、腹壁、盆壁结缔组织及盆底组织将骨盆从"笼子"转化成了一个容纳腹盆腔脏器的容器。

腹壁的肌肉和筋膜附着在耻骨上缘和髂骨翼。髂骨翼和骶骨上部形成"大骨盆"或"假骨盆"，是腹腔的下部。骨盆入口是一个不规则的圆形或椭圆形开口，前面是耻骨，侧面是髂骨弓状线，后面是骶骨。骨盆入口与大骨盆和腹腔是连续的。

骨盆出口呈不规则的菱形，前面是坐骨耻骨支，侧面是坐骨结节和骶结节韧带，后方是尾骨。体格检查时均可以明显触及骨盆出口的所有标志。两侧坐骨结节前缘的连线将骨盆出口分割成两个三角形，即泌尿生殖三角和肛门三角。泌尿生殖三角的顶点位于前方的耻骨联合上缘，肛门三角的顶点位于后方的骶骨和尾骨。泌尿生殖三角平面和肛门三角平面相交成角。Baragi等发现，非裔美国女性整个区域的骨盆出口比白人女性小5.1%，这个事实可能可以部分解释为什么非裔美国女性的盆底障碍性疾病的发病率较低。

盆壁包括弓状线以下的整个骨性骨盆、闭孔膜、骶结节韧带和骶棘韧带。盆壁的肌肉覆盖部分封闭闭孔、坐骨大孔和坐骨小孔。

盆壁构成盆腔和会阴的侧部。盆底的成对肌肉在侧面沿着盆壁从耻骨到骶骨，围绕盆腔下部器官，在盆腔中线汇聚，在直肠后形成腱膜。盆腔（"小骨盆"或"真骨盆"）的解剖区域：上面为骨盆入口，侧面为盆壁，下方为盆底肌肉。盆腔内容纳盆腔脏器、筋膜、腹膜及下肢的神经和血管。会阴的解剖区域：上面为盆底肌肉，侧面是盆壁，后面为尾骨、臀大肌、外阴皮肤、臀部下方、大腿内侧上部。会阴内有尿道、阴道、肛门和阴道括约肌、外生殖器、填充肛门三角内坐骨肛门窝的丰富结缔组织、会阴神经和血管及骨盆出口中线结缔组织结构。

（3）骨盆出口中线结缔组织结构：盆腔肌肉附着点不仅有骨骼和坚固的骨间韧带，还包括骨盆出口的中线结缔组织结构和覆盖盆壁肌肉的增厚的结缔组织。

一系列的中线结缔组织结构连接于骨盆出口的耻骨与尾骨之间。会阴部的致密纤维结缔组织、会阴体、肛尾韧带支持骨盆出口上部的结构，并为盆底肌肉、尿道肌肉、肛门括约肌、外生殖器及其肌肉提供牢固的附着点。骨盆的纤维组织和附着于中线结缔组织结构的会阴肌肉彼此交织，在骨盆出口形成大量肌性纤维链。肛门周围的肌肉和致密纤维结缔组织维持了会阴体与肛门尾骨复合体的连续性。

会阴膜是两坐骨耻骨支之间的致密纤维结缔组织，会阴膜的中央开口有尿道和阴道的终端通过。尿道、阴道和会阴膜之间的结缔组织附着处使得会阴膜可以作为支撑尿道和阴道的平台。

位于尿道开口前部的会阴膜边缘增厚，形成会阴横韧带。阴蒂背深静脉在弓状韧带和会阴横韧带间穿过进入盆腔。会阴膜的后缘与会阴体在中线处融合。尿道括约肌附着在会阴膜的上表面，外生殖器及其肌肉附着在会阴膜的下表面。

会阴体呈锥形，由致密弹性纤维结缔组织和近会阴中心交叉的肌纤维组成。会阴体的底部位于会阴膜平面，其顶端向上延伸数厘米。会阴体前面固定在会阴膜上（通过会阴膜至坐骨耻骨支），其后方是直肠肛门的肌肉和纤维外膜，其上方是直肠阴道筋膜。直肠阴道筋膜将会阴体连接于内脏骨盆筋膜和覆盖骶骨的骶前筋膜。耻骨会阴肌、肛门外括约肌、所有会阴部肌肉（坐骨海绵体肌除外）直接附着在会阴体上。所有附着于会阴体的肌肉交织成网状围绕并加固会阴体。肛尾韧带是一种弹性纤维组织，从肛门外括约肌和肛门直肠外结缔组织延伸至尾骨和骶前筋膜。肛尾韧带在髂尾肌中缝上面与其直接并行，两者在尾骨和肛门直肠汇合。

会阴膜由其侧面附着点固定于坐骨耻骨支，而会阴体和肛尾韧带活动性相对较大，尤其是肛尾韧带。盆底肌肉的收缩可使肛尾韧带和肛门向上运动，从而增加腹内压力促使这些结构向下运动。

（4）盆腔肌肉和浅层盆腔筋膜

1）盆壁肌肉：覆盖在由盆骨和盆壁韧带构成的大孔上——闭孔、坐骨大孔、坐骨小孔，在耻骨和坐骨棘之间，覆盖盆壁肌肉的致密的浅层盆腔筋膜明显增厚，成为盆底肌肉的附着点。闭孔内肌封闭闭孔和坐骨小孔。闭孔内肌起自闭孔的盆腔面和闭孔膜，沿着盆壁向后，穿过坐骨小孔，急转插入股骨大转子。闭孔内肌使下肢外旋。支配闭孔内肌的神经（$L_5$，$S_1$）在盆底下面进入会阴表面。阴部内血管和闭孔血管供应闭孔内肌。闭孔内肌前上缘的闭孔腔内有闭孔神经和血管通过，然后到达大腿内侧的肌肉和皮肤。闭孔神经支配闭孔外肌，但不支配闭孔内肌。

梨状肌封闭坐骨大孔。梨状肌起源于骶椎前面，横向穿过坐骨大孔，止于股骨大转子。与闭孔内肌一样，梨状肌的功能是使下肢外旋。支配梨状肌的神经是 $L_5$、$S_1 \sim S_2$。骶外侧动脉和臀上动脉供应梨状肌。

许多重要的神经与血管通过坐骨大孔离开盆腔，盆腔和会阴部手术容易损伤这些结构。在梨状肌和盆底肌之间离开盆腔的结构有臀下神经和血管、坐骨神经、股后皮神经、股方肌神经、闭孔内肌神经、阴部神经和阴部内血管。当它们离开坐骨大孔时，后三者在坐骨棘的外侧面急转直下，进入盆底下方的会阴部，然后向前进入闭孔内肌筋膜。在骶棘韧带阴道固定术（阴道穹被悬吊在骶棘韧带上）时，所有在梨状肌下部离开坐骨大孔的结构都容易受损。

经阴道或肛门的手术中，阴部神经（$S_2 \sim S_4$）及其分支的会阴段也可能受损。阴部神经的直肠下分支支配肛门外括约肌的收缩，传导肛门皮肤及肛管下部的感觉。阴部神经的会阴分支支配控尿机制和外生殖器肌肉的运动，传导会阴部包括阴唇、阴道下段、阴蒂的感觉。Welgoss等报道31例女性骶棘韧带悬吊术和膀胱膨出修补术后，有11例出现会阴神经末梢反应延迟。在这项研究中，患有会阴神经病变的女性比没有会阴神经病变的女性更有可能出现不满意的手术结果。

2）盆壁筋膜："筋膜"一词在解剖学和外科文献中用来描述具有不同形状、位置、组织属性和功能的结缔组织结构。筋膜可能很薄，也可能很厚，可能形成稳固的特定结构，也可能松散无定形。然而，用"筋膜"一词来笼统描述明显不同的结构似乎意味着所谓的解剖和功能相似性是毫无理由的。

骨盆和会阴有3种不同的筋膜。会阴和坐骨肛门窝的皮下脂肪（浅筋膜，真皮下组织）直接位于皮肤的真皮层下，构成一个由胶原纤维组成的疏松网络，内含脂肪细胞。在前方，皮下脂肪构成阴阜和大阴唇的大部分；在后方，皮下脂肪扩展填充盆底、盆壁、肛门直肠和皮肤之间的较大的空隙，并向前延伸一小段距离至会阴膜上。Colles筋膜是靠近会阴皮下脂肪内侧的一个由胶原纤维聚集形成的可识别的结构。

覆盖盆壁、盆底和会阴的盆壁筋膜与所有骨骼和横纹肌周围的深筋膜是连续的。这个致密结缔组织与覆盖单块肌肉的肌外膜融合，包绕肌群，形成肌肉之间的桥梁，与骨膜融合。所有的肌肉都有深筋膜覆盖，包括胸部肌肉、腹部肌肉和盆腔肌肉。深筋膜不仅覆盖肌肉的外表面，而且覆盖面对盆腔的内表面。尽管深筋膜是连续的，但这种连续性通常被应用于它的区域性命名掩盖。"封套骨盆筋膜"用来描述覆盖整个盆壁和盆底的盆腔面的深筋膜层，特定的术语如闭孔内肌筋膜、骶前筋膜、梨状肌筋膜、肛提肌筋膜，描述的是这一连续组织的区域性结构，而不是单独的结构。

骨盆筋膜厚度变化很大，从一层薄薄的与肌外膜分不开的结构到为肌肉和其他结缔组织提供安全附着点的坚固结构。覆盖闭孔内肌的筋膜增厚形成腱弓，肛提肌腱弓为髂尾肌和部分耻尾肌在其骨性附着处提供坚固的附着点。髂尾肌和耻尾肌属于盆底肌。覆盖髂尾肌的深筋膜增厚形成另一个实质性的腱弓——盆筋膜腱弓（白线），继续向前形成耻骨膀胱韧带。支持盆腔脏器的内脏盆腔筋膜在外侧与盆筋膜腱弓结合，将其固定于盆壁。在解剖学术语里，盆内筋膜是封套盆腔筋膜的同义词。然而，在临床文献中，盆内筋膜是内脏骨盆筋膜的同义词。

内脏骨盆筋膜（盆内筋膜）填充盆腔脏器、盆壁、盆底和腹膜壁层之间的空隙，其组织属性高度可变，包括平滑肌、胶原纤维和弹性纤维。在某些部位，胶原纤维和弹性纤维相对松散，在另一些部位，它们形成明显的韧带，如主韧带和宫骶韧带复合物。内脏骨盆筋膜和内脏筋膜韧带将在后文中详细地阐述。

3）盆底肌肉：其有着极重要的临床意义，不过现在大多数关于盆底解剖学的描述缺乏清晰度与准确度，有较多无意义的概括性描述、重叠而易让人混淆的术语及误导性的隐喻。这一现状成了理解盆腔脏器支持系统和盆底肌肉作用的障碍。

在大多数传统的描述里，盆底肌肉被称为"盆膈"，由尾骨肌（坐骨尾骨肌）和肛提肌组成。肛提肌由髂尾肌和耻尾肌组成，耻尾肌包括耻骨尿道肌和耻骨直肠肌。其他小的肌肉，如耻骨会阴肌和耻骨肛门肌，有可能也包括在肛提肌里。在第39版《格氏解剖学》（*Gray's Anatomy*）中，坐骨尾骨肌也包括在肛提肌里。现在，"盆膈"和"肛提肌"在文献中或多或少可以互换，缺乏对二者内在的解释。

　　各级概论都将盆底肌肉包括的结构描述为"肌肉"，尽管这一描述带来的矛盾结果是肛提肌是由其他肌肉组成的，这种情况在身体其他部位是不存在的。各级概论也将盆底肌肉或肌肉群的功能描述为支持盆腔内脏。令人感兴趣和有重要临床意义的问题是，盆底的每一块肌肉分别起什么样的作用，一块肌肉功能的丧失将会怎样影响盆腔脏器支持系统其他结构的功能，以及未受损的盆底脏器支持系统怎样安全有效地被调动、增强，以弥补某一结构功能的丧失。对盆底单个肌肉而不是整个肛提肌或盆膈的功能的研究是必要的，可以加深对盆底和盆腔脏器支持系统的正常理解，以及对病理解剖的充分了解。解决这一问题的第一步是对每一块肌肉确定一个特定和一致的命名。研究者和临床医生使用术语和测量点的不一致导致很难解释或比较他们的研究结果。

　　最近的MRI研究完美地呈现了盆底、盆壁的解剖，以及盆底脏器脱垂患者与正常对照组盆壁解剖的差异。几项研究试图确定影像标记，用于诊断盆底功能障碍、评估盆底功能障碍的严重程度，协助制订治疗计划。Singh等已经描述了4种与盆底功能障碍有关的肛提肌构象的变化。

　　这些影像方面的研究对我们提高盆底解剖知识有很大的作用，为我们更加准确地诊断和有效地治疗盆底功能障碍提供了更多的可能性。然而，由于盆底肌肉相关术语使用的混乱、定义的含糊不清和缺乏解释，使得这些研究的可比性和适用性受限。值得指出的是，严格地应用这一原则迫切需要进行术语的修订，需要取消如肛提肌、髂尾肌和盆膈等术语。接下来将讨论根据肌肉附着点定义的术语。

　　对于传统的定义来说，根据肌肉的起源和走向来描述盆底的肌肉有两个初始的困难。

　　第一，尾骨肌（坐骨尾骨肌）不能有效支持盆腔脏器。多变的尾骨肌纤维起源于第五骶椎和尾骨的侧面，沿着骶棘韧带外侧行走，止于坐骨棘。在四足动物，骶棘韧带缺失，尾骨呈坚固的板状，使尾巴侧屈。在人类，骶棘韧带坚固，尾骨肌纤维通常很少或缺失，这表明人类尾骨肌作为尾部肌肉已经丧失其有效的作用而演变为韧带。尾骨肌附着于骶骨、尾骨和坐骨棘，缺乏盆腔脏器和中线结缔组织的附着点，这些都决定了尾骨肌将被排除在盆腔脏器支持系统之外。基于这个原因，将尾骨肌包含在盆壁肌肉内而不是盆底肌肉内，也许更合适。尾骨肌纤维的多变性表明它可能不是一个可靠的外科手术标志，或者不可能是锋利的器具和脆弱的神经血管之间的可靠缓冲。在MRI或其他影像研究上尾骨肌缺失，而髂尾肌和耻尾肌正常时，也不一定是盆底薄弱的标志。

　　第二，髂尾肌在髂骨上没有附着点。尽管命名为髂尾肌，其横向附着于肛提肌腱弓，向坐骨棘的盆腔面走行。然而，这只是小问题，即使它的命名没有准确描述它的附着点，髂尾肌还是属于盆底肌。

　　考虑到盆底肌肉的构造，甚至"盆底"这个词也有误导性，因为盆底既不是一个平面，也不是一条水平线。实际上，成对的盆底肌肉形成一个倾斜的肌肉漏斗，后高前低，盆壁的附着点位置相对较高，肌肉从盆壁附着点向下倾斜至位置较低的骶骨、尾骨、中线结缔组织结构；以及肛门直肠和阴道外的结缔组织附着点。盆底的形状也不像一个"盆"，在许多教科书图谱中，盆底肌肉被描绘成一个浅而宽敞的盆，其两侧弯曲，渐渐向外远离盆腔脏器。然而最近的MRI研究确认，盆底与盆腔脏器紧密相邻。倾斜的盆底肌肉表面靠近盆腔脏器的侧面及下面，盆底也支持阴道和直肠的后表面。

Hjartardottir等通过动态MRI研究发现，静息状态下，盆底凸起向上而不是向下，其形状像一个圆屋顶，而不是一个盆。其他MRI研究也报道了同样的结果。Hjartardottir等还发现，在肌肉收缩时，盆壁肌肉拉直，只有在做Valsalva动作腹内压使盆底肌肉向下移动时，盆底才形成盆状。

在以下的描述中，盆底肌肉会根据它们各自的附着点来命名，除了髂尾肌。由于缺乏对盆底单个肌肉的肌电图描记和其他方面的详细研究，它们的功能只能从附着点和肌纤维走向来推断。之后我们将讨论这些功能的推断，但是大体上都是假设，还需等待进一步的研究。

4）髂尾肌：从固定的附着点到肛提肌腱弓和坐骨棘，成对的髂尾肌呈斜线水平向下，在肛门直肠后部融合，形成一个坚韧的正中脊。髂尾肌向前附着在肛门直肠的肌肉、纤维层及肛尾韧带的前部。髂尾肌向后附着在尾骨和骶骨上端，以及肛尾韧带的后部。髂尾肌的纤维走向和附着点表明双侧髂尾肌收缩会将髂尾肌向上向前牵拉。而静息状态下，髂尾肌将支持髂尾肌上面的结构，如肛提肌、直肠和阴道，维持这些器官处于正常中线位置。双侧髂尾肌收缩将间接影响附着在髂尾正中肌上任一结构的张力，如肛门和肛尾韧带。

髂尾肌受$S_2 \sim S_4$神经盆内支的运动神经支配，其进入骨盆表面。阴部神经的分支进入会阴表面，可能也支配髂尾肌。阴部内和臀下血管供应髂尾肌。进入髂尾肌的盆内体壁支在妊娠和分娩过程中容易受损，尤其是阴道分娩和盆腔手术时。

5）耻尾肌：耻尾肌或肌群由外侧部和内侧部组成，耻尾肌的外侧部分向前延伸至耻骨，向后延伸至尾骨和骶骨。耻尾肌的内侧部分向前延伸至耻骨，向后延伸至盆腔脏器和会阴体，包括耻骨阴道肌、耻骨会阴肌、耻骨直肠肌和耻骨肛门肌。

耻尾肌从它的前方附着点耻骨和耻骨联合斜着垂直向上至后方的附着点尾骨、骶尾韧带前部和骶骨。在直肠后方，左、右耻尾肌形成宽阔的腱膜——肛提肌腱板或称肛提肌板。骶前筋膜也参与构成肛提肌板。耻尾肌有两个固定的附着点，等长收缩时，耻骨和骶骨间的肌肉缩短。双侧耻尾肌收缩会使斜靠在其表面的肛提肌板、直肠和阴道向上提升，静息状态下则支持这些器官。

耻尾肌和髂尾肌的肌纤维走向大体垂直，在直肠后重叠，与肛尾韧带连接或覆于其上。尽管"髂尾肌和耻尾肌支持盆腔脏器"的说法是正确的，但这只是根据它们的附着点和肌纤维走向来推断的对于其复杂功能的一个概括性描述。实际上，髂尾肌和耻尾肌也许以几种不同的方式来支持盆腔脏器：①静息状态下，它们支持位于耻尾肌肛提肌板上和髂尾肌正中脊上的盆腔脏器。②髂尾肌的肛尾韧带附着点通过加强和提升其后部尾骨附着点来支持肛门。③成对髂尾肌和耻尾肌静息状态和收缩时的平衡有助于稳定盆腔脏器于其中线位置，最大限度地减少将其锚定于盆壁的内脏盆腔筋膜的张力，保持盆腔脏器、盆底、尿和粪便控制机制之间的垂直定位。

值得注意的很重要的一点是，髂尾肌和耻尾肌功能的稳定需要每对肌肉都保持结构和功能的完整。如果一对肌肉其中的一块出现纤维化、断裂、从其盆壁附着点撕脱，或者支配它的躯体运动神经瘫痪，这时对侧完整的肌肉会将髂尾正中肌拉向健侧，增加患侧盆腔脏器至盆壁的内脏盆腔筋膜的张力。Delancey等发现，在初产妇中存在耻尾肌和髂尾肌的单侧或双侧损伤，而在未产妇中没有发现这种现象。

耻骨尾骨肌群内侧部分的肌纤维走向和附着点表明，耻骨阴道肌、耻骨会阴肌和耻骨直肠肌以另一种方式支持盆腔脏器。成对的耻骨阴道肌纤维从耻骨联合后方走行、交叉，然后与对侧肌纤维融合行成一块肌肉，悬吊于阴道后壁。部分肌纤维与阴道壁结缔组织也有融合。耻骨会阴肌纤维从耻骨阴道肌分出，与会阴体的结缔组织融合。尿道靠近阴道前壁，耻骨阴道肌静息状态下支持阴道和尿道。耻骨阴道肌收缩将阴道和尿道拉向前上方，有可能对稳定会阴体也产生一定的影响。成对的耻骨直肠肌纤维从耻骨联合后方走行、交叉，然后与对侧肌纤维融合成一块肌肉，悬吊于直肠后壁。耻骨直肠肌是一大块肌肉，位于其他盆底肌肉下方。由耻骨直肠肌形成的悬带围绕肛管直肠交界处，将其拉向前方，形成一个弯曲，即肛门直肠角，有助于控制排便。耻骨肛门肌纤维参与构成包围肛周纵向的组织，这是位于肛门内括约肌和肛门外括约肌之间的一层由横纹肌、平滑肌和弹性纤维结缔组织构成的结构，其向下延伸，穿过弹性纤维组织，到达肛门皮肤。尽管耻骨阴道肌和耻骨直肠肌也是支持盆腔脏器的结构，但是实际的支持机制与髂尾肌和耻尾肌大不相同。耻骨阴道肌和耻骨肛门肌也可使尿道、阴道和直肠互相靠近，维持它们在垂直空间上位置的稳定。

耻骨直肠肌、肛门内括约肌和肛门外括约肌的相互协调对于控制排便是必不可少的。而保持直肠、耻骨直肠肌、肛门外括约肌和肛门内括约肌的正常位置对于维持它们的正常功能也是必不可少的。耻骨直肠肌松弛、移位，直肠及其肌肉的运动神经纤维或本体感受神经纤维受损，或直肠从阴道后壁膨出，均可损害正常肠道功能。产科创伤是最常见的引起肛门外括约肌损伤的原因。

Yucel等认为，肛提肌不支持近端尿道，对控制排尿没有作用。耻骨阴道肌和控尿机制之间的关系不明显，但推测两者之间也可能有一定的关系。成对的尿道引导括约肌附着在坐骨耻骨支的后面，向前运行，围绕尿道形成一个悬带。耻骨阴道肌悬带和尿道肌悬带向相反的方向牵拉，可以想象，耻骨阴道肌收缩时，将阴道和尿道往前拉，会增加尿道引导括约肌的作用而将尿道往后拉，使尿道紧靠阴道前壁。

支配耻尾肌、耻骨阴道肌和耻骨直肠肌的大部分神经来自阴部神经（$S_2 \sim S_4$），小部分来自盆内躯体神经。

Tunn等发现，阴道分娩过程中最常见的肛提肌损伤是"耻骨盆腔"部分肌肉的分离，髂尾肌也可能受损。耻骨直肠肌的损伤与髂尾肌损伤导致的后果不同，对于区分不同肌肉损伤可能有所帮助。

肛提肌的体积随年龄的增大而减小。有记载通过解剖女性尸体发现肛提肌纤维化改变。盆底神经损伤与盆底功能障碍之间的联系也有记载。

（5）盆脏筋膜和内脏筋膜韧带：盆底肌肉和中线结缔组织是支持盆腔脏器的主要结构。盆脏筋膜（盆内筋膜）和内脏骨盆韧带围绕盆腔脏器，与盆腔脏器外层结缔组织融合，分隔各器官，并将各器官连接在盆壁、盆底和中线结缔组织结构上。当盆腔脏器的形状和相对位置发生变化时，由盆脏筋膜聚集形成的结缔组织框架有助于维持盆腔脏器处于其中心位置并保持其习惯性方位。

腹膜是腹盆腔内面的间皮组织，覆盖在盆壁和盆腔脏器、盆脏筋膜、由盆脏筋膜和胶原纤维缩合形成的内脏韧带，以及盆腔血管神经上面。横跨两个盆腔脏器的腹膜或者盆腔脏器与盆壁之间的腹膜形成腹膜反折。腹膜反折处充满疏松盆脏筋膜和神经血管等结构。

在解剖学文献和外科学文献中，"韧带"与"筋膜"一样，是存在问题的。在盆腔，韧带包括骨盆的骨间韧带（如骶棘韧带和骶结节韧带）、腹膜皱襞覆盖的胚胎结构遗迹（如膀胱正中韧带和子宫圆韧带）、腹膜皱襞覆盖的神经血管结构（如膀胱外侧韧带和直肠外侧韧带）。使用"韧带"一词可能意味着有一定的质地和粗壮感。然而，这个词的含义也往往使人误解，重要的是区分是悬吊在盆腔脏器的内脏骨盆韧带，还是覆盖在盆腔脏器上面的腹膜皱襞或韧带。圆韧带和子宫阔韧带通常包括在子宫支持结构内，尽管它们可能有助于维持子宫位置，但不大可能对支持子宫起很大的作用。

1）盆脏筋膜（盆内筋膜）：是一个三维结缔组织层，向前延伸至耻骨后间隙（Retzius间隙），向后延伸至骶骨，侧面延伸至盆筋膜腱弓和盆壁，向上延伸至腹膜，向下延伸至覆盖盆底肌肉的封套骨盆筋膜、会阴膜及会阴体。

盆脏筋膜由胶原纤维、弹性纤维、平滑肌纤维及散在分布其中的脂肪细胞构成。在某些区域，盆脏筋膜表现为填充在盆腔脏器、外阴、盆底和盆壁之间的一些无固定形状的结构。膀胱筋膜、直肠筋膜和阔韧带内的宫旁组织都是疏松盆脏筋膜，它们填充器官周围的空隙，其内有神经血管通过。疏松盆脏筋膜也延伸至腹膜皱襞。

在另一些区域，盆脏筋膜的胶原纤维和弹力纤维融合形成神经血管周围的鞘，或者聚集形成一系列明显的韧带，将盆腔脏器附着于覆盖耻骨、盆壁、盆底及骶骨的封套骨盆筋膜上。盆筋膜腱弓（白线）由髂尾肌筋膜聚集而成，向前延伸至耻骨膀胱韧带，向后延伸至坐骨棘，在此处，白线变得不明显。支持盆腔脏器的内脏筋膜在盆筋膜腱弓和坐骨棘之间附着形成一条线，继续向后附着于尾骨肌筋膜和骶前筋膜，没有形成明显韧带的胶原纤维和弹力纤维可能从盆腔脏器延伸至盆壁和盆底，这些部位的盆脏筋膜和封套骨盆筋膜彼此相邻。

2）膀胱和尿道的筋膜：耻骨膀胱筋膜和耻骨尿道筋膜由坚韧的盆脏筋膜融合而成，向前延伸至耻骨的盆腔部分和会阴横韧带，向侧方延伸至盆筋膜腱弓前部。耻骨后静脉丛位于成对的耻骨膀胱韧带和耻骨尿道韧带之间。耻骨尿道韧带由致密的纤维结缔组织和平滑肌纤维构成。MRI研究发现，患有压力性尿失禁的妇女，其尿道横纹肌变薄，耻骨尿道韧带变形。

脐正中韧带和膀胱侧韧带属于腹膜皱襞而不是内脏筋膜。脐正中韧带是围绕胚胎脐尿管残余的腹膜皱襞。膀胱侧韧带内有从髂内动脉分出的膀胱上动脉穿过，到达膀胱上部。

3）宫颈和阴道的筋膜：子宫体相对不受筋膜的约束，这使得它可以改变大小和位置（尤其是在妊娠时）或者顺应膀胱和直肠大小及位置的改变。所有宫颈上方的韧带都是腹膜韧带，子宫、输卵管、卵巢、宫旁组织都在阔韧带腹膜的覆盖之下，卵巢和子宫的血管、淋巴、自主神经丛穿过宫旁组织到达子宫及其附件。子宫膀胱皱襞（子宫前韧带）和直肠子宫皱襞（子宫后韧带）是围绕盆脏筋膜核心的腹膜皱襞。子宫圆韧带是包含平滑肌和小血管的退化的结构，从子宫壁到达腹股沟管和大阴唇。宫颈和阴道相对固定，颈管、阴道在性兴奋时可以变长。阴道是一个纤维肌性管道，通常斜靠在直肠和肛提肌板上。尿道实际上是嵌入在阴道前壁内的。宫颈旁结缔组织由致密的筋膜缩合而成，围绕宫颈，加固内脏筋膜韧带并为其提供附着点。附着在宫颈旁结缔组织的韧带将宫颈锚定在耻骨、盆筋膜腱弓、坐骨棘、尾骨肌、梨状肌筋膜和骶骨。内脏筋膜韧带的边界比较随意，韧带的命名也大致基于外科手术中发现的它们的附着点。

耻骨宫颈韧带（阴道前筋膜）由坚韧的盆内筋膜缩合而成，从阴道和宫颈旁结缔组织向前延伸至盆筋膜腱弓和耻骨的盆腔面，向下延伸至会阴膜，在此处附着在尿道侧面。膀胱丛在耻骨宫颈筋膜内运行。阴道旁筋膜由盆内筋膜缩合而成，从阴道和宫颈向侧方延伸至盆筋膜腱弓。

宫颈横韧带（主韧带，子宫骶韧带）由内脏盆腔筋膜缩合而成，从阴道和宫颈旁结缔组织向后外侧运行至盆筋膜腱弓和坐骨棘。

子宫动脉在盆底髂内动脉和宫旁之间穿过，进入宫颈横韧带基底部。输尿管也进入宫颈横韧带，在子宫动脉的后内侧运行到达膀胱三角。腹下自主神经丛神经纤维伴随输尿管和子宫动脉运行。在分娩和盆腔手术如子宫切除和盆底修复术时，容易损伤这些神经。

宫骶韧带（直肠子宫皱襞）由盆脏筋膜缩合而成，从阴道穿宫颈旁筋膜（此处筋膜最厚）延伸至尾骨肌和梨状肌筋膜及骶骨。宫骶韧带很明显，它的骶骨附着点存在明显的差异。Buller 和 Thompson 发现其有附着在 $S_1 \sim S_3$ 上的，也有附着在 $S_4$ 上的。Umek等通过 MRI 研究确认只有 7% 附着在骶骨上。Fritsch 和 Hotzinger 发现在有些切面无骶骨附着点。Buller 和 Thompson 也描述了宫骶韧带的三个部分及邻近的解剖结构，以便于确定固定阴道穹的最安全的位置。这些研究者描述了宫骶韧带骶骨部分与臀上静脉之间，韧带的中间部分、直肠中动脉与神经因素之间及骶骨部分与输尿管之间的重要联系。他们得出的结论是，宫骶韧带的中间部分是最佳的固定部位。穿过宫骶韧带的神经纤维不仅包括到达直肠丛、宫颈丛和膀胱丛的自主神经，还包括到达髂尾肌和其他盆底肌的盆腔内躯体神经纤维。

目前提出了一个主韧带-宫骶韧带复合物的概念，其包括宫颈横韧带和宫骶韧带。阴道旁支持结构和耻骨宫颈韧带逻辑上也可以包含在从宫颈和阴道延伸至盆壁的内脏筋膜支持系统里。

直肠阴道筋膜（又称直肠阴道隔、阴道后筋膜、Denonviers 筋膜）胚胎上起源于一双层腹膜皱襞，在前方的宫颈和阴道及后方的直肠之间向下延伸，在胚胎演变过程中逐渐融合。直肠阴道筋膜在直肠和阴道之间形成一个隔，侧面附着于主韧带-宫骶韧带复合物，向下附着于会阴体。完整的直肠阴道筋膜是阴道壁后方的重要支持结构，也是直肠膨出时阻止直肠向阴道后壁突出的一个屏障。

最近的文献中有另一个趋势——区分与支持宫颈和阴道相关的前间隔和后间隔。据此，阴道和子宫及附着于盆壁的盆腔脏器支持结构将骨盆分为包括尿道和膀胱的前间隔，以及包括肛门和直肠的后间隔。子宫和阴道内脏筋膜支持结构障碍将导致宫颈下降，脱入阴道或阴道外（阴道穹下垂或脱垂）。前间隔支持结构障碍将导致部分膀胱或尿道向阴道前壁突出（膀胱膨出或尿道膨出）。后间隔支持结构障碍将导致部分直肠或小肠向阴道后壁突出。前、后间隔同时发生障碍的情况也可能出现。

盆脏筋膜聚集将直肠锚定在骶骨的盆腔面及盆筋膜腱弓上。直肠后韧带（Waldeyers 筋膜）是肛门直肠外纤维层和 $S_3 \sim S_4$ 稳固的辅助点。直肠侧韧带通常被认为是围绕直肠中动脉的腹膜皱襞。从尸体解剖来看，Jones等怀疑直肠侧韧带的实质性存在，他们发现只有小部分或者单侧出现直肠中动脉。

需要注意的是，内脏封套筋膜将膀胱和尿道前壁附着于耻骨联合，将直肠和肛门后壁附着于骶骨。耻骨宫颈韧带将阴道向前锚定于耻骨，但是并不在尿道壁和阴道壁之间形成屏障。实际上，尿道是嵌入阴道前壁内的。直肠阴道筋膜确实在直肠和阴道之间形成屏障，直肠阴道筋膜的缺陷与直肠膨出有关。

### （二）结论

盆腔脏器支持系统的解剖学很复杂，而且很难表述。传统的有关盆腔脏器支持系统的解剖学描述似乎不足以与迅速累积的正常和病理盆底解剖数据相适应。对盆底结构和区域的误解、不恰当和混乱的解剖术语、最近文献中未定义的同义词和标志物的泛滥都是充分了解盆底解剖的障碍。技术的进步为进一步研究盆底解剖提供了有效的途径，但是如果相关概念和术语的问题得不到解决，这些研究也难以充分促进对盆底障碍的了解、诊断及治疗。

盆腔脏器支持系统由4个基本部分构成：①骨盆骨、关节和骨间韧带；②骨盆出口中线结缔组织结构；③盆底肌肉和封套盆腔筋膜；④盆脏筋膜和盆脏筋膜韧带。

在众多盆腔脏器支持系统的讨论中，中线结缔组织结构最易被忽视。有一种观点认为盆底肌由一块单一的肛提肌组成，执行单一的功能，即"支持盆底"，这一观点阻碍了对盆底肌功能及功能障碍的更加详细的研究。单个盆底肌肉的附着点及肌纤维走向表明，它们的功能更复杂、更有趣，而且除了"支持盆底"外，可能具有其他更多的临床相关性。单个肌肉的功能值得进一步研究。同时，需进一步研究确定盆腔脏器支持系统的各个结构是如何一起工作的，它们在支持盆腔脏器方面的相关作用，以及其中一个结构障碍对系统内其他结构造成的影响。

支配盆底、控制盆腔脏器的躯体神经可能分为盆内部分和盆外部分。这些神经在与骶棘韧带和宫骶韧带相关的外科手术过程中特别容易受损。

盆腔脏器脱垂的发病率越来越高，许多侵入性强的手术成功率越来越低，这一现象表明，我们迫切需要更准确地认识盆底支持系统。

## 第二节　常见精神障碍与女性性问题

当人们罹患某种精神障碍时，会在认知、情感、行为方面表现异常，当然也会在性方面表现异常，轻则丧失性欲或导致人际交往困难，对择偶、婚姻不利，重则会出现幻觉、妄想，甚至导致肇事肇祸或自杀自伤行为。

本节将对常见的精神障碍类型及可能出现的女性性问题做基本介绍。

### 一、情感障碍与女性性问题

情感障碍（affective disorder）又称心境障碍（mood disorder），是指以心境或情感显著而持久的改变（高涨或低落）为基本临床特征，并伴有相应认知和行为异常的一

类精神障碍。此类精神障碍通常有反复发作的特点，缓解期精神活动基本正常，主要
有两类：双相情感障碍（bipolar affective disorder，BD）与抑郁障碍（major depressive
disorder，MDD）。

据世界卫生组织统计，2010 ～ 2012年全球双相情感障碍终身患病率为2.4%，由于
各种原因，被误诊为其他精神障碍的可能性高于50%。美国的调查显示，双相情感障碍
平均发病10年后才能得到首次确诊和正确的治疗，我国现有的双相情感障碍流行病学
数据有限，月患病率大约为2.01%。全球抑郁障碍人口多达3.5亿人，不同国家或地区
的差异比较大，美国为16.9%，日本仅为3%左右。我国费立鹏等对4省市流行病学的调
查显示，抑郁障碍月患病率为2.06%，患病率虽高，但治疗率不到10%。

关于情感障碍导致性功能障碍的研究多集中在抑郁发作及抗抑郁药对性功能的影响
等方面，而对双相情感障碍的性功能状态研究较少，这可能与抗抑郁药的广泛应用及双
相情感障碍的识别率、诊断率较低等因素有关。随着人们对健康生活要求的全面提升、
性观念的多元化及医学科学的进步，情感障碍引起的性功能障碍问题将越来越受到人们
的重视。

**（一）情感障碍的临床表现及分类**

根据国际疾病分类第十一次修订版（ICD-11），情感障碍分为双相及相关障碍和抑
郁障碍。

1.双相及相关障碍　双相情感障碍是一类既有躁狂发作，又有抑郁发作的精神障
碍。躁狂发作常见情感高涨、言语增多、精力充沛等症状；抑郁发作则出现情绪低落、
愉快感丧失、言语活动减少、疲劳迟钝等症状。双相情感障碍临床表现复杂，在情绪高
涨或低落反复、交替、不规则呈现的同时，常合并焦虑、强迫和物质滥用，也可以出现
幻觉、妄想或木僵等精神病性症状。病程多型演变，可呈发作性、循环往复性、混合
性、迁延不愈性、季节性、潮起潮落式，不一而足。对女性患者而言，与月经周期相关
的发作很有特点，如月经前期情绪低落，月经来潮后情绪好转，月经结束可转为情绪亢
奋，或是反向循环。

双相及相关障碍又分为双相情感障碍Ⅰ型、双相情感障碍Ⅱ型、环性情感障碍等。
双相情感障碍Ⅰ型有典型的躁狂发作和抑郁发作，双相情感障碍Ⅱ型仅有轻躁狂（或无
躁狂）发作和抑郁发作。

ICD-11中双相及相关障碍诊断分类编码参考如下。

（1）双相情感障碍Ⅰ型

6A60.0 双相情感障碍Ⅰ型，目前为不伴精神病性症状的躁狂发作。

6A60.1 双相情感障碍Ⅰ型，目前为伴精神病性症状的躁狂发作。

6A60.2 双相情感障碍Ⅰ型，目前为轻躁狂发作。

6A60.3 双相情感障碍Ⅰ型，目前为轻度抑郁发作。

6A60.4 双相情感障碍Ⅰ型，目前为不伴精神病性症状的中度抑郁发作。

6A60.5 双相情感障碍Ⅰ型，目前为伴精神病性症状的中度抑郁发作。

6A60.6 双相情感障碍Ⅰ型，目前为不伴精神病性症状的重度抑郁发作。

6A60.7 双相情感障碍Ⅰ型，目前为伴精神病性症状的重度抑郁发作。

6A60.8 双相情感障碍Ⅰ型，目前为未特指严重程度的抑郁发作。

6A60.9 双相情感障碍Ⅰ型，目前为不伴精神病性症状的混合性发作。

6A60.A 双相情感障碍Ⅰ型，目前为伴精神病性症状的混合性发作。

6A60.B 双相情感障碍Ⅰ型，目前为部分缓解，最近为躁狂或轻躁狂发作。

6A60.C 双相情感障碍Ⅰ型，目前为部分缓解，最近为抑郁发作。

6A60.D 双相情感障碍Ⅰ型，目前为部分缓解，最近为混合性发作。

6A60.E 双相情感障碍Ⅰ型，目前为部分缓解，最近为未特指的发作。

6A60.F 双相情感障碍Ⅰ型，目前为完全缓解。

6A60.Y 其他特指的双相情感障碍Ⅰ型。

6A60.Z 双相情感障碍Ⅰ型，未特指的。

（2）双相情感障碍Ⅱ型

6A61.0 双相情感障碍Ⅱ型，目前为轻躁狂发作。

6A61.1 双相情感障碍Ⅱ型，目前为轻度抑郁发作。

6A61.2 双相情感障碍Ⅱ型，目前为不伴精神病性症状的中度抑郁发作。

6A61.3 双相情感障碍Ⅱ型，目前为伴精神病性症状的中度抑郁发作。

6A61.4 双相情感障碍Ⅱ型，目前为不伴精神病性症状的重度抑郁发作。

6A61.5 双相情感障碍Ⅱ型，目前为伴精神病性症状的重度抑郁发作。

6A61.6 双相情感障碍Ⅱ型，目前为未特指严重程度的抑郁发作。

6A61.7 双相情感障碍Ⅱ型，目前为部分缓解，最近为轻躁狂发作。

6A61.8 双相情感障碍Ⅱ型，目前为部分缓解，最近为抑郁发作。

6A61.9 双相情感障碍Ⅱ型，目前为部分缓解，最近为未特指发作。

6A61.A 双相情感障碍Ⅱ型，目前为完全缓解。

6A61.Y 其他特指的双相情感障碍Ⅱ型。

6A61.Z 双相情感障碍Ⅱ型，未特指的。

（3）其他特指的双相及相关情感障碍。

（4）双相及相关情感障碍，未特指的。

2.抑郁障碍　是以抑郁发作为主要表现的精神障碍。抑郁发作以情绪低落为主，伴有不同程度的认知和行为改变，可伴有精神病性症状，如幻觉、妄想、木僵等；部分患者存在自伤、自杀行为，甚至因此死亡。抑郁常会反复发作，每次发作大多可以缓解，部分会有残留症状，如果2年以上不能缓解，则成为慢性抑郁。

抑郁发作需要满足情绪低落、兴趣减退或丧失、精力下降3个核心症状中的至少2项；且同时符合以下至少2个附加症状：精神运动性迟滞或激越；自我评价过低，或自责，或有内疚感，可达到妄想程度；联想困难或自觉思考能力显著下降；反复出现想死的念头，或有自杀行为；失眠或早醒，或睡眠过多；食欲缺乏或体重明显减轻；性欲明显减退。以上症状至少持续2周，并导致社会功能受损，且在排除其他因素（如摄入精神活性物质、脑部疾病、躯体疾病，如甲状腺功能减退等）导致的抑郁样发作表现后，抑郁发作诊断便可成立。

女性抑郁障碍患病率大约是男性的2倍，且抑郁障碍在女性患者的围月经期、围产期、围绝经期易发作、反复和加重。

ICD-11中抑郁障碍诊断分类编码参考如下。

（1）单次发作的抑郁障碍

6A70.0 单次发作的抑郁障碍，轻度。

6A70.1 单次发作的抑郁障碍，中度，不伴精神病性症状。

6A70.2 单次发作的抑郁障碍，中度，伴精神病性症状。

6A70.3 单次发作的抑郁障碍，重度，不伴精神病性症状。

6A70.4 单次发作的抑郁障碍，重度，伴精神病性症状。

6A70.5 单次发作的抑郁障碍，未特指严重程度。

6A70.6 单次发作的抑郁障碍，目前为部分缓解。

6A70.7 单次发作的抑郁障碍，目前为完全缓解。

6A70.Y 其他特指的单次发作的抑郁障碍。

6A70.Z 单次发作的抑郁障碍，未特指的。

（2）复发性抑郁障碍

6A71.0 复发性抑郁障碍，目前为轻度发作。

6A71.1 复发性抑郁障碍，目前为中度发作，不伴精神病性症状。

6A71.2 复发性抑郁障碍，目前为中度发作，伴精神病性症状。

6A71.3 复发性抑郁障碍，目前为重度发作，不伴精神病性症状。

6A71.4 复发性抑郁障碍，目前为伴精神病性症状的重度发作。

6A71.5 复发性抑郁障碍，目前发作，严重程度未特指。

6A71.6 复发性抑郁障碍，目前为部分缓解。

6A71.7 复发性抑郁障碍，目前为完全缓解。

6A71.Y 其他特指的复发性抑郁障碍。

6A71.Z 复发性抑郁障碍，未特指的；6A7Y 其他特指的抑郁障碍。

（3）抑郁障碍，未特指的。

### （二）病因及发病机制

情感障碍发病机制不明，研究最多、相对最成熟的领域是生物胺水平、神经传导通路和结构的异常。首先，基本达成一致的观点是，儿茶酚胺特别是去甲肾上腺素（NE）在重要脑区相对或绝对缺乏与抑郁相关，而躁狂是因为儿茶酚胺过多；5-HT系统功能低下与情绪低落、自杀相关，并且在5-HT系统功能低下的基础上，NE功能低下可出现抑郁，NE功能亢进可出现躁狂。其次，γ-氨基丁酸（GABA）、神经肽类，如血管升压素（vasopressin）和内源性阿片样物质，在情感障碍发病中有一定作用，抗抑郁药物和电休克疗法（ECT）可以改善GABA β受体数目，起到抗抑郁效果。中枢谷氨酸（Glu）是兴奋性氨基酸，其受体的5个亚型中的代谢型谷氨酸受体（mGluR2）与抑郁的发病有一定关联。下丘脑-垂体-肾上腺轴（HPA）和下丘脑-垂体-甲状腺轴（HPT）的神经内分泌激素水平、节律，以及激素在突触前释放增多、突触后受体功能下调，均与情感障碍相关。应激可以造成神经免疫系统改变，如果炎症因子如白细胞介素（IL）-2和IL-3、肿瘤坏死因子（TNF）、α/β干扰素等水平升高，临床则表现出衰弱、疲乏、快乐缺失、厌食、注意力不集中，并可能导致5-HT水平下降和HPA功能亢进。此外，脑影像学显示，双相情感障碍（男性为甚）有脑室扩大；抑郁障碍尾状核体积缩小，额叶萎缩；Ⅰ型双相情感障碍患者细胞膜磷脂代谢异常；部分抑郁障碍患者额叶皮层血流量减少。

遗传因素对双相情感障碍的影响比抑郁障碍大。调查发现，一级亲属双相情感障碍患病率是普通人群的8～18倍、抑郁障碍患病率是普通人群的1.5～2.5倍；单卵孪生双相情感障碍同病率为33%～90%，双卵孪生双相情感障碍同病率为5%～25%，抑郁障碍同病率为10%～25%。总之，血缘关系越近遗传风险越大，社会心理因素在易感人群中起诱发作用。

### （三）情感障碍患者的性问题

女性情感障碍患者在性方面的障碍可以表现在性欲、性唤起、性高潮等各个环节，也可以表现为性心理障碍。

1.躁狂发作期的性问题　对躁狂发作的性功能状况研究不如对抑郁发作的研究丰富。田峰等对58名躁狂症患者进行调查发现，性欲亢进、生活频度增加者35例，占60.34%；性欲减退6例，占10.34%；24例表现为其他各种性行为的异常，如为追逐异性赤身裸体、口出秽言等，占41.37%。有学者认为，躁狂发作的性欲减退可能是性活动能力未能达到本人预想效果而"先扬后抑"所致。

2.抑郁发作期的性问题　抑郁情绪与性问题相关性研究比较多，且较为深入。

（1）抑郁情绪与性功能障碍：大量文献提示，25%～75%的抑郁症患者会出现性欲缺乏，其患病率与抑郁的严重程度有关。1967年，Beck报道61%的严重抑郁患者性欲减退，而非抑郁对照组只有27%性欲减退；Beck还发现，性欲减退与疲劳感、食欲下降、体重下降和失眠相关，并由此认为，性欲减退是抑郁症生物性症状的一部分。Schreiner-Engel和Schiavi（1986）在一项研究中发现，绝大多数抑郁症患者在先前的抑郁发作中出现了性欲减退，待抑郁缓解后，性欲减退仍持续存在。苏黎世一项纵向队列研究把抑郁的范围扩大至涵盖躁狂抑郁症（manic-depressive illness）、心境恶劣（dysthymia）和反复发作的短暂性抑郁（recurrent brief depression），结果发现，性欲减退与抑郁有关，但在女性中表现更加明显。然而，患者性欲并非全都减退，Mathew and Weinman（1982）在57名抑郁症患者中发现，31%诉性欲减退，而22%诉性欲增加。Angst（1998）发现抑郁对性欲的改变与性别有关，在男性抑郁症患者中有25.7%诉性欲减退，23.3%诉性欲增加（非抑郁对照组，其比例分别为11.1%和6.9%），而女性抑郁症患者中，只有8.8%在抑郁时诉性欲增加，35.3%诉性欲减退（非抑郁对照组，其比例分别为1.7%和31.6%）。John Bancroft等进一步研究发现，那些在抑郁状态下性欲减退者，往往想独处、想弄清是什么原因导致自己抑郁，但不把性作为情绪调节的工具；而那些抑郁状态下性欲增强的患者，往往把性作为寻求亲密、自我证明、情绪调节的工具。最后研究者认为，无论是性欲减退还是性欲增强，均说明负性情绪是性行为失控的高危因素。

虽然约70%的抑郁症患者有性欲减退，但只有25%左右的此类患者存在勃起功能或阴道润滑方面的问题。Araujo等（1998）进行的一项社区研究在控制诸如年龄、生理健康状况等混杂因素后发现，勃起功能障碍与抑郁症状有关。尽管他们发现男性勃起功能障碍与性欲减退有一定关联，但是也惊讶地发现抑郁与性欲减退无明显相关性。根据这一发现，Nofzinger 等认为，性欲的改变或许可以作为情感障碍分类的一个参考指标。

有限的研究资料显示，未经治疗的重度抑郁症患者性高潮障碍的发生率较普通人群高许多，且显然对性不感兴趣，常不能从性活动中得到满足，但从生理学角度看，还是有性功能的。至今尚无女性抑郁症患者性唤起障碍的研究资料。

（2）负性认知与性功能障碍：根据认知理论，人的行为是由人的认知图式（cognitive schemas）决定的。所谓"图式"是指一个相对稳定的认知模式，其是根据过去的经验发展起来的，并决定了对将来经历的感受和理解。当一个人面对某一特定情景时，与之相关的图式被激活，个体以此为基础，对此情景中的刺激信息进行筛选、辨别或编码，最后形成判断，做出决定并付诸行动。根据这一理论，如果一个个体具有性方面的正性的图式，遇到性刺激就有可能激活其有关性快乐的记忆，并由此激发生殖系统的生理反应；如果一个个体具有性方面的负性的图式，遇到性刺激就有可能激活其有关性的痛苦记忆，或以非性方面的图式被个体感受、理解，其生殖系统的性反应就无法激活，其性唤起就有可能被抑制。对于抑郁症患者而言，其负性情绪和关于个人总体状态的负性评价有可能促成性方面的负性图式，进而抑制性反应。抑郁症患者通常没有性的幻象或意念，虽然抑郁对被动的性行为影响较少，但主动的性行为却显著减退，因为其性启动（阴道润滑功能）的机制是完整的，但性启动的感知常减退。

抑郁情绪对性的影响因人而异，但性功能障碍的程度通常并不像其他标准那样能直接反映抑郁的严重性。有的患者其他方面很正常，但对性却完全失去兴趣，而另一些患者在许多方面都不正常，性功能却与患病前一样。虽然这种变异还不能用抑郁的严重程度来解释，但配偶的性行为方式、对性的态度（是为了快感还是为了尽责任）肯定能够起一定的作用。

另外，负性认知不仅会引起上述性功能方面的问题，还会引起性心理方面的问题。例如，对自己已有的性别、性取向产生动摇、怀疑，并将其归入负性认知，加重羞耻、负疚甚至是罪恶感。曾有临床案例，一位跨性别的已婚母亲在抑郁症发作时，认为自己有违天命、有违内心，不应该结婚生育，让家人孩子因为自己蒙羞，携子跳楼（扩大性自杀），母子双双死亡。

3.混合发作或快速循环发作期的性问题　混合发作是双相情感障碍的另一种形式，可以同时具备躁狂发作和抑郁发作的某些症状，也可以是一种发作形式向另一种发作形式转变的过渡期状态。快速循环发作指一年中至少有4个发作周期；超快速循环发作的患者甚至在48小时内就出现一种发作形式向另外一种发作形式的转换。

目前尚没有关于双相情感障碍混合发作及快速循环发作与性功能障碍之间关系的系统研究。从混合发作的形式看，患者的性功能状况要较单纯的抑郁或躁狂发作患者复杂得多。年轻的未婚女性若为双相情感障碍快速循环发作患者，当其处于躁狂状态时，性活动会明显增强，可一旦转到抑郁状态下，性欲则明显减退，并对之前轻率的性行为十分后悔，觉得自己十分堕落。由此可见，混合发作或快速循环发作与性功能障碍之间的关系是十分复杂的，而且有时两者可互为因果，形成恶性循环。

4.药物治疗与性功能障碍　抑郁障碍往往需要系统的药物治疗，使用包括抗抑郁药物、抗躁狂药物（情感稳定剂和新型抗精神病药物）、抗焦虑药物、内分泌药物等一类或多类精神药物，疗程会长达数月、数年甚至终身。由于这些药物可能会出现性功能方面的副作用，所以需要精神科专科医生根据患者的病情和性功能方面的问题仔细评估，权衡利弊，寻求疗效稳定、副作用可控的最佳治疗方案。

### （四）诊断注意事项

抑郁障碍患者主动报告性功能障碍的仅有14%，但是问卷调查结果显示这一数据可达58%。为了提高对情感障碍患者性功能障碍的识别率、诊断率，首先要端正认识，重视患者的性问题，尤其是临床医生，应该充分认识到性对提高患者的生活质量、康复信心及治疗依从性具有重要意义。目前辅助筛查、诊断情感障碍患者常见的性功能障碍的调查量表有亚利桑那性体验量表、性功能变化量表等。量表是诊断的辅助工具，不能代替问诊、体检与临床诊断，当量表调查或测验提示患者存在性功能障碍时，临床医生必须进行深入的、针对性的会谈、体检和实验室检查。

临床医生要对患者性功能障碍究竟是发病前即存在还是发病后才出现的，究竟是疾病本身的症状之一还是药物引起的不良反应进行判断。当然，有时判断比较困难，尤其是在患者性功能障碍的病史较长、用药比较复杂、叙述病史不是很清楚时。

### （五）治疗

相对于情感障碍患者性功能障碍的低诊断率，其治疗率则更低。躁狂发作患者可能因性欲亢进、不计后果的性活动引起家庭、社会甚至是法律问题，且对自己的性活动缺乏控制与保护，容易感染、传染性传播疾病。有将近42%的抑郁障碍患者在出现性功能障碍时，只是消极地等待症状的自发缓解，得不到有效、及时的治疗，大大降低了患者的性生活质量，而性生活质量降低会使抑郁障碍患者产生自卑感，影响夫妻感情，使患者人际关系敏感，导致抑郁加重，甚至出现自杀倾向。有些患者不了解药物治疗的重要意义，不相信药物会改变人的情绪，自行减药或停药，使症状加重或复发。甚至有的患者选择市面上所谓的"补品"，当"补品"的暗示效果丧失后，新的沮丧感会使患者更加绝望。因此，提高患者性功能障碍的治疗率、治疗的有效率对提高患者治疗的依从性、防止病情复发、全面提高生活质量具有重要意义。

其具体的治疗措施包括以下几点。

1.原发性疾病的治疗　情感障碍是一种具有高发病率、高致残率及高致死率的精神疾患，因此治疗原发性疾病是治疗患者性功能障碍及性心理障碍的基础。但是，单纯治疗原发性疾病并不能完全有效解决患者的性问题。Montejo-Gonzalez（1997）对没有服用过抗抑郁药物的性功能障碍抑郁患者进行抗抑郁药物治疗，观察6个月后，性功能无改善者占81%，中度改善者占13%，完全改善者占6%。因此，有必要结合其他措施对患者的性功能障碍进行有效治疗。

2.心理治疗　主要功效是改变患者对性认知的负性图式、消除疑虑、释放不良情绪、改善夫妻关系、提高性技巧等，对某些特定类型的性功能障碍有治疗价值。

3.观察　并非消极等待，而是考虑性相关疾病的症状可能会随着药物或其他治疗的起效而改善。但研究显示，抗抑郁药引起的性功能障碍自发缓解率很低，在6个月的随访中，仅有9.7%的患者完全缓解，另有11.2%部分缓解。因此，除非性功能障碍程度较轻，或者患者目前暂时无性伴侣而对性功能障碍的治疗不迫切，一般不主张保守观察。

4.调整用药　当可以确定药物是引起性功能障碍的主要因素时，可首先通过调整药物来解决。可参考的方案如下。

（1）减量：即降低原药剂量以达到最佳的耐受水平。有报道称，氟伏沙明减量可以成功改善药源性性功能障碍，但很多情况下，患者出现性功能障碍与药物剂量关系并不大，而且减量可能会降低疗效。故该方法的有效性尚有待进一步考究。

（2）假日疗法：即中断药物治疗36～72小时，使性功能障碍相对减轻。但此方案不仅可能促使精神症状复发，而且可能出现撤药不良反应，舍曲林、帕罗西汀半衰期较短，假日疗法的效果优于氟西汀。有报道用选择性5-羟色胺再摄取抑制剂（SSRI）治疗30例抑郁伴药源性性功能障碍患者，均在周四停药，周日恢复原剂量，4周后发现舍曲林、帕罗西汀组性功能有明显改善，而氟西汀组没有变化，抑郁评分无显著变化。

（3）换药：根据患者既往的用药情况、性功能障碍的类型及抗抑郁药的药理特点，换用一些既能改善患者的精神症状，又能降低性功能障碍发生率甚至能治疗性功能障碍的药物。例如，曲唑酮和米塔扎平的5-HT再摄取抑制效应较弱，安非他酮无5-HT再摄取抑制效应，故很少出现性高潮障碍。如果患者的性功能障碍以性欲减退为主，可尝试换用舍曲林或安非他酮，它们都有中脑边缘系统的拟多巴胺（DA）能效应，DA能促进性唤起，故能改善性欲，提高性兴奋能力。同时，通过DA再摄取抑制作用，可以对抗5-HT引起的高催乳素效应，从而减少由催乳素升高引起的性功能障碍。

5.增加辅助性药物　即增加能缓解性功能障碍的药物，在保持原药疗效的同时，尽可能缓解性功能障碍。增加辅助性药物要根据性功能障碍的类型、产生原因及内在的病理生理机制进行选择。如患者存在性高潮缺乏或高催乳素血症，可选用金刚烷胺（amantadine）或溴隐亭，因为这两种药物能增加DA能活性，促进射精和性高潮的到来；如存在甲状腺或性腺功能障碍，激素的补充是合理和必要的。

## 二、神经症与女性性问题

### （一）神经症的临床表现、分类及病因探讨

神经症（neurosis）旧称神经官能症，是一组轻型精神障碍的总称，主要分为恐惧症、焦虑症、强迫症、躯体形式障碍，或神经衰弱症状等。神经症患者常自觉精神活动能力受损，产生焦虑和烦扰，或为各种躯体不适感所苦；体格检查不能发现脑器质性病变或躯体疾病作为其临床症状的基础；自知力大都良好，无持久的精神病性症状；通常不会把自己的病态体验与客观现实相混淆，患者现实检验能力未受损害；行为一般保持在社会规范容许的范围内，可为他人理解和接受；常迫切要求治疗。起病多与素质、人格特征或精神刺激有关；病程多迁延或呈发作性。临床症状至少有下列1项：①恐惧；②强迫症状；③惊恐发作；④焦虑；⑤躯体形式症状；⑥躯体化症状；⑦疑病症状；⑧神经衰弱症状。

1.恐惧症（phobia）　是一种以过分和不合理地惧怕外界客体或处境为主的神经症。患者明知没有必要，但仍不能防止恐惧发作，恐惧发作时往往伴有显著的焦虑和自主神

经症状。患者极力回避所害怕的客体或处境，或是带着畏惧去忍受。根据恐惧的对象不同，可分为旷场恐惧症、社交恐惧症、特定恐惧症。女性还可以表现为十分突出的性交恐惧症。

恐惧症有高度家族聚集性，Fyer 等发现，特定恐惧症一级亲属的同病率为 31%。脑影像学研究发现，患者存在前扣带回皮质、杏仁核和海马区的血流增强。

2.焦虑症（anxiety disorder）　是一种以焦虑情绪为主的神经症，主要分为惊恐障碍和广泛性焦虑两种。惊恐障碍是一种以反复的惊恐发作为主要原发症状的神经症。患者在无明显诱因的情况下，突然出现害怕紧张、强烈的恐惧，伴有剧烈的心慌、呼吸困难，患者对这种濒死体验记忆清楚。这种发作并不局限于任何特定的情境，具有不可预测性。广泛性焦虑指一种以缺乏明确对象和具体内容的提心吊胆及紧张不安为主的焦虑症，并有显著的自主神经症状、肌肉紧张及运动性不安；因难以忍受又无法解脱而感到痛苦。在女性性生活及性体验唤起过程中，可无明显诱因突然出现或因既往创伤场景重现而诱发急性焦虑，导致性活动戛然停止，伴有惊跳、尖叫、濒死感；也有因为慢性长期的焦虑，导致无法唤起性的欲望，缺乏好的性体验，或因担心性的不良后果（意外受孕等）而回避性生活。

焦虑症有明显的遗传易感性，而生活事件常常成为促发因素。功能影像提示，正常受试者在过度换气和血管升压素升压试验时，脑血流量下降，可以诱发焦虑。脑电图研究发现，焦虑状态时 α 波活动降低，β 波活动增强，还观察到 δ、θ 和慢 α 形式的慢波活动。Gray 根据动物模型建立的理论如下：隔-海马系统对焦虑具有核心作用，该系统对焦虑的诱导和调节都很重要，它通过 5-HT、NE 的输入产生效应。抗焦虑药物苯二氮䓬-GABA、NE、5-HT 等神经递质系统和促肾上腺皮质激素释放激素通路，与焦虑的生物学效应有直接关系。

3.强迫症（obsessive-compulsive disorder）　是指一种以强迫症状为主的神经症。其特点是有意识的自我强迫和反强迫并存，两者强烈冲突使患者感到焦虑和痛苦，患者体验到观念或冲动来源于自我，但违反自己的意愿，虽极力抵抗，却无法控制。患者也意识到强迫症状的异常性，但无法摆脱。病程迁延者会以特殊的仪式化动作转移对强迫对象的关注或恐惧，使精神痛苦减轻，但社会功能严重受损。强迫症主要表现为强迫观念（obsession）和强迫行为（compulsion），其中强迫观念包括强迫性回忆、强迫性怀疑、强迫性思虑、强迫性对立；强迫行为包括强迫性洗涤、强迫性检查、强迫性仪式动作等。部分患有强迫症的女性对性会形成固有的强迫观念或仪式化行为，如受强迫观念的干扰，注意力不集中，无法享受当下；为了受孕，强迫男方必须在她规定的日子里完成性交；性行为仪式化、刻板化，不接受任何体位改变、场所改变，更不能接受口交等；或是有性洁癖、性交前后过度清洁等。

全球报告的数据是强迫症终身患病率为 0.8% ～ 3.0%，且女性高于男性，16 ～ 34 岁组最高。Griesing 的家系研究显示，强迫症先证者一级亲属有强迫人格的占 14% ～ 37%；国内杨彦春报道，强迫症一级亲属各类精神障碍患病率均明显高于健康对照组，先证者的一、二级亲属各类精神障碍高达 51%，健康对照组只有 13%。强迫症遗传连锁研究发现存在 1q、3q、7p、9q、10p、15q 等染色体易感基因位点，其他基因位点与强迫症的关系也在不断被验证中，可以说，强迫症是生物学依据相对明确的精神障碍之一。有关单胺物质的研究发现，作用于5-HT、NE、DA、Glu的药物（抗抑郁剂）在临床上可以明显缓解强迫症状。有报道称，70%亨廷顿舞蹈症和10%～30%的溶血性链球菌感染致风湿热患者有强迫症状。越来越多的神经心理研究发现，强迫症在执行功能和非语言性记忆功能上缺陷明显，其皮层-基底节及额叶-丘脑-皮层环路功能失调，检索抑制过程受损，不能区分有意义和无意义的信号，找不到记忆的线索。

4.躯体形式障碍（somatoform disorder） 是一种以持久的担心或相信各种躯体症状的优势观念为特征的神经症。因这些症状反复就医，各种医学检查阴性和医生的解释均不能打消其疑虑。即使有时确实存在某种躯体障碍，但不能解释症状的性质、痛苦的程度与先占观念。这些躯体症状被认为是心理冲突和个性倾向所致，但对患者来说，即使症状与应激性生活事件或心理冲突密切相关，他们也拒绝探讨心理病因的可能，常伴有焦虑或抑郁情绪。本障碍男女均有，为慢性波动性病程。根据临床表现不同分为5个亚型：躯体化障碍（somatization disorder）、未分化躯体形式障碍（undifferentiated somatoform disorder）、疑病症（hypochondriasis）、躯体形式自主神经紊乱（somatoform autonomic dysfunction）、持续性躯体形式疼痛障碍（persistent somatoform pain disorder）。有躯体化障碍的女性性活动频次明显下降，因为她们把注意力高度集中于躯体的不适体验中，会忽略性、与他人的情感互动，或者认为与性有关的活动有可能会加重她们的不适。

躯体化障碍的发病原因还不为人知，但无疑它是一种具有家族聚集性的障碍。在一些研究中，大约20%的躯体化障碍患者的女性一级亲属也符合躯体化障碍的诊断。这种家族聚集性可以受到遗传、环境因素或两者的共同影响。一些研究结果表明，女性躯体化障碍具有共同的病因，并和反社会型人格障碍之间存在关联，而对男性而言，躯体化障碍则更多地与焦虑障碍存在关联。躯体化障碍的双侧额叶存在对称性的功能障碍，非优势半球前部的功能障碍比后部严重，躯体化障碍优势大脑半球的功能障碍较健康人和抑郁障碍患者都更严重。

**（二）神经症患者性问题的心理学探索**

对神经症患者性问题的心理层面研究由来已久，众说纷纭，因心理学理论学派不同而不同。其中较常见的理论学派包括以下几个。

1.精神分析学派 是在对大量神经症患者观察研究的基础上发展起来的理论学派。该理论学派以性或力比多（libido）作为研究起点，认为性是一切心理发展的原动力，童年的创伤性生活经历及成人的性压抑、性心理冲突等各种影响性本能发展的因素均是各种心理障碍的根源。鉴于精神分析的上述理论特点，现代许多学者分别在精神分析学派的某一个概念基础上进行延伸，对神经症患者性功能障碍展开系列研究。其中常被引用的概念如下。

（1）性压抑：神经症患者具有本能欲望强、受超我力量抑制的特点，力比多指向困难而转换成临床症状，在性活动时心理矛盾冲突明显，性生活时害怕自己的躯体受到伤害，处于一种渴望—厌恶—冲突的情形之中，导致性行为被动，性生活不满意，性生活后感觉紧张加重，性生活频度降低。

（2）性心理冲突：主要见于强迫症，患者一方面有性的需求，另一方面把性看成

"不洁""肮脏""猥琐"的代名词，并反复通过强迫行为转移对性的注意力。

（3）防御方式：其作为对冲突的一种潜意识反应，是个体在应付各种挫折情景时，为防止和减轻焦虑等精神压力而采取的一系列习惯性适应行为。有研究者对防御方式进行问卷调查，发现与正常人相比，恐惧症患者的神经症性（中间型）防御方式得分较高；社交恐惧症患者的成熟型防御方式得分较低，不成熟型防御方式得分较高；强迫症患者的成熟型防御方式得分较低，不成熟型和神经症性（中间型）防御方式得分较高。所有类型神经症患者成熟型防御方式的使用与正常对照组无显著性差异；在不成熟型防御方式和中间型防御方式上，神经症患者较多使用投射、躯体化、理想化和交往倾向，较少使用幻想和回避，但不同类型神经症患者仅在否认防御方式上存在显著性差异，躯体化障碍患者较多使用不成熟型及中间型防御方式，如退缩、解除、躯体化、否认、同一化，较少抱怨，缺乏幽默。不成熟型防御方式会对患者在处理两性关系、家庭矛盾、生理性躯体不适等方面产生负面的影响，并有可能使患者长期处于应激或焦虑状态，继而影响性功能。

2.认知理论　该理论认为，一个人对某一事件的认识和看法包括对过去事件的评价、对当前事件的解释或对将来可能发生的事件所做出的预期，这些决定了其行为方式。存在性功能障碍的个体均较性功能正常的个体存在更多的负性"性认知"，尤其是存在性功能障碍的女性，她们更多地认为女性随着生育、哺乳、绝经，性欲一定会减退、消失，认为随着年纪的增长，她们的身材外貌不再吸引人，从性中得到的乐趣一定会减少，所以无法获得性满足。而存在性功能障碍的男性则较性功能正常的男性更倾向于认为，一个真正的男人应该拥有较频密的性生活，在性生活中勃起的质量是最能令女性满意的。据此推测，不正确的性认知是导致心因性性功能障碍的危险因子之一。

3.行为主义　该理论认为，人的不良行为是不良环境刺激与不断强化而形成的。因此，一个个体的性行为由于不良环境刺激产生负性的情绪反应，那么这种情绪反应就可能以条件反射的形式影响到该个体之后对性行为的情感、态度，继而影响到他（她）的性功能。相对于性功能正常的人群来说，存在性功能障碍的女性往往存在较多的如悲伤、绝望、恐惧等负性情绪，而较少有快乐、满足等正性情绪，其内疚、愤怒的不良情绪也较性功能正常的女性明显。

4.其他　包括童年的性创伤经历、人格特征等，但目前的研究仅仅限于两种现象之间的相关性研究，而对其内在的病理、生理机制研究甚少。而近来的研究发现，情感障碍与强迫性性行为（compulsive sexual behavior）和性瘾（sexual addictions）有近似的病理基础。

### （三）神经症相关性问题

神经症是常见的精神疾病，患病率远高于各种重性精神障碍，但是对神经症患者的性功能状况鲜有系统研究，对其病因、发病机制的探讨很多尚停留在理论假说阶段。国内郭念峰对76例抑郁性神经症患者进行研究，结果发现患病后对性生活不满意者有66例，占87%。孙轻骑等对86例神经症患者进行性行为问卷调查，结果发现神经症大多表现为性行为被动，性生活不满意，性生活后感觉紧张加重。由此推测，神经症患者的性生活质量普遍不乐观，值得重视。

神经症患者性功能障碍表现包括从性欲到性高潮体验各个环节上的障碍；神经症的性心理障碍表现为性别认同、性取向、性唤起方式诸多方面的困扰，并且不同神经症的性问题有不同的表现形式。Angst（1998）在一项横向研究中发现，性兴趣缺乏与广泛性焦虑有关，而与惊恐障碍、旷场恐惧症、社交恐惧症无关。Figueira等（2001）发现惊恐障碍患者较社交恐惧症患者更可能出现性问题，尤其是性交恐惧。Bodinger L等进一步对社交恐惧症患者的性功能状况进行研究，发现社交恐惧症患者的性功能障碍问题涉及的范围广泛，男性患者主要在性生活的操作层面上出现问题，而女性患者存在的问题更广泛、更深层。无论男女，患者均在性互动、交流上存在困难。笔者研究了近百位女性性交恐惧患者，发现其大多都有一些明显的人格缺陷，如以自我为中心、安全感不足、需求过高、言语攻击、过错外归因者居多，而她们的配偶往往都比较内敛、宽容，在婚姻生活中处于弱势；相反，性格温顺、性观念保守的女性患者并不多见，可见性交恐惧与性观念开放与否没有相关性。神经症患者中，性生活后感到紧张99例，占79.8%（99/124），焦虑症患者主要是对自己在性活动中的表现不自信；躯体形式障碍患者主要是过度恐惧性活动后的疲倦，并将其理解为不健康；因配偶担心身体而拒绝性生活引起的紧张，以神经衰弱多见，焦虑症最少（$P < 0.01$）。神经症患者性生活后感到紧张的原因虽然是多方面的，但关键仍是对自身过分关注及对性心理认知的偏差和配偶对疾病的偏见所造成的。神经症患者性生活意向被动者（90/124）占72.6%，对被动原因的分析，以性生活无愉快感及对性生活无兴趣为多。三类神经症中的性生活被动原因又有不同：焦虑症以性生活无愉快感为主（97.7%），可能因为未解决的冲突引起的偏差心理发展攻击性受到压抑而转向其对立面，导致过分担心自己的疾病；神经衰弱以害怕伤身、阳虚、阴虚而主动禁欲为主（68.4%），可能由其紧张情绪引起躯体不适，加上传统观念（性生活伤身）所致；躯体形式障碍则在性生活被动中以配偶迟迟不发起性活动（92.9%）及担心性生活影响自己的病情（85.7%）为借口，多寻找外界因素，真正的原因是没有得到满足的本能愿望和没有解决的心理冲突被压抑到无意识中，需要通过症状的表现使被压抑的本能意愿得到一定的释放，并通过外界的关注、承认，满足自恋心理。神经症患者的婚姻质量、性生活质量较正常人群低，虽然各类神经症在性生活问卷中无差异，但在性生活被动和性生活后感到紧张的归因与病种有关，因此在对神经症进行药物治疗时，应同时进行相关的性心理指导，且对其配偶的性心理指导也不容忽视。

**（四）神经症相关性问题的诊断注意事项**

临床实践中，神经症与性问题均易被临床医生忽视。第一，一些以性问题为主诉的神经症患者可能首诊于中医科或妇产科等，而这些专科医生对神经症的相关知识了解不足，有可能在诊断患者的性问题时忽视了神经症的诊断；第二，即使以抑郁、焦虑、恐惧或强迫、疑病等为主诉的神经症患者首诊于精神科或心理科，如果医生对患者潜在的性问题未主动询问，或患者羞于启齿，性问题在诊断时也往往被忽略；第三，对跨性别、多元性取向、少数人特殊性唤起方式等问题，社会歧视依旧严重，对某些医生而言，相关知识也很欠缺。因此，医生必须注意将神经症症状及掩盖在神经症症状后面的性问题进行共同诊断；对性心理的一些特殊现象，要有正确、科学的理解力和基本的识别能力。

### (五) 神经症相关性问题的治疗

当神经症患者同时伴性功能障碍时，则临床医生在治疗时既要考虑神经症本身，也要考虑到性功能障碍可能是神经症的症状表现之一，也可能是共病，或是神经症治疗中的副作用。如果是症状，则采用常规的神经症治疗即可；如果是共病，就要在治疗神经症的同时，借助性医学的某些手段，达到共病共治的原则，互相促进；如果是治疗的副作用，特别是由使用了某些可能导致性功能障碍的药物所致，则需要在评估的基础上，酌情调整治疗方法，或换用药物，或增加拮抗药物，或增加辅助治疗。

对于神经症伴发性功能障碍，可单用心理治疗，也可与药物合并使用。心理治疗包括认知行为疗法（cognitive behavioral therapy，CBT）和放松治疗；社会治疗包括问题解决技术等。神经症治疗的短期目标在于缓解各类精神症状，长期目标在于改善应付方式，塑造健康人格，提高生活质量。因此，神经症的治疗是一个长期的过程。对神经症治疗能在多大程度上改善患者的性症状，目前尚无系统研究，但从神经症与性功能障碍的关系来看，一方面，神经症本身所带来的情绪问题、认知问题及人格问题会影响患者的性功能；另一方面，长期的性心理冲突可以成为某些神经症的病因或诱因，性功能障碍长期得不到解决会加重神经症患者的精神症状。因此有理由认为，对神经症疾病本身的治疗是患者性功能障碍治疗的一部分；反过来，对性功能障碍进行治疗，也是对神经症疾病进行治疗的一部分，故两者是相辅相成、不可或缺的。

ICD-11对以往许多被当作疾病或障碍的性心理问题给予去病化、去污名化、正常化，除了几种明显违背社会伦理道德的性欲倒错障碍，如露阴障碍、窥阴障碍、恋童障碍、强制性性施虐障碍及摩擦癖外，大篇幅地删除了性别认同（如ICD-10中的易性癖、双重异装症等）和性取向障碍的诊断。其意义在于，性别和性取向可以是多元化、多维度的，它们不是疾病，而是正常的生物学变异，如同谱系的某一边缘。正因如此，如果遇到神经症伴性心理问题，应该治疗的是神经症本身，而非治疗（也无法做到）一个人的心理性别感受或性取向选择。

## 三、应激相关障碍与女性性问题

应激相关障碍（stress-related disorder）又称反应性精神障碍或心因性精神障碍，指一组主要由心理、社会（环境）因素引起异常心理反应而导致的精神障碍。临床表现分为急性应激障碍、创伤后应激障碍、适应性障碍。

### (一) 应激相关障碍的临床表现及分类

1.急性应激障碍（acute stress disorder） 是在急剧、严重的精神打击刺激后数分钟或数小时发病的精神障碍，主要表现为意识障碍、意识范围狭隘、定向障碍、言语缺乏条理、对周围事物感知迟钝，可出现人格解体，有强烈恐惧，精神运动性兴奋或精神运动性抑制。

2.创伤后应激障碍（post-traumatic stress disorder，PTSD） 又称延迟性心因反应，指在遭受强烈的或灾难性精神创伤事件后，数月至半年内出现的精神障碍，如创伤性体验反复出现、面临类似灾难境遇可感到痛苦或对创伤性经历的选择性遗忘。PTSD的发生与很多因素相关联，这些因素主要为家庭、社会心理因素（如性别、年龄、种族、婚姻状况、经济状况、社会地位、工作状况、受教育水平、应激性生活事件、个性特征、防御方式、童年期创伤、家庭暴力、战争、社会支持等）和生物学因素（如遗传因素、神经内分泌因素、神经生化因素等），其中重大创伤性事件是PTSD发病的基本条件，具有极大的不可预期性。

3.适应性障碍（adjustment disorder）　指在易感个性的基础上，遇到了应激性生活事件，出现了反应性情绪障碍、适应不良性行为障碍和社会功能受损，通常在遭遇生活事件后1个月内起病，病程一般不超过6个月。其主要表现以情绪障碍为主，伴有适应不良的行为或生理功能障碍，而社会适应能力受影响，使学习、工作、生活及人际交往等受到一定程度的损害。适应性障碍是人群中常见的一种心理障碍，一般是因环境改变、职务变迁或生活中某些不愉快的事件及患者的不良个性而出现的一些情绪及生理功能障碍，并导致学习、工作、生活及交际能力的减退。此种心理障碍常见于入伍新兵、大学新生、移民或灾民。

### （二）应激相关障碍的女性性问题

急性应激障碍因为常常伴有短暂的茫然（意识范围缩小，清晰度下降），可能会有不自主的原始化性行为，特别是在涉及私密性关系泄露、亲密关系人突然死亡之类的创伤发生时，如爱人突遇车祸等。由于具有突如其来的特点，事后当事人可能不记得或部分遗忘所遭遇的事件。面对此类情形，首先要安抚患者，保护其隐私（遮挡），事后无须细节反馈，避免二次伤害。必要时请精神科医生给予镇静药物紧急镇静。

创伤后应激障碍引发的女性性问题则复杂得多，处理也比较麻烦，有时需要长期的心理干预。例如，被强奸或目睹不堪性场面的女性当事人，可在创伤事件结束后数月或数年内出现明显的性问题，如不相信爱情婚姻、不接受他人示好、拒绝社交等。针对创伤的认知行为治疗有暴露疗法（exposure therapy）、眼动脱敏与再加工疗法（eye movement desensitization and reprocessing）、应激预防训练（stress inoculation training）等。具体治疗理论及实践请参考相关论著。

### 四、精神分裂症与女性性问题

精神分裂症（schizophrenia）是一组常见的病因尚未完全阐明的精神病。多起病于青壮年，常缓慢起病，具有思维、情感、行为等多方面障碍，以及精神活动与环境的不协调，通常意识清晰，智能尚好，有的在疾病过程中可出现认知功能损害。自然病程多迁延，呈反复加重或恶化，但部分可痊愈或基本痊愈。

精神分裂症患者性功能障碍非常多见，最近的一项研究发现，大约51%的精神分裂症患者存在不同程度的性功能障碍，其中27%性功能存在一定问题，24%为性无能。不同地区的精神分裂症患者性功能障碍的患病率有所不同，其中欧洲的中东地区最高（60%），亚洲地区最低（32%），但最严重的病例在欧洲的中东地区与拉丁美洲地区发生率基本持平。由于性观念的保守，性对许多人来说是一个令人难以启齿的话题，如果在临床过程中，精神分裂症患者及精神科医师均不愿意谈及此方面的话题，精神分裂症患者的性功能障碍就不可能得到应有的重视，并可能成为治疗中断和治疗失败、病情反复、婚姻裂解和社会治安问题的主要原因之一。

### （一）流行病学特点

人们一般都会不假思索地认为精神分裂症患者都会有性功能障碍，这一假设并未从他们性能力的临床观察和治疗其性功能障碍的临床经验中得到证实。尽管有些患者确实存在性功能问题，但令人吃惊的是，仍有部分精神分裂症患者的性能力十分正常。性功能障碍和精神分裂症之间的关系是多变和复杂的，性功能障碍并不是精神分裂症的症状，这两组症状并非相互独立和互不联系。

许多研究已经证实，性功能障碍在精神分裂症中的确是一种常见现象，性功能障碍与精神分裂症的关系十分复杂，其发生率在不同的研究中有不同的报道，为16%～78%。有研究认为，有12%的女性患者和15%的男性患者的性功能障碍由精神分裂症疾病本身引起，26%的女性患者和36%的男性患者的性功能障碍由抗精神病药物的副作用引起。但对于某一个体而言，要真正区分患者的性功能障碍究竟是精神分裂症疾病本身还是药物的副作用，或二者兼有，或是其他因素引起的，这是困难的。性功能障碍会影响患者的自尊，给其配偶带来烦恼，严重影响家庭的生活质量。性功能障碍也是精神分裂症长期治疗依从性差的重要原因之一。因此，关注精神分裂症的性问题可减少性功能障碍的发生，积极地治疗性功能障碍能够提高患者的生活质量，同时也能提高患者的治疗依从性。

### （二）精神分裂症的女性性问题

1.精神症状与性功能　目前业内学者多认为精神分裂症的临床症状主要包括阳性症状、阴性症状、认知症状、抑郁症状、攻击敌意5个症状群。受不同症状群的支配，会出现各种各样的性功能障碍。

（1）阳性症状与性功能：与性有关的阳性精神症状在精神分裂症中是很常见的，约占25.8%，其中以钟情妄想（35%）、嫉妒妄想（26%）、与性相关的幻听（22%）、性被害妄想（14%）等症状多见。在性器官出现触幻觉以女性多见，患者常在夜晚黑暗中凭空感受到自己的生殖器被杵弄，产生触幻觉，在此基础上常继发性被害妄想，坚信有异性强奸自己；或继发钟情妄想，认为异性暗恋自己，甚至想方设法和自己发生了性关系；还有的患者在此基础上坚信自己有了身孕，要求某人（妄想所涉及的异性对象）要对她负责。部分患者受钟情妄想影响，认为某异性爱她，因此要与现配偶离婚，出现心因性性功能障碍。有的患者受幻听影响，听到有人说丈夫与许多女人发生了性关系而不能与丈夫进行正常性生活。当然，有些精神分裂症患者的性功能障碍独立于精神分裂症，但也可能与其精神分裂症的心理异常或心理防御有密切联系。实际上，患者的性无能有时对自己的疾病起防御作用。例如，青春型精神分裂症患者常出现追逐异性、言语轻浮污秽、不分场合的裸体，与其说是性欲亢进，不如说是高级脑功能障碍导致本能活动增加；有的患者受幻觉支配，发生意向倒错、舔舐经血等。

（2）阴性症状与性功能：阴性症状是指精神活动功能的减退或缺失，可表现为思维贫乏、情感淡漠、意志缺乏及行为退缩。精神分裂症急性期的阳性症状往往突出，阴性症状被掩盖，但随着疾病慢性化的进程，阴性症状逐渐缓慢加重，占据主要临床相，阳性症状往往反而不明显，严重者出现显著的精神活动全面衰退。阴性症状突出的精神分裂症患者往往表现为性功能障碍，包括性欲减退、性唤起障碍及高潮缺乏等。

（3）认知症状与性功能：认知功能下降可以是精神分裂症慢性衰退的结果，也可以是内表型障碍，即与生俱来，主要受遗传的影响，不随治疗干预改变，并且症状可以贯穿整个病程。认知障碍对性功能的影响是明显的，如不解风情、无法反馈交流性感受、无自主能力控制性行为的发生、即使妊娠也不自知、无性状态等。

（4）抑郁症状与性功能：精神分裂症患者可以合并抑郁症状，而抑郁症状对性功能的影响非常突出。

（5）攻击敌意与性功能：攻击敌意行为既可能受阳性症状支配，也可能是精神分裂症无明确目的性的怪异行为。当攻击敌意与性相关时，最容易涉及性伴侣或患者假想伴侣或情敌，具有不可预料性和荒谬性。

2.内分泌改变与性功能　精神分裂症的病因之一是激素和某些代谢物质的改变，这是造成其性欲改变的原因，如性激素低下或催乳素增高，可导致性欲降低、性高潮障碍、性高潮困难、性快感缺失、月经失调、不孕不育、泌乳等。可以从患者的性行为偏离正常、结婚率低、难以建立亲密的性关系、难以正常地生儿育女和抚育后代等情况反映出来。

3.病前的性功能　精神分裂症大多起病于青壮年，而青少年期及成年早期为个体性角色、性心理发展的关键时期。有人认为，发病前期的性功能水平预示着发病后的性功能最高水平。因此，研究精神分裂症发病前期的性功能或许有助于解释精神分裂症的性功能障碍基础。多项研究发现，绝大多数患者在发病前期性心理发展（男性开始于少年期，女性开始于成年早期）经历了一个进行性退化的过程。男性患者表现为难以找到性伴侣，手淫的次数进行性下降，从1天1～2次发展至1周1次；而女性患者通常可以找到性伴侣，而且绝大多数都可结婚，但最终大部分难以建立满意的性伙伴关系，甚至导致离婚。与健康对照组相比，男性精神分裂症患者发病前期发生性关系的次数及达到性高潮的次数要明显减少，而女性精神分裂症患者单身的比例，以及已婚者性活动、性兴奋、性高潮的次数也明显减少。精神分裂症患者发病前期性功能低下与阴性症状有关，有人将此解释为性功能低下或缺乏是先于阳性症状出现的精神分裂症的初期阴性症状。

4.抗精神病药物与性功能　其可能通过以下几个途径影响性功能：①通过对中枢多巴胺受体的阻滞抑制多巴胺的释放，中枢多巴胺递质的减少使性欲降低、勃起功能减退。②多巴胺的阻滞导致血清催乳素水平提高，从而对体内激素水平产生影响，出现男性乳房发育、女性闭经、溢乳等；血清催乳素水平的提高还能够抑制性活动的各个方面（如性欲望、勃起、性高潮等），导致性功能障碍的发生；另外，血清催乳素水平升高还能降低体内睾酮的水平，导致性行为的减少。③抗精神病药物引起的镇静作用和体重增加会降低性兴趣。④外周胆碱能受体拮抗、α-肾上腺素能受体阻滞可以引起性高潮障碍、射精障碍。⑤5-羟色胺的作用机制也是导致性功能障碍的一个重要因素。5-羟色胺在中枢神经系统中是一种神经递质，而在外周神经系统中却有收缩和舒张血管的作用。5-羟色胺可能通过调节血管的舒张和收缩参与性唤起的过程，同时它还作用于泌尿生殖系统的平滑肌，并且在支配性器官的神经中已经发现了它的存在，所有这些都表明，外周5-羟色胺能的活性与正常的性反应周期有关，因此改变外周5-羟色胺能活性的药物都可以影响性功能。⑥锥体外系反应（EPS）和迟发性运动障碍可以降低性功能的灵活性。

5.其他　包括年龄、职业、教育程度、病程、应激水平、生活质量、人格特征等，这些因素对精神分裂症患者性功能的影响目前尚缺乏系统研究。国内有研究者发现，年龄、职业、教育程度、病程、应激水平、生活质量对精神分裂症患者的性功能影响程度不大，而与其病程、疾病严重程度等显著相关，与社会支持、对疾病恢复的信心及经济收入也有一定关系。

### （三）诊断注意事项

对精神分裂症患者进行性功能障碍的诊断不是一件容易的事情。Martin Dossen-bach等研究发现，与问卷调查的结果相比，精神科医生对性功能障碍的识别率要低得多，有40%的患者报告存在性功能障碍，而主诊的精神科医生却认为患者不存在性功能障碍。因此，要提高性功能障碍的识别率和诊断率，一方面针对患者不愿意公开谈论性话题的特点，采用问卷调查的方法；另一方面，精神科医生应该主动询问，而不是被动等待患者的叙述。诊断的具体内容包括患者性功能障碍的类型、出现时间（病前出现还是病后出现）、与精神症状的关系、与用药的关系、严重程度（患者能否耐受）、内在可能的病理生理机制（激素水平）等。

### （四）治疗

1.精神分裂症的治疗　由于精神分裂症是一种致残率极高的精神病，如不经治疗，患者会逐渐走向精神衰退、精神残疾，性生活质量也无从保证。因此，有效控制精神分裂症的病情是改善患者性生活质量的基础。药物治疗是精神分裂症最主要，也是最有效的手段。精神分裂症的药物治疗可分为3期，即急性期、恢复期和维持期，其总的目标就是有效控制症状，降低复发率、致残率，全面提高生存质量。离开了精神分裂症的治疗而单纯讲性功能如何改善是没有意义的。

2.性功能障碍的治疗　精神分裂症本身可以影响患者的性功能，而反过来，患者的性功能问题得不到有效解决同样也会影响精神分裂症患者的病情。精神分裂症的治疗难以完全避免出现性功能障碍的副作用，而副作用可能降低患者对药物治疗的依从性，进而影响对精神分裂症患者的病情控制。此外，性功能障碍如果长时间得不到有效治疗，造成夫妻关系紧张，进而加重患者的心理负担，影响患者的精神状态，严重时会诱发精神分裂症或加重精神分裂症的症状。另外，精神分裂症患者的性症状表现为对伴侣的亲昵或对性放任的种种防御，而这可能对精神分裂症患者有保护作用，以免使之发生明显的精神变态。因此，在治疗原发性疾病的基础上，对患者的性功能障碍进行有针对性的治疗是非常必要的。

急性期由于精神症状活跃，需要积极的抗精神病药物治疗，以便尽快缓解症状，稳定病情。某些急性期患者会错误地把他受幻觉妄想影响的症状归咎于性问题，于是以性症状求医，可这种状态下的患者很难和配偶一起与医生建立良好的性治疗关系，对性治疗的依从性很差。另外，性治疗还可诱使精神症状加重，因为性治疗会带来情绪的波动，破坏业已失衡的精神结构，遭破坏的患者显然不可能配合性治疗并获益，临床医生一定要慎重对待这一事实。

此时，重要的是全面评估患者的性功能障碍。首先评估性欲的强度及频率、性兴趣、性唤起、阴道润滑、达到性高潮的能力、性高潮的满意度，与性相关的问题（如溢乳、闭经、月经过多、润滑减少等）。最常用到的信度、效度较好的问卷有以下几种：①性功能变化问卷（changes in sexual function questionnaire，CSFQ）；②亚利桑那性体验量表（Arizona sexual experience scale，ASEX）；③UKU副反应评定量表（UKU side effect rating scale）；④迪克森–格雷兹性功能问卷（Dickson-Glazer sexual function inventory，DGSFI）。其次，要尽可能找出导致性功能障碍的原因，包括了解出现性功能障碍的起始时间、有无诱发的生活事件、既往服用抗精神病药物治疗的情况、血清催乳素及雌二醇水平、精神症状与性功能障碍的关系、是否有躯体疾病、是否合用其他药物，如抗胆碱能药物、抗抑郁药物等。尤其重要的是需要判断患者本人对其性功能障碍的认识和主观态度是否影响到抗精神病药物系统治疗的依从性。

如果患者的性症状是抗精神病药物治疗的副作用，就诊时正服用传统抗精神病药物，宜换用新型抗精神病药物（利培酮、奥氮平、喹硫平、阿立哌唑、齐拉西酮、布南色林等），新型抗精神病药物治疗作用谱较传统抗精神病药物广，不仅对阳性症状疗效确切，同时对阴性症状、认知症状、情绪症状、攻击敌意症状均有疗效，因而对由于阳性症状、阴性症状、认知症状带来的性功能障碍具有积极的作用，而且不良反应较传统抗精神病药物更少且更轻微，对性功能的不良影响更少。如果就诊时正服用某种新型抗精神病药物，可以换用另一种非典型抗精神病药，因为不同的非典型抗精神病药对性功能的影响各不相同，而且还存在个体的差异。有研究者提出可以考虑给予直接针对性功能障碍的药物干预，如溴隐亭、金刚烷胺、育亨宾、卡巴胆碱、赛庚啶，可以改善溢乳、阳痿、性感觉缺失等症状，但这些药物本身也会产生不良反应，特别是可能加重阳性精神症状。近来研究较多的是西地那非（sildenafil）、卡麦角林（cabergoline），无论对男性还是女性，都可以改善其性欲、性高潮、勃起或润滑、性满意度。但要注意的是，使用这些药物时须考虑与其他药物的相互作用，其在临床中的应用和疗效今后还需要进一步的研究、探讨。除药物治疗外，支持性心理治疗也是必需的，治疗的对象包括其配偶，主要目的是提高对抗精神病治疗的依从性，帮助患者树立正确的应对态度，减少或避免由于性功能障碍而导致的治疗中断。

对于康复期、缓解期前来就诊的性功能障碍患者，同样需要全面了解其性功能障碍的起始时间，有无诱发的生活事件，既往服用抗精神病药物治疗的情况，血清催乳素、雌二醇水平，是否有躯体疾病，是否合用其他药物，以及患者对其性功能障碍的认识和主观态度是否影响抗精神病药物系统治疗的依从性等，并需要全面评估发生的性功能障碍的状况。

对于处于康复期、缓解期的患者，同样需要精神科医生根据其病情来制订巩固治疗和维持治疗的抗精神病药物治疗方案，在尽量保证病情稳定的前提下，可考虑适当减少抗精神病药物的治疗剂量，观察减量后性功能障碍的变化情况，如果减少剂量仍不能改善，可以考虑换用另一种新型抗精神病药物治疗。同时辅以支持性心理治疗，有利于坚持全程治疗。处在缓解期、康复期的精神分裂症患者，常常对生活质量、享受性乐趣有所追求，想通过良好的性活动证实她和别人一样有能力，如果有性伴侣且性伴侣积极、合作性良好，性治疗则更加容易实施。此时明智的做法是消除患者对性要求的压力，不要追求一蹴而就、绝对完好，不要追求每次都能达到性高潮，更重要的是通过由性活动过程中的肌肤之亲表达依恋、需要、关爱和责任感，改善心态，增强自信，提高体能，逐步恢复完整性交的能力。

抗精神病药物也是引起精神分裂症患者性功能障碍的主要原因。如考虑患者的性功能障碍与药物引起的高催乳素血症有关，可尝试使用溴隐亭或适当减少目前药物，宜换用对性功能影响相对较小的药物，如阿立哌唑、喹硫平、奥氮平、齐拉西酮等代替容易引起高催乳素血症的利培酮、舒必利等。减药及合用溴隐亭有病情波动的潜在风险，换药也不排除所换药物同样存在对性功能的影响，故更多的时候可以考虑直接应用改善性功能又不影响精神症状的药物，如西地那非等。切忌盲目使用所谓的滋补药。请妇科、内分泌科医生联合会诊也是很好的选择。除药物调整外，通过心理治疗消除患者对性功能障碍的恐惧心理，帮助患者建立自信、重建夫妻关系、提高性交技巧、学会表达情感等均是治疗精神分裂症性功能障碍不可或缺的环节。

## 五、精神发育迟缓与女性性问题

精神发育迟缓（mental retardation）是指个体在发育阶段（通常指18岁以前）精神发育迟缓或受阻。临床表现为认知、语言、情感意志和社会化等方面的缺陷或不足，在成熟和功能水平上显著落后于同龄人。ICD-10及《中国精神障碍分类与诊断标准第3版》（CCMD-3）等对精神发育迟缓的诊断标准：①起病于18岁以前；②智力明显低于同龄人的平均水平，一般智商（IQ）低于70；③社会适应能力不良，表现为个人生活能力和履行社会职责有明显的缺陷。根据智能水平、适应能力缺陷程度及训练后达到的水平，精神发育迟缓可分为4级：轻度（IQ为50～70）；中度（IQ为35～49）；重度（IQ为20～34）；极重度（IQ小于20）。其有不同程度的社会适应困难。精神发育迟缓可单独出现，也可同时伴有某种精神或躯体疾病。

### （一）流行病学特点

精神发育迟缓是一种比较常见的精神障碍，也是导致残疾的原因之一，世界卫生组织1985年的资料报道本病轻度障碍的患病率约为3%，中度及重度的患病率分别约为3%和4%。轻度精神发育迟缓患者在学龄期的患病率高于成年期，可能是因为患儿在入学后智力活动较其他儿童明显落后而被发现，而部分患者在无特殊情况下，能适应某些简单工作，因而在一般人群中难以被识别。轻度患者占全部患者的85%以上，而中度、重度和极重度患者分别为10%、3%～4%和1%～2%，而大多数极重度患儿常因合并多种严重躯体疾病或照顾不当而夭折。

### （二）病因与发病机制

古代医书中"惛塞""五迟""五软""解颅"等词就是对此病的描述。国外一百多年前就开始用智力测验来筛选精神发育迟缓儿童，但其病因复杂，表现不同，一般可以分为遗传因素和环境因素。

1.遗传因素 原因不明的精神发育迟缓与遗传有关。近亲结婚是原因不明的精神发育迟缓的一个危险因素。可能与轻微的染色体异常有关,群体中某种遗传病患者虽为数不多,但致病基因的携带者为患者的数十倍至数百倍,近亲可使隐性基因成为纯合子的机会大为增加。

(1)染色体畸变:包括染色体数目和结构的改变、性染色体畸变等。例如,第21对常染色体为三体可引起唐氏(Down)综合征,而先天性卵巢发育不全(Turner综合征)则是由女性丢失一个性染色体造成的,编码甲状腺激素核受体相关蛋白2(TRAP2)的PROSIT240是人们在研究努南(Noonan)综合征疑似患者平衡易位 t(2;12)(g37;q24)时新发现的在12号染色体断位附近的人类基因,参与TRAP复合物在转录水平上调控生理过程的基因表达。PROSIT240在胚胎期和新生儿期起着至关重要的作用。PROSIT240突变可能与努南综合征、先天性心脏病和精神发育迟缓有密切关系,其是明确努南综合征、先天性心脏病及精神发育迟缓发病机制的一个非常好的候选基因。

(2)单基因疾病:单基因遗传疾病比较常见,常因生化代谢异常进而导致脑功能受损、苯丙酮尿症、半乳糖血症和神经纤维瘤等,均为遗传性代谢缺陷病。

2.环境因素 母亲妊娠期接触有害因素、患病毒性疾病、服药等异常情况,出生时父母年龄偏大及胎次和产次等均与原发性精神发育迟缓有关。母亲妊娠期患病毒性疾病,病毒可直接对胎儿的中枢神经系统发育产生影响,而其他异常情况如出生时窒息等可能引起脑组织充血、水肿、变性坏死,导致智力发育障碍。出生后前2年,脑发育最快,致病因素在此期内造成的脑损害也最严重。学龄前是最关键时期,其次为小学阶段。致病原因很多,如感染(特别是中枢神经系统感染)、颅脑外伤、中毒、癫痫、营养不良、内分泌或代谢疾病及疫苗接种后脑炎等。

### (三)精神发育迟缓的女性性问题

部分精神发育迟缓患者性行为不够检点,缺乏道德感和社会责任感,其性行为常带有愚蠢笨拙的特点。另外,由于智能水平缺陷,其性自卫能力有不同程度的减退,常常是性侵犯的对象。智商(IQ)是一个比较客观的诊断标准,精神发育迟缓患者对检查比较顺从,因此IQ得分比较准确、客观,但是相同智商值者的社会适应能力、性知识、辨认力和自我保护能力有差异,所以性自卫能力也有所不同。例如,工作、学习、生活、人际交往情况及质量等社会适应能力不同,患者的性自卫能力也不同,一个生活在道德高尚、社会责任感很强的团体中的患者比一个生活在品行沦丧、缺乏责任感的团体中的患者受到的性侵犯要少很多。对性知识的了解程度,如对月经与受孕、性冲动与性高潮、爱情与婚姻、性行为的后果、如何避孕等知识的了解及其程度,也和患者受到性侵犯实施自我保护的能力密切相关。另外,对性行为实质的辨认能力,如什么是合法性行为、非婚性行为对自己在社会声誉上的影响、对女性不可侵犯的相关法律规定等的了解程度也会影响患者的性活动。是否学会自我保护,如受侵犯时有无呼救、逃跑或者进行有效反抗,受侵犯后能否主动告诉亲友或是报案,以及被性侵后的心理反应和诉求等都与其所受的躯体及心理损害有着密切关系。

## （四）治疗

由于精神发育迟缓患者的性问题与其智能情况及社会适应能力、性知识、辨认力和自我保护能力等密切相关，因而治疗方面既要尽力改善或延缓其智能缺陷，又要提高患者的社会适应能力、性知识、辨认力和自我保护能力。关于精神发育迟缓本身，可以考虑应用如下治疗手段。

1.病因治疗　对于遗传代谢性疾病，如苯丙酮尿症、半乳糖血症、枫糖尿症、肝豆状核变性等，如果能够早期诊断，应及早进行饮食治疗，可以避免发生严重的智能障碍。对于先天性克汀病，给予甲状腺素治疗可以改善其智能低下。某些先天性颅脑畸形，如先天性脑积水、狭颅症，应进行手术治疗，这样可以减轻大脑压迫，有助于患儿的智力发育。以上疾病只占精神发育迟缓的少数，多数患儿不能进行病因治疗。

2.药物治疗　多年来，医生试图用多种药物，如谷氨酸、脑磷脂等，帮助精神发育迟缓患儿促进脑发育，增强其智力，但都没有肯定的效果。对于脆性X综合征患儿，可以采用叶酸治疗。

3.脑移植　近十多年来，国外有用脑移植来治疗精神发育迟缓的案例。近几年来，国内也有少数地方开展此治疗，但疗效尚待评定。

4.基因治疗　对于一些单基因遗传性、代谢性疾病，国外已开展基因治疗，理论上应有前景。

针对社会适应能力、性知识、辨认力和自我保护能力，以教育及训练为主，大量IQ为50～70的精神发育迟缓患儿随着年龄的增长，脑功能也有缓慢的改善，因此特殊教育及耐心辅导尤为重要。帮助其了解性知识，学习有关月经与受孕、性冲动与性高潮、爱情与婚姻、性行为的后果、如何避孕等方面的知识，教会患者知道什么是合法性行为、非婚性行为对自己在社会声誉上的影响、对女性不可侵犯的相关法律规定的了解程度，学会自我保护，如在受侵犯时呼救、逃跑或者进行有效反抗，受侵犯后能主动告诉亲友或报案，在患者被性侵后及时缓解其情绪障碍。另外，患者监护人要尽职尽责地行使监护职责，减少患者受到性侵犯的可能。

"防患于未然"一词用于精神发育迟缓的性问题尤为贴切。加强遗传咨询、禁止近亲结婚、加强妊娠期保健、提倡优生优育，对预防精神发育迟缓具有重要意义。

（周燕飞　李翠英　林蓓蓓　刘　敏　李　萍
张静莉　宋玉莹　康一娟　黄　芳　林中小路　邱晓兰）

# 第二章
# 女性性功能障碍的发生机制

按《精神疾病诊断与统计手册》第四版（修订版）（DSM-Ⅳ-TR）的诊断标准，女性性功能障碍（FSD）主要分为性欲障碍、性唤起障碍、性高潮障碍和性交痛（图2-1）。本章将从这四方面分别阐述。

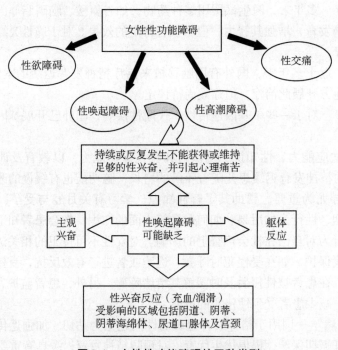

图2-1　女性性功能障碍的四种类型

## 第一节　性欲和性唤起的生物学机制

在过去几年里，从生物学和社会心理学角度，我们获得了越来越多关于女性性功能方面的知识。然而，尽管女性性方面的问题普遍存在，我们对女性性功能障碍方面的病理生理学知识仍知之甚微，主要原因在于性反应周期是多维度的，与之相关的研究在方法论上存在很多困难。动物模型对于理解性欲、性唤起的神经解剖学和神经内分泌机制非常有用，但是将此基础研究方法运用于有性功能障碍的女性身上，实际操作仍然十分困难。临床研究方法确实存在不足，使得女性性功能障碍缺乏有效的治疗方法。

本章将介绍最新的与女性性功能障碍相关的资料，以了解女性性欲和性唤起功能障碍的生物学机制。

## 一、性欲和性唤起

生理性功能（即完整的性欲和达到满意的性交的能力）与以下四个方面息息相关：①神经（自主神经、躯体感觉神经和运动神经）和肌肉；②血管供应（动脉和静脉）；③激素环境；④大脑皮质和下丘脑边缘系统的调节。任何一条与性反应周期相关的外周和中枢途径的损伤都可能导致女性性功能障碍，包括性欲、性唤起、性高潮障碍和性交痛。

性欲是一种身体和心理上的需求，通过性体验可以使身心愉悦。性欲可以被外源性和（或）内源性的刺激激发，是生物、社会心理和文化因素相互作用的结果。本能的性欲（欲望）由情绪（吸引力）和认知（依恋）调节，主要由复杂的神经内分泌信号分子参与促进上述调节，这些因素间错综复杂的相互作用催生了激情、亲情和责任感。

女性性欲障碍、性唤起障碍的最新定义是"性趣或性欲缺乏或减退、性幻想缺乏及性反应减退、性冲动很少或缺乏"，这里的性欲减退不同于随着生命周期及性关系维持时间的延长所造成的性欲减退。

此定义介绍了性唤起的概念，性唤起是女性性反应周期中的一个关键步骤，它混合了身体、心理的主观感觉，以及外阴、阴道充血、湿润的客观反应。简而言之，女性最有可能通过心理刺激产生性亲密的想法，激起性欲，产生性唤起，从而唤起机体应答，外生殖器紧张、兴奋。因此，性唤起障碍有三种亚型。第一种亚型为主观性唤起障碍，定义为"对任何类型的性刺激，性唤起（性冲动和性快感）的感觉缺乏或者明显减退，但仍有阴道湿润或者其他身体反应"。第二种亚型为生殖器性唤起障碍，定义为"生殖器性唤起缺乏或受损，可能包括在任何类型的性刺激下，外阴肿胀或阴道湿润不明显，抚摸生殖器时性感觉减低，但对来自非生殖器的性刺激仍会产生主观上的性唤起"。第三种亚型为生殖器和主观性唤起混合障碍，定义为"对任何类型的性刺激、性唤起（性冲动和性快感）的感觉缺乏或者明显减退，同时存在生殖器性唤起（外阴肿胀，阴道湿润）缺乏或受损"。第三种亚型为较少见却令人非常痛苦的所谓的持续性性唤起障碍，持续性性唤起障碍是指在性趣和性欲缺乏时自发的、侵入性的和非意愿的性唤起（如刺痛、悸动、搏动）。还有性厌恶，指的是在预期或试图有任何性行为时出现极度的焦虑和（或）强烈的厌恶心理。

性欲和性唤起紧密相连又相互独立，两者都可能给人带来愉悦和满足的感觉。当主观性反应与客观性反应同时出现时，就可能在心理与身体上表现出性欲和性唤起。

## 二、女性性欲和性唤起的关键性器官

### （一）大脑

神经系统引起一系列与性功能密切相关的认知、情感、身体和行为方面的反应。大脑皮质是整合、调控信息的中枢，它能捕捉到性信号，并向其他神经系统发出相应的指令，特别是大脑，其能产生性幻想，通过回忆这些性幻想，女性体内可能会产生色情刺激的感觉。心理意识对性体验及性满意度都很重要。

外生殖器的机械性刺激，即按压、触摸和摩擦可引起多种感官受体的兴奋，这些受体位于皮肤、黏膜和皮下组织中。兴奋通过下腹部的感觉神经到达骶髓，从而触发大量的自主神经反射（交感神经和副交感神经）。这些反射通过控制血液选择性地流入生殖器的腺体和平滑肌区域，从而引起腺体的分泌和平滑肌的收缩。感觉皮层和边缘系统除了自身的指令功能外，还能兴奋下丘脑和其他控制自主神经系统的结构。其结果是性交时脊髓反射更加兴奋，产生一种自身延续的循环。神经内分泌环境对与性反应有关的局部和中枢各级反应的完整性和敏感性均有影响。同时，生殖器发出大量的感官冲动，以回应触摸和局部反应（即生殖器充血），这些冲动沿着脊髓上传到大脑，到达感觉皮层和边缘系统，从而引起有意识的感知和愉悦的反应。

脑干（巨细胞核、蓝斑核和中脑导水管周围灰质）、下丘脑（内侧视前区、腹内侧核和室旁核）和前脑（杏仁核和海马区）是中枢神经系统中调节生殖器反射的主要区域。

### （二）生殖器

生殖器，包括外周血管神经复合体和盆底肌肉在内，在性唤起的血流动力学过程中发挥了至关重要的作用。性唤起受性刺激、激素环境和上行/下行的神经通路的调节。因此，生殖器直接感知引起性唤起的客观刺激，并通过充分发挥其功能使女性获得性高潮和性快感。

### （三）乳房

乳房是女性最主要的身体特点之一，是女性的象征。其与男女双方的性快感有关，但性敏感度的个体差异很大。性激素的变化会影响乳腺的组成，因此在月经周期的不同时期、激素治疗期间、妊娠期和绝经期，乳房的柔软感可能有所不同。在性反应期间，乳房会因充血而肿胀，并且常常迅速变成粉色或红色。乳头上有许多神经末梢，使它们对性刺激高度敏感，而稀疏的肌纤维使乳头在性唤起时勃起。刺激乳头和乳晕可能直接引发性高潮。据调查，根治性手术对乳腺癌患者性功能的影响是极其负面的，21%～39%的乳腺癌患者有不同程度的女性性功能障碍。

### （四）皮肤

皮肤是最大的性器官，其上布满了错综复杂的神经，能灵敏地感知温度的变化，并感知触摸和物体的质感。众所周知，性敏感区非常敏感，能迅即感应刺激，从而引起性唤起和快感。性敏感区包括颈部、耳垂、口腔、嘴唇、乳头、生殖器、臀部、大腿内侧、肛门、腘窝、手指和脚趾。然而，性敏感区也因人而异。实际上，身体的任何部位都可以成为性敏感区。皮肤同样也代表了女性身份的一个重要部分，它是美丽和性感的象征，也是激素的一个重要靶器官，激素对其外观及其对外界刺激敏感度的阈值均有影响。

### 三、女性性欲和性唤起的关键系统

#### （一）外周神经血管复合体

子宫、宫颈、阴道的自主神经血管的精确定位仍是一个存在争议的问题。支配子宫的神经起自于腹下神经（交感 $T_{10} \sim L_2$）和盆内脏纤维（副交感 $S_2 \sim S_4$）组成的下腹下丛。此神经丛位于子宫阔韧带基底部、子宫血管背侧，横跨子宫骶韧带和主韧带，发出膀胱丛、直肠丛和子宫阴道丛（Frankenhauser 神经节，子宫颈神经节）三支。经由子宫骶韧带和子宫主韧带分布于宫颈，上行至阴道、尿道、前庭球和阴蒂。在宫颈处，从宫颈旁神经节发出交感神经和副交感神经。其中较大的一支为子宫宫颈神经节，子宫切除术中，在这一层面可能会损伤阴道、阴唇和宫颈的自主神经纤维。阴部神经（$S_2 \sim S_4$）通过阴部管到达会阴部，从而支配外生殖器的感觉和运动。生殖器的动脉供应来自阴部内、外动脉，动脉间存在广泛的吻合，并与神经相伴行。在生殖系和非生殖系水平，脊髓反射机制产生性反应。传入反射臂主要经由阴部神经，传出反射臂包括躯体的协调和自主活动。其中的一个脊髓性反射涉及骶髓 $S_2 \sim S_4$ 段在内的球海绵体肌反射，在这个反射中阴部神经受刺激导致盆底肌肉收缩。另一个脊髓性反射包括阴道和阴蒂海绵体自主神经刺激，导致阴蒂、阴唇和阴道的充血。

#### （二）盆底肌肉

在形成盆底的肌肉中，肛提肌似乎与性功能最相关。肛提肌是骨盆底和会阴顶的组成部分，由耻尾肌、髂尾肌和耻骨直肠肌共同组成。肛提肌通过悬韧带和裂孔韧带将膀胱颈、肛直肠连接部和阴道穹固定于骨盆侧壁。肛提肌收缩时参与排泄（排尿和排便）机制。在性行为中，勃起的阴茎使阴道扩张，引起阴道提肌和阴道耻骨直肠肌反射，从而导致肛提肌收缩。对阴蒂或宫颈的刺激通过调节阴蒂和宫颈活动，也会导致肛提肌收缩。肛提肌收缩使阴道上段扩张，成为收纳精液的容器，并使子宫提升和变直，导致阴道伸长缩窄。这些作用增强了性反应，同时促进生殖功能。肛提肌功能障碍与产次相关，在有第二产程延长史的女性中更为常见。外生殖器肌肉，如球海绵体肌和坐骨海绵体肌，与阴蒂勃起和阴道湿润密切相关。

### 四、女性性欲和性唤起的关键调节因素

性甾体类激素产生的组织效应和引发的性效应都与性功能相关，其功能受非基因组机制及直接和间接的基因途径调控。雄激素对生殖器官的发育和第二性征的形成及维持是必不可少的，其直接或通过转化为雌激素来发挥作用。此外，雄激素对维持男女双方的正常性欲具有决定性作用。雌激素在维持许多组织的生理功能中也发挥着重要的作用，包括中枢神经系统和生殖器官，以及与健康相关的其他器官。

长期以来的研究已足以确定适当的雌激素水平对维持阴道容受性和防止性交痛十分重要。雌二醇水平低于 50pg/ml 的女性会出现阴道干涩，性交痛的频率和程度增加，产生插入和深插入时疼痛、阴道灼热感。可以明确的是，雌二醇水平低于 35pg/ml 与性交频率的减少有关，而且性功能随雌二醇水平的下降而减退。

从活体动物模型中得到的数据表明，雌激素能够调节生殖器的血流量、周围神经的功能和阴道组织结构的完整性，并因此调节阴道湿润的过程。在神经系统内部，雌二醇通过作用于自身的雌激素受体α及增加参与性反应的孕激素受体的表达，影响性交容受性。此外，雌激素可以促进催产素的释放及其受体的表达，并通过刺激去甲肾上腺素 $\alpha_1$ 受体的表达，促进前凸反射（the lordosis reflex）的发生。某些神经类固醇激素参与下丘脑水平的前凸反射，如孕酮的衍生物——四氢孕酮。四氢孕酮可能干扰中枢神经系统中一个主要的抑制性神经递质—— γ-氨基丁酸的功能。此外，孕激素及其代谢产物可能与雌激素和雄激素一起，通过调节情绪和认知功能，间接影响性交容受性。目前对孕激素在外周阴道性兴奋中的作用知之甚少，使用孕激素看似可以降调雌激素对阴道干涩和性交困难所起的积极作用，这种作用似乎很大程度上取决于孕激素的生化特性。

睾酮是生物活性最强的雄激素，其中25%由肾上腺束状带分泌，25%由卵巢间质分泌，其余50%由血液循环中的雄烯二酮转化而来。血清中睾酮水平为0.2 ～ 0.7ng/dl，即0.6 ～ 2.5nmol/L，其水平随月经周期波动，在排卵期最高，卵泡期早期最低，在黄体期至卵泡期早期则一直处于较高水平状态。此外，睾酮水平表现为昼夜节律的变化，清晨水平最高。睾酮可以转化为双氢睾酮，在靶组织中也可经芳香化作用转变为雌激素。双氢睾酮是雄激素受体的主要配体。女性体内的其他雄激素包括硫酸脱氢表雄酮、脱氢表雄酮和雄烯二酮。这些都是雄激素的前体，它们都可以转变为睾酮。

雌激素水平在绝经期急剧下降，而血清睾酮水平随着年龄缓慢下降。生理性绝经后，卵泡活性的消失表现为卵巢产生的雄烯二酮明显下降，它比睾酮下降更为明显。血清睾酮浓度的进行性下降是因为外周血中其主要前体物质的转化减少，以及随年龄下降的脱氢表雄酮和硫酸脱氢表雄酮的转化减少。实际上，女性血清睾酮和雄烯二酮的水平在60岁时已经下降为40岁时的一半。至于手术所致的绝经，无论是处在绝经前还是绝经后，双侧卵巢切除术都会导致血液循环中的睾酮水平急剧下降50%。雄激素水平低会显著减低绝经前和绝经后妇女的性欲。然而，关于睾酮的正常水平（正常上限和下限）尚未达成共识，因为对总睾酮和游离睾酮水平的测试缺乏敏感性，而且其水平在月经周期会有波动，且不同年龄的差异也很大。

在中枢神经系统中，睾酮可以直接或者通过芳香化作用转化为雌激素，睾酮有助于性行为的发起及允许对方进行性行为。睾酮代谢产物对性交容受性更多的非基因性的作用则体现在下丘脑水平。另外，实验数据表明，雄激素通过影响阴道壁肌肉和具有勃起组织的肌肉直接调节阴道和阴蒂的生理功能。雄激素也有助于阴道平滑肌的松弛，特别是在近端阴道，产生与雌激素截然不同的生理反应。此外，睾酮也可通过转化为雌激素而增加阴道的湿润度。

## （一）催乳素

研究发现，性高潮后催乳素的水平显著上升。催乳素可以抑制性欲和性唤起，这一点已经在高催乳素血症和服用精神类药物的患者中得到证实。这种抑制作用很可能是通过干扰雄激素的生物活性和介导催产素的异常释放来实现的。闭经和（或）月经紊乱在高催乳素水平的妇女中十分常见，由此促进了因雌激素水平低下引起的阴道容受性的改变。

### （二）催产素

催产素和性行为密切相关，并且与性类固醇激素有协同作用，可促进性刺激过程中性高潮的到来。催产素的作用广泛，从调节神经内分泌反射到建立复杂的社会关系，以及产生与繁殖和照顾后代相关的亲密行为。无论女性还是男性，性高潮中肌肉收缩的强度与血清中的催产素水平高度相关。此外，血清催产素水平随月经周期波动，并与具有正常性生活的育龄妇女的阴道湿润度相关，这进一步证实了催产素这一神经激素在性功能外周活化过程中的作用。

### （三）内源性阿片肽

内源性阿片肽及其受体与一系列的功能和行为有关，包括直接或通过调节多种神经递质和其他神经肽类物质控制性行为从而引发性交。阿片肽在女性的性行为感官方面扮演重要角色，其所参与的生理过程十分复杂，对性期待和性接触等因素有不同的影响。

### （四）经典的神经递质

中枢神经系统中的某些神经递质对性功能的影响已经通过药理学方法得到证实。简要地说，多巴胺对性行为起兴奋的作用。一旦性刺激开始，它就能直接促进对持续性行为的渴望，并能通过抑制催乳素的释放或者刺激催产素的分泌来调节上述行为。同样，去甲肾上腺素也对性行为具有刺激作用，然而5-羟色胺可以通过抑制多巴胺和去甲肾上腺素的活性抑制中枢源性的性欲和性唤起。然而，肾上腺素-交感神经系统和乙酰胆碱-副交感神经系统对外周性功能的调节机制尚不清楚，有待进一步的研究。虽然阴道小动脉有丰富的类胆碱能神经分布，但乙酰胆碱在调节阴道血流量方面作用甚微。有些研究数据表明，去甲肾上腺素对女性性行为时生殖器的反应具有抑制作用。然而，阴道和阴蒂的平滑肌收缩是由肾上腺素能神经释放的去甲肾上腺素作用于α肾上腺素受体而引起的。研究报道指出，外周肾上腺素能神经对女性性唤起的激活有易化作用。α肾上腺素受体拮抗剂可以用于治疗阴蒂异常勃起症，这间接说明了去甲肾上腺素在控制阴蒂勃起中具有重要作用。5-羟色胺通过抑制外周的脊髓性反射，似乎对性反应具有抑制作用。

### （五）去甲肾上腺素能、非肾上腺素能神经传导/调节物质

在人类和动物模型的阴道内发现许多去甲肾上腺素能、非肾上腺素能和神经传导/调节物质，而且均受性类固醇激素的调控。一氧化氮合成酶在阴道的深动脉、深静脉、毛细血管，以及阴茎和阴蒂的海绵体神经纤维中表达。磷酸二酯酶Ⅴ型在阴蒂和阴道前庭中表达。性刺激后，神经源性和内皮源性一氧化氮在促进阴蒂海绵体动脉和螺旋小动脉平滑肌的松弛方面起着重要作用，从而使得阴蒂海绵体动脉血流量增加，阴蒂海绵体内压增高，继而引起阴蒂勃起，结果便是阴蒂肿胀，敏感性增高。大量一氧化氮和血管活性肽的存在与释放，可调节阴道血管或非血管平滑肌的松弛，从而使阴道的血流量、湿润度增加和分泌物增多。虽然越来越多的实验证据证实NO-环鸟苷单磷酸系统发挥着重要作用，有关血管活性肠肽所发挥的功能却无明确的报道。甚至有研究发现，神经

肽Y在人类阴道和阴蒂中也具有血管收缩活性，此外，还有降钙素基因相关肽、P物质、垂体腺苷酸环化酶激活肽和组氨肽，但其具体功能尚不清楚。

通过总结当前有关性唤起时阴道血管充血和湿润度增加的研究发现，可能是血管活性肠肽、一氧化氮及其他未知的神经传导物质和神经肽Y相关的静脉收缩物质，通过引起阴道小动脉的扩张，继而促进阴道黏膜下微血管分泌更多的间质液。神经源性分泌液通过内皮细胞渗入腺腔中，相对未兴奋状态，其腔内的钾水平更低而钠水平更高。类似地，小阴唇也能以相同的分泌方式分泌液体，其中一氧化氮在肾上腺素和雌激素依赖的阴道海绵体血管收缩中起着重要的作用，一同参与调节的还有肾上腺素等激素。

临床实践中，激素依赖的阴道容受性不足是性交困难的诱因，这会导致其他性方面的症状，继而导致性行为过程中对疼痛敏感。性交痛导致的性唤起缺如及性欲减退现象十分普遍，随之而来的性高潮能力减退会降低性满意度，影响性冲动和性生活，最终影响夫妻间的和谐关系。这个理论可以解释为什么女性的性功能障碍如此高发，特别是激素紊乱的更年期女性。

### 五、结论

从上文有关性欲和性唤起的生物学机制的综述中可以明确，每个器官的状况都有可能损害女性性反应周期的解剖和生理状态，因此都可能成为性功能障碍的潜在因素。在处理女性性功能障碍时，我们应该全面考虑内分泌、生殖、泌尿生殖器和手术方面的因素。此外，还要注意血管、肌肉、神经、全身健康、药物、生活习惯、性伴侣的健康、性功能、教育及经济社会地位等相关的因素。

# 第二节　性唤起障碍的病理生理学机制

女性性功能障碍包括多种障碍，根据诊断标准分为性欲障碍、性唤起障碍、性高潮障碍及性交痛障碍，其中每一种类型的障碍均涉及心理及生理学因素，同时需要主观和客观上的评估。本节将着重论述女性生殖器的生理学机制，使女性性功能障碍能够得到客观的评估。性唤起障碍一般被定义为"持续或反复发生不能获得或维持足够的性唤起，并引起心理痛苦"，其必须满足以下三个条件：①持续或反复直到性活动结束，不能获得或维持充分性唤起的生殖器润滑或肿胀。②这一障碍导致明显的精神痛苦或关系紧张。③除外精神疾病（其他性功能障碍除外）、除外物质的直接生理作用（如药物滥用、药物治疗）或全身性疾病原因。正常女性的性唤起反应表现为生殖器组织的充血、肿胀，以及宫颈、阴道和尿道口腺体分泌有润滑作用的黏液及渗出液。这种正常的生理反应取决于女性生殖器组织的结构是否完整，以及神经、内分泌和血管系统的共同调节。临床诊断为性唤起障碍的女性可能存在性功能障碍方面的症状，如阴道分泌物的减少、性唤起时间的延长、阴蒂及阴道感觉的缺如及性高潮困难。这些临床表现在某种程度上是基于生殖器组织及细胞结构形态、血管、神经和（或）内分泌（旁分泌）系统调节机制的不同所伴随的不同症状。研究表明，慢性疾病（如高血压、动脉粥样硬化、糖尿病等）、创伤、内分泌失调及药物治疗等，通过影响生殖器血流量或感觉导致性唤起障碍。由于生理因素在女性性唤起机制上的作用越来越受到重视，女性性唤起障碍的病理生理学机制也越来越得到认可。然而，细胞分子学在正常性唤起反应过程中的作用机制仍待进一步的深入研究。对于女性生殖器组织的解剖学及生理学研究，在前面章节已有论述，本节重点探讨女性性唤起障碍中生殖器组织的外周机制（表2-1）。

表2-1 性唤起障碍的可能机制

| 一般疾病的分子机制 | 性唤起障碍的可能机制 |
| --- | --- |
| 潜在的遗传异质性（突变）+环境因素（饮食、运动、压力、污染、射线等）可能导致以下改变<br>· 受体蛋白<br>· 细胞内酶<br>· 离子通道<br>· 信号分子（神经传导物质、旁分泌/自分泌、内分泌激素）<br>· 结构蛋白<br>· 细胞外基质<br>· 脂质（细胞内、细胞外、细胞膜）<br>· 转录因子 | 性唤起障碍可能由以下方面的改变导致<br>· 神经生长和（或）其功能：营养因子，神经递质的合成和（或）分泌<br>· 内皮细胞功能：血管活性因子及营养因子的产生、高胆固醇血症、动脉粥样硬化、氧自由基、糖基化及其产物<br>· 平滑肌细胞生长及功能：血管活性因子及营养因子、受体敏感性及表达、环核苷酸的合成及代谢、离子通道（$K^+$、$Ca^{2+}$）<br>· 内分泌激素<br>· 细胞外基质<br>· 成纤维细胞的功能 |

## 一、血管功能不全

血管功能不全与人体心脏、大脑、眼及膀胱等多个脏器的功能异常或疾病，以及男性性唤起障碍等密切相关。然而，直到近年来血管功能不全与女性性唤起障碍之间的关系才被发现。例如，阴蒂、阴道及阴唇的血流量增加导致生殖器官充血及阴道润滑反应，这些血流动力学变化受与勃起组织相关的阴道平滑肌张力及生殖器血管的调节。目前，在阴蒂、阴道及阴唇平滑肌张力的局部调节机制及这些机制如何改变疾病状态方面的研究不足。然而，近期有研究通过采用不同物种的动物模型试验表明，NO及鸟苷酸途径在阴蒂及阴道血流变化中起重要调节作用。

一项研究中的假说认为，在性刺激之后动脉血流量的减少是导致性唤起障碍的主要原因，而生殖器充血不足恰好可以证明这一观点。然而有关性唤起障碍的动物模型非常缺乏，最近发表的一些研究则将注意力转向可能的病理生理学机制。实验室研究证实多种因素可以导致血管功能不全，而接下来的章节将在广义的血管疾病范畴内探讨性唤起障碍机制。

## 二、动脉粥样硬化及纤维化

在雌兔模型中，Park等通过球囊导管损伤血管内膜并维持实验雌兔16周的高胆固醇饮食，从而诱导髂腹部-会阴部的血管床形成动脉粥样硬化。相对于对照组，动脉粥样硬化组兔在盆腔神经受到刺激后阴道及阴蒂的血流量明显减少，阴道及阴蒂组织的压力上升幅度也变小。同时，组织学检查显示动脉粥样硬化组动物的阴蒂及阴道组织呈现弥漫性纤维样变。另一项研究表明，动脉粥样硬化组动物的阴蒂海绵体组织中平滑肌组织明显减少，而结缔组织明显增多。

尽管阴道及阴蒂组织具体的病理生理过程尚未明确，但生殖器组织血管的动脉粥样硬化斑块形成及疾病的发展与心脏及冠状血管的病变发展极为相似。这一过程包括：①脂蛋白粒子在内膜表面的累积。②脂蛋白进入内皮下间隙的通道及随后的变化（如氧化）。③氧化脂蛋白刺激导致炎症反应。④内皮细胞表面黏附因子的表达及单核细胞通过趋化因子生成而形成的吸引作用。⑤单核细胞通过血管壁进入血管内并分化成泡沫细胞。

此外，多种细胞因子及趋化因子的刺激引起血管平滑肌细胞的增殖及向内膜层的转移。动脉的中间层及内膜层的平滑肌细胞合成大量的细胞外基质，导致动脉粥样硬化病变的形成。

动脉粥样硬化病变的血管因管腔明显狭窄而无法提供充足的血流灌注，从而使女性生殖器组织处于长期慢性缺血缺氧状态。有研究认为，阴茎海绵体组织纤维化与低血流灌注量及氧化作用有关。这些机制的形成是基于组织氧含量能够调节局部组织血管活性因子、生长因子及细胞因子的生成，而上述因子能调节细胞外基质的新陈代谢。其中转化生长因子-β是一种在组织纤维化中起重要作用的细胞因子介质，对氧含量的变化尤为敏感。在组织培养实验中，当阴茎海绵体组织平滑肌细胞暴露于低氧环境下（$PO_2 = 30mmHg$）长达 18～24 小时时，转录合成转化生长因子-β的信使 RNA 含量增加 2～3 倍。类似地，在人与兔子的阴茎海绵体平滑肌细胞中的研究也证实，在低氧环境下组织的前列腺素合成受到抑制，且与细胞内环磷酸腺苷的蓄积呈正相关。在独立实验中，有研究证实能提高细胞内环磷酸腺苷浓度的递质，包括前列腺素 E、毛喉素（腺苷酸环化酶激活剂）等，能有效抑制阴茎海绵体平滑肌细胞转化生长因子-β及胶原蛋白的合成。

因此，在阴道及阴蒂组织中，继发于缺血的慢性缺氧环境会诱导转化生长因子-β的合成，抑制前列腺素的合成，刺激血管周围及间质内胶原蛋白的蓄积，从而导致组织纤维化。也可能是部分细胞外基质的新陈代谢受组织缺血缺氧情况影响，还伴随着营养因子信号及合成上的变化，如结缔组织生长因子、血管内皮细胞生长因子、成纤维细胞生长因子、胰岛素样生长因子、血小板衍化生长因子、肿瘤坏死因子、内皮素及白介素等与组织纤维化相关的各种因子。此外，基质金属蛋白酶是一种从纤维胶原上分解出来的酶类，而它的组织抑制因子是内源性的抑制因子。这两组蛋白家族中的任一种蛋白均能调制信号分子，同时自动调节胶原蛋白储存或移出细胞外隙的速率。另外，不同的营养因子均能诱导或抑制基质金属蛋白酶组织抑制因子及基质金属蛋白酶活性。最终，基质金属蛋白酶组织抑制因子与基质金属蛋白酶在正常类型、数量及酶活性之间的不平衡会显著改变任何特定组织的细胞外基质的组成。从结缔组织研究领域可知，组织纤维化是一个涉及大量生物介质的复杂过程，故而涉及女性生殖器组织纤维化的特定介质将有待进一步阐明。

## 三、内皮功能障碍

阴蒂、阴唇的勃起组织及阴道的黏膜固有层均含有丰富的血管，而血管包含内皮细胞。在体内，由单层扁平上皮细胞组成的血管内皮形成了连续的遍布全身的血管内层表面腔隙。一般成年人的内皮总重量平均可达500g，大部分存在于肺血管中。例如，皮肤的内皮组织被认为是一种简单却有多种功能的器官，能根据全身及局部环境的变化而表现出不同的反应。在功能方面，正常内皮具有抗血栓、抗炎、抗动脉粥样硬化表面形成的作用，同时也能调节血管的张力及渗透力。病变或受损的内皮可能是导致女性生殖器组织血管功能不全的主要原因。在动脉粥样硬化、高血压、糖尿病、高龄、吸烟及肾衰竭的动物模型中，血管内皮依赖性舒张功能受损。至今仍未明确内皮功能障碍是上述疾病状态的病因还是其影响的结果。作为一种普遍存在的病理状态，其值得进一步的研究及探讨。

最明显观察到的内皮功能障碍类型是血管平滑肌的内皮依赖性舒张反应降低。内皮产生大量的血管活性物质，从而影响血管平滑肌细胞的收缩、营养及合成功能。在这些血管活性物质中，使血管平滑肌细胞舒张的是NO、内皮源性超极化因子、前列腺素及内皮素（通过内皮素B受体）；使其收缩的是环内过氧化物、血栓素$A_2$、超氧阴离子及内皮素（通过内皮素A受体）。存在功能障碍的内皮可能使舒张因子的生成减少和（或）收缩因子的生成增加。进一步来说，内皮依赖性舒张反应减退的原因可能是：①内皮细胞信号传导机制受损；②特定血管活性因子分泌的底物活性的改变；③失活的舒张因子数量增多；④进入平滑肌的物质弥散障碍；⑤收缩因子的分泌增加；⑥平滑肌对血管活性物质的敏感性下降。

虽然上文列举的大部分机制在疾病动物模型中已得到证实，但值得注意的是，确实存在有争议的数据，而其中某些发现可能与实验特定的血管床及组织相关。在大鼠视网膜中，糖尿病环境导致G蛋白的分泌下调及结构改变。其中一个较新的机制提出，内皮功能障碍与内皮细胞表面的小窝数量减少有关。小窝是由细胞质膜穴样内陷形成，而小窝内富含内皮型一氧化氮合酶，如微囊蛋白等跨膜结构蛋白家族、胆固醇、鞘脂类及糖基磷脂酰肌醇连接蛋白等。另外，小窝还包含多种其他的信号蛋白，如7-跨膜蛋白受体、G蛋白、腺苷酸环化酶、磷脂酶C、蛋白激酶C、钙泵及钙离子通道等。因此，这些特定的信号区域称为"transductosomes"。持续给予8周高胆固醇饮食的兔子，其主动脉内皮脂肪条纹的区域呈现出小窝transductosomes数量减少及低密度聚集现象，这些细胞内的改变与内皮依赖性舒张反应密切相关。

通过对NO的充分研究显示，内皮功能障碍与底物活性的改变和舒张因子失活的数目有关。仍存在争议的是，在疾病状态下L-精氨酸（NO合成酶的一种辅酶因子）的血浆浓度是否存在明显的差异。然而，在吸烟或冠心病、高血压、高脂血症等不同患病人群中，补充L-精氨酸能够改善冠状动脉功能的参数，减少心肌缺血的发生，降低血压及肾血管阻力。此外，越来越多的证据显示，NO合成酶的内源性竞争性抑制剂非对称性二甲基精氨酸在内皮功能障碍中发挥着重要的作用。高水平的非对称性二甲基精氨酸与多种临床症状呈正相关，如高胆固醇血症、高甘油三酯血症、高血压、慢性肾衰竭、慢性心力衰竭及2型糖尿病等。另外，在疾病过程中，NO的合成量可能保持不变或短暂升高，也可能表现为失活量增多。尤其是在糖尿病中，氧化应激被认为是一种重要的发病机制。在动脉粥样硬化及糖尿病的动物模型中，加入抗氧化物及超氧化物歧化酶能提高内皮依赖性舒张反应。正常的抗氧化机制（如超氧化物歧化酶、过氧化氢酶、谷胱甘肽、维生素C等）中自由基形成和（或）损伤的增加导致活性氧及能够清除NO的超氧阴离子的积累。NO及超氧化物之间的反应可能加速过氧化亚硝酸盐的合成，而过氧化亚硝酸盐能够使前列腺素合成酶、超氧化物歧化酶等关键蛋白变性甚至失活。

从目前看来，内皮舒张因子的弥散障碍及血管平滑肌对其敏感性的下降仍被认为是内皮功能障碍最为合理的机制，然而这些方面的研究极少，因此本节将不再予以探讨。引起内皮收缩因子释放增加的其他机制也将在糖尿病动物模型研究中进一步阐述。例如，在糖尿病兔的主动脉及软脑膜小血管中，发现前列腺素血管收缩因子的合成增多，而对于非前列腺素收缩因子（如内皮素）的合成处于异常高水平状态的机制尚无定论。

因此，内皮功能障碍的发生与多种机制相关，其中与特殊疾病状态相关的机制也可能不止一种。在性唤起反应中，考虑到生殖器组织的血管特性及血流量的重要性，内皮功能紊乱可能是导致性唤起障碍的重要机制。

### 四、内分泌病理生理学改变

目前越来越多的证据显示，性类固醇激素环境的改变在某种程度上会导致性功能障碍。性类固醇激素（雌激素、雄激素及孕酮）的失衡可能改变生长因子的神经功能、合成及活性，组织的组成和结构，以及平滑肌的收缩力等，这些改变可能导致生殖器血流量的减少及感觉的下降。本书的其他章节详细阐述了性类固醇激素的生理及病理生理学，本部分仅介绍与性唤起障碍相关的可能机制。

性类固醇激素可能调节多层组织内的不同细胞过程，以及阴道、阴蒂和阴唇的组成。其中直接的细胞相互作用可能影响特定的生理过程，如神经、血管、平滑肌、内皮细胞及上皮细胞等的生长和功能。这些变化又会引起以下改变：①神经递质的合成、分泌及再摄取；②血管及非血管平滑肌的收缩力；③自分泌或旁分泌血管活性/营养因子的产生；④细胞外基质成分的合成、沉淀及降解作用；⑤阴道上皮细胞的黏液化、角质化和（或）渗透作用。这些细胞过程（包括附加、协同和拮抗作用）从根本上决定了整体的生理反应，主要表现为生殖器的血流情况、阴道的润滑、组织的敏感性。

### 五、糖尿病

众所周知，糖尿病可以导致多种临床并发症，影响正常的血管、神经及内分泌机制，从而影响女性性欲、性高潮及阴道润滑。然而，无论在基础研究还是在临床研究中，对于糖尿病影响女性性功能方面的研究极少。在女性糖尿病患者中，最常见的性功能障碍是由阴道润滑作用不足导致的性唤起作用减弱。有研究证实，女性糖尿病患者的内、外生殖器存在感觉减弱。此外，女性糖尿病患者对性爱刺激的生理兴奋反应较正常女性低下。

在实验研究中，糖尿病兔的阴道组织在外源性去甲肾上腺素的作用下收缩力减弱，而在外源性NO或降钙素基因相关肽的作用下舒张反应下降。另外，相较于正常组，糖尿病动物的阴道组织受电刺激诱导的神经源性收缩及舒张反应均受到抑制。然而，对于引起这些变化的具体机制仍未知。在独立实验中发现，糖尿病兔的阴道组织上皮厚度及整体厚度均变薄，其黏膜下脉管系统萎缩。此外，在糖尿病动物的阴道组织中还发现了阴道结缔组织横截面积增大，转化生长因子-β的免疫染色明显增加。随后的雌兔实验表明，糖尿病状态能抑制阴蒂血流量的基线及神经刺激传导，导致阴蒂海绵体广泛纤维化。最近的研究测量出刺激盆底神经后糖尿病兔的阴道血流量，同时还表明相比于对照组，糖尿病组的阴道血流量明显减少。

糖尿病状态导致血管功能不全，对组织结构产生了不利的影响。通常情况下，氧化应激反应的增加会导致糖尿病并发症的出现，而氧化应激反应与高血糖引发的一系列变化密切相关，这些变化包括蛋白激酶C的活化、糖化终产物的形成、多元醇及氨基己糖代谢通路的活化增加等。研究者已在不同组织中，广泛研究了这些代谢通路的独立影响。最近的研究显示，线粒体内氧自由基的增多会直接或间接刺激代谢途径。虽然如此，女性糖尿病患者调节性唤起反应的机制仍未完全明确，需要更进一步的研究。

## 六、抗抑郁药物治疗

抗抑郁治疗长期以来都被认为会对性功能产生不良影响。然而，从大量临床研究数据中得到的相应结论仍受到以下几个方面的限制：第一，对于临床上诊断为抑郁症的患者，其本身性功能障碍的发病率就高，因此难以确定导致性功能障碍发病率增高及病情加重的原因是抗抑郁药物。第二，规范化的评定量表并不常用于性功能障碍的评估。第三，统计性功能障碍发病率的方式被证实（即医生的直接访问与患者的自我报告）会影响数据的收集。其中患者自我报告得出的性功能障碍的发病率要明显低于医师直接访问得出的发病率。第四，在探讨不同抗抑郁药物对性功能的相关影响上，大多数研究并没有进行直接对比研究或者缺乏空白对照。

Angulo等通过实验研究探讨不同抗抑郁药对阴道及阴蒂血流的影响。在雌兔实验中，同时抑制5-羟色胺及去甲肾上腺素再摄取的抑制剂，如文拉法辛（5mg/kg）及度洛西汀（1mg/kg），能明显抑制盆底神经刺激后引起的生殖器血流量增加，而仅抑制5-羟色胺再摄取的抑制剂帕罗西汀（5mg/kg），同样能够抑制盆底神经刺激后引起的生殖器血流反应。有趣的是，5-羟色胺本身或高选择性5-羟色胺再摄取抑制剂依他普仑却没有明显影响生殖器的血流反应的作用。因此，这似乎不太可能解释文拉法辛、度洛西汀及帕罗西汀对生殖器血流的抑制作用是由5-羟色胺水平升高引起的。在类似的研究中，L-精氨酸能完全消除帕罗西汀对生殖器血流的抑制作用，同时α-肾上腺素受体拮抗剂酚妥拉明则能消除文拉法辛的抑制作用。无论是L-精氨酸还是酚妥拉明均只能部分减弱度洛西汀的抑制作用，而两者联合可完全消除度洛西汀的抑制作用。这些数据同时显示，部分5-羟色胺再摄取抑制剂能抑制生殖器组织中NO的合成，从而减少生殖器的血流量。然而，一部分抑制剂却能增加去甲肾上腺素在生殖器血管床的敏感性，从而促进血管收缩。尽管初步的研究取得了上述观点，但对于抗抑郁药物在抑制性功能方面的具体机制仍需要进一步探讨。此外，NO、5-羟色胺、α-肾上腺素受体信号通路在区别不同抗抑郁药物的中枢及外周效应中起了重要作用。

## 七、结论

性唤起的生理特性很大程度上取决于组织结构及其功能的完整，其中包含复杂的神经血管过程，涉及多种神经递质、血管活性物质、性类固醇激素及生长因子的调节。本节将生殖器组织的血管性质在公认的心血管生物学领域内进行平行比较研究（图2-2）。性唤起障碍的可能机制如下：心血管疾病、性类固醇激素水平不足或抗抑郁药物治疗均可引起外生殖器血管异常状态，从而导致性唤起障碍；另外，血管疾病和（或）性类固醇激素水平不足可能直接引起外生殖器组织的萎缩及纤维化。大量数据显示，多种病理生理学状态影响神经功能，其与血管方面机制的关系有待进一步阐明。因此，性唤起障碍是由多种机制导致的。然而，众所周知，在相同的疾病状态下，不同的血管床会产生不同的反应，故生殖器组织及其血管也可能存在它们特有的机制，如雄烯二醇，一种同时具备雄激素及雌激素活性的类固醇激素，它可与一种独特的能优先在阴道组织中表达的核受体相结合。此外，在α-肾上腺素能及嘌呤能信号系统中，神经递质血管活性肠肽及精氨酸酶参与了性唤起反应的调节。对于这些因子如何调节性唤起障碍有待进一步研究。尽管对于生殖器性唤起的正常生理学机制仍需要深入研究，但在女性性唤起障碍的治疗上，更多地了解其细胞及分子学上的发病机制有助于提供可能的干预治疗。

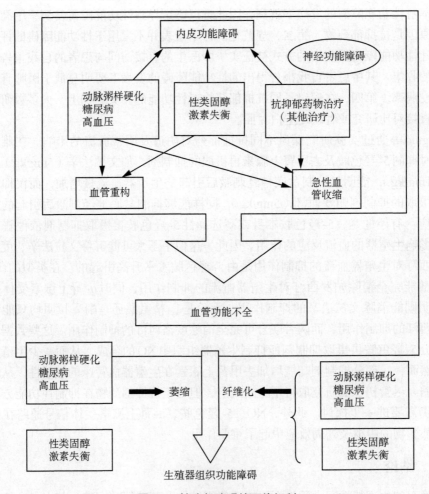

图2-2　性唤起障碍的可能机制

## 第三节　女性性激素与性功能障碍的病理生理学

### 一、性激素的合成

女性激素通过类固醇在卵巢和肾上腺中以不同和交叉的 $\Delta 4$ 和 $\Delta 5$ 代谢途径合成（图2-3），$\Delta 4$ 途径产生孕酮、17-羟孕酮、雄烯二酮和睾酮，同时 $\Delta 5$ 途径产生孕烯醇酮、17-羟孕酮脱氢表雄酮和雄烯二醇，后者可以被转化成睾酮。从图2-4可以看出，两个器官都存在 $\Delta 4$ 和 $\Delta 5$ 途径，但是卵巢中的类固醇主要通过 $\Delta 4$ 途径合成，而肾上腺中的

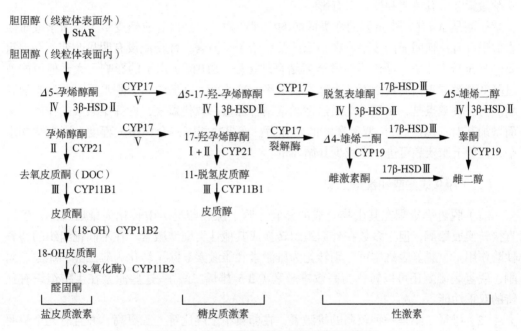

图2-3　女性卵巢及肾上腺的类固醇代谢路径

主要强调 $\Delta 4$ 和 $\Delta 5$ 途径；CYP，人细胞色素 P450；HSD，羟化类固醇脱氢酶

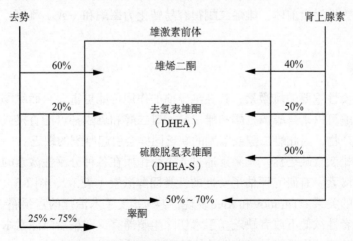

图2-4　女性生育年龄期间雄激素及其前体

类固醇则主要通过Δ5途径合成。另外，脱氢表雄酮在肾上腺通过磺基转移酶大部分转化为硫酸脱氢表雄酮。女性血浆中的睾酮大约50%直接来自卵巢和肾上腺中的前体，另一半睾酮为雄激素前体，是由不同靶组织外周转化而来的。

### （一）孕酮

孕酮在月经周期中循环产生，是女性生育年龄期间的重要激素之一，是保持正常月经周期与受孕的先决条件。这种周期性孕激素在绝经后就消失了，但是其仍能在血清及脑中被检测到。动物研究表明，雌激素和孕激素通过作用于下丘脑调节神经元网络来调控女性性行为。类似的结论已得到推断，但尚未得到证实，有迹象表明，给予绝经后妇女孕激素会对其情绪和性行为有影响。

孕酮是Δ4途径中重要的性类固醇的中间产物，但是口服或经皮给予雌激素或雄激素似乎没有任何明显的效果。在临床试验中给予孕激素，性功能没有明显改变。一项重要的临床研究表明，孕激素对性激素结合球蛋白（SHBG）水平的影响不大，但可能通过降低雌激素来提高性激素结合球蛋白水平，这将极大降低游离睾酮水平对雌激素的影响。另一种观点是，孕酮可能通过性激素结合球蛋白取代睾酮，发挥雄激素的作用，从而增加其对代谢产物5α-双氢睾酮的亲和力。卵巢功能障碍会在很大程度上影响孕酮水平，但肾上腺疾病可进一步减少其循环量。

### （二）脱氢表雄酮和雄烯二酮

（1）脱氢表雄酮在其生物合成的器官（肾上腺和卵巢）中转化为雄烯二醇，然后直接转换成睾酮，但大多数在外周组织转换成其他性类固醇激素。在不同靶组织的特异性酶作用下，脱氢表雄酮可分别转化为雄激素和雌激素，除了转化为雌二醇和雌酮、睾酮，脱氢表雄酮还可以转化为高效雄激素（Δ5-雄烯二醇），这些激素在生殖组织有独特的双重功能。

（2）雄烯二酮是一种较弱的雄激素，在卵巢中浓度比肾上腺更高，并且有几个鲜明的特点。它是唯一的在绝经女性体内水平高于男性的循环雄激素，并且这种少于4%的类固醇水平取决于性激素结合球蛋白，该雄激素的效力相当于10%的睾酮或者5%的脱氢表雄酮。作为性激素前体，雄烯二酮很容易转化为睾酮和（或）雌酮，后两者均是雌二醇的前体。

### （三）雌酮

雌二醇是女性重要的雌激素，其在绝经前的作用可能更重要，而雌酮则在绝经后作用更显著。雌酮可以来自雄烯二酮和雌二醇。雌二醇和雌酮都可能直接或间接地来源于睾酮的芳构化产物，因此雌二醇或睾酮的缺乏同样会引起雌酮的缺乏。

雌激素和雄激素缺乏症。雄激素通过芳香酶作用在各种分泌性激素的腺体或周围组织中转化为雌激素。有研究评估了女性的性类固醇激素（表2-2，图2-5）和女性性功能障碍症状之间的关系。Thranov和Klee发现，74%接受手术治疗的宫颈癌、卵巢上皮癌、子宫内膜癌患者性欲低下或者缺乏。手术切除生殖器官、卵巢后雌激素水平下降及化疗对卵巢功能的破坏，均可能是患者性功能障碍发生的原因。

表2-2 女性性功能障碍症状相关的实验室评估

| 症状 | 可能表现 | 评估指标/方式 |
|---|---|---|
| 性欲减退 | 雄激素缺乏 | 睾酮 |
| | | 游离睾酮（来源于透析） |
| | | 性激素结合球蛋白 |
| | | 游离睾酮指数 |
| | | 硫酸二氢叶酸 |
| 性交 | 雌激素缺乏 | 促卵泡激素 |
| | | 雌二醇 |
| 性欲淡漠 | 抑郁 | 贝克指数 |
| | 甲状腺功能减退 | 促甲状腺激素 |
| 月经不调 | 垂体-卵巢功能障碍 | 雌激素 |
| | | 催乳素 |
| | | 促卵泡激素 |
| 溢乳 | 垂体腺瘤 | 催乳素 |
| | 药物作用 | 回顾用药清单 |

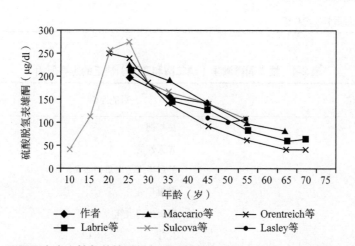

图2-5 不同研究中女性年龄的增加与硫酸脱氢表雄酮（DHEA-S）减少之间的关系

对于女性，雌激素缺乏常见症状与睾酮缺乏（表2-3）有相似之处。男性的睾酮缺乏症状与女性也有一定的相似之处。如果女性患者在绝经前雌激素水平正常或绝经后用雌激素治疗，主要表现为与雄激素缺乏相关的临床症状。这些症状的综合表现与各种原因引起的女性的性激素缺乏有关，其中可能的病因详见表2-4。

表2-3　雌激素和雄激素缺乏的一般症状及并发症

| 雌激素缺乏 | 雄激素缺乏 |
| --- | --- |
| 血管舒缩不稳定 | 性欲下降 |
| 影响认知、情绪及动机 | 体力下降（容易疲劳） |
| 具体影响性欲和性行为 | 幸福感下降 |
| 阿尔茨海默病发病率增加 | 肌力下降 |
| 阴道干燥（失去润滑作用） | 肌肉量减少 |
| 阴道感染 | 性唤起能力下降 |
| 性交痛 | 阴道润滑作用减弱 |
| 皮肤失去弹性 | 性高潮能力下降 |
| 肌肉关节疼痛 | 骨密度降低 |
| 子宫和乳房萎缩 | 阴毛减少 |
| 子宫肌瘤变小 | 性幻想下降 |
| 夜间潮热和盗汗 | |
| 心血管疾病 | |
| 结肠癌发病率增加 | |
| 绝经后骨质疏松症 | |

表2-4　性类固醇激素（雌二醇和睾酮）缺乏的主要原因

| 病变部位 | 可能原因 |
| --- | --- |
| 卵巢 | 更年期 |
| | 先天性的 |
| | 外科手术（卵巢切除术） |
| | 卵巢早衰 |
| | 卵巢组织破坏 |
| | 化疗 |
| | 放疗 |
| | 使用卵巢功能抑制药物 |
| | 口服避孕药 |
| | 更年期激素替代疗法 |
| 肾上腺 | 肾上腺切除 |
| | 艾迪生病 |
| | 多发性内分泌功能减退综合征 |
| | 肾上腺功能抑制药物 |
| | 使用可的松治疗 |

续表

| 病变部位 | 可能原因 |
| --- | --- |
| | 可的松过量引起的库欣综合征 |
| | 过重的压力及疾病 |
| 垂体 | 特发性垂体功能减退症 |
| | 淋巴细胞性垂体炎、垂体腺瘤 |
| | 垂体卒中 |
| | 希恩综合征 |
| | 鞍旁脑膜瘤和其他原发性垂体肿瘤 |
| | 转移性肿瘤 |
| | 促性腺激素释放激素（GnRH）治疗 |
| | 雌激素治疗 |
| | 绝经后替换治疗 |
| | 口服避孕药 |
| 下丘脑疾病 | 下丘脑功能性闭经 |
| | 焦虑压力状态 |
| | 急性疾病 |
| | 慢性疾病，特别是高分解代谢病，如获得性免疫缺陷综合征（AIDS） |
| | 药物（尤其是影响中枢神经系统的药物） |
| | 颅咽管瘤等鞍上肿瘤 |
| 其他 | 性激素结合球蛋白（SHBG）增加 |
| | 特发性 |
| | 绝经前妇女 |
| | 其他肿瘤 |

## 二、女性性功能障碍的研究、诊断和治疗

研究显示，由雌二醇和睾酮等类固醇激素缺乏所致的女性性功能障碍多于因激素过度表达所致的女性性功能障碍（图2-3和图2-4），由于雌二醇来源于睾酮，所以两者缺乏往往是同时发生的。过去的几十年里，人们对雌激素缺乏的关注更多，由于多种原因，针对女性睾酮缺乏的研究还处于起步阶段。一方面是由于当前检测女性低水平睾酮的灵敏度有限，另一方面是由于不同年龄女性的睾酮正常范围的数据缺乏。众所周知，睾酮水平和它们的前体水平随着男性和女性年龄的增长而不断下降。很多实验已经测定了绝经前女性脱氢表雄酮和睾酮的正常水平。脱氢表雄酮水平随着年龄增长而下降的关系已建立（图2-5）；尽管针对脱氢表雄酮的等离子测定是可重复的，甚至在较低的范围也是没有争议和相当准确的，然而研究其与性功能关系的临床试验却很少。

### （一）性激素缺乏的潜在原因

雌激素与雄激素及其前体是由肾上腺及卵巢产生的，在任何情况下，如果损伤肾上腺和卵巢腺体的结构与功能，将导致雌激素和雄激素的分泌不足。

1.卵巢病理学　卵巢直接通过性类固醇激素的前体脱氢表雄酮和雄烯二酮合成雄激素和雌激素。性激素缺乏最常见的原因是自然绝经，然而手术切除卵巢也会导致性激素分泌不足且更加敏感，提前绝经会使性激素缺乏出现得更早且临床症状更严重。但对于绝经后卵巢产生性类固醇激素的能力目前仍存在争议。现在普遍认为，绝经期卵巢高促性腺激素水平刺激雌二醇和睾酮的合成，特别是卵巢间质细胞。Couzinet提出的新观点认为，在绝经期女性卵巢组织匀浆中，由于激素、酶类及受体的缺乏导致睾酮合成不足。也许会有不同的观点，但可以通过以下事实来解释，即Couzinet的研究仅局限于绝经期女性患者。另外，大约有50%的卵巢睾酮的合成来源于硫酸脱氢表雄酮，同时Couzinet的研究证实了肾上腺皮质功能不全的女性患者硫酸脱氢表雄酮的水平较低。由于临床上放化疗的使用导致不同程度的卵巢激素合成障碍，无论是年轻女性患者口服避孕药还是更年期患者使用雌激素替代疗法，均会导致性激素的合成受到抑制，从而使得病情更为复杂。在这种情况下，不仅雌激素治疗会抑制卵巢合成雌二醇和睾酮，而且会刺激肝脏合成性激素结合球蛋白，导致睾酮结合增加，使雌二醇水平更低，同时阻止它们进入周围靶组织。

2.性功能障碍与卵巢病变　任何原因引起的卵巢功能丧失都会导致雄激素和雌激素合成减少。性功能下降包括从性欲的降低到因情绪波动导致的接受性及性唤起能力的下降。由于雌激素来源于雄激素，长期以来存在以下争论：临床症状的出现和有效治疗是否均归因于特定的雄激素或雌激素。同时存在以下讨论：年龄的增长或卵巢功能的减退是否导致性功能障碍加重，尤其是围绝经期年龄的女性。

纵向研究在评价激素和症状的变化方面极具代表性。Burger研究发现，女性在围绝经期的过渡时期存在性功能减退。性功能的减退比起雄激素水平的下降，似乎与雌二醇水平下降相关性更强。研究者通过比较由老年化及更年期两者引起的性功能变化，得出老年化和更年期对性反应均产生不利影响的结论，但性的其他方面，尤其是性生活的频率及性欲，却与绝经后的状态关系更加密切。

毫无疑问，在卵巢功能退化后，雌激素治疗能够改善血管舒缩功能及其他一般症状。对更年期患者常见的阴道干涩和生殖器萎缩症状，全身或局部给予雌激素治疗后临床疗效很好。事实上，雌激素治疗有助于提高性唤起及性满意度，然而，比起雌激素直接带来的影响，雌激素治疗更能减轻性不适症状。也有人认为雄激素治疗在性欲和性感受方面更重要。此外，一个局限性观察认为当超生理水平使用雌激素时，才可能出现明显的性幻想、性欲及性满意度。

3.性功能障碍与肾上腺病变　肾上腺通过脱氢表雄酮和雄烯二酮的前体合成雄激素，但是通过Δ5途径合成孕烯醇酮和脱氢表雄酮占主导。硫酸脱氢表雄酮只由肾上腺产生，所以硫酸脱氢表雄酮被认为是一种肾上腺雄激素。硫酸脱氢表雄酮具有更长的半衰期，血清水平更稳定，因此临床上常通过其检测脱氢表雄酮水平。

肾上腺切除术后雄激素水平下降，尤其是脱氢表雄酮、硫酸脱氢表雄酮及睾酮水平的下降。肾上腺受损导致雌激素水平下降极小，而雌激素水平下降主要是由外周组织转换减少所致。因性欲减退导致的临床症状，除了阴道润滑作用和性唤起功能的降低外，难以达到性高潮，这些均与肾上腺皮质激素不足有关。许多研究已经报道，肾上腺受损导致的雄激素下降水平比随着年龄的增长雄激素正常下降水平还要低（图2-5）。

　　肾上腺皮质功能不全，无论是作为一个孤立的器官衰竭，还是作为一个多发性内分泌功能减退综合征的一部分，都将导致肾上腺雄激素及皮质醇的缺乏。而雌激素仅为一个次要的因素，因此许多肾上腺功能不全的女性同样能维持正常月经周期。通过使用阻断肾上腺雄激素产生的皮质醇药物，可降低雄激素的合成，库欣综合征患者产生过量的皮质醇也会产生同样的效果。严重的全身性疾病，如神经性厌食症，甚至急性应激都会影响雄激素的分泌合成。据研究，人的身体为了尽可能保存生存所需的体能，会减少性激素的合成，而使生命支持所需的糖皮质激素和盐皮质激素合成增加。

　　4.性功能障碍与垂体病变　垂体功能的低下会导致卵巢和肾上腺功能受到影响，从而出现雄激素和雌激素的合成大量减少甚至完全缺失。这很好地解释了对于绝经前和绝经后的女性患者，为何无论有没有雌激素替代治疗，性激素均分泌不足（图2-6、图2-7）。

　　垂体功能不足导致促性腺激素的分泌减少或缺失，如黄体生成素、促卵泡激素及促肾上腺皮质激素等，其能够由各种疾病引起（表2-5）。垂体腺瘤或其他肿瘤（包括原发性和转移性）均可导致脑垂体结构的破坏。随着肿瘤的不断增大，其会侵犯脑垂体的血液供应，同时造成对肿瘤周围组织的压迫及正常垂体周围组织结构的破坏，这种情况临床上称为垂体卒中，常表现为急性头痛、恶心呕吐及视力障碍等症状。类似的情况被称为希恩综合征，是由于产后出现的垂体坏死，也可能发生在妊娠期间。正常妊娠期间，垂体一般会增大，而在分娩时出现并发症将导致垂体功能受损，如大出血及低血压等。

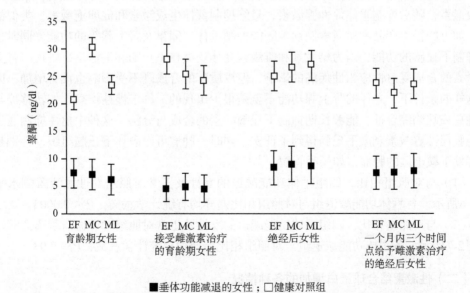

图2-6　在绝经后与存在或缺乏雌激素代替疗法情况下，患垂体疾病女性的睾酮水平

EF，卵泡早期；MC，排卵期；ML，黄体中期相

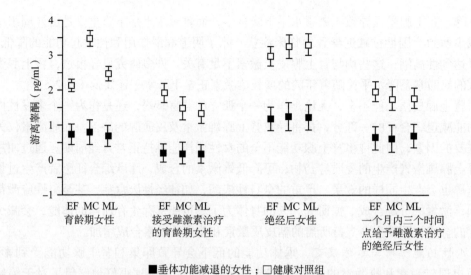

■垂体功能减退的女性；□健康对照组

**图2-7　在绝经后与存在或缺乏雌激素代替疗法情况下，患垂体疾病女性的游离睾酮水平**
EF，卵泡早期；MC，排卵期；ML，黄体中期相

自身免疫破坏性垂体疾病可能是一个孤立现象，也可能是多发性内分泌功能减退综合征的一个部分。淋巴细胞性垂体炎是一种变异的自身免疫破坏性垂体病，目前大都发生在男性，但妊娠期间的大多数女性也会出现相关方面的表现。

5.性症状表现与下丘脑病变　垂体功能依赖于下丘脑发出的神经刺激与激素调节，因此下丘脑疾病或损伤都会导致垂体功能下降，从而影响卵巢和肾上腺激素的合成与分泌。最为常见的下丘脑功能障碍的原因是下丘脑功能抑制，常由焦虑、压力、急性疾病、慢性疾病及药物引起。一些慢性疾病（但主要还是急性疾病）能够抑制促性腺激素释放激素，随后抑制垂体促性腺激素，最终抑制黄体生成激素和促卵泡激素。类似的药物（如可的松类产品和雌激素制剂）既能抑制垂体、卵巢及肾上腺等的功能，同时也能够抑制下丘脑的功能，因为雄激素和雌激素受体反馈在下丘脑和垂体均有发现。肾上腺雄激素的合成受急性应激性疾病的影响，但皮质醇的合成既不受影响也没有增加，因此在这样的条件下，总体的肾上腺功能不全是很少出现的。许多慢性疾病，如转移癌与获得性免疫缺陷综合征，能够长期抑制下丘脑激素的合成与分泌。这种中枢性抑制通过人绒毛膜促性腺激素刺激下丘脑得到了证实。同时，肿瘤可以破坏下丘脑组织，特别是那些好发于鞍上区的肿瘤，如颅咽管瘤。

（1）与对照组相比，四组垂体功能减退的女性及正常对照组女性血清睾酮水平如图2-6所示。各垂体功能减退组与对照组相比差异均有统计学意义，$P < 0.0003$。

（2）与对照组相比，四组垂体功能减退的女性及正常对照组女性血清游离睾酮水平如图2-7所示。各垂体功能减退组与对照组相比差异均有统计学意义，$P < 0.03$。

**（二）性激素结合球蛋白增加的各种情况**

性激素结合球蛋白与性激素密切相关，因为多种形式的雌激素可增加，其在肝的生物合成及其血浆水平。游离的、活化的或生物可利用的性激素水平取决于性激素结合球蛋白结合与解离的平衡。因此，增加血浆内性激素结合球蛋白的水平能结合性激素并减少性激素的生物利用率，反之亦然。

性激素结合球蛋白可作为雌激素或睾酮从体内清除的衡量指标。性激素结合球蛋白对类固醇的结合亲和力为双氢睾酮＞睾酮＞雄烯二醇＞雌二醇＞雌酮。脱氢表雄酮与性激素结合球蛋白的结合力弱，但硫酸脱氢表雄酮与性激素结合球蛋白根本不结合。临床上发现睾酮对组织的利用率比性激素结合球蛋白更有价值。正常生理条件下的女性，只有1%～2%的总睾酮是游离的或立即得到生物利用。其余是结合的，其中66%与性激素结合球蛋白紧密结合，而30%与白蛋白疏松结合。

无论是绝经后治疗或绝经前口服避孕药、口服雌激素都可以提高性激素结合球蛋白水平，从而能结合更多的性类固醇激素，降低组织的生物利用度。口服雄激素会降低性激素结合球蛋白，使更多的激素作用于外周组织。性类固醇激素肠外给药对性激素结合球蛋白的影响小得多，因此能够将更多的激素输送到靶器官。一个重要的区别是口服避孕药甲基孕酮和炔雌醇（片剂）可明显提高性激素结合球蛋白水平。

除了口服雌激素治疗，妊娠、肝硬化或其他形式的肝脏疾病、甲状腺功能亢进、神经性厌食症或抗癫痫药物均可以增加性激素结合球蛋白水平。除了口服雄激素治疗，甲状腺功能减退、肥胖、高胰岛素血症及生长激素可能会降低性激素结合球蛋白水平。一些研究者发现性激素结合球蛋白的骤减与绝经相关，但也不是所有人都如此。到目前为止，在绝经前几年性激素结合球蛋白的水平没有差异。

### （三）多样性还是特发性

绝经前女性性激素不足的诊断是非常困难且有争议的，特别是在药物治疗、医疗或外科手术的情况下。由于停经或月经不规则，大多数情况下雌激素缺乏的诊断较容易。一些中度严重和急性的疾病有可能导致这种情况。一个令人困惑的现象是代谢疾病在月经正常的女性中也有发生。

有早期的证据表明绝经前女性虽然月经正常，但性功能障碍的症状可能随着雄激素缺乏出现。Guay等研究了没有任何性激素缺乏原因，但是有性功能障碍症状的年轻健康女性，她们的Δ5途径肾上腺雄激素前体水平显著低于年龄匹配的对照组（在绝经前健康女性人群中筛选的没有性功能障碍症状者）。通过Goldstat等的一项研究，评估了有规律月经但性欲减退的健康绝经前女性应用雄激素治疗的结果。有研究者报道睾酮治疗在健康、情绪及性功能等方面比安慰剂对照组有更显著的改善。雄激素在研究中超出生理水平引起了人们的疑问。如果将这些数据与逐年报告的筛查为性功能障碍的绝经前正常女性人群相比，Goldstat所研究的患者的游离雄激素水平低至2nmol/L，与之对比的被报道的30多岁女性（Goldstat所研究的患者的平均年龄）的正常低值是2.04nmol/L。使用相同的正常标准，治疗后的游离雄激素水平为5.5nmol/L，只有轻微升高，而二十几岁女性的游离雄激素水平正常上限为4.96nmol/L。女性雄激素的正常范围目前仍考虑为估计值，直到有更多数据被确定。

### （四）男性和女性雄激素水平的测量

1.总睾酮和游离睾酮水平　研究者一直致力于研究最佳方法来确定一名女性体内是

否能产生足够的睾酮来满足其生理需要。女性的睾酮一部分源于性腺，即在卵巢卵泡膜细胞产生，然后释放到血液循环，一部分源于肾上腺。在女性，睾酮与性激素结合球蛋白紧密结合，与白蛋白疏松结合。游离睾酮实际上是与雄激素受体相互作用的睾酮的一小部分。测量游离睾酮是困难的。现在可以检测几种不同的游离睾酮，如一些分子量更大的或者不稳定的睾酮（表2-5）。

表2-5　临床中检测的睾酮正常范围与检测试剂供应商提供的正常范围（nmol/L）

| 检测 | 试剂供应商提供的正常范围 | 临床观察到的正常范围 |
| --- | --- | --- |
| RIA nM检测柱层析后总睾酮 | 0.35～1.91 | 0.14～0.98 |
| RIA nM直接检测总睾酮 | 0.35～2.77 | 0.35～1.23 |
| 透析法检测游离睾酮 | 3.82～21.6 | 1.73～8.67 |
| 游离睾酮模拟物 | 1.56～11.0 | 1.73～8.67 |
| RIA nM 检测性激素结合球蛋白 | 30～95 | 26.1～63.4 |

2.游离睾酮的测定　目前可用的几个游离睾酮测定的方法如下。

（1）游离模拟睾酮测定。

（2）用平衡透析法测定游离睾酮（游离睾酮透析法）。

（3）生物有效性睾酮（BT）。

（4）游离睾酮指数（FTI）。

（5）通过action-Sodergard方程计算游离睾酮。

3.测定游离睾酮最可靠的方法　在学术研究中，游离睾酮的透析法已成为参考标准，并与其他所有检测方法进行了比较。透析法测定游离睾酮可能过于昂贵和费时，不能给临床医生提供快速的检测。如果想要一个费用合理并与女性游离睾酮透析法相关的检测方法，计算游离雄激素指数（FAI）可能会更便捷有效。对于临床医生，游离雄激素指数法可能是最容易和可靠的检测方法，可评估女性雄激素是否充足。

FAI＝总睾酮（ng/ml）×0.347×100（nmol/L）SHBG（绝经前女性正常参考范围）

4.激素的正常水平　一个普遍的共识是需要确定激素的正常水平范围，如催乳素、促卵泡激素，从而使激素充足或不足的诊断变得相对容易。不幸的是，只有少数激素对维持女性的正常性功能很重要，因此医生必须依靠一系列检测来确定激素分泌的中断是否导致患者的性困扰。由供应商提供的正常范围并不总是与临床观察一致，如由供应商提供的正常范围与实际水平的总睾酮、游离睾酮、性激素结合球蛋白水平之间存在差异（表2-5）。在所有情况下，对女性性功能有重要作用的激素的正常范围比人们之前猜测的范围更狭窄。当临床医生遇到一位主诉性功能障碍的女性患者，应重点进行体格检查及特异性症状自评量表评估，其次是有针对性的实验室检查（见图2-3），这是确定激素异常是否为造成患者目前性困扰原因的一种最有效的方式。

## 三、结论

当女性卵巢、肾上腺或周围器官发生病理生理改变时，女性就会缺乏性激素。这样的病理生理变化可以归因于内分泌腺体或器官破坏，或下丘脑和垂体（通过蛋白质或肽类激素，如促肾上腺皮质激素、促黄体生成素、促卵泡激素调节性激素的生物合成）的功能改变。同样的，性类固醇激素产生机制的损伤可能表现为感染、药物反应、疾病或严重的情绪压力。此外，影响性激素结合球蛋白的合成与血浆水平的因素也可能改变雌激素和雄激素的生物利用度，这也改变了其功能。有人提出，健康的绝经前女性也可能表现出雄激素缺乏的症状。这些初步观察仍有待确定，但其与性功能是相关的。评价女性性类固醇激素尤其是雄性激素的一个关键障碍，就是缺乏可靠、敏感及有效的分析测定方法，从而不能在常规临床诊疗和实验室研究中检测出低水平的睾酮及其他雄激素代谢产物。

## 第四节　女性性高潮的生理学和病理生理学

男性中极少出现性高潮障碍者，但这并不意味在女性中也没有，性高潮障碍在女性中存在且具有一定的比例，随之产生了关于女性性功能障碍的两大热议话题：①女性性高潮障碍，尤其是性交获得性高潮的障碍；②如何识别性高潮的产生并详细描述。

对于男性而言，性高潮就是达到性幻想期望，然而对于女性而言并非如此。据称，女性将性高潮看作性唤起后的"余晖"及身体被拥抱的亲密接触。在一项调查中发现，当公开问及女性受访者一些自选话题时，她们认为与对方发生性交的主要原因是基于亲情、爱情及亲密关系，相比于性高潮本身，她们认为这些情感的升华才是最好的性体验。美国对于这方面的研究约始于30年前，随着人们及社会对性的看法及态度的改变，他们的某些结论可能会被推翻。事实上，性高潮障碍已成为女性所面临的第二大性问题。一项1992年开展的研究调查了参与研究的大学生夫妇中性乐趣与性高潮之间的关系。据报道，没有数据支持"比起女性，性高潮对于男性而言更重要"这种传统观点。最近在英国发起的一项关于性行为的具有统计学意义的国际调查中，当问及"关于男性没有性高潮的性爱能否真正让人满足"时，约一半（48.7%）的男性认为性高潮对于男性性满足是必不可少的，约43%的女性也同样认为性高潮对于男性性满足是必需的。而当问及女性性高潮时，37%的男性认为性高潮对于女性性满足是必需的，而只有29%的女性认为性高潮对于女性性满足是必需的。因此，将近1/3的女性（一个非常重要的比例）认为性高潮是很重要的。除了明显感觉到性快感外，女性生理上的性唤起表现才是女性渴望性高潮的主要原因。性唤起会引起多种女性盆腔结构的充血，如子宫、阴道、阴蒂、尿道、阴唇及骨盆韧带，甚至包括输卵管和卵巢，从而导致一种"骨盆胀满"的不舒适感。这种感觉的消退非常慢，而性高潮会促进这种感觉的消退，但是又不会完全消失，因此性高潮是改善这种盆腔不适最自然且舒适的方式。DSM-Ⅳ-TR的诊断标准将性高潮障碍分类如下：①持续或反复的正常性唤起后性高潮延迟或缺失，引发女性性高潮的刺激类型和强度表现不同，在考虑年龄、性经验和性刺激是否充分的因素后，其获得性高潮的能力仍降低方可做出临床诊断。②这一障碍导致明显的精神痛苦或夫妻关系紧张。③除外精神疾病（其他性功能障碍除外）、物质的直接生理作用（如药物滥用、药物治疗）或全身性疾病原因。

## 一、女性性高潮的具体客观指标

当Levin提出"性高潮缺乏的女性如何意识到性高潮的发生？"这个问题时，Levin被问及"性高潮的定义是什么？"。一些主观的性高潮体验（如兴奋、欣快、极度愉悦）常伴随着身体上的生理变化，这些变化常常提示性高潮即将来临、正在发生或已经发生。对这些变化的描述源于近40年前Master和Johnson的经典研究观察，但如今已加入了一些新的描述。这些客观指标在女性性高潮前、性高潮过程中及性高潮过后的具体描述详见表2-6。在近期的一篇关于女性性高潮的综述中，充分且批判性地讨论了这些指标。在性高潮发生时引用最多的生理指标是阴道或盆腔横纹肌的收缩，然而有些女性表示她们在性高潮时并没有感受到这种收缩，这有可能是因为收缩力较弱或是没有意识到它们的存在。

表2-6　女性性高潮具体客观指标

性高潮即将发生时的指标（预期指标）

　小阴唇颜色变化（从粉红色到深红色）

性高潮发生时的指标（即时指标）

　阴道收缩（盆腔横纹肌节律性收缩）

　子宫收缩

　肛门括约肌收缩

　催乳素的释放

性高潮发生后的指标（回顾性指标）

　性红晕的消退（快速的，导致乳晕起皱）

　血浆中持续高水平的催乳素

　在阴道内放置可自由活动的光电容积描记器可记录到阴道脉冲幅度的增强

## 二、女性性高潮的类型学

早期在关于女性性高潮的精神分析理论中提出的女性性高潮双重类型论，是指通过单纯阴蒂刺激而获得的性高潮，同时该理论指出唯一真正性高潮的获得来源于阴道性交，因而该理论不太成熟。这种二元论最终发展为女性性高潮既来自阴蒂刺激，也来自阴道刺激。文献中有很多关于阴道高潮的描述与讨论，而对阴蒂高潮则描述很少。在相关报道中，女性在描述阴蒂高潮时，常用"温暖的""不稳定的""电流般的""强烈的"来表达，而对阴道高潮则用"悸动的""深远的""抚慰的""舒适的"等词来描述。Kinsey、Masters及Johnson等提出：阴道很少有感觉接受器，而有些阴蒂刺激也源自于性交过程中阴茎在阴道中抽插。此外，据Ingelman Sundberg报道，阴道好比尿道附近的一座小丘，在阴道性交过程中，阴茎抽插会拉伸阴蒂基底部两侧的韧带，因而性交会产生阴道与阴蒂的双重刺激。如果这就是事实，那么女性描述的两种不同感受的解剖学基础则令人费解，除非我们从心理及情感上接受性交（阴道的扩张）和阴蒂刺激本身就是不同的。Master和Johnson提出了这样一个疑问：阴蒂高潮和阴道高潮真的是两种完全不同的解剖存在吗？答案是否定的。他们从解剖学的观点阐述了通过对阴蒂体或外阴隆起部位的抚摸，或是通过自然或人工性交，或是对女性任意性敏感部位的充分刺激等这些有效性刺激方式对于盆腔脏器引起的反应是没有绝对区别的。通过生理测量所得出的结果支持这一观点，在刺激阴道前壁（G点）或阴蒂所诱发的性高潮中，近来越来越多的关于子宫平滑肌和盆底横纹肌收缩的生理测量揭示了性高潮时存在多种肌肉收缩模式，这也就意味着对不同生殖器部位进行刺激时，至少产生了两种性高潮模式。Levin随后展示了一系列John Perry所记录的肌动描记器的记录。

最常被提及的女性性高潮类型是由Singer提出的，Singer是一个没有进行过任何实验研究的哲学家，其在所发表的文章中提出了三种类型的性高潮：①"外阴"性高潮，阴蒂或性交刺激时所触发的阴道节律性收缩；②"子宫"性高潮，没有阴道的收缩，但是在性交及阴茎与宫颈接触时女性随之产生窒息、喘息；③"混合"性高潮，为外阴和子宫两种性高潮的合成。

Singer采用小说的描述方式记录了从少数案例中得出的欠科学的观察结果，这些就是他提出性高潮类型学的依据。在Singer的性高潮类型学中，阴茎抽插对宫颈的刺激并不是刺激子宫颈本身，而是移位到器官表面腹膜（即高度敏感结构）对其进行摩擦，从而达到性高潮。然而最近关于子宫颈在性唤起中的描述总结提出子宫颈参与性高潮的证据仍不足，目前的观察研究仍无法解决这个问题。

在G点论和人类性学研究文献中，John Perry和Beverly Whipple提出了一种有趣的性高潮类型学，即"连续模式或连续类型学"，其中包括Singer的性高潮类型，但也增加了G点（阴道前壁）刺激论。此类型指出性高潮一部分起源于阴蒂刺激产生性高潮时导致盆底肌肉的节律性收缩（通过阴部神经介导）；另一部分则是通过盆底和下腹神经介导产生的G点刺激性高潮，这种G点刺激产生的性高潮代表着子宫的收缩；位于中间的是最常见的双重类型性高潮论。然而这种连续类型学并未被普遍接受。

最近的女性性高潮类型学是由Bohlen等发展起来的，他们根据实验室研究记录性高潮时不同类型的阴道收缩形式，将女性性高潮分为节律性阴道收缩（性高潮持续约13秒）、节律性阴道收缩与后期非节律性阴道收缩（性高潮持续约51秒）、非节律性阴道收缩（性高潮持续约24秒）。这些性高潮持续时间差别很大：Levin和Wagner共记录了26位研究对象的性高潮持续时间，平均持续时间为（19.9±12）秒，然而可惜的是，Bohlen等的研究对象中只有11位未生育过的女性，目前也未见其他研究证实这一类型学。由于该研究实验例数有限，这一分类仍在审查中。相对于性高潮的分类，Mah和Binik则讨论了人类性高潮表达的变异性。

### （一）性高潮时大脑成像功能

最新的一项研究对既往性唤起的研究进行了改进，它使用大脑的成像功能来区分性高潮时局部区域性活动的激活或抑制。大量关于性高潮（射精）及性唤起的研究都是在男性中开展的，目前为止在女性中的研究很少。Holstege等使用血氧水平依赖的正电子发射断层成像记录男性在射精或性交过程中大脑各个不同区域的变化，其观察窗约为60

秒。大脑的许多区域被发现是高度激活的，即大脑中胚层转化区，包括腹侧盖区、中脑的侧区和中央区、未定带、Subparafaccicular核、丘脑核（腹侧，后正中线及髓内核）、小脑、侧硬膜及屏状核，即在Brodman区的7/40、18、21、23、47区有大脑皮质活性的区域。然而杏仁核和内嗅皮层这两个位点是未兴奋的，在短期的观察中发现下丘脑也是未兴奋的。Holstege详细论述了男性这些位点兴奋的原因，他认为男性这些位点的激活模式与女性类似，除了以下两个比较显著的差别：第一，在女性中，杏仁核是兴奋的而非失活的。第二，女性脑导水管周围的灰质区是激活的，而在男性中却没有看到这种现象。

因为参与性唤起或性高潮的脑功能区同时也参与其他身体部位功能的发挥，致使在解释这些数据时存在困难。例如，杏仁核参与焦虑、恐惧及愤怒等情绪表达，而脑导水管周围灰质区则接收来自杏仁核、条纹终端、下丘脑（内侧区与外侧区）、视叶前区及前额皮质部分区域的信号输入，并通过直接或间接的方式传送至脊髓。这些功能区参与伤害控制、尿频、发声、瞳孔扩大等功能的表达。最令人感兴趣的是伤害控制功能，在刺激脑导水管周围灰质区时产生止痛效应，阴道的自我刺激可以提高女性的痛阈，性高潮刺激时则进一步提高痛阈，而这两者对触觉的敏感度则没有变化。因此女性性高潮时导水管周围灰区的激活可能就是通过这种机制实现的。

### （二）性高潮快感

关于性高潮快感存在以下两种相悖的观点。

（1）它只是参与性刺激的一种应答反射。

（2）性高潮快感是没有内在意义的，女性识别性高潮是通过她们性高潮时所处的状态，而不是通过感觉与大脑之间具体连接所产生的意识。Mead曾说过，"性高潮是一种可学习的行为""女性性高潮能力就好比不随既定文化而变化的潜能一样""学习性高潮的能力在每个女性中均不一样"。当然，性交产生的快乐和性高潮也可看作一种学习行为。

### （三）女性有连续的性高潮，而男性没有

男女之间性高潮一个很明显的区别就是女性有连续的性高潮，甚至后发的性高潮比前面的更强烈。许多男性都有射精后不应期，其是由性高潮时催乳素的释放导致的，但是女性却没有这种不应期，可能是因为女性性高潮时催乳素的作用机制不同。

### （四）女性性高潮触发点

女性性高潮的解剖触发点非常广泛，一些主要的位点包括阴蒂（尤其是阴蒂头）和阴道（尤其是阴道前壁，包括Halban筋膜、尿道和G点），但是刺激尿道周围腺体区（尿道口周围区域）、隆起，或通过图像、幻想，甚至催眠暗示也可以获得性高潮。据Kinsey等报道，性高潮甚至可通过对牙齿的刺激或是吹拂受试者的头发这些奇异的刺激产生。意识并非性高潮产生的必要条件，因为在睡眠过程中也可以产生性高潮。

### （五）性高潮在生殖中的假定作用

对于女性性高潮领域的所有研究均缺乏科学的证据，研究者曾无数次重复报道，性

高潮诱发的子宫收缩能促进精子在女性生殖管道内的运送，这种更快速度的运送据说能增强繁殖力。然而事实上，在没有性唤起的女性中观察到精子的运送速度是最快的，这已被实验证实。"性交时精子快速运送"这个结论是从Settlage等的实验结果中推导出来的，他们是在女性麻醉状态下进行的精子在女性体内运送情况的研究，并非在性交时性兴奋状态下，这两种状态是完全不同的，故而这一结论无法用来比较。Levin提出了这两种不同状态的区别，并解释了为什么Settlage等人实验得出的结论不适用于生理状态。事实上，Settlage等的实验研究中的女性处于麻醉状态，而不是性唤起状态，但他们的研究也证实了精子的快速运输这一设想。但性交时的情景则完全不一样，性唤起导致阴道隆起，使宫颈抬高远离阴道后壁及精液，在这种情况下，阴道收缩对精子的运送则无影响，因为宫颈和精液是没有联系的。只有当性高潮消退时，宫颈才浸润在液化的精液池中，Levin详细描述了这些情景及延迟精子运送速度对生殖的重要性，宫颈浸泡在精液池中，性高潮并非促进生殖的最佳因素。然而有证据表明性高潮或性唤起后，女性的生殖道运动是受抑制的。

Baker和Bellis基于他们对精液从阴道外渗量（又称为"回流"）的研究得出了许多引人争议的结论，如与性交和男性射精相关的女性性高潮发生率及时间影响着本次和下次性交时存留的精子量。

性高潮时产生的"吮吸（blow-suck）"机制能够将精子或阴道酸性分泌物带入宫颈黏液中，从而影响精子的生存能力，与所渴望的性伴侣发生性高潮能够促进怀孕，这些结论仍引人争议。

### （六）女性性高潮时的盆底肌肉收缩

男性通过横纹肌的收缩排出精液，大多数女性（并非所有女性），在性高潮时会经历盆底横纹肌的收缩，它的功能仍是未知的。在性高潮时，这种收缩可以产生令人愉悦的性体验，但是这些肌肉的自行收缩并不会产生这种愉悦的体验。这种收缩可以减轻连续性高潮的充血，可能引起性高潮时尿道的收缩而导致尿液排出，但并非所有女性都有尿液排出（从尿道周围腺体），如果有的话，尿液的排出量大约为0.5ml，而强有力的横纹肌收缩排出如此少的分泌量是完全正常的。然而这些收缩起着"管家"的功能，它能够清除尿道中残留的或新生的分泌物，尽管随后排尿也足以清除这些分泌物。同时这种收缩在性交时起着促进男性排精并捕获其精子的作用，这是一种生殖功能，但是很多男性都是在女性性高潮之前完成射精的。最终，这些收缩仅成了"生物拱（biological spandrel）"的一个例子，生物拱是指一种机制、功能或结构，它在一种性别中没有明显的功能，但是在另一种性别中却是不可或缺的。这些盆底横纹肌起源于一些普通的胚胎原始细胞，尽管它的收缩对于女性性高潮并不发挥功能，但是也无害。

### （七）性交时的发声与性高潮

无论男性还是女性在性高潮或是性唤起达到一定水平时都会不自觉地发出声音，这些声音代表了性唤起的效果、愉悦情绪的产生及性高潮的即将来临。这些由女性发出的充满性欲的声音很容易刺激男性并增强他们的性唤起，促进排精及精子的俘获。除了这些，Passie等还指出呻吟和强力呼吸会导致低碳酸血症（低血浆$CO_2$分压值），这将会减少大脑，尤其是大脑皮质、灰质区的血流量，而对大脑边缘系统血流减少的影响则相对较小，这种不平衡将强化性体验的情感。

### （八）非自愿研究对象的性高潮和性唤起

当性伴侣双方都自愿参与性刺激时，性高潮及性唤起则较容易得到。因此，性伴侣的精神状态也是影响愉悦的性高潮及性唤起来临的重要因素。没有这种愉悦的精神状态，性高潮将很难达到。那么，在那些非自愿（通过强迫、恐吓或是在睡眠、毒品、乙醇及催眠诱导等意识受损的状态下）的研究对象中性高潮又是怎样的呢？ Levin 和 van Berlo 提出：当女性在非自愿或是违背自己的意愿时性交能否产生性高潮？在查找关于这一主题的有限文献时，Levin 和 van Berlo 总结得出：这种非自愿的刺激将会导致一些性高潮或性唤起，而这种性高潮将作为对性侵犯的一种防御反应，虽然性高潮产生了，但并不意味着研究对象认可这种刺激。

## 三、女性性高潮的病理生理学

美国精神病学会DSM-Ⅳ-TR及ICD-10对女性性功能障碍进行了正式的分类。有关学者，如Masters和Johnson是从性反应周期来描述性高潮障碍的，而Kaplan则有所改进。

这一分类标准引来了越来越多的批判，最近由17名成员组成的国际共识会议上尝试甚至修改了女性性功能障碍的定义，即"性功能障碍是指在足够的性刺激及性唤起时，一种持续的或反复的性高潮困难，性高潮的延迟或缺失，从而导致患者痛苦的疾病"。即便是经过慎重思考的定义也难以让批判者满意。最近一个自愿小组通过比较7项以前的研究和6项最近的进展研究，根据循证医学来修订女性性功能障碍的诊断及定义，但某些需要修订和扩充的内容仍有待临床环境中测试其有效性及实用性。在另一个会议上讨论了女性性功能障碍的定义及方法论，评定（使用自报道数据）、选择群体的类型（选择偏倚、流行率及发生率）之间的联系，这一讨论结果最终在2000年得以发表，在此不再重复。DSM-Ⅳ诊断标准中的不足之一为在女性性高潮障碍的诊断中排除了性唤起障碍，然而在现实生活中许多性高潮障碍的女性同时存在着性唤起障碍。因此，女性性功能障碍的诊断标准应该是普遍适用的，而非适用于一些特殊类型。其余类似的问题涉及一些术语，如"终身性的与后天获得性的""广泛的与特殊类型的"等。至今仍不清楚继发性障碍是否在任意情况下都能发生。还有一些关于性功能障碍整体概念方面的问题，甚至有些研究者认为他们受制药厂的影响太多。

关于性高潮障碍的评估及后续治疗，Master和Johnson的研究有里程碑意义。如果一名女性在一生中无论使用何种诱导性高潮的方法都缺乏性高潮，则称之为原发性性高潮障碍。如果一名女性无论使用何种刺激至少经历过一次性高潮，则称之为特殊类型的性高潮障碍，后来关于女性性功能障碍有如下三种分型。

（1）自慰性高潮缺乏：这种女性可以通过性交产生性高潮但是不能通过自慰产生。

（2）性交性高潮缺乏：这种女性不能通过性交获得性高潮，但是可以通过自己或是性伴侣手淫获得性高潮。

（3）随机性高潮缺乏：女性有性交和自慰性高潮，但是这种性高潮很少，甚至达不到预期效果。

"原发性性高潮障碍"这一术语在临床文献中仍存在。"特殊类型的性高潮障碍"已改名为"继发性性高潮障碍"。文献中用"性快感缺失"一词来表示持续性或反复发作的性高潮障碍。

DSM-Ⅳ中关于女性性高潮障碍的诊断标准如下。

（1）在性唤起阶段持续或反复的性高潮延迟或缺失。女性在激发性高潮时存在各种不同的刺激强度，基于女性性高潮能力诊断的性高潮障碍是欠合理的，而应该结合其年龄、性体验及所接收到的足够量的性刺激。

（2）性高潮障碍会导致明显的身心不适及人际交往困难。

（3）属于另一轴系疾患的性高潮缺失（不同于性高潮障碍）尚无更多的数据，并不完全是毒品滥用、药物使用或在一般医疗状态下的生理效应导致。

ICD-10中关于女性性高潮障碍的诊断标准如下。性高潮障碍（缺失或延迟）的诊断标准必须符合以下其一。

（1）从未经历过性高潮。

（2）在有相对正常的性反应之后出现的性高潮障碍。

性高潮不出现或明显延迟，可能是境遇性的（如只见于某些特定环境），其中病因可能是心因性的，除非个体对心理治疗反应良好，否则不应轻易排除躯体或体质因素。性高潮障碍女性比男性多见。

### （一）性高潮障碍的发病率

很难统计普通女性群体性功能障碍的流行病学发病率。最近，Bancroft 等在全国范围内开展了一项针对20～65岁女性与异性性关系问题的电话访问研究。研究报道，在他们的研究样本中，约9.3%的女性有性高潮障碍（无明确的定义）。他们对在1988～1999年进行的四项调查进行对比，发现性高潮障碍发生率为16%～27%，而女性自行评价得出的比率为9%～27%。

### （二）性高潮障碍的原因

90%的女性性高潮障碍都源自生理或社会因素：缺乏性交流或性知识、性刺激的强度不够或持续时间短、男女关系差、早期有过伤害性的性经历、精神状态差（情绪障碍或精神疾病）。其余的可能因素如下所示。

1.神经性疾病　骶神经或盆底神经的损害，多发性硬化，帕金森综合征，发作性睡病，癫痫，脊柱裂、肌萎缩侧索硬化。

2.外科疾病　产科创伤，子宫切除后并发症，外阴切开术后瘢痕，根治性膀胱切除术。

3.生殖功能障碍　阴蒂粘连，外阴病。

4.内分泌紊乱　糖尿病、下丘脑-垂体疾病，镰状细胞贫血。

5.药物或毒品　抗抑郁药，抗精神病药，降压药，抗癫痫药，α-受体阻滞剂。毒品如海洛因（美沙酮）、可卡因的慢性使用。癌症的化疗用药，如3，4-亚甲基二氧甲基苯丙胺（MDMA）。

### （三）治疗

尽管性高潮障碍的治疗方法很多，大量可控或不可控的经验性研究结果表明：治疗方法主要是认知行为疗法，而并非药理方法。简单地说，最好的治疗方法是通过自行诱导的性高潮，其次是性伴侣通过手法或其他刺激所诱发的性高潮，最差的是没有任何性刺激的性交。从未有过性高潮的女性比渴望增强性高潮的女性的治疗效果好。

Schover 和 Leiblum 指出，性高潮障碍治疗领域目前正处于萧条期。女性性高潮障碍的主要治疗方法在20世纪70年代早已形成，后来只增加了少数几种新的方法，并且长期的研究结果仍然匮乏。

1.心理疗法

（1）性疗法：是一种专业的咨询或心理治疗，通过使用特定的技术来解决性欲、性唤起、性高潮和疼痛等问题。

（2）认知行为治疗（CBT）：重点是识别和改变不正确的性行为和认知。

（3）基于正念的治疗（MBI）。

（4）家庭系统治疗。

各种经验数据表明，性交前爱抚时间延长或得到对方的认可并不能增强女性性交的反应，延长的性交也不能明显增加女性获取性高潮的可能性。

Masters 和 Johnson 的治疗方法是"知觉聚焦"。通过一步步有顺序的身体抚摸，首先是性伴侣对女性生殖道的抚摸，然后是对女性生殖器进行手动或阴茎的刺激，最后通过性交体位来加强性刺激。现在许多研究都采用这种治疗方法，结合一些辅助技巧，如性技巧训练、性交流及教育、一些参考书目及盆底锻炼（Kegel 锻炼）。

在性交过程中，通过技巧和体位（男性占主要位置）对阴蒂的刺激和加强性唤起，适时地学习和锻炼性交技巧及体位，才能够带来女性的性高潮。研究发现，相比于单纯的手淫，其能产生更多的性高潮。

2.物理治疗

（1）电刺激治疗。

（2）生物反馈疗法。

（3）行为疗法：包括放松训练、Kegel 锻炼、性高潮肌肉感觉训练、局部刺激训练和催眠术等一系列治疗。

1）放松训练：通过放松身心、加速新陈代谢治疗阴道痉挛。

2）Kegel 锻炼：女方自己想象阴道内塞入东西时的感觉，主动收缩阴道肌，保持收缩3秒，放松，重复10次。这种方法可以治疗阴道痉挛和阴道松弛。

3）性高潮肌肉感觉训练：通过主动收缩阴道肌、尿道肌和肛门肌，训练附着在会阴中心腱、围绕阴道周围和尿道周围的坐骨海绵体肌、球海绵体肌和会阴浅横肌的收缩感觉，治疗性高潮障碍。

4）局部刺激训练：在不受外界干扰的时间和地点以自己喜欢的方式，自我刺激阴蒂达高潮。

5）催眠术：对歇斯底里性痉挛症状效果显著，对阴道痉挛和性交痛的效果最好。

据 Kegel 报道，为预防压力性尿失禁的女性进行盆底锻炼，最后增强了其性欲和性高潮。然而另外一项同类研究并没有显示出这种优势。

3.药物治疗　睾酮、替勃龙、安非他酮、西地那非、黑色素皮质素受体激动剂和脱氢表雄酮（DHEA）等药物已经用于女性性功能障碍者的治疗，特别是低性欲患者。氟班色林（flibanserin）是目前为止美国食品药品监督管理局（FDA）批准的第一种用于治疗绝经前性功能障碍，特别是性欲低下的药物。但是，目前没有充分证据证明任何药物成分能比安慰剂更好地促进女性性高潮。没有与安慰剂对比的一些公开实验经常得出一些不准确的结论。令人惊讶的是，许多研究者和调查者似乎忘记了人类的大脑通过适当的暗示是能够加强或抑制性唤起和性高潮的。Meston等在他们使用麻黄碱的研究基础上强调了安慰剂的重要性。

4.其他

（1）近年来兴起的女性生殖器整形手术（female genital cosmetic surgery，FGCS）主要包括阴道紧缩术、大小阴唇整形术、大阴唇丰满术和G点增强术等，该类手术宣称可以改善性生活质量，但研究发现，FGCS在改善性功能方面的价值仍不确定。

（2）盆腔神经调节：通过腹下神经感觉纤维调节生殖交感神经。

（3）基因疗法：性器官位于体表且血液循环较慢，适于基因治疗。未来可以将特异基因转入宿主中，从而达到改善和治疗女性性功能障碍的目的。

## 四、结论

女性的性高潮是一种短暂的、可变的、强力愉悦的高峰知觉所产生的意识状态，伴随着自发的、有节律的盆底及阴道肌肉的收缩，子宫及肛门的收缩和强直能够解除性交时的盆腔血管充血状态（有时候仅为部分性的），盆底肌肉的强直能够产生幸福感及满足感。简单地说，由于性唤起导致女性盆腔结构充血及血管充血，性高潮被看作一种消除盆腔不适感的自然方法。临床上，性高潮障碍是女性抑郁的普遍原因，仍需要充足的证据证明某些治疗方法的有效性和安全性。关于女性性高潮生理及性高潮障碍的病理生理机制的研究仍有待加强。

# 第五节　性交痛的病理生理因素

包含在DSM范畴的性交痛疾病（sexual pain disorder）——性交困难（dyspareunia）和阴道痉挛（vaginismus），一直被归类为性功能障碍，最近的研究表明性交只是其中的影响因素之一，其他影响因素同样重要。性交痛的诊断标准包括性交困难和阴道痉挛。

（1）性交困难：①持续或反复地出现与性交相关的生殖器疼痛。②会导致明显的精神痛苦或关系紧张。③除外阴道痉挛或润滑不足、精神疾病（其他性功能障碍除外）、物质的直接生理作用（如药物滥用、药物治疗）或全身性疾病原因。

（2）阴道痉挛：①持续或反复地在插入之时出现阴道外1/3肌肉结构的痉挛性收缩，干扰阴道插入。②会导致明显的精神痛苦及紧张。③除外精神疾病（如躯体化障碍）或全身性疾病生理状态原因。本节主要对性交痛的病因学进行概述。

## 一、性交困难

### （一）分类

DSM-IV仍在沿用始于第三版（DSM-III-R）的传统分类方式，将性交困难视为性交痛性疾病，定义为"复发性和持续性与性交有关的生殖器疼痛"。基于性交痛对性行为的干扰，考虑到这是促使女性就医的原因，这个定义是可以理解的。然而，这会使注意力聚焦于主要的临床症状疼痛。把性交困难视为性功能障碍的主要原因之一是对疼痛的物质基础缺乏了解。然而，物质基础的研究结果并不是定义疼痛综合征的重要标准。例如，85%的背痛患者没有明确的病理学诊断，但他们仍然接受背痛的诊断。

DSM-IV-TR强化了"疼痛是生理或心理上的"这一过时的观点。例如，其中提到的绝经后性交痛，把它归类为由一般生理条件所致的性功能障碍，尽管很少有系统性的研究证据表明在这个年龄段，生理因素和性交痛之间存在密切联系。深部性交痛是盆腔病变和慢性盆腔疼痛最常见的症状，其有着同样的归类。尽管从分类的角度来看，性交痛分为心理性与生理性，直观上似乎有用，但它并无法反映疼痛的真实性。因此我们接受了性交痛这一观点，认为疼痛是一种多层面的体验，包括生理因素和心理因素。这一分类方法将疼痛视为必要条件，疼痛是评估和治疗的重点，社会心理因素、心理因素和性的因素也同样重要，因为它们在因疼痛导致的功能障碍及疼痛感知与控制中发挥重要作用。

与此相一致，国际外阴阴道疾病研究学会（ISSVD）根据疼痛的部位对外阴痛提出了一种新的分类方法，即广泛性外阴痛和局部性外阴痛。两者又细分为诱发的、无诱因的和混合性疼痛；性生活和无性生活的情况下均可引起疼痛。这一分类基于疼痛的特点，将性交痛视为外阴痛的一种。由于这是一种新的分类方法，并且尚未在研究中被采纳，本章我们将术语进行如下规范："性交困难"是指发生在任何年龄女性的，妨碍性活动或可能不限于性活动的任何形式的复发性或慢性生殖器疼痛。性交痛可以出现在生殖器的不同部位，并且疼痛的程度和类型可能不同。"外阴前庭炎综合征"的疼痛是指外阴前庭接触性痛；"外阴痛"是指在缺乏外部刺激的情况下发生的广泛的慢性外阴痛。本部分将重点介绍外阴前庭炎综合征与外阴痛。

### （二）病因

1.外阴前庭炎综合征　是绝经前女性性交痛最常见的形式，发生率约为12%。外阴前庭炎综合征典型表现为性活动或其他情况下阴道发生的严重的烧灼痛。Fridrich 提出外阴前庭炎综合征的诊断标准如下：①当接触前庭或尝试进入阴道时严重的疼痛；②对外阴前庭所受的压力敏感；③不同程度的前庭红斑。其中③并不是外阴前庭炎的可靠诊断指标。通过棉拭子试验比较容易诊断前庭外阴炎。

（1）真菌感染：关于究竟是什么导致患者外阴前庭的敏感性增加，存在很多的病因学理论，其中比较一致的观点认为外阴前庭炎的发生与反复真菌感染病史有关。然而，元凶是否是真菌本身，还是采取的治疗增加了前庭组织的敏感性，或是前庭组织已经存在潜在的敏感性增加，并不清楚。并不是所有的外阴前庭炎女性都有反复真菌感染的病史，因此许多研究人员最近开始了前庭组织的性质对照研究。

（2）外阴阳性体征：在之前的非对照研究中得出结论，炎症在外阴前庭炎中发挥重要作用，然而最近的对照研究发现炎症细胞浸润在前庭组织中很常见。其他一些研究表明，组织的性质改变在外阴前庭炎综合征的发生发展中起重要作用。这方面的证据包括上皮内神经纤维增加、辣椒素受体1（即痛觉纤维中的受体）表达升高、血流增加、降钙素基因相关肽表达、触觉阈值和痛觉阈值降低、伤害感受器敏感性提高。这些性质将提高前庭对压力的敏感性，这与引起外阴前庭炎女性疼痛的临床表现一致。

除了前庭的异常表现，对照研究还发现外阴前庭炎女性盆底肌张力增加，这也许是对外阴痛的一种保护性条件反射。虽然在局部（即生殖器）水平，对疼痛相关的研究已经有很大的进展，但是其他研究表明，外阴前庭炎女性存在广泛的全身性异常表现。

（3）遗传因子和全身敏感性：Gerber等学者针对外阴前庭炎综合征女性做了一系列有关遗传因子的研究，发现患病女性白细胞介素-1受体拮抗剂的等位基因2和白细胞介素-1β基因的等位基因2纯合子发生率更高。这些等位基因与严重而持续的促炎症反应性免疫应答相关。接着他们发现外阴前庭炎综合征女性的免疫系统不能有效终止炎症反应。根据这些发现，他们提出，一些患有外阴前庭炎症综合征的女性，在触发最初的炎症性免疫应答后（如真菌感染后），存在遗传易感性，使之发展为前庭的慢性局部性炎症。持续和加剧的炎症反应可能随即导致生殖器和身体其他部位的疼痛敏感性增加。对照研究还支持患外阴前庭炎症综合征的女性非生殖器部位存在高敏感性这一推断：她们对非生殖器接触、疼痛、压力和热痛更敏感，有关躯体疼痛相关的主诉更多。

（4）激素：对照研究表明激素也与外阴前庭炎综合征有关。Bazin和Bouchard等发现口服避孕药的女性（特别是在年轻时就开始服用的）患外阴前庭炎综合征的风险增加。月经初潮早、痛经的女性患病风险也增加。另外，最近发表的一项对照研究发现患外阴前庭炎的女性雌激素受体-α的表达水平显著下降。这些发现表明激素在外阴前庭炎综合征中发挥重要作用，但是激素如何发挥作用仍需要进一步阐述。

（5）心理社会因素：外阴前庭炎综合征女性普遍存在苦恼、焦虑、抑郁、羞怯、伤害逃避、对疼痛刺激过度警觉、疼痛灾难化和躯体化、性自尊心低等心理问题。外阴前庭炎综合征女性性交频率低，性欲望、性唤起、性快感水平低，不易达到性高潮。尽管其对性的影响非常大，但是相关的研究还是很有限。另外，非对照研究表明性虐待在外阴前庭炎综合征女性中很常见，而对照研究显示与未患病女性没有区别。

2.外阴痛　是延伸至尿道和直肠的一种慢性非循环性外阴不适，其特点是烧灼样、针刺样、刺激性或无法言明。轻触外阴常使疼痛加剧，但不总是伴随性交困难。外阴痛在女性人群中的发生率为6%～7%，在30岁以上人群中的发生率更高。外阴痛是一个排除性诊断，因此在诊断之前必须经过详细的体格检查以排除所有可能的病因（如皮肤用药、真菌感染等）。外阴痛有时与局部治疗有关，如外阴乳膏的应用、生殖器疣的激光手术或恶性肿瘤的切除及外阴的创伤。

（1）神经性疼痛综合征：McKay提出，外阴痛源于皮肤感觉的改变，属于神经性疼痛综合征。这一观点已经获得支持，外阴痛患者经过神经性疼痛药物（如阿米替林）治疗后，疼痛症状有所减轻。神经性疼痛源于神经系统本身的损伤，这导致即使是在没有急性损伤出现的情况下，也可以传递疼痛信号。外阴神经性疼痛可能出现在外科手术导致感觉神经损伤时，运动创伤（如骑马）导致阴部神经受损时，分娩时或者阴道手术时。另一可能的原因是牵涉痛（即某个部位发生损伤，而身体其他部位产生疼痛）。任何影响肌肉（如耻尾肌）或关节（如骶髂关节）的创伤或矫形手术均可使疼痛放射至会阴、阴道和直肠。除此之外，脊髓损伤（如椎间盘破裂）或其他情况（如水痘带状疱疹）都可能出现外阴痛。

（2）盆底肌肉异常和社会心理因素：外阴痛女性盆底肌肉出现收缩幅度、收缩时相和收缩持续时间的异常。通过表面肌电信号来恢复盆底肌肉功能对减少疼痛和增加性欲、性愉悦和性活动有效。外阴痛与抑郁和高性虐待率无关。很遗憾，对外阴痛的生理、社会心理和性方面的研究甚少，我们期待更多的相关研究结果。

### （三）讨论

外阴前庭炎和外阴痛可能有多发病因，并且存在个体差异。由于疼痛已经造成了生理、肌肉、心理、性、行为方面及其他相关因素的一系列恶性循环，故花大量的时间来研究疼痛的最初原因并不是特别有效，更重要的是对疼痛和其产生不良后果的控制。我们必须关注这些患病女性生活的各个方面，以提高治愈率，对阴道痉挛的患者亦如此。

## 二、阴道痉挛

### （一）分类

阴道痉挛的描述首次出现在DSM-Ⅲ-R，自此以后，每版DSM（包括最新的版本）中都有其相关描述。阴道痉挛被定义为"阴道外三分之一肌肉发生的干扰性交的反复或持续的无意识痉挛"。然而，这一定义存在严重的问题。反对它的最有力的证据是阴道肌肉痉挛的发生既不是唯一的也不是特异的。虽然如此，阴道肌肉痉挛仍是诊断阴道痉挛的标志，这在其他分类系统中可以见到。

尽管在DSM中阴道痉挛被分类为性交痛的一种，但是疼痛并不是其诊断的必要条件，而且患病女性疼痛的位置、强度、持续时间和性质也没有说明。疼痛是阴道肌肉痉挛引起的，还是痉挛是对疼痛的一种反应，并不清楚。另一重要的局限在于阴道痉挛被认为只是单纯地妨碍性交，即使有证据表明当阴道插入塞子或妇科检查时也可发生阴道痉挛。这些问题使得我们开始重新看待阴道痉挛，将主要焦点集中于恐惧、肌肉和疼痛等方面。

### （二）病原学因素

对于阴道痉挛的发生率缺乏流行病学研究，然而，根据临床情况来看，其发生率为12%～17%。此外，对阴道痉挛也缺乏标准化评估方案。根据插入困难这唯一的主诉而在没有妇科检查的情况下就做出阴道痉挛的诊断，这种情况并不罕见。

1.阴道肌肉痉挛　长期以来的观点认为，缺乏对盆底肌肉的控制可能引起阴道痉挛。Barnes认为不易评估阴道痉挛女性的肌张力，也不易区分肌肉舒张及收缩。自20世纪40年代初期以来，加强盆底肌肉控制在阴道痉挛治疗中占重要地位。两组病例对照研究表明，能够自主收缩盆底肌肉的阴道痉挛女性及非阴道痉挛女性，其基线测量无差别，而且通过表面肌点描记技术发现，两组女性对危险电影片段的生理反应和性反应也无差别。Reissing的研究表明，通过盆底物理治疗技术，相较于对照组及有外阴前庭炎综合征女性，阴道痉挛女性的阴道或盆底肌张力更高，而肌力更低。此外，他们还发现阴道肌肉痉挛的发生率在各组间并无差别，这表明阴道肌肉痉挛并不能作为阴道痉挛的特异性诊断标准。尽管肌肉痉挛与阴道痉挛有关，但仍需进一步的研究来明确它是阴道痉挛的原因还是症状，亦或是阴道痉挛的结果。

2.性交困难　虽然性交困难在阴道痉挛的发展中有重要作用，但是性交困难与阴道痉挛的关系仍不明确。一些研究表明慢性性交困难可导致阴道痉挛，而其他研究结论则表明痉挛可导致疼痛。已经有研究证明慢性性交困难，如先天性疾病，更容易引起阴道痉挛。这些结论导致众多研究认为阴道痉挛和性交困难不易区分。Reissing的研究也支持上述观点，认为阴道痉挛女性和外阴前庭炎女性在阴道插入过程中对于疼痛强度的体会并无差异。虽然阴道痉挛似乎是阴道痉挛的重要组成成分，但仍需更多研究来证明它在这种疾病中的发展过程。

3.性交恐惧　众多文献报道认为阴道痉挛源于对疼痛、性交、性亲密的恐惧。早在1909年，Walthard就认为阴道痉挛是对疼痛过度恐惧的反应。这一观点也得到Kaplan的认可，他认为阴道痉挛是因为害怕疼痛而出现的一种恐惧性反应。一项调查研究表明，过度害怕疼痛是导致女性阴道痉挛的根本原因。尽管一些人认为害怕疼痛是阴道痉挛相关的病因学因素，但是其他研究者认为害怕疼痛是阴道痉挛的症状而非原因。

也有研究表明，阴道痉挛是一种性交恐惧，然而阴道痉挛女性并非只是排斥性交等性行为，同时也排斥阴道止血棉栓和妇科检查等侵入性操作。此外，一些阴道痉挛女性对除性交外的其他性活动仍感兴趣，如果阴道痉挛是对"性"的一种恐惧，那这种情况就不会出现。另外，阴道痉挛女性对阴道侵入的强烈反应可能与阴道侵入恐惧相关，而不管有没有性行为。有研究支持这一观点，他们发现阴道痉挛女性的表现与暴露在伤害性刺激下产生恐惧的女性表现一致。Ressing发现阴道痉挛女性的特征如下：在试图进入其阴道时，其发生强烈的情绪和行为反应，主动排斥性交，盆底肌肉肌张力增高。因此，一些学者建议重新将阴道痉挛定义为对阴道侵入的特异性恐惧。对此有待进一步研究。

4.消极的性态度和匮乏的性教育　阴道痉挛被认为与缺乏性知识及性教育有关。一项研究表明，阴道痉挛女性有一种固有的观念，即性行为是错误的，这一观念在其病情发展中起主要作用。Basson的研究也发现大多数阴道痉挛女性对性持有消极观念。此外，Leiblum认为，阴道痉挛女性大多接收了有关男性和性快感的负面信息，因而对性和性交持消极态度。Masters和Johnson发现很多阴道痉挛女性在有严格宗教信仰的家庭长大，其中有些信仰就认为性是禁忌。然而，两项病例对照研究表明，阴道痉挛女性与非阴道痉挛女性相比，她们的性教育与性知识水平并无差别。但是Ressing发现，尽管阴道痉挛女性与外阴前庭炎女性和对照组相比，并未持更多消极性观念，但是她们对性缺乏自我认识。鉴于此，消极性态度及匮乏的性知识在阴道痉挛的发展中所起的作用仍需进一步探讨。

5.性虐待　性虐待与阴道痉挛的发生发展有关，这一观点已经有很长的历史；但总的来说，对照研究并没有发现阴道痉挛女性受性虐待的发生率更高。然而Reissing的研究发现，阴道痉挛女性童年中有负面性经历者的人数是对照组的2倍，而童年和成年身体虐待经历及成年后负面性经历发生率与外阴前庭炎和对照组相比，没有差别。根据现有的研究，性虐待似乎并不是阴道痉挛的重要发病因素。

6.夫妻关系和两性关系　尽管阴道痉挛经常被认为源于婚姻问题和沟通不良，但是只有少数实验研究调查了夫妻关系在阴道痉挛发生中的作用，研究者发现，阴道痉挛女性和对照组在婚姻方面的问题并无差别。这让研究者转而调查她们男性伴侣的行为习惯、性格和性功能。例如，他们发现，阴道痉挛女性的男性伴侣性方面的问题更普遍，如早泄和勃起障碍，性格方面表现为缺乏自信、被动、依赖性强、害怕失败。鉴于夫妻关系和两性关系在阴道痉挛中的重要作用，这方面还需要更多的研究。

### （三）讨论

当我们还没有清楚地了解阴道痉挛究竟是一种怎样的疾病时，我们很难明确各种病因在其发生发展中的作用。阴道痉挛是一种性功能障碍，还是恐惧症、疼痛障碍或混合性障碍目前尚无定论，因此很有必要开展各种实验研究。特别是探索外阴前庭炎综合征和阴道痉挛的异同，可能富有成效，因为许多研究者认为它们是同一疾病的不同表现。考虑到阴道痉挛女性和性交困难女性都有疼痛和盆底肌张力增高，这两种病症的区别可能是程度上的区别，而不是病种上的区别，阴道痉挛女性更害怕疼痛和阴道插入。

### 三、未来的发展方向

值得注意的是，外阴阴道炎综合征的研究主要集中在物理因素，如神经支配和遗传学，而对两性关系和心理社会因素的研究相对较少，尽管它们在该病的发生和发展中起重要作用。关于阴道痉挛，似乎又是相反的情况，而关于外阴痛，每一领域都研究甚少。很显然，性交困难和阴道痉挛的所有亚型都需要从多学科角度去研究，因此我们建议重新评价性交痛。我们建议将性交困难及其亚型视为一种疼痛障碍，重点关注参与疼痛感知和控制的心理、两性关系、认知、性、行为等因素，而将阴道痉挛的研究集中于疼痛、肌肉和恐惧因素。

我们将继续从多学科的视角去研究性交困难和阴道痉挛，以便对这些病症重新分类。例如，当前正在研究阴道表浅的血流量及其在疼痛刺激后的变化、痛觉对性唤起的影响、催眠术作为外阴前庭炎综合征的治疗方法和绝经后女性的生殖器疼痛。为了研究阴道痉挛女性的恐惧因素，我们计划用精神物理法研究疼痛因素，用盆底肌肉物理疗法研究肌肉因素，从心理生理、行为及自陈测量方面来研究恐惧因素。这些研究将对两者不同病因之间的相互作用及两者之间的相似之处提供非常有价值的信息。

（何淑明　曾淑梅　纪晓丹　李美灵　黎金颜　朱佳敏　朱婷婷　张豪莉）

# 第三章
# 女性性功能障碍病因学相关问题

## 第一节　年　龄　问　题

　　年龄问题包括许多方面，每一因素都有可能影响女性的性功能，导致性功能障碍、激素和生理的变化，并贯穿于女性整个生命活动过程。女性睾丸激素水平下降从20岁初开始，雌激素下降最快的阶段出现在围绝经期，青春期、妊娠和产后激素及生理的变化尤为明显。生育和抚养孩子及性伴侣的相关因素，包括其外貌、年龄、性能力及性关系持续时间，都会影响性活动。随着年龄的增长，女性和性伴侣的身体素质将不可避免地下降，这将影响他们的性体验，药物的使用往往会随着年龄而增加，且药物副作用的风险更高，因而可能会导致性问题。情感和心理上的变化也随着年龄的增长而出现，一名女性对她的感情伴侣的优先级可能改变，在她的生活中，性的重要性和因遭受性功能障碍而感到痛苦的程度随其年龄而变化，女性出生的时代也影响其价值观和对性的态度及体验。

### 一、方法论问题

　　随着女性年龄的增长，性信息发生的变化可以从两个角度进行研究：横向研究和纵向研究，每种方法都有其优点和局限性。横向研究的优点是调查的年龄范围广，进行调查相对容易、轻松，然而在横向研究中，年龄和群组成员的影响是不可避免的。例如，丹麦的一项研究调查了1958年、1936年和1910年出生的625名女性，发现从未经历过性高潮的女性在最年老的队列中所占比例最高，而女性经历了自发或者外在的刺激，或曾经存在自慰高潮的比例在最年轻的人群中最高。我们的判断是，一名女性性生活的时间越长，她在生活中经历这些的概率就越大。然而在这项研究中，我们看到相反的趋势，这是由社会或老年女性所成长时代的相关因素造成的。

　　纵向研究非常有用，因为其允许我们检查总趋势和个体模式的变化，我们可以看到，在一个给定样本的女性模式不变的情况下，性功能下降和上升是常有的现象，我们可以观察引发这些变化的事件，并在它们发生时看到结果，在单独分析了可疑的影响因素后，便取得了解释该因果关系的有力证据。在关于性和老龄化的大多数文献中很少有纵向调查，许多主旨是纵向的研究实际是横向的记录或相关的数据分析。出于实际的原因，随访的深度通常有限，所以很难确定一名女性的生命中性功能变化是否异常，或与其伴侣性功能变化是否完全一致，许多纵向研究在这一领域专注于围绝经期，是因为这个时期通常包括的年龄范围非常有限，或者数据是根据绝经情况分析的，而不是年龄。

## 二、横向研究

### （一）性活动

绝大多数研究表明性活动频率随着年龄而下降，在对9578名16～59岁性活跃（存在手淫或有性伙伴）女性的社区研究中发现，与性伴侣性活动的频率在老年女性中相对较低。平均而言，十八九岁和20多岁的女性性活动为每周2.2次，50多岁的女性为每周1.3次。也有证据表明，在60～85岁的女性中，这种下降趋势还在延续，但在老年群体中，也有少数的女性仍然保持性活跃。在美国，女性20岁时性活动达到最高值，93%的女性被报道发生性活动，到50岁初下降到82%，50岁末之后迅速下降到60%。在英国一项含2045名55～85岁的女性的研究中，在50岁末到60岁初的女性中，46%的女性被报道仍然性活跃，70岁末到80岁初的女性性活跃者下降到4%。金赛（Kinsey）等研究了随着年龄的增长，已婚女性和未婚女性之间性活动频率的差异。大多数调查者并没有区分不同感情状态的女性性行为的差异，研究女性自慰频率的调查表明，手淫的频率从十几岁到20岁初开始上升，直到40多岁和50岁达到最高值，之后开始下降，且手淫在没有固定性伴侣的女性中更为常见。

### （二）性功能

尽管部分研究结果有所不同，但女性性功能的整体模式是随着年龄的增长而下降，很难确定什么时候性功能开始下降。大多数调查性功能的研究不包括35岁以下的女性，但却包括那些相对年轻的女性，故使用广泛的年龄类别来分析数据。我们能得出的结论是，一名女性的性功能在她20岁末或30岁末的某个时候开始下降。在文献中人们都有一个共识，即随着年龄的增长，性欲和性趣都在下降。此外，当老年受试者被问到当前性兴趣较年轻时的水平，绝大多数回答是下降，女性在60岁末和70岁初被报道性兴趣有小幅增长，但在年龄增长的背景下性兴趣仍在整体下滑。大量的研究已经证明，女性性高潮的频率也随着年龄增长而降低。Hallstrom专门研究性高潮与性兴趣的联系，不同年龄性唤起的变化研究是非常有限的。唤起心理上的冲动，如性兴奋的主观感受、自然兴奋，可以表现为血压升高、面色潮红或其他躯体反应；生殖器唤醒，如生殖器的血流量增加、阴道润滑，这些方面的调查往往发现只有阴道润滑。有报道称，随着年龄的增长，性唤起减少或保持不变。

### （三）性交困难和性功能障碍

在大多数情况下，存在性交困难和性功能障碍的女性数量随着年龄增长而增加，而出现异常性疼痛的数量在减少。有一些性欲问题的相关报道发现，性交困难和性功能障碍并不随着年龄增长增加，而是减少。然而，大多数基础研究显示，性欲或性兴趣问题没有显示与年龄有关系。总的来说，这些研究毕竟是跨越18～96岁年龄范围的，而令人惊讶的是，正如上文所提到的，有充分的证据表明性欲随着年龄的增长而降低，因此有人可能会认为性欲问题会随着年龄增长而增加。有关性高潮障碍的研究调查一致显示，这与年龄的增长没有联系，只有一个特例打破了这一趋势。当调查性唤起问题时，大多数研究集中在润滑问题而忽视了其他方面的因素，性唤起问题的相关数据是模棱两可的。相当数量的研究报告显示：性唤起并没有随着年龄的增长而改变。令人惊奇的是，大多数研究认为性交痛发生率随着年龄增长降低或者至少保持不变，很少有研究调查年龄与阴道痉挛的变化关系，有一个针对18～65岁的女性的研究报告发现，年龄和女性阴道痉挛的比例无显著关系。

## 三、纵向研究

在调查年龄影响的纵向研究中，性交的频率、性兴趣和性欲是主要考虑的因素，性交频率、性兴趣和性欲随时间变化普遍具有稳定性。然而，也有报道称，性生活频率和性欲随着年龄的增长而下降。该稳定性有增加和下降的报道，但幅度较小。纵向研究也显示，伴侣因素在性交频率和性欲随着时间推移的变化中也发挥了重要作用。

## 四、年龄增长与性功能下降的相关因素

### （一）性关系维持时间

性关系维持时间长短混淆了女性年龄增加对性功能的影响，这是很重要的，因为夫妻在一起的时间长短对性关系有显著影响。1981年，William James调查了性交频率的下降速度与婚姻维持时间的关系，从而命名了"蜜月效应"：性交频率在婚后一年内明显下降，这种现象至少在没有婚前性行为的夫妇中被证实是真实的。在此后的一项研究中，James报道性交频率在性关系维持一年内减半，然后维持未来20年再减半。也有证据表明，性功能的某些方面会随着性关系时间的增长而下降。Fugl-Meyers报道指出，随着性关系维持时间的增长，性欲和性兴趣在十八九岁到30岁初的女性中下降，性欲在50岁初和65岁左右女性中下降。

### （二）性伴侣的年龄、健康状况及性功能

1953年，Kinsey等报道，55岁以下女性的性活动频率保持稳定，对于男性来说，性行为从青春期开始稳步减少，然而，已婚女性被发现有类似模式的衰落。Kinsey认为，在婚姻中，性交和性高潮频率下降并不能证明女人的性能力受衰老影响，而是丈夫年龄增长的结果。在异性伴侣中，男性事实上通常较伴侣年龄大，故男性伴侣年龄增长对性关系的影响增强，几乎可以肯定这是报道中性交频率在同一年龄男性中比女性高的主要原因。男性同女性一样，随着年龄的增长，健康状况将不可避免地下降，其使用的药物会增加，同时这些药物对性功能的负面影响的风险也会相应增加，其患性功能障碍的风险通常会随着双方年龄增长而增加，所有的这一切随着年龄的增长也将发生在其女性伴侣身上，但平均而言，男性年龄偏大，所以表面上男性伴侣会首先表现出性功能障碍，其最有可能首先发生在女性伴侣，女性伴侣的出生年代将会影响性伙伴的性态度及他们的性生活。这些议题将可能有助于解释为什么女性性趣明显低于同龄男性。

### （三）性活动停止的原因

研究认为，男性及男女关系与女性自身性功能在女性性活动停止原因中同等重要，在

一些早期的调查中，男性和女性被问及为什么性活动在他们之间已经结束，大多数的女性指责丈夫，大多数男性自我指责。最近，Blumel等对534名40～64岁不同年龄的智利女性性活动停止的原因进行了研究，45岁以下的女性多数是因为伴侣勃起功能障碍，而45～59岁女性多数是因为性欲低下，超过60岁的女性大多是因为没有伴侣。

### （四）性功能下降的其他因素

随着年龄增长，还有其他一系列因素可以影响女性的性功能及性活动。在Deeks和McCabe 2001年的一项研究中，性沟通能力被研究者分为不同阶段，其随着年龄的增长而下降。评估性沟通的不同阶段包括提问一系列的问题，如女性在性活动中的主动性，其性伴侣如何协调女性在性活动中的喜好，以及性伴侣如何在性活动中关心女性。也有证据表明，女性对其性伴侣的感受在一生中可能会随激素水平而改变，如围绝经期。分娩和围绝经期对女性的性功能和性功能障碍有重大影响。

## 五、年龄增长对性功能下降的影响因素

尽管纵向和横向研究均发现存在性功能随着年龄增长而提高的例子，但这是例外而非常规的。对一小部分（5%～15%）女性的纵向研究表明，性生活频率或功能随着年龄的增长而增加或提高，值得注意的是，此研究的时间非常短。出于实际的原因，纵向研究很少有长时间的随访，所以这些提高不跨越年龄，更有可能是在性功能衰退过程中短期的改善。大多数研究认为，性兴趣会在很小数量的人群中出现随年龄增长而提高，且数量会逐渐减少，还应注意如何解释这些数据，以确保我们正在观察一个真正的性生活频率或性功能的增加，而不是简单的一个态度的转变。

### （一）新的性关系

正如性生活频率随着性关系时间的增加而下降，一个新的性关系形成通常会导致性生活频率的增加。其对性频率的积极效应似乎很强劲。一个以社区为基础的对2001位45～55岁女性的横断面研究显示，7%的女性与12个月前相比增加了性趣，这通常与新的性伙伴有关。

### （二）趋均数回归

1968～1975年瑞典进行的纵向研究发现，第一次就诊时报告负面婚姻关系及心理障碍者，性欲会增加；在年龄为41～71岁的已婚女性样本中，5%的女性在随访的6年中性活动增加，这些人已经恢复性功能，一半女性的性活动在停止一段时间后重新开始。为什么这些表面上负面的经验会提高性功能？其中一个简单的原因有可能是趋均数回归，性功能进一步下降的女性没有被检测到，并很可能是由于导致她下降的因素在某种程度上改变了，结果是此类女性的性功能改善更符合大多数同龄女性的水平，也在相反的方向回归到平均水平。高水平的性功能随年龄下降。

### （三）健康幸存者的影响

有趣的是，在最年老组，性功能增强偶尔会被报道，这最有可能是由于生存期的影

响，生病、性不活跃的女性死亡，或她们的性伙伴死亡，或与新的性伴侣发生性行为，将不再包含于队列中。

## 六、性功能稳定的原因

如上所述，性活动频率及性功能的稳定性是纵向研究中最普遍观察到的模式。为什么在横向研究和纵向研究报告中性活动和性功能频率会下降？出于实际的原因，一般研究的随访时间很少超过10年，这会使纵向研究不能检测微小的变化，意味着只检测到一部分女性的这些变化。大多数研究报告性功能稳定性随时间增加或下降，其之间的差异也可能与仪器的灵敏度有关。在老年人群中，大部分人性生活频率没有变化，或是随着时间的推移，女性不再性活跃或觉得没有欲望。然而，进一步的证据显示，性行为和性功能可能相对难以改变。Koster和Gaede发现性欲与前次性行为有关。最近，Dennerstein和Lehert研究得出合理结论：对于大多数女性，性功能和性活动在短期内是相对稳定的。

## 七、存在固定性伴侣

女性的性活动明显受到性伴侣影响。1953年，Kinsey等研究报道了已婚女性和未婚女性之间的区别。在一项纳入250名60～93岁白种人和黑种人的调查中，Koster和Gaede发现，女性的性渴望与伴侣的性功能呈正相关。相反，在针对55岁女性的一项研究中，Mansfield等发现，性渴望降低与是否结婚有关，而与年龄无关，性欢愉减少与年龄和结婚有关。其他因素，如性关系维持时间、对性伴侣的感受改变，可能会造成这些相互矛盾的结果。

## 八、性痛苦经历、性满意度和性的重要性

性痛苦经历近年来在性功能障碍中扮演着重要的角色。性功能障碍的新定义中包括阴道痉挛，性欲、性冲动、性高潮障碍等在内的个人痛苦经历。有人对年龄相关的某些方面的性焦虑和性痛苦进行了研究，如Bancroft等研究了987名20～65岁女性的性痛苦经历与性功能和性取向的关系，这两种形式的痛苦随着年龄增长而略微增加。然而，在大多数情况下，没有发现性与年龄的明显关系。Laumann等发现性焦虑随年龄增长而下降，而Rhichters等发现，虽随着年龄的增长，女性会担心吸引力下降，但性焦虑保持稳定。

与性痛苦经历和性功能障碍不同，与年龄相关的性满意度的变化更符合研究中观察到的性功能的变化，性满意度似乎随着年龄的增长而降低，或者至少保持在相同的水平。

大多数的证据指出，性功能随着年龄的增长而下降。但令人惊奇的是，女性经历性焦虑和性痛苦的比例并不随着年龄的增长而下降。有证据表明，随着女性年龄的增长，性的相对重要性可能会降低，这可能有助于解释为什么老年女性没有更多的性痛苦经历，也可以解释为什么性交困难女性的数量并不随年龄的增加而增加。

## 九、总结

总体而言，女性性功能障碍的比例随着年龄的增长仍然相对恒定，而性交痛随着年

龄的增长呈下降趋势。在横向研究中，性功能和性活动的频率随着年龄增长而下降，在纵向研究中也发现了这种下降趋势。随年龄产生的各种性行为因素会影响性功能的变化和频率，其中性关系维持时间、性伴侣健康水平、性伴侣的性功能和与性伴侣之间的情感尤为重要，即使很多女性可能由于性功能随着年龄的增长而下降，从而对性生活不满意。性的相对重要性会随年龄的增长而下降可能成为报道性交困难和性不良倾向减少的原因之一。

## 第二节　性功能在围绝经期和绝经期的变化

女性性功能障碍有很多病因，多发生于围绝经期和绝经后。性功能取决于神经血管系统，包括内分泌系统的完整性，其中一个系统的偏差都可能导致功能障碍，从而影响性健康。此外，非医疗因素也可能影响更年期患者的性健康，如照顾一位上了年纪的父母，这可能会加重已经由性激素变化（睡眠不足引起的雌激素减少）或疾病（糖尿病）引起的性功能障碍，其他如家庭情况（儿女外出、财政困难、配偶功能失调）、社会环境、个人性经验（从来没有性生活和借口更年期发作停止性交）、过去或当前的性虐待和家庭暴力都是女性性功能障碍的重要病因。

对于更年期女性而言，更年期的激素变化非常明显，对性健康有显著的负面影响。女性在更年期期间可能会面对一个性功能下降的性伙伴，这些变化引发的性困扰可能对更年期女性的生活质量没有较大的影响，但是这种情况不会出现在最佳性功能时期。此外，在围绝经期，大部分女性已经完成生育愿望，因此生育不再是一个问题。与老年女性相比，拥有健康性功能伴侣的生育年龄女性，由于尚未满足的生育愿望，性问题导致的生活质量下降将会更加明显。然而，尽管可能不如个人原因和人际关系对性功能的影响大，但围绝经期女性性功能障碍导致伴侣之间的关系恶化，使其失去女性的自尊，可能使其生活质量降低，从而产生痛苦及对社会的不满情绪。更年期女性的性问题通常会进一步加重。哺乳期女性经历的分娩后阴道干涩、性交困难尚属可逆，而更年期女性由于缺乏雌激素导致泌尿生殖道萎缩、阴道干涩、性交困难，其可逆性微乎其微，相反，这些情况可能会随着时间变得更加严重。鉴于更年期女性的性功能障碍显著，提供早期干预应该是临床医师治疗的目标。

## 一、定义

女性性功能障碍是一个多角度、多因素的问题，而且经常抱怨此类问题的女性通常在问题第一次发生时就不能立即解决。世界卫生组织ICD-10对性功能障碍的定义是"各种方式中个体无法拥有他或她所希望的性关系"。对于女性，尤其是更年期女性，提供干预的关键在于性抱怨是否导致个人痛苦。根据DSM-Ⅳ，性功能障碍是"存在于性欲和心理生理学变化的困惑，表征性反应周期，导致痛苦和人际交往困难"。美国精神病协会将性功能障碍分类如下：Ⅰ.性欲障碍（Ⅰa.功能减退的性欲障碍，Ⅰb.性厌恶）；Ⅱ.性唤起障碍；Ⅲ.性高潮障碍；Ⅳ.性交痛（Ⅳa.性交困难，Ⅳb.阴道痉挛，Ⅳc.其他亚型的性疼痛障碍）。每类可再细分为：①获得性或终身性；②广泛性、普遍性或者境遇性；③病因方面（器质性、心因性、混合性或者未知的原因）。更年期女性性抱怨开始于卵巢衰退时，较绝经开始前更适合通过性心理咨询或激素治疗，事实上，更年期女性在围绝经期开始之前的性抱怨应由性治疗师介入。

许多女性可能存在一项以上的性功能障碍（如失去性欲和阴道性交痛）且病因复杂，雌激素疗法仅用于治疗由于泌尿生殖道萎缩引起的性功能障碍。

## 二、流行病学

在美国，20% ～ 50%的女性受性功能障碍的影响，不仅是中年和老年女性，还包括年轻女性。研究数据表明，性功能障碍会影响男性和女性的整个成年生活周期，但在更年期女性和老年男性、女性中表现更为普遍。例如，对于性欲降低，女性比男性更多[女男比例为（2 ～ 3）∶1]，而且在60岁及以上的男女中的报道更加普遍。此外，根据美国国家健康和社会生活调查研究，在18 ～ 59岁的女性中大约有20%性刺激时阴道润滑困难，而这个比例在绝经后女性中升至44.2%。同样，虽然性高潮障碍和种族、社会经济地位、教育或宗教背景没有关系，但似乎单身女性、绝经期性感缺失症的女性性高潮障碍患病率较已婚女性、哺乳期女性更高。性交困难是与绝经情况最密切相关的性功能障碍，随着年龄的增长，女性对妇科医师最常见的性抱怨是随着阴道疼痛的出现，许多性交困难的女性会出现阴道痉挛。虽然在人群中，其他病因如曾经的性虐待和性创伤也有可能导致性功能障碍，多达17%患有阴道痉挛的女性可能最终需要给予干预。

## 三、生理学

Master和Johnson最先详细描述女性性反应周期的阶段：从兴奋开始，然后发展到高潮，直至消退，随着年龄增长无改变，但是每个阶段性腺的分泌功能有显著的改变。例如，兴奋阶段依赖于激活中枢神经系统和充分的卵巢激素分泌，生殖器血管充血、血流增加、阴道壁平滑肌松弛，最终阴道分泌物排出、阴唇膨大、阴蒂充血、阴道扩张、子宫提升。当雌激素不足时，血管缺血，不足以发生所需的解剖学变化，阴道壁分泌物缺乏，性活动不舒适。在高潮阶段，阴唇进一步充血，阴蒂收缩，前庭大腺分泌增加，外1/3的阴道进一步充血，内2/3的阴道进一步扩张，缺乏雌激素时高潮会减弱。在性高潮中，更年期女性阴道和子宫收缩的强度及频度也会减弱。性高潮最后阶段的特点是渐进的、愉快的性高潮反应的消退。

1979年，Kaplan提出了欲望、兴奋和高潮组成的三相模型，同样，关于更年期女性的不良变化与Master和Johnson模型相似，他也指出，相对于自然绝经，手术造成的性激素分泌突然停止会对性欲产生更加不利的影响，这三个阶段的性反应模式是DSM-Ⅳ定义女性性功能障碍的基础。1998年10月，美国泌尿系统疾病基金会专家共识提出重新分类，共识也是基于这三个阶段的模型。另一个性功能模型被描述为一个环路，包括四个主要领域——性欲、性唤起、性高潮和性满足，该模型可以更准确地描述女性性反应周期，在这个模型中，性反应被认为是一个圆形而非线性反应，四个领域相互重叠，每个域可以积极或消极地反馈其余三个，该模型解释了性反应在许多情况下将影响最终的性满足。

　　由于女性在围绝经期的性反应和激素变化的复杂性，许多生物、生理、心理、社会文化因素会影响性反应，因此，有必要在制定推荐治疗方案前仔细评估。除激素水平外的性健康、生物或生理因素引起的性功能障碍，其他使用药物治疗后的治疗效果可能得不到满意的评价，也就是说，阴道局部应用雌激素治疗可能纠正不了由于家庭暴力导致的阴道萎缩、性交困难。

## 四、影响正常性功能的因素

### （一）激素的变化

　　1.雌激素　女性围绝经期时，雌激素缺乏导致阴道萎缩。雌激素水平下降，阴道穹从酸性变为碱性，这不仅有助于阴道菌群生长，而且易诱发感染，导致异味产生。随着时间的推移，雌激素持续缺乏，血管、肌肉及结缔组织萎缩，阴道黏膜苍白，皱褶减少，组织脆弱。经过多年的雌激素损失和禁欲后，显著缩短和缩小的阴道穹可能使性交极其痛苦或不可能完成。雌激素缺乏也会影响膀胱，导致尿频、尿急、夜间排尿、排尿困难、尿失禁、性交后感染。阴蒂也可能会随着时间的推移，因雌激素损失和血流量减少而纤维化，虽然这些不能在解剖学上观察到。缺乏雌激素也已被证明能够降低触摸感知，降低振动感和减缓神经冲动，导致反应时间延迟。

　　低雌二醇水平与阴道萎缩和性交困难的相关性是非常高的，女性雌二醇水平低于50pg/ml时，阴道干涩、性交困难和性交痛发生率高于雌二醇水平为50pg/ml的女性；女性雌二醇水平低于35pg/ml时性交活动减少。已有报道称雌二醇较睾酮对围绝经期女性性功能下降的影响更大。

　　2.雄激素　数据显示，在男性和女性中，睾酮在维护性完整性及维持性欲和性高潮方面非常重要，雄激素还有助于其他与性无关的生理功能，如骨代谢。在育龄期，总睾酮和雄烯二酮开始下降，随着年龄的增长，循环水平继续下降。雄激素水平大约在25岁达到峰值，在35岁左右开始随着年龄增长而下降。

　　手术造成的绝经似乎是一个主要因素，其不仅会使性欲减退、性功能受损，而且会使肌肉萎缩、骨质疏松、能量损失、情绪变化，出现抑郁。绝经前，大部分雄激素来源于肾上腺组织，但绝经期后，肾上腺皮质和卵巢分泌的雄激素减少，如脱氢表雄酮、硫酸脱氢表雄酮、雄烯二酮和睾丸激素（表3-1）。此外，如其他章节中论述的一样，雄激素评估主要的困难是在低睾酮水平女性中缺乏敏感性。

表3-1　女性平均类固醇水平（pg/ml）

| 激素 | 生育年龄女性 | 自然绝经女性 | 手术绝经女性 |
| --- | --- | --- | --- |
| 雌二醇 | 100～150 | 10～15 | 10 |
| 睾酮 | 400 | 290 | 110 |
| 雄烯二酮 | 1 900 | 1 000 | 700 |
| 脱氢表雄酮 | 5 000 | 2 000 | 1 800 |
| 二氢表雄酮 | 3 000 000 | 1 000 000 | 1 000 000 |

### （二）心理、社会因素

除了明显的激素因素，心理和社会因素在女性性健康中也扮演了一定的角色。不幸的是，不仅女性自身的这些变化会影响其性功能，其男性伴侣的变化也可造成女性的性问题。研究者于20世纪50～60年代发现，男性的性功能变化中，最常见的是勃起功能障碍，这可能导致女性性唤起延迟和高潮延迟。此外，女性长寿会导致男性伴侣的短缺，这也是老年女性禁欲，心理不健康如抑郁、情绪障碍和其他心理障碍的原因。

### （三）疾病

疾病可能发生于一个人一生中的任何时期，在更年期更为普遍，急性和慢性疾病可能会对女性性功能障碍造成可逆和不可逆的影响。更年期开始时最常见的疾病是冠状动脉疾病和关节炎，这可能会影响性欲和性高潮能力。神经系统疾病，如多发性硬化症、帕金森病、伴有进行性微血管病变的糖尿病，也会影响女性性功能，但通常出现在更年期后十年左右。

### （四）药物治疗

药物治疗可在很多方面影响女性性功能障碍（表3-2），如改变血流动力学（如抗高血压药物）或影响中枢神经系统（如精神药物）。此外，药物的副作用在围绝经期女性中要强于青年女性。例如，育龄女性可能不受可使黏膜干燥的抗组胺药物的困扰，然而，这类药物干燥黏膜的副作用对于围绝经期女性已经萎缩的阴道壁来说将非常不利。此类药物已经严重影响更年期女性的性功能，因为这个年龄范围的女性经常使用的是选择性5-羟色胺再摄取抑制剂，事实上，选择性5-羟色胺再摄取抑制剂常规用于治疗围绝经期抑郁症。安非他酮类的抗抑郁药物已被证明在性功能中有重要作用。

表3-2　引起性功能障碍的常见药物

| 药物种类 | 常见药物 |
| --- | --- |
| 抗高血压药物 | $\alpha_1$和$\alpha_2$肾上腺素能受体拮抗剂 |
| | β受体阻滞剂（美托洛尔、普萘洛尔） |
| | 钙通道阻滞剂（地尔硫䓬、硝苯地平） |
| | 利尿剂（噻嗪类） |
| 化疗药物 | 烷化剂（白消安、苯丁酸氮芥、环磷酰胺） |
| 中枢神经系统药物 | 胆碱受体阻滞剂（苯海拉明） |
| | 抗癫痫药（卡马西平、苯巴比妥、苯妥英钠） |
| | 抗抑郁药（单胺氧化酶抑制药、三环类抗抑郁药物、选择性血清素再摄取抑制剂） |
| | 抗精神病药（吩噻嗪类、丁酰苯类） |
| | 阿片类药（羟考酮） |
| | 镇静药/抗焦虑药（苯二氮䓬类） |
| 影响激素水平的药物 | 抗雄激素类药（西咪替丁、螺内酯） |
| | 抗雌激素类药（他莫昔芬、雷洛昔芬） |
| | 口服避孕药 |

### （五）手术的影响

随访更年期女性发现，她们接受外科手术的概率增加，这将影响她们的性自我形象，如乳腺和生殖道手术会对性欲产生较大的负面影响。例如，没有切除卵巢的单纯全子宫切除术治疗盆腔脏器脱垂或慢性出血，通常会改善女性性功能；而全子宫切除术的同时行卵巢切除术，则易导致性功能障碍，特别是性欲降低。数据显示，卵巢切除术后女性的性欲和性高潮较保留卵巢的女性会出现更多的不利变化，并有报道保留卵巢的全子宫切除术后女性性欲及性高潮会提高（55%比74%），并且她们会有积极的心理满足感。与拥有年龄相当的伴侣的女性群体相比，手术后绝经女性在性幻想和性欲、性活动频率、性感受和性唤起、性快感和高潮、性关系方面的满意度会明显下降，保留宫颈的子宫切除术可能会避免对性唤起产生不利影响，但证据不确凿。应在外科手术前，向女性和她的性伴侣提供性咨询，告知随之而来的手术对性功能的影响。

非盆腔部位的手术，如女性或其性伴侣的冠状动脉旁路手术，也会造成女性生理和心理性功能下降。

1.临床评估和诊断　对于更年期女性，应该询问其性功能障碍病史，并行盆腔检查，尤其是泌尿生殖道萎缩检查。更年期女性可能不会主动讨论性问题。此外，虽然一些报道认为需要检测性激素水平，但这并没有达成共识，对于大多数女性而言，性史就足够提示激素不足这一病因，并可指导使用雌激素和雄激素治疗。

性史应该评估性趣、性唤起、性高潮和性交痛（表3-3），另外药物（包括非处方及处方药物）都应该被记录，因为更年期女性服用影响性功能的药物的概率比年轻人更高。

表3-3　一般性史问诊的内容

---

Ⅰ.目前的性活动

　a.性伙伴（不论婚姻状况如何）

　　性取向（如异性恋、同性恋、双性恋）

　　过去一年的性伴侣数目

　　避孕方法

　　疼痛

　　性传播疾病

　　具体的事项/问题

　b.自慰

　　满意度

　　具体的事项/问题

Ⅱ.性反应的充分性

　a.欲望（强弱、性伙伴获得的满意度）

　b.唤醒（润滑、主观兴奋）

　c.高潮（频率，是否容易达到）

　d.满意度

Ⅲ.性病史（类型，如何治疗）

Ⅳ.性虐待史（过去、现在）

Ⅴ.可能影响性功能或性行为的情况（如妊娠，更年期，外科手术，癌症、关节炎等疾病，药物）

---

2.体格检查　更年期女性的盆腔检查是必要的，可评估阴道萎缩、干燥、创伤、感染、肌张力、疼痛触发点。一个重要的测量指标是阴道的pH，pH超过5即表明阴道萎缩。临床医生也应该对患者做完整的体格检查，排除其他可能导致性功能障碍的伴发因素。

3.内分泌状况评价　包括血清促卵泡激素、促黄体生成激素、血清雌二醇、脱氢表雄酮、总睾酮、游离睾酮、性激素结合球蛋白、催乳素水平的检测，可能提示女性性功能障碍。

4.心理/性心理评估　心理社会因素对年轻和老年女性的性功能有很大影响。

许多主观和客观的评估已经被用于临床试验，试图定义女性的性功能障碍和标准化结果。更年期女性性功能障碍的临床评估中，除了盆腔和阴道pH的明显变化外，未包括其他的客观检测手段。检测手段包括：①生殖器血流量（双功能多普勒超声测量阴蒂、阴唇、尿道和阴道收缩期及舒张期血流峰值）；②阴道pH的测量；③阴道紧致性和弹性（压强、体积变化）；④生殖器快感（振动和温度感知阈值）。

主观评估是主要的研究方法，包括自我报告问卷调查、日记、事件日志。自我报告问卷被认为措施可靠、可标准化、具有可验证性、成本低、易于管理和评分，并对临床和非临床人群具有标准价值。最常见的自我报告问卷可评估性欲、性唤起、性高潮和性疼痛，其中包括女性性功能指数、性功能、Derogatis性功能调查表测试，每天的日记和事件日志可量化性活动频率、性尝试和其他形式的性行为。

5.治疗计划　准确评估更年期患者有助于得到一个最优的治疗计划，影响性功能障碍的治疗方案应该包括解剖学和生理学教育，以及内分泌因素（如雄激素和雌激素水平的变化）。女性应避免服用可能影响性功能的药物，鼓励其戒酒、戒烟，维持最佳健康状态和纠正可逆的健康问题是优化性功能的重要步骤（表3-4）。

表3-4　女性性功能障碍常见社会心理因素和潜在心理治疗方案的选择

| 社会心理因素 | 潜在心理治疗方案 |
| --- | --- |
| 持续的影响 | |
| 性神话和误解：负面的性教育 | 教育和阅读疗法，调整认识法；澄清性功能的影响（心理治疗） |
| 负面情绪（焦虑、抑郁、愤怒、害羞等） | 教育、脱敏（阅读、画画）精神研究 |
| 假装性高潮（唤醒和干扰快乐的认知及担忧） | 将女性注意力重新集中在快感上 |
| 身体形象关注 | 体像脱敏、消除外表专注仪式、调整认识法 |
| 相关因素 | |
| 关系或婚姻困境 | 夫妻心理治疗 |
| 性取向、关系外事务、未公开的虐待史或非常规性行为 | 个案处理方法 |
| 性交技巧的缺乏 | 心理治疗、教学和录像、非物质接触、性交际训练 |

| 社会心理因素 | 潜在心理治疗方案 |
|---|---|
| 环境因素 | |
| 压力、疲劳、睡眠缺乏、需照顾孩子等 | 为性生活创造条件、性交技巧的训练、时间管理培训、澄清和探讨优先事项 |
| 性滥交和身体其他疾病 | 夫妻双方性治疗、医院安排的个体化治疗 |
| 焦虑、抑郁，或者由于药物、乙醇导致的性功能障碍 | 情感支持治疗或者给予实践指导、物质替代治疗 |
| 网络色情的强制使用 | 精神药理学刺激控制与复发预防转诊 |

6.非药物疗法　改变生活方式，如多喝水、戒烟、进行有氧运动都有积极的影响，有利于维护性耐力、增强性欲、减少抑郁、提高身体素质、增加睾丸激素水平。性伙伴之间关于性喜恶的交流，加强触觉刺激会增加冲动和欲望，而沟通和交流将会增加性亲密度。

7.药物治疗　目前尚无仅针对围绝经期女性的药物治疗方法。

（1）雌激素治疗：绝经后女性性功能下降，部分是由于绝经后雌激素水平低下。与绝经相关的雌激素水平下降是更年期症状和体征出现的主要原因，如阴道萎缩、潮热、性交困难、夜间觉醒。一项随机双盲试验显示雌激素治疗后阴道症状改善，该试验纳入2673名健康的绝经期女性，低剂量的结合雌激素加或不加醋酸甲羟孕酮，与安慰剂组相比阴道萎缩改善。一项为期12周的随机临床试验发现，对于194名泌尿生殖道萎缩的绝经后女性，连续、小剂量雌二醇阴道释放环与结合雌激素乳膏阴道用药疗效相当，但比乳膏更容易被接受。同样，一项长达24周的针对159名更年期女性的比较研究发现，25μg 17-β雌二醇阴道药片剂和1.25mg结合雌激素阴道乳膏对于缓解萎缩性阴道炎同样有效，但阴道药片剂会造成较少的子宫内膜增殖、增生，较乳膏更有利。

几项临床试验报道绝经后健康女性在接受雌激素治疗后性欲提高（表3-5），但是只有一项安慰剂对照试验进行了绝经后女性性功能障碍试验。在该项试验中，49例切除卵巢的女性接受乙炔雌醇（50μg）与炔雌醇片（250μg/d），与安慰剂组相比，显著改善了心情、性欲、性欢愉和性高潮的频率，两组之间除了阴道症状外，在性交时未发现明显差异。因此，虽然文献表明绝经后女性雌激素缺乏引起的阴道萎缩可能妨碍性功能，但很少有数据表明雌激素能提高性欲、性欢愉度及性高潮的频率。

表3-5　性功能障碍的药物治疗临床试验

| 药物 | 设计 | 人次 | 范围 | 评估 | 结果 |
|---|---|---|---|---|---|
| 雌激素 | OL | 194 | Vag Ring; Vag Crm | 性功能衰退、阴道萎缩 | Vag Ring＝Vag Crm |
| | OL | 159 | E2 Vag Tab; CEE Vag Crm | 性功能衰退、阴道萎缩 | Vag Tab＝Vag Crm |
| | RCT | 2637 | CEE/MPA; PB | 性功能衰退、阴道萎缩 | ALL CEE/MPA ＞PB |

续表

| 药物 | 设计 | 人次 | 范围 | 评估 | 结果 |
|---|---|---|---|---|---|
| | RCT | 49 | EE（50μg）；LVN（250μg）；PB | 性活跃度 | EE＞EE＋LVN；EE＋LVN＝PB |
| 性激素 | RCT | 20 | E2（40μg）＋T（50mg）PT；PB | 性活跃度 | E2/T＞PB |
| 联合用药 | OL | 34 | E2（50μg）＋T（50mg）PT；PB | 性活跃度 | E2/T50＞PB |
| | RCT | 17 | E2（40μg）＋T（100mg）PT；PB | 性活跃度 | ET＞PB |
| | OL | 44 | E2（8.5～10μg）＋T（150mg）IM；PB | 性活跃度 | E2/T＞PB |
| | OL | 53 | E2（8.5μg）＋T（150mg）IM；PB | 性活跃度 | E2/T＞PB |
| | RCT | 75 | CEE＋TT（150μg或300μg）；PB | 性活跃度 | CEE/TT＞PB |
| | RCT | 218 | EE（0.625mg）＋MT（2.5mg）；PB | 性活跃度 | EE/MT＞PB |
| | RCT | 20 | EE（1.25mg）＋MT（2.5mg）；PB | 性活跃度 | EE/MT＞PB |
| 西地那非 | RCT | 781 | S（10～100mg）；PB | 性活跃度 | ALL S＝PB |
| | RCT | 34 | S（50mg）；PB | 对色情视频的反应 | S＞PB |
| | OL | 33 | S（50mg） | 性活跃度 | 有效 |
| 7-甲基异炔诺酮（利维爱） | RCT | 38 | T（2.5mg）；PB | 性活跃度 | T＞PB |
| | RCT | 28 | T（2.5mg）；PB | 性活跃度 | T＞PB |
| | COMP | 437 | T（2.5mg）＋E2（2mg）＋NE | 性活跃度 | T＞E2/NE |
| 脱氢表雄酮 | RCT | 60 | DHEA（50mg）；PB | 性活跃度 | DHEA＝PB |
| 精氨酸/育亨宾 | RCT | 24 | AG/Y；Y；PB | 对色情视频的反应 | AG/Y＞Y＝PB |
| 酚妥拉明 | RCT | 6 | PH（40mg）；PB | 对色情视频的反应 | PH＞PB |
| 前列地尔 | RCT | 79 | A（100μg）；PB | 性活跃度 | A＞PB |

注：AG，精氨酸；CEE，结合马雌激素；COMP，比较研究；Crm，乳霜；DHEA，脱氢表雄（甾）酮；E2/T，联合应用雌激素和睾酮；E2/T50，雌激素和50mg睾酮联合用药，Vag Tab，阴道雌激素片；ALL CEE/MPA，所有的CEE组或MPA组；ALL S，所有的西地那非剂量组；A，前列地尔；E2，雌激素；EE，炔雌醇；IM，肌内用药；LVN，左炔诺孕酮；OL，开放设计；MPA，醋酸甲羟孕酮；MT，甲基睾丸酮；NE，炔诺酮；PH，酚妥拉明；PT，小球，小药丸；PB，安慰剂；RCT，随机安慰剂对照试验；Ref，参考、对照；S，西地那非；T，睾酮；Vag，阴道；Y，育亨宾；Vag Ring，阴道释放环；Vag Crm，雌激素乳膏阴道用药。

（2）睾酮治疗：睾酮在绝经后女性中的应用研究已经进行了半个世纪，因为研究群体不同（卵巢切除和未切除女性）、性功能障碍定义不同，入选标准也无交叉重叠，不同方法的研究对比困难。

在一项关于雄激素的研究中，结合雌激素和睾酮50mg或100mg外用或150mg肌内注射进行双盲和单盲研究，显示可改善性欲和性功能。然而，使用生理剂量肌内注射经常吸收不稳定。两项双盲研究发现口服甲睾酮（2.5mg）结合雌激素，在生理剂量内可改善性功能。

　　睾酮经皮肤贴剂或凝胶，吸收稳定持续，可避免肝脏的首过效应，目前正在研究其在因睾酮缺乏所致性相关症状中的安全性和有效性。最近，对75例行卵巢切除术或子宫切除术的女性进行了研究，12周睾酮皮肤贴片（150μg和300μg）治疗组，与安慰剂组比较发现，300μg睾酮贴片明显较150μg贴片或安慰剂能更有效改善性活动的频率、性欢愉等。

　　睾酮可能的副作用包括体重增加、阴蒂增大、毛发浓密、声音变粗和高密度脂蛋白胆固醇降低、剂量依赖性等。睾酮剂量配方已经使用，因没有安全性和有效性数据，未被FDA批准，关于雄激素在什么层次上发生反应及雄激素水平预测的价值方面，目前未达成共识（表3-6、表3-7）。

表3-6　雄激素治疗的益处和风险

| 益处 | 风险 |
| --- | --- |
| 维持第二性征 | 体液潴留 |
| 改善性功能 | 油性皮肤 |
| 增加肌肉的质量和力量 | 男性秃发 |
| 增加骨密度 | 降低声调 |
| 减少身体和内脏的脂肪 | 增加血细胞比容 |
| 增加血细胞比容 | 降低高密度脂蛋白含量 |
| 改善情绪 | 呼吸暂停 |
| 认知正面效应 | 攻击行为 |

表3-7　雄激素在女性性功能障碍中的治疗

检测项目
　血脂、肝酶水平、宫颈刮片检查
初始治疗
　口服化合物
　甲睾酮（酯化雄激素1.25mg/甲睾酮2.5mg）
　甲睾酮HS（酯化雄激素0.625mg/甲睾酮1.25mg）
　甲睾酮（复方1.25～2.5mg/d）
　小剂量口服睾酮（5mg，b.i.d）
局部用药
　丙酸睾酮2%的应用（q.o.d）
注射用药
　丙酸睾酮，50～400mg，肌内注射，2～4周；睾酮SQ，150～450mg，肌内注射，3～6个月
经皮给药
　睾酮皮肤贴片，5mg/d
3～4个月重新评估
重复脂质谱和肝酶水平（和可能测到的雄激素水平）检测
检测临床症状和副作用
继续治疗
降到最低有效剂量
检测雄激素的水平及肝酶水平1～2次/年
常规宫颈刮片及乳房X线检查

注：b.i.d，每日2次；q.o.d，隔日1次。

（3）脱氢表雄酮：作为卵巢和肾上腺雄激素前体激素，其提供了睾丸激素和去氢睾酮转换的激素基质，然后与雄激素受体相互作用。脱氢表雄酮被列为膳食补充剂，而不是药物，故其不在FDA的监管之下，没有标准化服用方案。

在一项持续3个月的脱氢表雄酮（50mg/d）安慰剂对照研究中，研究对象为60名有情绪表现的绝经前期女性，产生的积极效应是激素水平的变化（脱氢表雄酮增加242%，睾酮增加95%，皮质醇与基线相比下降13%），与安慰剂相比，其并不能更有效地改善围绝经期症状，如情绪化、烦躁不安等问题，但可促进性欲、提高认知、记忆或健康水平。

（4）选择性磷酸二酯酶Ⅴ型抑制剂：用于治疗男性勃起功能障碍，通过减少环核苷酸的分解代谢，环鸟苷酸、硝酸氧化–介导通路中的第二信使，促进平滑肌松弛和血管充血。从理论上讲，选择性磷酸二酯酶Ⅴ型抑制剂也应该可以加强女性阴道充血和润滑的反应，尤其是更年期女性，可通过放松阴蒂平滑肌来增强性功能。

绝经后女性使用选择性磷酸二酯酶Ⅴ型抑制剂后的性唤起顺序的研究结果不一。一项大的随机、安慰剂对照试验中，577例阴道黏膜雌激素化和204例雌激素不充足女性接受一种选择性磷酸二酯酶Ⅴ型抑制剂西地那非（10～100mg/d），没有表现出整体的对性反应的改善。一项包含33名患有性功能障碍的绝经后女性的非盲研究发现，接受西地那非治疗者阴道润滑和阴蒂敏感度发生变化，但是没有整体改善性功能，其他类型的选择性磷酸二酯酶Ⅴ型抑制剂在绝经后女性中未经临床验证。

（5）7-甲异炔诺酮：为合成类固醇，可改善更年期症状和预防骨质疏松症，最近的证据表明，7-甲异炔诺酮可能会改善绝经后女性的情绪和性欲，它能影响促黄体生成素及雌激素，与雄激素受体结合，轻度增加循环游离睾酮和性激素结合球蛋白水平。一些小型临床试验显示，其能够改善性欲和性唤起能力，一项持续48周的包括437名绝经后女性的多中心研究发现，7-甲异炔诺酮（2.5mg/d）较雌二醇（2mg）联合醋酸炔诺酮在增加患者的性频率、增强性满足感方面更加有效，需要更多的数据来评估完全7-甲异炔诺酮治疗对绝经后女性性欲低下的影响。

（6）精氨酸和育亨宾：精氨酸是一种氨基酸，是形成一氧化氮的前体，可促进平滑肌松弛，其为许多草药制剂的组成成分之一，初步研究发现，其对治疗勃起障碍是有作用的。育亨宾是$\alpha_2$肾上腺素受体拮抗剂，可舒张血管。一项对24名绝经后女性的随机、双盲研究发现，精氨酸和育亨宾合用较单用育亨宾或安慰剂可增加了阴道和主观情绪对情色电影的反应。

（7）酚妥拉明：是一种可引起血管平滑肌松弛和继发血管舒张的非特异性的肾上腺素受体拮抗剂，之前它已经被研究用于治疗男性勃起功能障碍。一项研究发现，在6名性唤起障碍和缺乏阴道润滑的绝经后女性中，口服酚妥拉明（40mg）较安慰剂可更有效改善性兴奋。

（8）前列地尔：是由前列腺素$E_1$合成的，是一个强有力的血管舒张药，FDA在1995年批准其用于治疗男性勃起功能障碍，有注射剂和尿道内的栓剂。一项包括79名绝经后性唤起障碍女性的研究发现，局部使用前列地尔（400μg）较100μg或安慰剂在提高性兴奋水平方面更有效。

（9）其他产品：雄激素的膳食补充剂、多巴胺受体拮抗剂（阿扑吗啡）、α-促黑素细胞激素类似物、血管活性肠肽曾被用于男性勃起障碍研究中，但在绝经后女性中没有相关研究。

## 五、总结

总之，在女性性功能障碍治疗方面，许多新的有前途的干预措施是药物治疗，中草药用于治疗绝经后女性的性功能障碍是基于一些小的短期试验，尚缺乏有效性和安全性数据。激素治疗被应用于性交困难（雌激素）和性欲障碍（雄激素）。全身和局部雌激素治疗是首选的给药途径，能够有效治疗绝经后女性阴道干涩或萎缩导致的性交困难，但不能改善性欲、增加性高潮的频率。在使用雄激素支持治疗改善绝经后女性性欲的安慰剂对照研究中，治疗方案包括口服雌激素-睾酮，联合应用雌激素、睾酮，雌激素-睾酮球，肌内注射雌激素-睾酮，经皮睾丸激素贴剂、阴道黏膜雌激素化。与安慰剂组相比，所有研究均显示激素改善了性欲。进一步研究性激素及其他药物包括中草药的干预措施是治疗更年期性功能障碍的必要途径。

## 六、结论

性是人类健康生活不可缺少的一部分。治疗老年女性性功能障碍的第一步是采取综合治疗，判断是否出现性激素水平下降。对于更年期女性，分析不同的文化信仰和社会结构，有助于了解更年期在整个女性性健康和功能中所起的作用。重新定义和分类包括更年期女性在内的所有女性的性功能障碍将会导致社会心理方面产生重大变化，全面了解女性性功能障碍复杂的病因和历史背景能够有助于明确病因。研究人员已经开发出多种类型的调查问卷，有助于探索女性性功能障碍的不同领域。对于更年期女性性功能障碍的治疗已经提出许多方案，包括非药物措施、心理治疗和行为矫正，许多药物的临床试验研究被用于确定其安全性和有效性。虽然做了大量工作来了解更年期女性性功能障碍的影响，但许多研究仍然存在问题，需进行进一步的临床试验。临床医生将扩展药物疗法以治疗更年期女性性功能障碍患者。

## 第三节　其他疾病与女性性功能障碍的关系

根据美国健康和社会生活调查，大约43%的美国女性患有性功能障碍。女性性功能障碍通常是一种不为人知的疾病，可导致个人痛苦，并对女性的健康产生重大影响。

女性性功能障碍是疾病、心理和社会多因素共同作用的，虽然研究者逐渐认识到潜在疾病及其治疗可能影响人们的生活质量和性行为，但不幸的是，与女性性功能障碍相关的精心设计的随机抽样临床和流行病学调查是有限的。

本节围绕与女性性功能障碍相关的四种系统疾病，分析其与女性性功能障碍之间的关系：①泌尿生殖系统疾病；②内分泌和新陈代谢紊乱；③精神疾病和系统性神经障碍；④心血管疾病。

## 一、泌尿生殖系统疾病

### （一）尿失禁和下尿路症候群

女性尿失禁是非常常见的，据报道，下尿道症候群在女性中发病率也很高，性功能异常被认为与尿失禁和盆腔器官脱垂有关。我们对女性性功能障碍患者不同亚型的排尿障碍的患病率知之甚少，对那些经常就诊于泌尿科医师的女性患者，其尿失禁或下尿道症状与性功能障碍的潜在相关性知之甚少。最近，Shaw报道的一篇综述介绍了尿失禁发病率对女性性功能的影响。虽然有关性功能障碍的研究多种多样，方法也各有不同，但有趣的是，其报道女性性功能障碍的发病率均为0.6%～64%。Stothers的最近一项关于男性和女性尿失禁患者性生活质量可靠性和稳定性的评估报道显示：61%的男性患者抱怨尿失禁会严重影响他们的性行为，而女性中这种情况只占7%。

有关报道显示，白种人女性（平均年龄52岁，年龄范围19～66岁）抱怨尿失禁和（或）复发或持续出现下尿道症状。一项临床评估显示，对所有患者进行女性性功能指数评估（该指数用于规范对性生活的调查），216名患者性功能调查合格，因为227名中只有11名（5%）调查者没有回答关于自己性取向的问题，最终的评估结果因此被排除。根据分析性生活史和女性性功能指数得分，在调查性功能的216名患者中，有99名（46%）被诊断为女性性功能障碍。按照女性性功能障碍国际发展共识（the International Consensus Development Conference on Female Sexual Dysfunction）提出的女性性功能障碍分类，女性性功能障碍被分成四个亚型（即性欲障碍、性唤起障碍、性高潮障碍和性疼痛障碍）。99名中有34名（34%）患有性欲障碍，其中有20名（59%）都处于更年期。这些报道中的患者存在急性尿失禁和缺乏性交兴趣的性欲障碍。23%的患者（23名）存在性唤起障碍和自觉对阴道感觉及生殖器愉悦程度减少或缺失，同时无论是否直接性交，都存在阴道润滑的减轻。这些女性中有7名（30%）处于更年期，但7名中有3名（43%）报告她们在绝经前缺乏性兴奋。11例（11%）患者存在性高潮障碍，其中6名患者存在性高潮延迟，剩下的5名患者完全性冷淡，这5名女性处于绝经期。最后，有44名患者有性交痛疾病，其中37名（84%）被报道在性交后伴有复发或持续性阴道疼痛。根据女性性功能障碍分类判定以上这些患者为性交困难。外阴阴道炎症状伴有剧烈、灼热（尖锐）的外阴前庭局部疼痛，主要位于压力集中的区域。Bergeron等指出，在这44名患者中有7名（16%）存在上述症状，这些女性抱怨性交困难和非直接性交痛，而且她们都患有复发性细菌性膀胱炎，共有21名女性抱怨不止有一项性功能障碍，性交痛是最常见的主诉，主要发生于（其中大部分）患有复发性细菌性膀胱炎的女性。

该横断式研究的第二部分致力于直接比较216名患者和102名健康女性（平均年龄54岁，年龄范围19～63岁；$P = 0.61$）的性功能，如所描述的根据女性性功能指数得分，评估包括每年例行的妇科癌症筛查。女性性功能指数平均得分显示，相较对照组，患者有更加低水平的性欲（$P < 0.01$），更轻的阴道润滑程度（$P = 0.01$）及更低的性满意度（$P < 0.01$）。此外，这些患者也显示性疼痛率高于对照组（$P < 0.001$）。

最后调查显示，在整个227名患者中有168名（74%）从未经历性生活或性活动，

99名患者患有性功能障碍，她们需要认识并治疗性问题。

**（二）泌尿生殖系统盆腔手术**

1.泌尿生殖系统恶性肿瘤的根治性膀胱切除术　泌尿生殖系统恶性肿瘤通常与性功能障碍有关，只是程度不同。然而，少部分研究着重于膀胱癌盆腔手术后对女性性功能的评估，性问题可能由癌症的任何方面及癌症治疗引发，尤其是对影响生殖器官的癌症患者。

Marshall等发现，从解剖方面来看，女性前盆腔廓清术能够很好地完成，接受膀胱切除术的女性同时被切除了子宫、卵巢及部分阴道壁。她们苦恼于女性化特征不明显并怀疑未来的性功能。切除子宫、阴道的一部分和尿道似乎降低了潜在的盆腔复发风险，但阴道重建和尿流改道能够提供更好的生活质量、维护性功能和控制排尿。Bjerre等对17名行根治性膀胱切除术及可控性回肠膀胱术、20名行回肠膀胱尿流改道术女性的性相关数据进行评估，其原始数据报告显示，只有33名患者的数据能够用于分析，但是两组之间没有显著差异，且发现44%行可控性回肠膀胱术的患者和18%行回肠膀胱尿流改道术的患者的性交频率保持不变或增加，并没有表现出任何统计学上的显著差异（$P=0.11$）。除了性交频率保持不变或增加的情况外，近1/3的患者表示生理缺陷或欲望低迷是其原因，30%感到缺乏性吸引力，尤其是膀胱切除患者，其感到缺乏性吸引力的比例更高，让人意想不到的是，在行可控性回肠膀胱术的患者中，性交困难频率更高（$P=0.06$）。

Nordstrom和Nyman的报告显示，在他们研究的患者中，5/6接受膀胱切除术的术前性生活活跃的女性，因为膀胱癌或尿失禁、膀胱功能障碍导致术后性活动减少或停止性交，其中主要问题是性欲下降、性交困难、阴道干涩，甚至一名女性被报道手术后无法体验性高潮。与患膀胱癌的女性相比，尿失禁、膀胱功能障碍患者行泌尿外科手术后更可能有活跃的性生活，有趣的是，该组7名女性中有4名手术前性生活不活跃，而术后性活动增加，这些女性在回肠膀胱术后没有使用尿垫或留置导管。

Hautmann等报道了女性保留神经技术与原位新膀胱术，有趣的是，文献中关于排尿次数和排尿功能障碍的详细数据表明，应用保留神经技术与回肠原位新膀胱术可以保证患者有良好的性欲。然而，就排尿而言，作者无法证明保留神经技术和原位新膀胱术有任何优势。最近，Horenblas等初步研究了男性和女性保留性功能的膀胱切除术，称为保留性欲的膀胱切除术和回肠原位新膀胱术，女性保留性欲的膀胱切除术和回肠原位新膀胱术由保留所有内生殖器的膀胱切除术和盆腔淋巴结清扫术组成，回肠原位新膀胱与尿道相吻合。3名38～71岁（平均年龄55岁）的女性加入了该实验，并且所有患者在术后性活动中有正常的阴道润滑能力。

最近，阴蒂持续勃起导致阴蒂肥大被认为与阴蒂部位乳头状鳞状移行细胞癌有关。

2.子宫切除术　许多研究探讨子宫切除术后的性功能，总体报告显示13%～37%的女性在子宫切除术后出现性生活和性活动的恶化。

在一项研究中，Jensen等报道了关于自我性功能评估的前瞻性研究，173名根治性子宫切除术后淋巴结阴性的早期宫颈癌患者与来自健康同龄人的对照组进行比较，结果表明，根治性子宫切除术对患者的性趣和阴道润滑程度存在持久的负面影响，而大多数其他性趣和阴道问题却随着时间的推移消失了。事实上，患者在根治性子宫切除术后6个月由于阴道直径减小出现严重的性高潮问题和不舒服的性交活动，术后3个月出现严重的性交困难，术后5周有不满意的性交活动，持续缺乏性欲和阴道润滑不足在术后2年一直存在。与癌症诊断前和手术前后状况比较，患者承认术后12个月内缺乏性趣和阴道润滑不足。有趣的是，91%的患者在癌症诊断之前性生活活跃，手术后12个月后再次出现性活跃，但其性生活频率降低。

Rako强调卵巢不仅是雌激素的主要来源，也是睾酮的主要来源，因此在切除子宫的情况下，即使卵巢被保留，其功能也可能受到损害。子宫切除术后女性睾丸激素水平降低还可导致其性伴侣的性欲、性快感和幸福感下降而降低性生活质量。Culter等的回顾性分析显示，激素缺乏对性欲的影响与子宫切除术后患者整体生活质量紧密相关，根治性子宫切除术联合双侧卵巢切除术可能使患者的临床症状加重和生活质量降低。在绝经前，卵巢提供循环血液中大约一半的睾酮，尽管用雌激素替代，但许多女性手术后被报道性功能受损。因此，阴道干涩和性唤起困难是女性接受子宫切除术后很重要的问题，阴道干涩与雌激素缺乏有关，这种雌激素缺乏是由于绝经前子宫切除及双侧卵巢切除。然而，一些报告似乎表明，阴道干涩也可能存在于绝经前单纯子宫切除术后，那是由于潜在的卵巢损伤和手术本身的失败。

根治性子宫切除术对盆腔自主神经的损害被认为是膀胱功能受损、排便问题和性功能障碍主要的发病因素。因此，无论是腹腔镜还是传统的根治性子宫切除术，为了提高治疗效果和生活质量，对于慢性良性疾病和宫颈癌患者，保留盆腔自主神经手术是值得被考虑的。

相反，在一篇综述中，Carlson认为因良性病变行子宫切除术的女性在术后初期，症状和生活质量明显改善。Rhodes等最近发表的前瞻性、纵向研究报道了根治性子宫切除术后的女性性功能情况，这项研究表明，在包括1101名患者的研究组中，在切除子宫的整个后续时期，性欲和性频率显著增加（$P < 0.001$）；同样，性高潮频率在手术后显著增加（$P < 0.001$），性高潮的强度急剧上升（$P < 0.001$），阴道干涩在子宫切除术后明显改善（$P < 0.001$）。

## 二、内分泌和新陈代谢紊乱

### （一）甲状腺功能减退/亢进

据我们所知，并没有相关的综述评价患有甲状腺功能减退或亢进的女性的性功能和性功能障碍情况。目前有几个关于性功能的初步数据报告，48名甲状腺功能障碍女性（30名甲状腺功能减退患者：平均年龄40.3岁，范围为24～63岁；18名甲状腺功能亢进患者：平均年龄42.5岁，范围为21～66岁），与健康对照组相比，同龄的女性在妇科门诊要求做全面检查，初步研究结果显示整体反应率对照组为82%，甲状腺功能障碍组为98%。Mann-Whitney U测试表明，与对照组比较，中位数显示甲状腺功能障碍组在阴道润滑（$P < 0.001$）和性高潮（$P < 0.001$）方面明显差了很多。同样，甲状腺功能障碍组在性交和非直接性活动时生殖器疼痛评分明显高于对照组（$P < 0.001$）。心理评估发现，甲状腺功能障碍组大部分存在抑郁（37%），回归分析表明，其贝克抑郁量表

得分与性欲显著相关（$r=-0.78$；$P<0.01$），与性唤起相关（$r=-0.62$；$P=0.003$），与性满意度相关（$r=-0.83$，$P<0.001$）。贝克抑郁量表得分与女性性困扰规模之间的相关分析显示，更高比例的抑郁也与更高比例的性困扰相关（$r=0.60$，$P=0.02$）。同样，当女性的性困扰规模与不同女性性功能指数领域相关时，女性的性困扰与整体性满意度显著相关（$r=-0.83$，$P=0.05$）。

### （二）高催乳素血症

高催乳素血症被认为是最常见的垂体轴内分泌失调，通常发生在女性，发病率从无生殖器异常的成年女性的0.4%，到有生殖器异常女性的9%～17%，高催乳素血症与性动机和相关性功能明显降低密切相关。催乳素水平升高可抑制促性腺激素释放激素。尽管一些实验证据表明，高催乳素血症会抑制生殖功能，同时保持性驱动，但也有其他研究表明，催乳素长期升高也会降低性欲。

Hulter和Lundberg采访了48名明确诊断的垂体轴功能障碍女性，评估其性功能，结果表明38名（79.2%）女性出现性欲缺乏或非常明显的下降。此外，存在润滑障碍和性高潮问题的人数分别为31名（64.6%）和33名（68.8%）。有趣的是，在该研究中，正常的月经模式、较低的年龄和蝶鞍内的肿瘤生长与正常的性欲望和性相关功能有良好的相关关系。在Hulter和Lundberg之前的一项研究中，他们调查了109名女性（20～60岁）的性欲，从形态学证实垂体轴功能障碍可影响性功能，发现62.4%的人性欲降低，特别是高催乳素血症患者（$P<0.001$）。

我们高度关注高催乳素血症与抗抑郁药、抗精神病药及镇静药的潜在相关性。一些药物会对性功能产生负面影响，包括抗精神病药、降压药和抗组胺药。抗精神病药和镇静药也会明显减少性冲动，这似乎至少在一定程度上证实了药品监督管理局所谓的高催乳素血症的后果。事实上，典型的镇静药通常与高催乳素血症有关，反过来，它能降低性欲减退和加重性冷淡，导致性功能障碍，这一临床现象似乎是由多巴胺阻断典型的抗精神病药的封锁作用所调节，导致催乳素分泌过度，随之影响性腺功能。的确，镇静药引起的高催乳素血症可能导致月经失调、生育障碍、溢乳、性功能障碍及雌激素过少，干扰下丘脑-垂体-卵巢轴。

抗抑郁药如选择性5-羟色胺再摄取抑制剂，也可能引起高催乳素血症。据我们所知，虽然没有研究明确报道其在女性中的发病率和这一症状的特点，但这种所谓的高催乳素血症的副作用包括降低性冲动、干扰性高潮，如性冷淡和性高潮延迟。

### （三）糖尿病

男性糖尿病患者性功能障碍的发病率接近50%，而这只比女性糖尿病患者略低。已经发现女性糖尿病患者的神经病变、血管损伤和心理问题与性欲减退、性唤起减退、阴道润滑减轻、性高潮障碍、性交困难有密切的联系。

不同类型的糖尿病似乎对女性性功能的影响是不同的，Schiel和Muller报道了性功能障碍在非选择性糖尿病女性患者中的患病率：在127名1型糖尿病患者中女性性功能障碍的发病率为18%，在117名2型糖尿病患者中为42%。

Enzlin通过研究得出结论，女性性功能障碍与抑郁、和性伙伴的关系有关。Erol等对2型糖尿病女性患者性功能障碍患病率的研究表明，72名2型糖尿病女性患者性功能指数调查问卷（FSFI）得分为（29.3±6.4），60名健康同龄对照组女性得分为（37.7±3.5），两者比较，$P < 0.05$。糖尿病组中，77%出现性欲减退，62.5%存在阴蒂感觉迟缓，同时37.5%存在阴道干涩，41.6%存在阴道不适感，49%的人抱怨有性高潮障碍。

　　我们总结了一项横向研究对1型和2型糖尿病女性患者性功能障碍的发病率和预测评估的初步结果，72名糖尿病女性患者平均年龄为（42.6±13.6）岁，其中1型糖尿病患者42名（58.3%），2型糖尿病患者30名（41.7%），Mann-Whitney检验证实研究组患者的性欲（$P < 0.001$）、阴道润滑（$P < 0.001$）和性高潮（$P < 0.001$）得分比健康同龄对照组低。同样，糖尿病患者性交时的生殖道疼痛率（直接和非直接性交活动）明显高于对照组女性（$P < 0.001$）。根据贝克抑郁量表得分，糖尿病女性患者的抑郁率为48%，该得分与女性的性唤起（$r = -0.54$，$P = 0.003$）、性高潮（$r = -0.39$，$P < 0.05$）及性满意度（$r = -0.4$，$P = 0.04$）密切相关。此外，Spearman相关分析也显示贝克抑郁量表得分和女性性功能呈显著统计学相关性（$r = -0.47$，$P = 0.02$）。在研究中发现，年龄与性欲减退（$r = -0.47$，$P = 0.04$）及阴道润滑程度减轻（$r = -0.55$，$P = -0.55$）也有密切联系。研究结果证实糖尿病女性普遍存在性功能障碍问题。

### （四）慢性肾衰竭

　　在慢性肾衰竭患者中，性功能障碍是一个非常普遍的问题，主要影响其整体生活质量。性功能障碍的病因是多方面的，包括生理、心理和其他因素，常见问题包括男性勃起功能障碍、女性月经异常、性欲减退和夫妻任何一方的生育障碍。这些异常在慢性肾衰竭患者中属于组织器官生理异常，并经常出现尿毒症及其他合并症。在慢性疾病中，疲劳和心理社会因素也是一个诱发因素，在需要透析之前，下丘脑-垂体-性腺轴可能被检测出问题，一旦出现需要持续性卧床腹膜透析或血液透析的情况，那么病情会继续恶化。男性尿毒症患者通常伴有性腺功能受损，而下丘脑-垂体轴病变却没有那么明显，相比之下，下丘脑-垂体轴病变在女性尿毒症患者中表现得更为突出。

　　在病例对照研究中，Toorians等尝试确定可能会影响性功能的治疗方式（即血液透析、持续性卧床腹膜透析或肾移植）、生化和内分泌指标及神经病变。他们的报道中，肾移植患者较其他三组症状患者性欲减退的情况更少，其他性功能障碍的发病率与其他组没有差异。此外，心理生理学评估的生殖道反应与肾脏替代治疗、生化/内分泌指标、神经病变并没有什么联系。在血液透析和持续性卧床腹膜透析的女性患者中发现，性兴趣缺失的发病率较高，多归因于主观感觉疲劳。

　　20世纪80年代初，一些研究认为在行血液透析的尿毒症女性中，高催乳素血症与性功能紊乱相关。Mastrogiacomo等报道，在99名持续血液透析的女性中，其性交频率和达到性高潮的能力明显低于同龄对照组女性，其中80%的人认为自己性欲减退，性交频率也低于血液透析前。年龄增长是性功能稳定的危险因素，无论是患者还是健康人，随着年龄增长，性生活均减少，但尿毒症患者的性生活结束于更年轻的时期。报道认为高催乳素血症患者的性交频率、性高潮百分率均较正常血催乳水平的女性低。

### 三、精神疾病和系统性神经障碍

#### （一）脊髓损伤

文献报道，女性的性欲和性生活在脊髓损伤后似乎是减少的。确实，一些研究者认为脊髓损伤后患者性欲减退的发生率更高。有趣的是，女性脊髓损伤后自慰频率下降，更喜欢接吻、拥抱、触摸等性行为。

从病理生理的角度来看，脊髓损伤是否影响性反应严格依赖于脊髓损伤的程度和位置。完全性上运动神经元损伤的女性，骶段的反射能力受到影响，而精神因素反应能力或阴道润滑能力应该是保留下来的。相反，数据显示不完全性上运动神经元损伤的女性同时保持了骶段反射能力和阴道润滑能力。女性对 $D_{11} \sim L_2$ 节段轻触觉和针刺觉拥有更高的感知能力，这似乎也更可能实现阴道润滑。事实上，只有55%的脊髓损伤女性受伤后能够达到性高潮。这些研究发现，脊髓损伤患者比对照组更少能达到性高潮（ $\chi^2 = 14.3$ ； $P = 14.3$ ）。同样，这些结果表明，存在影响骶段的完全性低位运动神经元损伤的女性患者达到性高潮的概率（17%）不太可能比其他水平和程度脊髓损伤的女性患者更低。

#### （二）多发性硬化症

多发性硬化症女性被报道伴有性功能障碍的比例高达72%，此外，39%的女性多发性硬化症患者会停止性活动或对性生活明显不满意。总的症状包括疲劳（占68%），性知觉减退（占48%），阴道润滑减轻和性唤起困难（占35%），性高潮困难或性冷淡（占72%），性交困难和其他类型性交障碍。

在一项病例对照研究中，Zorzon 等发现多发性硬化症患者伴有性欲减退的比例高于慢性疾病（即类风湿关节炎、系统性红斑狼疮、全身性红斑狼疮、银屑病关节炎和强直性脊柱炎）患者和健康受试者。此外，女性多发性硬化症患者（ $P < 0.001$ ）与健康对照组相比，阴道润滑程度明显下降，阴道感觉的改变（27.1%）比慢性疾病对照组和健康组更常见（ $P < 0.01$ ），其他研究人员也曾报道类似的数据，晚期多发性硬化症女性性功能变化更加频繁和严重［即扩展残疾状态量表（EDSS）得分中值为6.5］。据EDSS评估，复发的多发性硬化症与性功能障碍显著相关（ $r = -0.33$ ， $P = 0.0106$ ），但与主要进展型（ $P = 0.06$ ）和次要进展型（ $P = 0.08$ ）不相关。显著相关性被发现存在于性生活和躯体障碍（ $r = 0.42$ ， $P = 0.0017$ ）、膀胱括约肌功能障碍（ $r = 0.39$ ， $P = 0.0025$ ， $r = 0.37$ ， $P = 0.0035$ ）、疲劳评分（ $r = 0.30$ ， $P = 0.0284$ ）、认知恶化（ $r = 0.30$ ， $P = 0.30$ ）和整个神经系统损害（ $r = 0.28$ ， $P = 0.0306$ ）之间。

最近，同一研究小组报道，Spearman 等级相关分析显示性功能障碍和患者的年龄（ $r = 0.73$ ， $P < 0.0001$ ）、认知表现（ $r = -0.63$ ， $P < 0.0001$ ）、独立程度（ $r = -0.63$ ， $P < 0.0001$ ）、残疾（ $r = 0.56$ ， $P < 0.001$ ）、焦虑症状（ $r = 0.55$ ， $P < 0.55$ ）和抑郁（ $r = 0.50$ ， $P < 0.005$ ）、疾病持续时间（ $r = 0.42$ ， $P < 0.02$ ）、颅颈脊髓磁共振成像显示的脑桥实质萎缩（ $r = -0.38$ ， $P = 0.031$ ）均有关系。

Nortvedt等也报道了伴有性功能障碍和膀胱功能障碍的多发性硬化症患者的生活质量明显降低，类似的相关性也存在于性功能障碍和低教育水平（$r=0.37$，$P=0.0040$）、高水平抑郁（$r=0.40$，$P=0.0018$）、焦虑（$r=0.40$，$P=0.40$）之间。有趣的是，无论是在研究开始还是结束时（$P=0.002$），男性患者比女性患者更多地存在性功能障碍。在单变量分析中，男性和女性都被认为性功能变化始终与膀胱功能的改善（$r=0.47$，$P<0.0001$）和残疾状态量表评分（$r=0.41$，$P<0.0001$）有关，然而在消除心理方面的影响之后，只有膀胱功能的变化与性功能变化显著相关（$r=0.36$，$P=0.36$）。最近，一个新的磁共振成像研究发现性功能障碍和脑桥萎缩的关系，证实了性功能障碍与膀胱功能障碍的相关性，同时强调了心理因素在性功能障碍中的重要地位。

Hennessey等对68名男性和106名女性多发性硬化症患者性功能障碍的调查发现，尽管性功能问题发生在52%（55/106）的多发性硬化症女性招募者中，但有61%（65/106）的女性患者满意她们的性活动。应对策略和认知功能水平是女性多发性硬化症患者性功能障碍、关系满意度及性满意度的重要预测因子。

有趣的是，在多发性硬化症男性和女性患者中，残疾和感知障碍的接受程度随着时间显著增加。然而，对于男性来说，结婚意味着残疾被接受和更排斥感知障碍，此外，男性比女性更关心多发性硬化症是否影响他们的性关系。

### （三）抑郁症和抗抑郁药

与男性相比，慢性抑郁症在女性中更为常见，其代表了一个重要的公共卫生问题。当然大部分抑郁症不能被诊断和治疗，这与其伴随的性功能障碍和发病率高有关。女性发病年龄更早，比男性有更严重的心理障碍。

48%～70%的抑郁症女性患者伴有性功能障碍，事实上，性兴趣和（或）性满意度的改变及性欲减退常常与抑郁症有关。尽管如此，70%的普通人群的性生活是美好的，多达75%的抑郁症患者把性生活当作生活质量的基础。在一个大型横向人口调查研究中，Dunn等报道，几乎所有女性性功能障碍都与焦虑和抑郁有关。

Cyranowski等研究抑郁症的影响，用选择性5-羟色胺再摄取抑制剂治疗女性性功能障碍，用随机回归模型评估女性性功能的变化。控制其他变量，发现抑郁症状与性欲减退、性认知/幻想、性唤起、性高潮等性功能有关。另外，选择性5-羟色胺再摄取抑制剂治疗与性高潮障碍有关。此外，抑郁似乎是生育晚期性欲减退的一个独立危险因素（优势比3.4；95%置信区间：1.9～6.1），抑郁也可增加性交痛。

抗抑郁药物会加剧现有的性功能障碍，甚至诱发新的性功能障碍。抑郁症和焦虑症患者的性功能障碍已被报道与所有类型的抗抑郁药物（单胺氧化酶抑制剂、三环类抗抑郁药、选择性5-羟色胺再摄取抑制剂、血清外周去甲肾上腺素再摄取抑制剂、新一代抗抑郁药）均有关。

选择性5-羟色胺再摄取抑制剂对性功能的负面影响与剂量强度相关，服用选择性5-羟色胺再摄取抑制剂的男性较女性在性功能方面受到的负面影响更高；然而，女性似乎经历更严重的性功能障碍，其中性高潮缺失或推迟是与选择性5-羟色胺再摄取抑制剂相关的最常见的性相关副作用，性欲和性唤起障碍也经常被报道。持续、长期服用抗抑郁药物经常出现性功能障碍，这已经成为一个主要问题，甚至可能导致治疗中断，增加这类患者复发、长期性和死亡（如自杀）的风险。

一项横向研究指出，因更年期问题而就诊的女性（$n=355$；年龄为46～60岁），自述性症状和心理、身体不适有关。此外，检查伴随的其他性症状的强度时，研究者发现其身体、心理的健康状况会明显影响更年期之后的性生活和性反应，抑郁症状和性问题在这些女性中更为常见。

抑郁是许多疾病的重要的伴随症状，可能与其性功能障碍有关。例如，最近一些研究者强调抑郁在生活质量恶化和多发性硬化症患者性功能中的影响。Janardhan和Baskshi的研究表明，在身体残疾之后，抑郁和疲劳与多发性硬化症患者生活质量的下降有关。换句话说，身体残疾、疲劳、抑郁状态与生活质量下降和健康感知（$P=0.02$）、性功能障碍（$P=0.03$）、健康危险（$P=0.03$）、心理健康（$P=0.006$）、整体生活质量（$P=0.006$）、情感障碍（$P=0.04$）等有关。

## 四、心血管疾病

### （一）高血压和抗高血压药物

在同行评议的文献中也有报道女性高血压患者或服用抗高血压药物的女性出现性功能障碍。例如，Burchardt等对67名女性高血压患者（平均年龄60.4岁）的研究发现，女性高血压患者普遍存在长期的未治疗的性功能障碍，队列患者中81.3%有性伴侣；其中42.6%未治疗性功能障碍，持续时间超过5年的占70.9%，持续时间超过10年的占41.7%。而54.8%的女性高血压患者认为性活动同样重要，只有5.3%的患者有亲密的性行为，而36.6%认为性活动比预期少。Duncan等报道，患高血压的女性比健康对照组更难实现阴道润滑和性高潮。此外，Spearman相关分析表明，高血压女性可能有一个完全的生理性反应受损。Hanon等分析了459名法国高血压患者［平均年龄（$59\pm12$）岁］，38%的受试者存在性功能紊乱，但男性发病率明显高于女性（49% vs 18%，$P<0.01$）。在女性中，41%的患者性兴趣降低，但仍有59%的患者性兴趣不变；同样，34%的患者性快感降低，而66%的患者性快感不变。逻辑回归分析表明，性别（$P<0.001$）、大量服用降压药（$P<0.01$）、利尿剂（$P=0.03$）和存在冠状动脉疾病（$P=0.01$）是高血压患者性功能紊乱独立的影响因素。一些关于抗高血压治疗对女性性功能的潜在实际影响的相关研究也已经发表。

Hodge等招募了10名绝经前女性和8名绝经后女性，她们都伴有轻度高血压及健全的性功能，通过自我管理日常日记参于活性药物交叉控制实验。通过方差分析发现，服用安慰剂、可乐定和哌唑嗪的女性的性功能水平并没有显著差异。然而，女性服用可乐定在药物治疗期间最能被同伴接受（49%），并接近安慰剂组（61%）。此外，更少的女性在治疗期间希望自己的伴侣亲近她们（可乐定组和哌唑嗪组分别为41%和53%，安慰剂组为60%），在首先服用哌唑嗪治疗的女性中，"希望"受到影响（哌唑嗪组为32%，可乐定组为31%，安慰剂组为45%）。

轻度高血压的治疗研究中，双盲随机对照试验提供了一个很好的机会，在患有1级舒张期高血压的557名男性和345名女性中，进行了药物与安慰剂比较，其中药物组

（醋丁洛尔、马来酸氨氯地平、氯噻酮、马来酸多沙唑嗪或马来酸卡托普利）有1/5的患者报告了对性功能的影响。因为研究药物种类繁多，需要双盲研究设计及长期随访，性功能是由医生于每年随访期间在基层医院回访评估的。在基层医院，4.9%的女性报告有性功能问题，2.0%的女性有性高潮困难。有趣的是，在高血压女性，无论哪一类型的药物，性问题的报告率都相似。

### （二）冠状动脉疾病

勃起功能障碍是一种在患有冠状动脉疾病的男性中常见的问题，并可能预示着系统性的心血管病状态，如缺血性心脏病。据我们所知，女性性功能障碍与冠状动脉疾病的调查研究很少且不完整。

为了更好地评价女性性功能障碍和冠状动脉疾病之间流行病学和病因学的相关性，有研究者从2001年2月连续招募了60名在社区急救单元出现心绞痛的女性，有30名（50%）出现心绞痛的患者［年龄：（56±1.66）岁］最终进入这项长期的横向研究，并通过冠状动脉造影进行了形态学和功能评估，其性功能指数的连续评估结果与102名同龄的每年在妇科例行检查女性的结果相比较，这些患冠状动脉疾病的女性性功能障碍的总发生率为30%（9/30），78%（7/9）的患冠状动脉疾病的女性抱怨存在性唤起障碍，而9名女性中有8名报道阴道润滑程度低（88.9%）。直接比较女性性功能指数得分表明，对照组的总指数值（$P = 0.02$）显著高于患有冠状动脉疾病的女性，患者也报告有更高的性冲动（$P = 0.002$）及阴道润滑障碍（$P = 0.10$）得分。此外，患者的性功能指数在性高潮方面的分数也显著降低（$P = 0.01$），根据贝克抑郁量表显示，10名（33%）患有轻度抑郁，3名（10%）患有重度抑郁，贝克抑郁量表得分与性欲（$P = 0.008$，$r = -0.48$）、性兴奋（$P = 0.0005$，$r = 0.0005$）、阴道润滑（$P = 0.0008$，$r = -0.63$）、性高潮（$P = 0.0004$，$r = 0.0004$）和整体性满意度方面的女性性功能指数（$P = 0.0007$，$r = 0.0007$）显著相关。有趣的是，30名中有7名（23%）女性在缺血性心肌病的症状之前出现性功能障碍，进一步来说，在这组中，9名女性中有7名（78%）性功能障碍进展出现在心绞痛或心肌梗死之前（均数为51个月；范围为12～96个月）。尽管这些发现需要在更大数量的患者中进一步证实，但报告初步表明，性功能障碍是冠状动脉疾病女性一种重要的健康问题。

## 五、总结

有几项科学观察实验显示，女性性功能障碍与年龄进展相关，有更高的发病率，这与男性勃起功能障碍类似。然而，我们对许多常见疾病对女性性生活的影响仍知之甚少。因此，需要前瞻性的临床研究来解释女性性功能障碍的病理生理。

在日常临床实践中，医生应该带有更多新的看法，以避免将来有如下评论：我是一个62岁的患有心脏病的女性。总的来说，我的治疗效果一直是很好的，我的医生在我提问之前回答了我很多的问题，但未包括任何关于性行为的问题。我想知道我服用的药物是否危险，是否会影响我的性欲，为什么我的医生不解决这些问题。

## 第四节 乳腺癌对女性身体意象和性功能的影响

身体意象的概念被广泛用于文献中，它可能被定义为一种多因素的心理构建，整个人生中的动态重塑，并且植根于生物学和心理学领域。神经生物躯体、心理情感及相关因素共同促成了整个生命跨度的身体意象的观念。身体意象是性认同的一个关键方面，身体意象也许在性活动期间通过复杂的生理和心理相互作用来调节性功能，并且也许会反过来改良以前和当前的性经验，性关系是人际关系中最亲密的，有助于身体意象的感知，特别是成年人乳房的含义。

乳腺癌可影响8% ~ 10%的女性，25%的乳腺癌女性被诊断出时处于绝经前期，乳房的优美外形对于女性气质、身体意象、自尊、自信和性吸引力来说是很重要的，当女性被诊断和治疗乳腺癌时，面对这些扰乱她生活和家庭的许多变化和挑战，女性的性别认同、性功能和性关系也许会受到不利影响，这些变化经常伴随着由心理和医源性因素引起的身体意象的改变。

本节主要通过以下几点讨论乳腺癌对于女性身体意象和性功能的影响：①描述生理和心理影响；②回顾在乳腺癌患者中癌症对于身体意象和性欲影响的关键文献；③聚焦于各要素及可能会提高治疗后乳腺癌生存者身体意象的策略；④考虑基因筛查和乳腺癌高风险女性行预防性乳房切除术对于身体意象的影响。

### 一、身体意象

身体意象属于生物领域，其受感官信息影响，如视觉、触觉、嗅觉、听觉、味觉和本体感觉，这些感官信息有助于身体意象的构建，是整合女性身体感觉运动方面的主要贡献者。身体意象的本能和自主成分很少被考虑，尽管它们可能有助于情绪、幸福感、疲劳、疾病和身体意象的最终感知，但从社会心理角度来看，在调节身体意象方面，认知、情感、情绪、性、美容和社会因素与生理问题会进一步相互作用。身体整体情绪和无意识知觉是个人身体意识（更为复杂的身体意象因素的精神理念）的主要贡献者。塑造身体意象的生理和心理因素总结于表3-8。

表3-8 身体意象的影响因素

| 心理因素 | 生理因素 |
| --- | --- |
| 认知 | 多重感知的 |
| 情感 | 客体或本体感受的 |
| 情绪 | 激素相关的 |
| 美容 | 不受意识支配的 |
| 性 | 与疾病相关的 |
| 社交 | |

### 二、乳腺癌患者的身体意象和性欲

乳腺癌诊断和治疗也许会通过几个方面来改变女性的身体意象和性欲，其取决于疾病、环境和个体间的相互作用，这些因素有助于女性身体意象和性表现，影响身体意象和性欲的主要相关疾病和医源性因素包括癌症分期、乳腺癌手术类型、淋巴水肿、脱发、医源性过早绝经和诊断年龄、认识、情感和情绪等（表3-9）。

表3-9 影响乳腺癌患者身体意象和性欲的主要因素

癌症相关因素

    诊断年龄

    癌症类型、分期及预后

    复发

    保守性治疗和根治性治疗

    辅助化疗和（或）放射治疗

    治疗对卵巢功能的影响（性激素产生及不孕症）

女性相关因素

    生命周期阶段和阶段目标的完成

    应对策略

    性经验的预处理和质量

    患者性格及精神状况

环境相关因素

    家庭动力学和夫妻动力学及婚姻状况

    关系网（朋友、同事、亲戚、自助团体）

    与医务人员的关系程度

### （一）癌症分期与乳房手术

乳腺癌的分期会影响身体形象，因为它决定于根治性手术的范围及是否需要清扫淋巴结、淋巴水肿的出现及严重程度、是否需要辅助治疗（如化疗伴有医源性过早性绝经的风险或放疗随之而来的局部和全身症状），以及死亡风险的感知。在一项针对303名早期乳腺癌女性患者和200名晚期乳腺癌患者的研究中，Kissane等发现情绪障碍的总患病率和抑郁症及焦虑症的患病率（由DSM-Ⅳ定义）分别为45%和42%。相对于早期乳腺癌患者，晚期乳腺癌患者对于脱发并不太苦恼，但是更加不满意身体形象，同时有更高的淋巴水肿和潮热出现率。尽管疾病相关困扰的原因并不相同，但心理困扰率在两组中相似。

抑郁与性欲低迷及性唤起困难明显相关，抑郁评分较高的女性被报道存在更多与癌症相关的身体形象、复发的恐惧、创伤后应激障碍和性问题引起的抑郁，有这些长期后遗症（如淋巴水肿）的患者比那些没有后遗症的患者调整力更差。

由于乳房手术方式不同，乳房的视觉、触觉感受和对性观念的影响也不同，影响性表现的重要因素包括乳房肿瘤切除术和乳房切除术、即刻或延迟乳房重塑、辅助放疗或化疗，以及是否出现不良反应及其严重程度。

在一项近期随访5年的纳入990名乳腺癌患者的研究中，相对于保乳手术治疗，乳房切除术患者身体形象更差，性功能评分更低，而身体意象、性功能和生活方式中断并未随着时间的推移而提高。因此，在合适的肿瘤学条件下，我们应该鼓励对所有年龄组患者行保留乳房治疗。一项横向研究显示，女性治疗1年后，由于需要辅助治疗，行保留乳房治疗的女性有更好的身体形象，但是身体功能更差，尤其是年轻女性，表现更为明显，相对于医源性过早性绝经和（或）放疗引起的局部感觉的不良反应而言，消极的身体和性症状可能是次要表现。

### （二）淋巴水肿与脱发

除了乳腺癌的复发，淋巴水肿的发展更严重。清扫腋窝淋巴结的外科手术也许会影响从手臂引流的淋巴水肿，其结果是手臂变得肿胀，引起疼痛、进行性纤维化、感觉异常、不适和残疾，"手臂问题"出现于26% ～ 72%的乳腺癌患者，结缔组织的纤维化、淋巴水肿，以及受影响的手臂和手指的肌肉及功能性损伤大大影响了女性身体形象的物理和心理层面，严重时，它甚至比乳房外科手术更加损害身体形象。关注于癌症复发风险的医生可能会忽视淋巴水肿的非致命表现，并且可能会妨碍这些症状的治疗，当乳房切除史可以很容易在社会中隐藏时，有缺陷的手臂或手会经常触动乳腺癌患者的情绪，导致她们性交困难。

尽管限制了化疗的应用，但脱发仍是一个主要使人们感到侮辱的身体形象，尤其是在年轻女性患者中。

### （三）医源性过早绝经

化疗也许会引起卵巢衰竭和相关自主神经紊乱，与医源性过早绝经相关的潮热、盗汗、夜间心动过速、失眠、关节痛、情绪变化及身体形态改变将进一步改变身体意象，绝经过早对于性欲的影响甚至会更复杂。

### （四）诊断年龄

除外疾病的严重程度和治疗方案的差异，年龄缓和了乳腺癌对患者及生存者身体意象的影响，在较年轻时诊断为乳腺癌的女性经常有性和心理的顾虑，而这些在年老患者则较少。一项持续3.5年的纳入204名≤50岁被诊断为乳腺癌的女性的横断面研究显示：①乳房切除术与较差的身体意象及性欲低迷有关；②化疗与性功能异常相关；③相对于性欲降低，性功能障碍（如润滑困难、性交痛）是一个更重要的问题；④对过早绝经和生育能力的忧虑是这组患者面对的最困难问题。

当身体意象随着年龄发生改变时，并不意味着老年女性对于乳房手术出现的问题会更加脆弱。在Engel的5年前瞻性研究中，身体意象、性功能和生活模式中负面评分并没有随着时间的推移而提高，这一发现在Ganz等的前瞻性研究中也被证实。

### （五）认知

女性通过整合手术的视觉效果、乳腺癌手术的个人形象和文化环境，以及死亡的威胁来判断她们的身体形象，一个尤其敏感的问题是在乳房切除后是否决定乳房再造，医生对于保守治疗（年轻患者）或者根治性治疗（年老患者）的态度也许会影响患者的决定，患者后期可能会觉得遗憾。

有报道说，无助、绝望或者顺从的感觉与对身体形象受到损害产生的抑郁和脆弱感显著相关，仅次于化疗造成的认知缺陷，其对于抑郁、焦虑和绝经状态来说似乎是独立的影响因素。

### （六）情感与情绪

情感因素似乎能改变身体意象的脆弱感，爱是身体意象最有力的塑造者之一，它可以减少主要身体伤害并降低身体形象改变的影响。情感和亲密行为的增加可减轻乳腺癌手术对于身体意象和性满意度的消极影响，相对而言，爱缺乏和依恋需求不被满足能损害身体意象感知，甚至在没有外在形象改变的健康人中也是如此。患乳腺癌后，对于较差的身体形象，最脆弱的是那些更年轻的，或单身，或夫妻关系处于危机的女性。

心情焦虑及积极的或者消极的情绪形成身体意象的内在感知。抑郁和焦虑，不管是先于癌症诊断存在的还是由癌症诊断或治疗引起的，在医源性性早绝经的病例中更严重，会导致身体意象表现更差。抑郁和焦虑也许通过非激素通路来影响身体意象和性功能，就像报道的那样，17%～25%的乳腺癌患者会丧失性欲。

### （七）美容

当考虑需要进行根治性手术时，首要影响乳腺癌手术美容效果的是手术技术，然而，手术的美容效果也许可以通过维持来自乳头和皮肤整体的愉悦感来提高，也可以通过感觉的丧失或者多余的感觉（感觉异常，如坐立不安等）降低。

### （八）性

从生理和精神这两方面来说，乳腺癌也许会显著降低女性和伴侣的性欲。性认同感会受损，根治性手术、淋巴水肿、医源性过早绝经和化疗引起的脱发会使患者变得更加脆弱。最易受这些因素影响的是单身、年轻、夫妻关系处于危机、收入较低及社会支持较差的女性。性功能也许同样会受到损害，性渴望和性唤起在很大比例的乳腺癌患者中会减少。乳房是女性的主要特征，乳房前戏会促进和激起性兴奋、性渴望甚至性高潮，乳房亲吻和爱抚感受到的愉悦感能够激起身体部分性爱的感受。在乳房手术后，许多女性报道有受损害的、歪曲的或者不愉悦的身体感受，约44%的部分乳房切除女性和83%进行乳房再造的女性被报道从乳房爱抚获得的愉悦感减少，乳房敏感性丧失也许会进一步促进性渴望及外周非生殖器唤醒的丧失，裸体的不安感使其在性生活时坚持乳房被覆盖，并且会避免任何的进一步乳房刺激。

由于缺少雌激素，阴道干燥和性交困难在35%～60%的正常女性和绝经后女性中出现，已经存在的性唤起障碍也许会由于绝经后雌激素缺失及乳腺癌后性欲缺失变得更糟，仅次于阴道干燥和性交困难。性唤起障碍的第二个生物因素是耻骨尾骨肌肉痉挛，注意到骨盆底的高张力情况（仅次于性交困难）在乳腺癌患者中是重要的，当女性由于乳腺癌复发风险不能接受雌激素治疗时，教她们放松肛提肌及鼓励使用药油自我按摩也许会有效减轻由于雌激素减少导致的性交困难和性唤起紊乱。关于乳腺癌后激素治疗的使用正确与否仍然备受争议，许多肿瘤学医师认为局部的阴道雌激素治疗是安全的，然而，必须权衡利弊才能做此决定。对具有良好的性欲或生殖器唤起障碍者，一些血管活性药物如选择性磷酸二酯酶V型抑制剂会改善一些临床症状，这在乳腺癌患者中并非禁忌，考虑到乳腺癌患者性交困难的高发生率，非激素替代疗法的可行性有待评估。

医源性因素和（或）绝经所造成的性生活质量下降也许会损害女性的性感觉。在 Ganz 等的一项前瞻性纵向研究中，61% 的乳腺癌患者被报道有性唤起障碍，57% 的患者被报道有阴道润滑障碍。这组患者在术后 1 年内从身体和心理的癌症治疗中得到最大化的恢复，而生活质量的许多方面，包括性欲，在那段时间后很糟糕。另一项研究报道接受化疗的女性性欲较低，阴道更干燥，性交更困难，性活动较少，且通过性交达到性高潮的能力降低，总之，性满意度显著降低。绝经后的乳腺癌生存者更可能出现阴道干燥和紧缩，和性活动时生殖道疼痛一样，仅次于化疗导致的卵巢雄激素缺失，也许会导致性欲缺失。性高潮困难也许会是大部分患者情感和认知因素的最终表现。Ganz 等报道有 55% 的乳腺癌患者存在性高潮困难，在 3 年随访中性功能显著下降。在 Schover 等的一项回顾性研究中，通过性交达到性高潮的能力在接受化疗的女性中倾向于降低，尽管她们通过非直接的爱抚达到性高潮的能力并无异于对照组，雄激素依赖一氧化氮通路对阴蒂的反应及雄激素依赖血管活性肠肽对阴道的反应也许会解释这一不同，患者会出现阴道性交性高潮困难的抑制效应。

性满意度包括身体方面和心理方面，应该分开调查，疼痛和失望的性经历也许可以解释乳腺癌生存者显著降低的性满意度。一项前瞻性研究表明，首次治疗后 8 年，乳腺癌生存者性满意度持续降低（与年龄相符的对照组相比），定量和定性分析的目标参数目前还没有确定，癌症的诊断对于夫妻和家庭来说都是一个很大的压力，年轻女性和年轻夫妻也许尤其脆弱，正如研究表明较年轻的女性较年老女性会经历更多情绪的压力，并且年轻的丈夫们更难适应他们在家庭内的角色，面对生活压力更脆弱。当诊断为乳腺癌后，疾病的处理取代了家庭生活的正常需求，并且其对家庭的影响也许取决于癌症诊断时期家庭生活安排的变化。

### （九）社会

社会因素也许会被分成两个主要的方面：① "社会镜子"，这是基于乳房的重要性和美学的文化所决定的；② "社会网络"，包括给予患病女性支持的资源，医务人员和自助组成员对于身体意象顾虑来说也代表了一个重要的资源，然而，一项研究报道 62% 的乳腺癌患者发现在生病期间与她们的伴侣讨论性问题比与医生和心理医生讨论更容易，而且只有 15% 的乳腺癌患者可以毫无保留地向医务人员表达她们的顾虑。

### 三、乳腺癌患者提高身体意象的应对策略

家庭和心理支持、自助小组与患者之间良好的关系，以及医务人员也许都有助于缓解患者乳腺癌诊断和治疗的相关压力。规律的锻炼是一项有效应对策略，对于它的积极影响，随着时间的一致性，我们更应该强调其低费用。

事实上，研究表明，不论年龄如何，规律锻炼的乳腺癌生存者与久坐不动的患者相比，她们的身体状况和性吸引力有更明显的积极的方面，困惑、疲劳、抑郁和情感障碍也会明显减少，规律锻炼对于身体意象、身体构架和自我形象的积极影响减轻了乳房变化的具体因素，由于锻炼对于心情的积极影响，性欲也许不会减少，甚至还会促进性兴奋。

### 四、双侧预防性乳房切除术后的性心理功能

对于有乳腺癌家族史的女性，或者 *BCRA1* 或 *BCRA2* 突变的女性（她们的一生中有更高概率患乳腺癌），应该鼓励她们进行双侧预防性乳房切除术。Metcalfe 等调查了与这种手术相关的性心理表现，虽然绝大多数（97%）女性对于手术的决定表示满意，但是较年轻的女性（<50岁）的满意度可能低于老年女性，乳房再造与更高水平的身体满意度相关。van Geel 报道预防性乳房切除术减轻了女性对于发展为乳腺癌的焦虑，但是对她们的性生活有消极的影响，在手术前后应该为乳腺癌高风险的女性提供合适的性辅导，用以缓解这种令人痛心的决定的影响。

### 五、结论

乳腺癌可能与女性的身体意象有很大关系，并且损害她们的性认同、性功能及性关系。乳腺癌对于单身女性性欲的影响取决于癌症分期及其所处环境，乳腺癌之后身体意象和性欲随着手术时间的推移变得日益重要，身体意象和性欲的损害在早期乳腺癌手术保留乳腺的女性中是减少的，保乳治疗、拥有强有力的家庭和社会支持及规律锻炼可减轻这些副作用。身体意象和性欲的损害在晚期乳腺癌患者中被放大，她们需要辅助治疗，这种情况尤其在有淋巴结水肿、久坐不动、缺乏家庭和社会支持、独身的或者与性伴侣关系不稳定的女性中更为突出。70%～80%的病例在全面调整后生活质量是得到改善的，但这一事实并不应该掩饰身体意象和性功能及生理满足经常缺乏的状况。

乳腺癌生存者和她们的伴侣在癌症治疗后也许需要性辅导，北美和欧洲的大部分医院都具备心理辅导条件，但肿瘤学诊疗人员很少提供性辅导，足够的性支持可以在很大程度上提高乳腺癌患者、生存者和她们伴侣间的亲密感、身体意象和性关系。

## 第五节　妊娠期和产后期性相关问题

妊娠期间和妊娠后准父母的性关系有很大的医疗和心理意义——妊娠期间的性活动可能会伤害胎儿，妊娠、分娩和哺乳也可能损害产妇性健康，性欲是准父母的一个关系问题。

本节主要围绕以下方面的内容进行阐述：妊娠期和产后第一年的性功能；孕妇在整个妊娠期的性活动；妊娠和产后男女性问题的流行病学和病因学；性问题的诊断和治疗方案的选择；研究的意义。本节内容是基于1950～1996年发表的59项有关妊娠和产后期父母性行为的研究的系统荟萃分析，以及发表于医疗和心理学数据库及交叉引用的新的出版物的研究，这里给出的数据仅包括成年妊娠女性。

### 一、妊娠期和产后第一年的性功能

#### （一）生殖生理和性反应

在妊娠的前期和中期，性兴奋期间生殖器血管充血加剧。在妊娠晚期，血管充血通

常是很强烈的，几乎没有被性兴奋影响，妊娠期阴道润滑和性高潮功能也是加强的，但性高潮有时会伴随痉挛。在妊娠晚期，阴道收缩较弱，有时会发生强直性肌肉痉挛，性高潮后宫缩通常在约15分钟后消失。

在产后第6～8周和哺乳期间，女性的生理性兴奋降低，阴道变薄，而且性高潮的强度减弱，哺乳期女性可以出现性高潮时射乳，经过约3个月或停止哺乳，这些改变会退化，有些女性则会较之前体验到更强烈的性高潮。恢复性交后，女性大多感觉自己的阴道张力不变或更紧张，在产后3～4个月，阴道张力大致不变，然而有20%左右的女性阴道张力降低；在产后6～12个月，40%～50%的母亲和20%左右的父亲性反应降低。

### （二）性兴趣、主动性和态度

总之，性兴趣的变化是明显的，尤其在妊娠中期，男性的性兴趣依然大多不变，直到妊娠晚期结束，然后急剧下降；女性的性兴趣在妊娠期不变或增加，性欲和性活动往往在整个妊娠期和分娩后保持不变，但阴道的刺激在妊娠中期和妊娠晚期变得不那么重要，与妊娠前相比，大多数女性的性兴趣在产后3～4个月是降低的，但后来非常多变，这样看来，男性较女性更容易在产后出现性兴趣下降。

在大多数夫妻中，男性在妊娠期和产后期表现出更多的性主动，女性由对同伴的顾虑（如性伴侣的性满意度和忠诚问题）引起的性交活动发生在妊娠期间和产后。

大多数孕妇认为性交应该在整个妊娠期进行，如果性交必须因医疗原因而避免，她们会恳求相互爱抚，刺激男性（12%），或者禁欲（6%），但很少要求刺激女性生殖器的，一些非洲妇女认为妊娠期间的性活动可能对母亲和婴儿（如扩大阴道和促进生产）有帮助。

### （三）性活动

性活动在妊娠早期略有下降，在妊娠晚期急剧下降，至妊娠7个月，大多数夫妻发生性交；在妊娠第8个月，发生性交的夫妻占1/2～3/4；而在妊娠第9个月，大约为1/3，最后的性交约在生产之前1个月发生。约10%的女性证实妊娠后放弃性交，妊娠期间男上位姿势的性交比例有所下降，而选择女上位姿势（多在妊娠中期）、侧位并排或后入姿势的性交较多。在妊娠中期，性交频率为每月4～5次。

在欧洲和美国，父母平均在孩子出生后6～8周恢复性交（尼日利亚为16.5周），在产后2个月，66%～94%的夫妻恢复性生活；在产后3个月恢复性生活的夫妻占88%～95%；在产后7个月恢复性生活的夫妻占95%～100%；在产后13个月恢复性生活的夫妻占97%。与妊娠前期相比，大多数夫妻性交频率在产后第一年降低。产后性活动的数据因哺乳和文化差异而异，84%～90%的夫妻产后避孕，大多使用避孕药或避孕套。

双方伴侣的爱抚在妊娠早期和妊娠中期保持不变，从妊娠第6个月持续减少，直到产后3年，平均而言，产后3周恢复非性生活的接触。通常在性交恢复之前，妊娠期间只有少数是肛门性交（1%～13%），大多数异性恋活动（如性交活动、接吻、女性或男性刺激外阴）和女性自慰的过程大多遵循"标准模式"，其特点是在整个妊娠期减少（尤其是在妊娠晚期），在妊娠早期及产后性生活频率非常低，随后小幅增加。男性自慰的频率在整个妊娠期和产后期保持稳定。同性恋活动尚未在本部分讨论。

### （四）性享受和性高潮

妊娠前，76%～79%的女性享受性交，在妊娠早期占59%，在妊娠中期占75%～84%，而40%～41%在妊娠晚期享受性交，没有任何关于男性在女性妊娠期间的性享受数据，超过一半的女性在产后第一年享受性的亲密关系，然而18%～20%的女性部分享受，而24%～30%根本没有性享受。

妊娠前或30岁左右的女性，性高潮的累积发生率是51%～87%；而所有女性中，10%～26%在其整个生命中没有享受过性高潮。一些对妊娠期间女性性高潮的研究的结果是矛盾的。在妊娠晚期，性活跃的妇女中有54%报告上次性交有性高潮，产后的第一次性高潮平均发生在产后第7周（2～18周）。对于产后第一次性交，只有20%的女性达到性高潮；分娩后3～6个月，75%达到性高潮。为达到性高潮，首选方法大多保持不变：男女喜欢手指的刺激、口腔刺激、性交等。

## 二、父母与孩子关系的性爱方面

触摸对孩子是必要的，可以使孩子和母亲愉悦（关于父亲无数据），随着与孩子的身体接触，母亲可伴随着性爱的感觉，特别是在哺乳期，1/3～1/2的母亲描述了母乳喂养中类似性爱的体验，1/4的女性因为她们感受到性爱的体验而内疚，部分由于担心性刺激而停止护理。

## 三、妊娠期间的性行为

性交和妊娠期间的其他性活动曾经被认为与婴儿健康的负面影响有关，涉及的机制包括：①女性达到性高潮或乳头刺激，或者男性精液中的前列腺素释放会导致子宫收缩，可能会引发催产素的释放；②性交传播感染；③机械应力；④母亲情绪或身体的压力，可能诱发子宫收缩。这些研究因为受到小样本和不完整的混杂因素的影响而有局限性，大样本和有代表性的研究中观察到的性交活动或性高潮频率与分娩并发症（围产儿死亡率、早产、胎膜早破、出生低体重）之间无整体关联，然而，男上位的性交姿势与生殖器官感染及早产的风险增加有关。

在健康女性中，性交和生殖器感染的概率之间没有显著关系，孕妇与感染性传播疾病的性伴侣、婚外性生活或同性恋的性伴侣及注射药物的性伴侣性交时，应使用避孕套，但不幸的是，现实中他们通常不使用避孕套。两项研究（$n=16$）关注了妊娠期口交与非常罕见的并发症的关系，如空气进入阴道可能发展为空气栓塞。

## 四、性问题的流行病学和病因学

### （一）流行病学

在妊娠期间进行性交的准父母，1/4～1/2担心危害胎儿而中止（有时也担心伤害到性伴侣），22%～50%的孕妇会经历性交痛（12%在妊娠之前）。在妊娠晚期，相当比例的女性经历了性高潮的子宫收缩刺激（6%～62%）、位置困难（12%～20%）、明显缺乏吸引力（4%～20%）、担心配偶的性生活满意度（35%～88%）。关于男性观念的数据尚未有进一步的科学研究。

只有12%～14%的夫妻没有遇到产后性问题；然而，40%～64%的女性和19%～64%的男性担心恢复性生活；40%的女性报告她们产后第一次性交存在问题，这些存在问题的女性64%通常会避免性交；超过一半的女性产后第一次性交时感到疼痛；在产后3个月和6个月，41%和22%的女性存在性交痛，产后13个月22%的女性仍存在性问题；约57%的女性担心配偶的性生活满意度。

1/5的夫妻存在避孕或乳漏（哺乳期的女性）问题，从长远来看，至少有1/3的夫妻性关系恶化，许多性问题发生在产后3～4年，然而，1/4的女性产后性生活问题加剧。超过一半的女性因妊娠和生育导致短期体重增加，孩子出生一年后，7%的女性仍比妊娠前重5kg。

在妊娠期和产后1个月，女性很少有婚外性关系，但4%～28%的男性开始了一段新的或是之前存在的婚外性关系。在西非，产后夫妻禁欲与男性婚外情的风险和无保护的婚外性行为的危险增加有关。

### （二）性问题和功能障碍的病因

显而易见，在妊娠期和产后期出现的女性性问题，以及性活动、性兴趣和乐趣减少都与妊娠、分娩和哺乳等物理过程有关，但可观察到的变化中，只有一部分可以归因于生理过程。

平均而言，妊娠期性兴趣和性活动下降而产后期增加，这毫不奇怪，在妊娠期和产后期，几个性因素是相关的（如性兴趣和性活动），一些其他的影响应做更详细的讨论。

## 五、父母身份的影响

### （一）夫妻

很少有研究比较准父母的性行为情况与无子女夫妻的性行为情况，有限的研究结果是矛盾的，性交活动、爱抚、性生活满意度的降低或增加可能与父母身份或单身父亲和母亲有关。

### （二）性或性别

妊娠期和产后期的性或性别影响的几个结果好坏参半。在妊娠期，男性在性方面比女性更加节制，女性的性自我接纳程度一般较高，而产后男女对性生活的满意度是大致相同的。在产后前3年，女性描述性伴侣的温柔程度有明显的下降，但是她们仍然形容性伴侣的行为比起男性感受到的女性的行为更温柔。

## 六、社会人口和工作关系的变化

几个相关因素（如教育、民族、关系的持续时间、社会经济数据）的社会人口统计学变化不显著，或在妊娠和产后持续发生变化，但是婚姻状况、年龄、宗教信仰、文化和种族都与性行为有关，更多的性活动被发现存在于非婚姻关系，或发生于更年轻的、更少宗教信仰的人。在欧洲和澳大利亚的夫妻中，高龄产妇遭受更多的性交痛。

就业男女的工作时间（总小时数）与女性或男性的性状况不相关，但男女的工作质量与性结果和性满意度相关。

## 七、身体健康和生育史

关于妊娠期和产后期性行为的结果仍然不一致，经验丰富的夫妻感觉产后性生活更安全。妊娠较长时间的妇女在妊娠期和产后3个月性交频率下降；既往流产史未对妊娠前、整个妊娠期和产后配偶双方的性交活动或兴趣产生影响；几乎没有妊娠症状，并且体重增加少的准妈妈在妊娠期和产后对性交更感兴趣，她们的伴侣有更多的性满足感。

生产疼痛的程度和产后性生活没有直接的关系。在质量－效应模式中，会阴创伤的程度与产后性交痛发生率密切相关（无会阴损伤者为11%，未缝合者为15%，缝合者为21%，侧切者为40%），并且它也与产后性行为相关，辅助阴道分娩的女性发生产后性交痛的风险最高（胎头吸引或产钳助产）；自然阴道分娩女性风险率处于中位，剖宫产女性风险率最低，剖宫产的女性恢复性活动早于阴道分娩的女性。

几种产后健康因素（雌激素和催乳素水平，恶露的停止时间和月经恢复的时间）与性的变化不相关，女性的性兴趣与睾丸激素水平有关，而与性活动无关。凯格尔健肌法练习有助于恢复阴道的紧张性，产妇疲劳（职业女性和家庭主妇强度等同）与产后缺乏性交兴趣有关。

## 八、心理健康

妊娠期和产后期的精神症状（郁闷或情绪不稳）与性兴趣、性愉悦、性活动和从伴侣处得到的温情呈负相关，精神抑郁的女性产后会经历更多的性问题。在妊娠期间，心理治疗与增强的女性性趣和性愉悦有关。

关于非生殖的因素至今一直被忽略，虽然充足的证据表明，整个过渡到为人父母的过程就像在生命周期的任何其他阶段，个体间和配偶间的性变化很大。几项研究揭示了个体间或夫妻间的持久性也是如此，在妊娠前和产后1年内，性兴趣的水平和女性个人活动的相对水平保持不变，在童年与父亲（包括现在）有良好关系的女性的性交兴趣和其他性活动的兴趣比那些童年（包括现在）与母亲关系良好的女性更高。如果一个女性在妊娠之前曾有性厌恶，她的性交兴趣在妊娠早期下降更为明显，妊娠前性生活与妊娠期间和产后性交活动呈正相关，妊娠前性交痛与产后性交痛有关联。

## 九、伴侣的因素（包括吸引力）

夫妻关系的满意度与妊娠期两性的性满意度相关，对于女性而言，也与产后的性兴趣有关。对于男性，婚姻质量与妊娠期间和产后性交活动、温情有关，婚姻冲突与妊娠初期、妊娠期间和产后的女性性交活动或性享受没有关系，孕妇的吸引力（自我和伴侣的评价）与性交活动和性享受呈正相关，与性交痛呈负相关。

伴侣变量可影响性行为，反过来也是如此，整个妊娠期的性活动和性享受与随后4个月和产后3年（或更长时间）伴侣间的性关系稳定性、温情和交流有关联。

### 十、婴儿、母乳喂养对性活动的影响

是否有妊娠计划与妊娠期和产后期的性交活动没有关联，对妊娠期女性性兴趣（负性）影响的结果是复杂的。妊娠的感受与性交活动不相关，但与性兴趣和性愉悦相关，担心胎儿会在性交时受到伤害会使男性的性兴趣下降。

婴儿出生体重、身长和Apgar评分与母亲性交活动不相关，婴儿的性别对女性产后性交、性兴趣或性享受没有影响，但似乎生育男性婴儿的母亲在妊娠期间性交次数减少，并且在产后几个月得到的温情比生育女性婴儿的母亲少。夫妻间温情的减少最常发生在那些严格并过分保护孩子的母亲们。

母乳喂养时期（产后1～4个月），女性和她们性伴侣性交活动减少，性满足感降低，而且女性及其性伴侣的性生活满意度降低。长期哺乳的母亲恢复性交的时间相对较晚，性兴趣相对降低，且可能经历更多的性交痛，性交享受程度降低。停止哺乳会对性活动产生积极影响，但对性反应或性高潮没有影响。母乳喂养对女性和男性的性影响因母亲们的激素水平而异，能影响性欲并起阴道润滑作用。对夫妻来说意味着乳房"意义"的改变（喂养还是性）。

### 十一、性问题和性功能障碍的诊断、预防和治疗

#### （一）妇科、产科干预和建议

虽然大多数妇科医生报告，他们主动和妊娠的患者谈论性生活，但在各个工业化国家，2/3的女性不记得自己的妇科医生在妊娠期和她们谈论有关性行为的话题，76%的女性认为这些应该被讨论，但没有与她们的医生讨论过这些问题。那些在妊娠期跟她们的医生谈论过性话题的孕妇中，49%是自己主动提出这个话题，34%的人感觉自己主动提出这些话题难为情。45%的以色列年轻母亲对妊娠期的性认知来自她们的医生或是医院的工作人员，她们不敢咨询妇科医生关于妊娠期经常感受到更强烈的性感受的性问题，因为医生往往会给予限制性生活的意见（如某些时期禁欲）；另外，性交位置或替代性交（如相互手刺激）则很少被医生提及，没有医生提到性行为可能在妊娠期有积极作用，然而，只有8%～10%的女性听取医生的建议后完全停止性交。

有妊娠并发症的准妈妈应避免性交和（或）性高潮，并发症如出血、腹痛、胎膜破裂、子宫颈过早扩张或早产、前置胎盘、胎盘功能不全、未成熟宫颈、性传播疾病包括人类免疫缺陷病毒感染，这些可导致流产或死胎，或以其他方式损害胚胎或胎儿，但是，一般情况下没有理由（甚至在产前最后几周）禁止多数健康的孕妇及其伴侣的性行为。

许多妇科医生似乎不能确定妊娠期间关于性的潜在问题，几乎都同意在妊娠期出血和出血后应避免性交，但关于应该禁欲多少天或多少周没有统一意见。同样，对于性活动引起的过早宫缩的意见也是不同的，即使在看上去必要的时候，有些医生甚至也不建

议限制性生活（如不成熟的子宫颈或阴道感染）。妊娠并发症的管理缺乏有效的医学知识，医学教科书没有明确提到当阴道出血停止后，什么条件下允许性交。不确定性问题和缺乏夫妻/两性咨询的培训可能是医生们避免这一话题的原因之一，关于性问题的讨论不包含在常规产前保健中，即使这些问题出现，讨论通常也不涉及其男性伴侣。

欧洲和美国孕产妇及儿童的保健服务更注重孩子（比起母亲来）。保健专家并不更多地关心产后性问题，关于产后性问题的建议通常只侧重于避孕（76%在产后6周的检查中被提到）。总体而言，22%的年轻母亲会寻求会阴或性交问题的医疗咨询，其中8%认为她们没有得到足够的帮助；3/4需要帮助的女性会积极咨询，1/4的女性不敢这样做。许多夫妻希望得到更多关于身体的变化和产后的保健知识，30%的人称性辅导可能是有帮助的。关于性行为，妊娠期间和产后医疗咨询切实可行的建议应包括以下内容。

（1）提供机会谈论当前的情绪、婚姻和性的情况，并提示医生可以提供患者和其伴侣需要的信息（如在妊娠期性交是否对胎儿有伤害），提供产后性生活指导比提供避孕建议更重要。提出性兴趣、性行为及潜在的性交痛或尿失禁问题能有所帮助。

（2）提供为人父母时女性和男性性欲变化及波动的正常信息，在与他们的平常交流中可以提到哺乳诱发情欲的感觉，应告知年轻的母亲，阴道干燥和（或）性欲减退可能与哺乳有关，使用润滑剂可以有所帮助。

（3）认可患者和伴侣的恐惧及不确定性，尊重她们内心对性的担忧，从医学和父母的观点出发，其目的不是使性活动最大化，而是选择一种使双方及婴儿均感到满足的性生活方式，也包括禁欲的选择。

（4）给予妊娠期间和产后性选择方面的一系列技术咨询：温情、非性交的性活动（如手动和口腔刺激、手淫）和替代性交体位（女上位、后入式或垫用枕头）。

（5）指导患者用一只手自检（产后自检可用一个小镜子和一个指头插入阴道来检测是否愈合，阴道肌肉紧张性可用凯格尔健肌法）。

（6）阐述关于性和无性家庭暴力的敏感度，至少2%～8%的孕妇在童年或成年有过性虐待史，这些可能会导致精神及妇科和产科疾病，但不会影响妊娠结局，然而，卫生保健提供者经常忽略这个问题。

**（二）医疗保健政策及预防**

在产后6～8周的检查中，只有大约一半的新妈妈已恢复性交，女性性健康问题会延续到产后的第一年，有时甚至延续更长的时间。因此，产后6个月的检查，包括关于性的问题（是否已经恢复性生活？感觉如何？有哪些问题？会阴部是否疼痛？）和其他禁忌话题（有尿失禁吗？），将有助于确定分娩后女性可能会遇到的所有性问题。

一项新的产前课程旨在减少妊娠对准父母婚姻关系质量潜在的负面影响，相比之前传统的产前课程，其对婚姻的性方面起着积极的影响。

**（三）心理咨询、心理治疗和预防**

如果妇科治疗已成功完成（如性交时会阴切开处瘢痕疼痛），并且已经终止哺乳，但性生活问题仍持续存在，那么应该进一步检查患者的心理状况和双方关系，如果医生或助产士能够评估患者的心理及性状况，并让她们知道可以向心理健康专业人员寻求两性辅导或心理治疗，这是有好处的。至少对于新生儿来说，如果其父母关系不佳或父母离婚，双方的生活会更艰难。

## 十二、总结

（1）研究领域被分成医疗部分和社会科学部分。

（2）采样：还需要更多的研究，包括男性伴侣的研究和集中的有代表性的样本。

（3）设计：缺乏超过产后3个月到产后1年、3年、5年、10年的前瞻性研究，与无子女夫妻的比较研究很少见。

（4）性别维度研究：需要更具描述性的研究，了解无性活动（如自慰）和男女的性的主观经验（如性享受、性高潮）。

（5）有效性和可靠性：需注意患者性活动的参与率、中途退出情况，交叉方法的可靠性，对特定问题的无回答率，在问卷调查研究中的用语问题（如参与者不明白"性高潮"这个词的意义）。采访者（性别）的影响应该是几乎不存在的。

（6）数据分析：性交活动不是最好的衡量女性性兴趣的方法，因而更多关于性兴趣、自慰、性享受或性高潮的数据，以及自述的与婚姻关系、身心健康相关的数据，生理的数据（如激素水平、产后阴道张力）和性（性别）的影响是十分必要的。

（7）在大多数研究中，理论背景不明。一些研究忽视了社会、心理背景变量（如婚姻冲突、母性文化规范）和条件（如妊娠前性欲），研究者应该从理论上对准妈妈性活动风险的重要医疗问题加以指导。因此，人们可能会问是否真的需要更多的研究，答案是肯定的。因为大多数夫妻在产后会产生性的相关问题，之后，至少有1/3的夫妻在他们第一个孩子出生后，性问题、性心理障碍更加严重、持久。我们需要更多的研究，这些研究重点应放在两性的性心理上。成为父母的社会适应通常比母亲的生理适应长得多，而且生理、心理关系中的病理因素更加复杂。

一个重要的新问题出现了，从相对近期的趋势来看，工业化国家的父亲强烈希望子女出生时在场，这个历史性的急剧变化对父亲的心理健康、母亲的分娩经历、夫妻关系及随后的性关系有着什么样的意义？另一个新兴的研究课题就是对于辅助生育的父母（如母亲期待双胞胎、体外受精妊娠等的性行为）而言，这些有什么意义。

因为性仍然是一个禁忌的话题，它的研究方法相对困难，因此研究的多元化是必要的，我们需要对选取的女性的复杂情感和性问题的纵向发展进行心理学的深入探究（但大多数女性都不愿意参与这样的研究），尤其是从大样本、有代表性的医疗研究中收集一些有关伴侣关系和性的数据。

总之，大多数母乳喂养的女性产后3个月很少有性生活，因为适应母亲角色已占用了她们的全部能量，这其中包括深刻的社会心理、激素的变化及睡眠的缺乏。男性的性活动在生命的这个阶段也减少，但程度较轻，虽然这似乎是普遍的。在其他时间段，即妊娠期和产后4～12个月，女性和男性有着标志性的差异。平均而言，所有的异性恋活动在整个妊娠期趋于下降，在产后立即接近零，然后再慢慢地开始增加。

# 第六节　口服避孕药对性欲的影响

对于女性来说，性和避孕是紧密联系在一起的，在美国，女性首次性行为和停经的平均年龄分别为17.8岁和51.4岁。那么，如果一个健康母亲想生育两个孩子，她性行为活跃的话，准备、妊娠、生子也许只需要3年，则她在剩余的30年中均需要避孕。

在美国，口服避孕药是应用最广泛的可重复的避孕措施，据报道，在1995年采用口服避孕药避孕的女性占15～44岁有避孕措施女性的27%，占15～30岁女性总人数的45%，换言之，大概1000万的美国女性口服药物避孕，而且在欧洲这个比例会更高。

口服避孕药的一些特点使其适用于大多数女性：第一，口服避孕药高效并且有可重复性。理想的口服避孕药物应用使每年意外妊娠率降至低于1%，应用传统的口服避孕药的概率约为7%。第二，口服避孕药有可靠的安全剂量。第三，口服避孕药的应用对女性身体有益。例如，它会降低卵巢癌、子宫癌、良性卵巢囊肿、子宫内膜异位症及盆腔炎的发病率，口服避孕药也可以调整月经周期，包括改善经期循环、减轻痛经、减少经期出血量及调整出血时间等作用。对粉刺及多毛症，口服避孕药也有一定的疗效。

虽然目前有很多关于口服避孕药安全性及功效的研究，但还没有人研究过口服避孕药对性欲的影响，其积极作用是可以减少女性对意外妊娠的担忧。在一个最近的案例研究报道中，女性对意外妊娠的担忧会严重影响她们的性唤起，尤其是在她们的性伴侣没有避孕意识的情况下。口服避孕药可以改善很多痛苦的妇科疾病，如子宫内膜异位症、痛经、卵巢囊肿的症状，并且可以改善性功能，很多性伴侣因风俗文化、害怕感染或者出于卫生的考虑拒绝在月经期进行性交及其他相关性活动，这时，口服避孕药就会通过缩短月经时间、减少经血量使性伴侣延长其方便进行性生活的时间。口服避孕药是已经被FDA认可的治疗痤疮的药物，痤疮减少使人更加漂亮，可以间接地提高性功能。一项研究表明，痤疮的愈合会使人减少窘迫感和社会压抑感。

同时，口服避孕药也会对性功能产生负面影响，早期的文章引用心理学机制说明了这一点，如女性因为不能生育而没有性欲望，或者服用避孕药后没有刺激感。一些学者也提出，口服避孕药因可能导致情绪和体重问题而间接影响性功能，这些负面影响就是我们所熟知的口服避孕药的副作用。然而，没有研究能够详细证明其在情绪及体重方面的作用，一些大型的、有安慰剂组的口服避孕药的实验研究数据证明，口服避孕药组与安慰剂组没有很大差别，这表明口服避孕药很难引起大的情绪及体重的改变，不过，这些研究并非旨在研究口服避孕药对情绪及体重的影响，因为它们并未应用心理及生理的测评技术。

人们关于口服避孕药对性欲影响的研究远远多于其对女性性功能其他方面作用的研究，因为口服避孕药引起的生理变化使得口服避孕药会影响性欲的说法看起来是可信的，开始时，先连续21天服用由炔雌醇和人造黄体酮组成的复合口服避孕药，之后7天服用安慰剂药片，它们避孕的主要作用机制是通过抑制垂体促性腺激素的释放而抑制排卵，而这抑制的恰恰是正常的排卵过程。

另外，口服避孕药也会引起雄激素的减少。第一，口服避孕药里的雌激素会刺激肝脏产生血清激素灭活球蛋白，这是血清里最重要的灭活睾酮的球蛋白之一，由于血清激素灭活球蛋白的增加，口服避孕药时血清里的游离睾酮会减少50%。第二，口服避孕药会减少卵巢及肾上腺雄激素的生成量。第三，口服避孕药能抑制5α-还原酶，5α-还原酶可使睾酮转化成能紧密结合到细胞受体上的双氢睾酮，这个因口服避孕药而引起的低雄激素环境是治疗痤疮及多毛症所需要的。

口服避孕药引起的低雄激素环境通常被认为是引起女性性欲降低的原因，为了评估口服避孕药是否影响女性性欲，我们研究了1966～2004年的医学文献。

## 一、回顾性非对照研究

在回顾性非对照研究中，比较女性受试者在首次服用口服避孕药前后的性欲强弱，并总结了这些实验结果。口服避孕药导致性欲变化的原因多种多样，从有很大程度增强到有一定程度的下降不等，许多因素会影响这个结果。20世纪60年代的研究与之后的研究相比较，女性性欲增加较明显，早期研究中较大程度的性欲增强可能是由于女性可以在不用担心妊娠的前提下享受性生活。测量评估方法的不同也会导致结果的不一致性，在一些研究中，女性会直接被问及性欲的强弱，然而在另外的研究中，研究者会通过微妙的行为等判断。在直接被问及的女性中，更多的人会表达自己的性欲增强了。

## 二、前瞻性横向对照研究

这类研究旨在比较应用和未应用口服避孕药时的性欲，在 Herzberg 等的研究中，比较了服用3种不同避孕药的女性和使用宫内节育器的女性，他们收集了来门诊就医的女性的性欲评分，结果显示使用宫内节育器的受试者性欲增强明显，持续口服避孕药的受试者的性欲无明显变化，间断口服避孕药的受试者有一定程度的性欲下降。口服避孕药对性欲的影响如何很难从这个研究中得出，对性欲的评价也包括对性高潮和性交的评价，并且口服避孕药和使用宫内节育器的其他因素，如平等的感觉和抑郁的表现，是不同的，这些也会影响性欲。另一项研究比较了长期口服避孕药和使用宫内节育器的女性的性欲，得出以下结论：长期口服避孕药的女性性欲较低，然而，该研究仍然没有给出确定性欲发生的变化的细节。

Bancroft 等用横向研究比较了口服避孕药避孕与非口服避孕药物避孕，并用一个小组做了1个月的前瞻性研究，监测此期间受试者血清中的雄激素和性欲水平。和另一组比较，口服避孕药组受试者有更强的性冲动（$P<0.01$）和性欲（$P<0.01$），以及更低的睾酮水平。然而，口服避孕药组更容易有性伴侣，有更多的婚前性行为和更自由的婚前性接触态度，正是这些口服避孕药应用者与非应用者的不同点，使口服避孕药单独影响性欲的效果很难估计，两组间处世态度和习惯的不同能掩盖不同的激素调节情况。

这些前瞻性研究表明，大多数女性在口服避孕药物的避孕时期性欲稳定，仅仅有少数人发生性欲波动，和那些回忆受试者的性欲较基线水平变化的回顾性研究比较，前瞻性研究能更准确地评估受试者的性欲变化。

由于缺少对照组，我们很难判断受试者口服避孕药期间性欲变化的原因。据美国一个有代表性的国民健康和社会生活调查组织的统计，在过去几年里，18～44岁的女性中有大约30%性欲减退，这些性欲减退的女性中有的是口服避孕药的使用者，然而，无论是否由避孕药引起，如此高的性欲减退的发生率仍表明大量的女性性欲正在下降。

### 三、随机对照研究

为了评价口服避孕药对性欲的单独效应，设置一个对照组很有必要，然而，发现适合观察的对照组很难。如上述研究所述，口服避孕药的女性也许和其他女性有很多方面的不同，随机对照试验研究是最准确的设计，因为各种已知和未知影响因素均被随机过程所控制。在Cullberg的早期研究中，受试者被随机分配到3组不同的避孕药组和安慰剂组中，2个月后，研究者列出询问到的受试者性欲变化的情况。大部分受试者否认其性欲有变化，少部分并且占总人数比例相似的受试者承认其性欲增加或者降低，并且组与组间无统计学意义。

在一项更小型的研究中，Leeton等研究了绝育术后口服避孕药女性的性欲，一组受试者先口服避孕药1个月，接下来口服安慰剂1个月；另一组先口服安慰剂1个月，接下来口服避孕药1个月。每个月受试者均会被问及性生活频率、性享受程度、性高潮、性欲及对性的想法，在这个交叉研究的过程中，受试者被要求比较前后两个月的性经历，结果表明口服避孕药期间的"性评分"比口服安慰剂时低（说明性功能较差），然而，其对性欲的影响不能估计，因为这个评分把性欲和对其他性功能的评价联系在了一起，这些研究也许低估了口服避孕药对性欲的负面作用，因为其仅仅纳入了舒适的稳定的口服避孕药应用者，而这些人并没有药物的副作用。

在最近的研究中，Graham和Sherwin验证了口服避孕药对性欲的作用，这是作为口服避孕药治疗经期综合征疗效的子问题而研究的，受试者在实验开始和3个月以后分别被问及每天有性欲的次数，受试者随机服用口服避孕药或者安慰剂。实验开始纳入82人，排除23人。在口服避孕药组，和开始相比，性欲只在经期及月经后降低，但在其他的月经周期中没有这一变化。在安慰剂组中，实验前后没有变化，这些结果表明口服避孕药会引起性欲降低，然而，中止用药会使结果不准确。

Graham等在近期的研究中有一些重要的发现，这是唯一一项关于口服避孕药对性欲影响的临床随机实验，这项研究相对于其他的研究而言有很低的失访率（4/150），而且其还纳入了除美国、加拿大、欧洲等国家和地区以外的来自其他国家的女性。该研究让研究对象随机服用联合避孕药或只含睾酮的避孕药或者安慰剂4周，最后用标准化的问卷或者访问评估受试者的性功能。

在Graham近期的研究中，两组女性的基本特点和对性的兴趣都不同，较苏格兰女性而言，菲律宾女性文化程度低，生育孩子更多，做更多的非技术工作并且对性的愉悦不太感兴趣。苏格兰女性有性想法，并且其性活动的频率在口服避孕药后明显下降，但在服用仅含孕酮的药物及安慰剂后没有发生这样的变化，而在菲律宾女性中却没有以上提及的变化。

作者提出，口服避孕药或仅含孕酮的药物在苏格兰女性身上表现出来的差异，归因于口服避孕药引起睾酮水平的变化，而仅含孕酮的药物没有这个作用，这个结果还强调人们对口服避孕药的反应也取决于服用者自身的特点，与口服避孕药有关的性欲改变更多地发生在有愉悦性经历的女性身上，而不是有负面性经历的女性。

## 四、总结

大多数女性一生中有数十年都在避孕，口服避孕药为她们提供了高效、安全的避孕选择，是最广泛应用的激素避孕法，并且不管是正面的还是负面的，口服避孕药影响了很大一部分女性的性功能，已发表的研究都把注意力集中在口服避孕药对性欲的影响。口服避孕药可以有效减少循环中的雄激素，这在生物学上是可信的。

大多数对口服避孕药作用的研究是回顾性、无对照的，它们应用非标准化的方法去评价性欲，并且这些研究是在数十年前口服避孕药物剂量极大的情况下进行的。这些研究提出应用口服避孕药更多的是提高或者不影响性欲，而不是降低性欲。少数回顾性、无对照的研究发现，在大样本量的研究中口服避孕药对性欲无影响，只有在小部分人群中口服避孕药会影响性欲的增减。

有对照的实验性研究比较了口服避孕药的使用者与未使用者、使用其他避孕措施如宫内节育器的女性，在这些实验中，口服避孕药的女性和未口服避孕药的女性性欲不一样，而且也有其他很多方面的不同。另外，在横向研究中，研究者无法得知口服避孕药是否会使性欲上升，或者性欲提高的女性是否是因为服用了避孕药，当将口服避孕药的女性和使用宫内节育器的女性进行比较时，因能影响两组性欲的因素有很多不同（年龄、产次），故口服避孕药的效果很难界定。

我们总结的这4项随机对照实验的结果令人困惑。在最大规模的实验中，口服避孕药组与安慰剂组相比，受试者性欲变化相似。一项以患经期综合征的女性为对象的小规模实验发现，与安慰剂组相比，口服避孕药会使受试者的性欲降低。一项以已绝育女性为对象的小样本研究发现，口服避孕药组较安慰剂组女性的性欲低，但这项研究对性欲的评价标准并不是独立的。在最近的随机临床试验中，口服避孕药与只含孕酮的药物或者安慰剂相比，会使绝育后的女性性欲降低。但是，此影响仅仅发生在性活跃的女性中，在性功能低下的女性中不存在性欲降低的现象，并且这些研究并不是像Consort（试验报告的统一标准）一样的高质量随机临床实验研究。

20世纪60年代是口服避孕药被广泛应用的时期，那时学者认为确定口服避孕药对性欲的影响很难，而截至2004年，依旧没有很好的随机临床实验去解决这个问题。现有的证据表明，在口服避孕药的时段中，女性的性欲大多是稳定的，但某一部分女性会产生性欲的波动，应用口服避孕药的社会环境决定了其对性欲影响的重要程度。例如，口服避孕药避孕安全性的提高和对痤疮疗效的增加程度也许会超过激素导致的性欲降低，最终使女性性欲上升。而在另外的人群中，如已绝育或者从口服避孕药中得不到任何益处的女性，可能会对激素敏感而性欲下降。

女性和医生常常高估了口服避孕药的副作用而低估了其好的方面，我们需要更深入的研究来明确口服避孕药是如何影响性欲的，那么这些研究必须注意口服避孕药的副作用，并且乐于探索其他降低性欲的一般事件。口服避孕药在哪方面对性有积极作用？笔者认为口服避孕药应该可降低妊娠风险，减少经期出血及疼痛，治疗痤疮及多毛症，甚至还有其他未知的益处。

## 第七节　泌尿系感染和性传播疾病对性功能的影响

在所有社会中，女性患性传播疾病的风险都高于男性，主要是由于感染更容易从男性传给女性，尤其是年轻女性。此外，女性感染后无症状的比例越来越高，导致未诊断和未治疗，她们可能更容易发生严重的感染并发症。女性性功能障碍可以继发于相关疾病问题，如泌尿系感染、性传播疾病或人类免疫缺陷病毒感染。本节总结了目前涉及性欲、性唤起、性高潮和性交痛相关性功能障碍的泌尿系感染、性传播疾病的相关知识，给致力于提高女性性健康的健康护理人员提供指导。

### 一、泌尿系感染

泌尿系感染是临床实践中最常遇到的细菌感染之一，在美国，估计有34%的成人（20岁或以上）至少患过一次泌尿系感染，泌尿系感染在女性中较男性常见（男女比例为1:3.9）。虽然泌尿系感染在老年女性和男性中的发病率是相似的，但其可以描述为膀胱炎、肾盂肾炎和尿道综合征等不同形式，伴有的最常见的并发症是排尿困难和腰部侧面或背部疼痛。女性患泌尿系感染有许多潜在的原因，风险因素包括性交、杀精子产品的应用和使用避孕套。对于青少年来说，泌尿系感染通常与性行为密切相关。在老年女性中，梗阻性病变、雌激素缺乏和抗生素的应用是更常见的原因，尿道致病性大肠杆菌是大多数病例的病原体，尿道有多道对细菌定植的防护屏障，包括氨基葡萄糖、低pH及杀灭细菌的盐和尿素，然而很大一部分患者有周期性泌尿系感染，这可能与持续的静止细菌（可以用细菌黏膜自身组建）的储存有关。

最初患泌尿系感染后有1/3的女性有复发，这些人中的1/3在6个月内复发，我们认为这些女性对尿道病原体的阴道定植的敏感性增强，且大肠杆菌更易黏附于尿路上皮细胞，预防泌尿系感染的新方法包括应用益生菌和疫苗。然而，一项关于泌尿系大肠杆菌的研究将男性与其患泌尿系感染的女性伴侣隔离，在隔离患者的尿中与在他们性伴侣的尿液、阴道中发现的大肠杆菌一致。事实上，导致泌尿系感染的大肠杆菌传染给性伴侣的概率是其他大肠杆菌的9倍，此外，如果夫妻进行口交，其传的概率加倍。对大多数女性来说节欲是很难的，尤其对于那些处于既定性关系中的女性，这是容易复发的原因。对于首次感染大肠杆菌导致泌尿系感染的女性，性交会增加其不同或同种病原体的二次感染，用避孕套、子宫帽和杀精子剂也一样，这些发现说明了制订计划时考虑性交和（或）性伴侣的情况的重要性。

经常患泌尿系感染的女性会有排尿困难（疼痛、有烧灼感或排尿不适），因为严重的不适或疼痛，她们在泌尿系感染治疗前或治疗期间常常避免性生活，常规的治疗包括抗生素的应用。雌激素替代疗法过去用于绝经后女性，幸运的是，该疗法起效快并且效率高，医疗人员通常建议在感染期间避免性生活，直到治疗完成，因为性交过程中骨盆的推挤会导致患者性快感不强、性伴侣间的争吵，甚至可能使其厌恶性生活。对患者及其性伴侣的教育和测试可以大大增加疗效，并阻断慢性性功能障碍的发展。

## 二、性传播疾病

针对性传播疾病和女性性功能障碍之间联系的临床试验尚处于早期阶段。一些学者认为性传播疾病和性厌恶（包括持续性或周期性的恐惧性厌恶和避免与伴侣发生性接触）之间存在联系。性交痛可能与性传播疾病之间存在因果联系。虽然大量的患者没有症状，但患有性传播疾病的女性最常见的症状包括轻度腹部疼痛、异常阴道分泌物、性交痛、排尿痛、阴道瘙痒和生殖器溃疡，每一个症状都明显与女性性功能障碍有关。

简单来说，性传播疾病可以分为细菌及其他病原微生物感染［淋病、衣原体病、梅毒和软下疳，以及单纯疱疹病毒（HSV）、人乳头状瘤病毒、乙型肝炎（简称乙肝）病毒和人类免疫缺陷病毒感染］，下面就它们与女性性功能障碍之间的联系进行简要介绍，并着重讨论人类免疫缺陷病毒。

### （一）细菌及其他病原微生物感染

1. 淋病　所有发达国家中，美国的淋病感染率是最高的，每年将近有65万人患病。20世纪70～90年代，其发病率稳步下降，但1997年至今又回升。淋病由淋球菌感染造成，并能导致尿道、宫颈、直肠和喉部的感染，淋球菌侵入上皮细胞，使生殖道易于感染机会性需氧细菌和厌氧细菌，这种性传播疾病的患病率男女相同，在女性中，淋病是盆腔炎、不孕和异位妊娠的主要原因，它也会促进人类免疫缺陷病毒的传播。大多数被感染的女性无症状。女性的症状包括异常的阴道分泌物，性交期间或性交后阴道疼痛、出血，以及直肠和盆腔疼痛，所有这些症状都能扰乱女性的性功能。

2. 衣原体病　是美国最常报道的感染性疾病，每年有300万人患病，该病由沙眼衣原体引起，发病机制可能与宿主细胞介导的对衣原体热休克蛋白的免疫应答有关。可能是由于改善了筛查和测试方法，1987～2002年报道的女性衣原体病患病人数从每十万人中78.5人增长到455.5人，1995年报道的衣原体病的男女比例为1∶1.56，虽然应用抗生素治疗很容易，但75%的女性患者无症状，所以她们中的大多数未接受治疗。衣原体病临床表现与特殊血清表现型有关：在一篇综述中，腹部疼痛或者性交困难的女性通常感染血清F变型衣原体，40%感染衣原体的女性发展为盆腔炎，其中20%会不孕，衣原体感染的症状包括不寻常的阴道分泌物、性交后出血、腹部疼痛和排尿困难。衣原体也和异位妊娠、直肠炎和慢性盆腔疼痛有关，这些会对女性及其性伴侣造成严重的医学和心理上的后果，并可再次发生性功能障碍。

3. 梅毒　是一种由梅毒螺旋体感染导致的生殖器溃疡性疾病。梅毒螺旋体通过侵入内皮细胞的细胞间连接起作用。1941年，梅毒的患病率较低（每十万人中有2.4人患病）。近些年在人类免疫缺陷病毒男性患者中出现了梅毒螺旋体感染的峰值，现在男女比例为3.5∶1。未治疗的梅毒可以导致心血管和神经系统疾病、失明、死亡和40%的孕妇围产期死亡。梅毒很容易漏诊，因为感染的患者早、中期阶段的下疳可能不疼和被忽略。二期梅毒包括一系列症状，这些症状在疾病的前两年可能会消失和再现，包括皮疹、发热、疲乏、脱发和淋巴结肿大。感染的早期阶段不会明显干扰性功能，尤其是未被诊断时；然而，晚期阶段会产生严重的身体并发症，必须治疗以维持生存。

4. 软下疳　由杜克雷嗜血杆菌感染引起，其会产生与侵入内皮细胞有关的溶血素。

在美国曾发生软下疳的周期性暴发，这种形式的性传播疾病在热带和亚热带国家很罕见。1995年美国只有7例新病例，这些病例感染开始时出现生殖器疼痛，有时伴有腹股沟淋巴结的肿大，在女性中，症状局限于排便、排尿疼痛，性交痛，直肠出血或阴道分泌物。软下疳病变有时会被误认为是单纯疱疹病毒感染导致的生殖器溃疡或梅毒，并且和这些感染一样，除非治疗，否则会使患者感染人类免疫缺陷病毒的风险增高。这些症状加上软下疳发作能干扰性功能。

### （二）病毒感染

对于性活跃的个体，除了使用避孕套几乎没有确定的预防病毒性性传播疾病的方法，而使用避孕套对其的预防也不如对细菌性性传播疾病有效。值得注意的是，避孕套是已知的预防性传播疾病最好的办法，除非彻底终止性生活，否则其应用需要男性伴侣的配合。然而，据报道大多数男性或拒绝应用避孕套，或在性交时不全程或不正确应用避孕套降低了其预防作用。

1. **单纯疱疹病毒感染**　在美国，生殖器疱疹（2型单纯疱疹病毒感染）每年患病人数约100万，多数是未成年人和年轻人。患者从最初的感染至恢复后，病毒仍潜伏在外周神经系统的感觉神经节中，并可以再活化而导致疾病。这种病对感染人类免疫缺陷病毒的新生儿是致死性的。虽然在美国有将近25%的女性和20%的男性检测出疱疹阳性，但他们中只有少于10%的人意识到自己被感染。就像细菌感染，单纯疱疹病毒感染患者更易于感染人类免疫缺陷病毒，并使感染了人类免疫缺陷病毒的人更具传染性，这对血清不一致的夫妻来说尤其重要。一旦人们意识到初发症状，及时的治疗可以终止生殖器单纯疱疹病毒再活化。生殖器疱疹的表面疼痛发作和与感染相关的特征（很重要）可能导致女性性功能障碍的发展，此外，在病毒周期性发作的时候对性生活的回避会使患者与性伴侣的关系紧张。

2. **人乳头状瘤病毒感染**　1995年，美国约有550万人感染人乳头状瘤病毒，使之成为最普遍的性传播疾病病毒。美国疾病预防和控制中心最近的研究发现，公共性病诊所中72%的未成年女性感染了高危型人乳头状瘤病毒，由于这些菌株与宫颈癌有关，故其已经引起关注。人乳头状瘤病毒感染有时引起生殖器疣，但许多是无症状的。生殖器疣可以治愈，但亚临床人乳头状瘤病毒感染更常见，并且现在不能治愈，人乳头状瘤病毒具有上皮内抗原性，它们会诱导黏膜与皮肤表面产生良性病变，呈慢性持续生长，其中一些会发展为恶性。感染人乳头状瘤病毒与外阴阴道炎（以阴道疼痛和性交痛为特点）病史密切相关。

3. **乙肝病毒感染**　2001年，美国人群急性乙肝的发病率是2.8/100 000，男女比例为1.8 : 1，大多数乙肝病毒感染是通过静脉药物注射获得的，虽然其主要感染途径不包括性接触，然而其仍是最严重的性传播疾病之一。虽然这种病毒的发病机制仍不清楚，但感染乙肝病毒明显与肝脏发病机制相关，死于慢性肝病的乙肝病毒感染者占15%～25%。此外，慢性乙肝病毒感染者患肝细胞癌的风险增加，虽然有乙肝疫苗，但其获取仍有许多障碍，包括应用意识的薄弱、高成本和医务人员很少推荐。虽然感染症状包括黄疸、疲乏、腹部疼痛、关节疼痛、恶心和呕吐，但将近30%的感染者无症状，女性性功能障碍和感染相关并发症的严重性的关系最直接。

**4.人类免疫缺陷病毒感染** 与心理因素（如人与人之间的内心冲突）相比，性功能紊乱的器质性病因是暂时的并且容易治疗。但人类免疫缺陷病毒是一个例外，因为该病毒感染是一种慢性感染，可以导致获得性免疫缺陷综合征，并且直到近期抗逆转录病毒治疗方案的出现才延迟了被感染人的最终死亡。由于治疗技术的进步降低了获得性免疫缺陷综合征的发病率，人们往往得出错误的结论，即人类免疫缺陷病毒的感染比例也降低了，但事实上，人类免疫缺陷病毒的感染率仍持续稳定升高，尤其是在女性中。例如，在对感染了人类免疫缺陷病毒的夫妻进行的前瞻性研究中，与同样暴露的血清阴性的男性相比，女性的血清转化是其17.5倍，应用高活性的抗逆转录病毒治疗提高了感染人类免疫缺陷病毒的个体存活率。男性和女性在没有防护的情况下性交（主要的传播方式）对性健康的影响仍未被充分认识。

当人类免疫缺陷病毒与T淋巴细胞表面抗原$CD4^+$结合后进入细胞，即发生感染，病毒RNA经过逆转录产生双链DNA病毒，然后进入宿主DNA，病毒复制导致$CD4^+$数量减少，最终破坏个体的免疫系统。现今，感染人类免疫缺陷病毒的患者一般需要严密的医学监测和复杂的治疗方案以延长生命。如果坚持适当的治疗（降低耐药菌株产生的可能性），那么并非所有感染了人类免疫缺陷病毒的人都需要这些复杂的治疗方案。尽管有大量的关于人类免疫缺陷病毒流行病的媒体报道和教育项目，但大多数人相信他们自己不会有感染的风险，或者不愿意检测，可能主要是因为担心诊断对情绪的负面影响。

更多的性传播疾病与人类免疫缺陷病毒之间存在重要的联系，随着性伴侣数量的增多和不受保护的性生活次数的增加，性传播疾病的风险增加，使女性感染人类免疫缺陷病毒的风险高于男性。在一个比较人类免疫缺陷病毒阳性与阴性的妇女的研究中，那些感染人类免疫缺陷病毒的人存在其他性传播疾病的可能性更大。人类免疫缺陷病毒状态和$CD4^+$淋巴细胞数量都与生殖器溃疡、生殖器疣、阴道念珠菌病的发生有关，而且$CD4^+$淋巴细胞的消耗与慢性病毒感染密切相关。

直接评价人类免疫缺陷病毒感染和性功能障碍之间关系的研究很少见，并且传统的研究并不包括女性，然而，相对于其他性传播疾病，针对人类免疫缺陷病毒感染的研究仍然较多。在人类免疫缺陷病毒感染的女性中，性功能障碍也是最普遍的。在针对人类免疫缺陷病毒血清阳性的女性的研究中，性欲减退是最常见的精神病学诊断，这种症状不是情绪障碍或焦虑的亚型，而被描述为可对她们的生活和亲密关系产生明显的消极影响。此外，念珠菌感染和疱疹外阴阴道炎在感染女性中很普遍，由于两者是盆腔炎症性疾病，会导致性交不适，应回避进一步的性关系。人类免疫缺陷病毒阳性的女性可能也会有身体意象的改变。体重减轻或者脂肪代谢障碍、脂肪重新分配或者疾病晚期出现疲乏、消耗和疼痛，以及继发于感染的心理上的不适（如抑郁、焦虑）可能加重性功能障碍。新诊断的患者因为害怕将人类免疫缺陷病毒传染给她们的性伴侣而性欲减退、逃避性关系。服用获得性免疫缺陷综合征的相关治疗药物或抗抑郁药物后相关的性功能障碍也会发生，许多研究者报道蛋白酶抑制剂的应用与性欲减退和性唤起障碍有关。例如，在一项针对904位接受抗逆转录病毒治疗的人类免疫缺陷病毒阳性的女性和男性的研究中，29%的女性有性欲减退，这种性欲减退在接受蛋白酶抑制剂治疗的个体中较未接受蛋白酶抑制剂治疗的个体中明显增高。无论有无症状，性欲减退也和人类免疫缺陷病毒感染有关。

## 三、结论

由于女性生殖道感染的发病率高，女性性健康问题应该与女性基础护理相结合。有泌尿系感染、性传播疾病、病毒感染（或可能的人类免疫缺陷病毒感染）的女性的表现可能符合妇科、泌尿科或产科的症状特点，但在这些疾病诊断前常存在心理上的及其他相关的影响因素，当选择合理的治疗方案时，必须考虑心理和人际关系与机体之间的相互作用。

虽然女性性功能障碍的定义被广泛接受，包括性欲、性唤起或性高潮的异常，但许多女性表现出对激情，交流，非生殖器接触和情感体验、表达的特殊担忧，这些是女性性功能评估的整体组成部分，也包括个人性行为的体验、自尊和身体意象。对于表现出与生殖道感染相关的一般症状（即阴道溢液、生殖器病变和腹部或骨盆疼痛）的女性，虽然这些感染的临床表现和病理学理论被我们熟知，但这些疾病对女性性健康及她们的身体和心理健康，尤其是她们自身和性生活的自尊的深远影响，需要更深入的研究。

为了改善女性的性健康，内科医生应该接受性功能障碍诊治方面的正规训练，以胜任妇产科问题和女性性功能障碍的第一级医疗及预防，训练的项目应该包括采集完整的病史、体格检查、实施治疗、提供教育和适合的指导，如果可能的话，只要对女性的安全没有危险，在实施治疗计划之前应该综合评估女性的性伴侣。理想情况下，医师和治疗师合作、教育和安慰患者的综合性方法能为同时患有病原体感染和心理障碍的女性提供全面的治疗。

（张红真　房桂英　魏旭静　张艳敏　史小雨　王　景　谢　磊　李　林

张　霞　代丽丽　葛　静　刘　晶　徐淑稳）

# 第四章
# 性的心理社会学基础

## 第一节　性心理发育

人类的性行为不仅具有生物学含义，而且具有心理学和社会学含义，也就是说性具有生物、心理和社会三重属性。

### 一、概述

性心理（sex psychology）是指在性生理的基础上，与性征、性欲、性行为有关的心理状态与心理过程，也包括与性爱对象在日常交往、相恋乃至依法结婚等过程中的心理状态。性生理是性心理发展的生物学基础，性生理发育的障碍或缺陷会使性心理的发展出现偏差；反之，如果性心理存在障碍或缺陷，即使性生理发育正常，也会出现性征、性欲、性行为的问题。所有的性生理、性心理表现都离不开当时社会文化、习俗、法律、宗教的影响。世界卫生组织对性心理健康的定义如下：通过丰富和完善人格、人际交往和爱情，达到性行为在肉体、感情、理智和社会诸方面的圆满和协调。Lief提出（1971年）应当从五个方面来认识人类的性：①生物学的性；②心理学的性；③性别同一性；④性行为；⑤性角色。除①外，其他四个方面均为性心理的范畴。

性心理学作为心理学的一部分已发展为一个独立的学科，德国精神病学家克拉夫特·埃宾（Richard von Krafft Ebing）、英国医学家埃利斯（Ellis H.）和奥地利学者西格蒙德·弗洛伊德（Sigmund Freud）是三个里程碑式的人物。克拉夫特·埃宾1886年出版的《性心理疾病》（*Psychopathia Sexualis*）为性心理学的提出奠定了基础；埃利斯从1896年到1928年出版了长达七卷的巨著《性心理学研究》（*Studies in the Psychology of Sex*），对性行为的个案进行了系统收集，他被公认为性心理学的创建者。他认为"性是一个通体的现象，我们说一个人浑身是性也不为过；一个人性的气质是融贯他全部气质的一部分，无法分开"。弗洛伊德对性心理有不同于他人的研究，他将性心理看作生活的最基本动力，提出力比多的性心理动力学理论，认为力比多是性欲的原始动力即性欲的内驱力，是支配人们一切心理活动的心理动力，他在1905年撰写的《性学三论》集中体现了这个观点。

从20世纪50年代起，美国妇产科专家玛司特斯（Masters W.）和心理学家约翰逊（Johnson V.）开始了人类性反应的实验研究，二十多年的研究成果集中体现在三部巨著中，即《人类的性反应》（*Human Sexual Response*，1966）、《人类性机能失调》（*Human Sexual Inadequacy*，1970）和《同性恋》（*Homosexuality*，1979）。他们通过直接观察人类性交过程中生殖器官及全身的生理反应，第一次客观描述了人的性反应周期，并对性心理的生理机制进行阐释，在临床性治疗方面取得了突破性进展，成为当代性心理研究的领军人物。

当代的性心理学涉及的内容非常广泛，包括性别认同或性身份（即心理性别）认同、性取向、性偏好、性欲、性感受、性心理的毕生发展、性功能障碍、性心理障碍等。

## 二、不同阶段的性心理发育

性心理发育既受性生理发育的制约，又不一定与性生理发育完全同步，因为心理现象还会受社会环境的影响。比较系统和权威的性发育研究应属弗洛伊德的力比多性心理动力学，按照力比多投射的身体部位，弗洛伊德把性心理发展分为五个阶段：口唇期、肛门期、生殖器期、潜伏期、生殖期，但是他的理论没有涉及妊娠期和成年后的各个时期。下文将围绕妊娠期、婴儿期、幼儿期、学龄前期、青春前期及青春期六个阶段的性心理发育进行阐述。

### （一）妊娠期

对性心理发育而言，妊娠期是一个打造基础的过程。人类是通过两性生殖（amphigenesis）繁衍后代的，孩子会继承父母各一半的遗传物质，即基因。基因决定着孩子的基本生物性状，如性别、长相、肤色、体质、易感疾病、性格、智商、情商等，也决定着孩子的性能力、性行为方式、性取向，但是，孩子不是父母的"拷贝"，总会有这样或那样的差异，这是因为遗传过程中基因表达的自然变异。

基因表达（gene expression）是指细胞在生命过程中把储存在DNA序列中的遗传信息进行转录和翻译，使之转变成具有生物活性的蛋白质。生物体内的各种功能蛋白质和酶都是被相应的结构基因编码的。差异基因表达（differential gene expression）指细胞分化过程中，奢侈基因按一定顺序表达，表达的基因数占基因总数的5%～10%。也就是说，某些特定奢侈基因表达的结果生成一种类型的分化细胞，另一些奢侈基因表达的结果导致出现另一种类型的分化细胞，这就是基因的差别表达。其本质是开放某些基因，关闭某些基因，导致细胞的分化。研究证明在DNA水平上个体之间的微小差异能导致基因表达蛋白的巨大不同，这会导致个体之间自然特征的许多变化，也就解释了为什么父母并没有任何性心理问题，却生出有性心理问题的孩子。

人类性别的生理基础是由性染色体的组合方式决定的，男性为XY，女性为XX。这些细胞内的遗传物质既决定了生殖系统的构造，也决定了性激素产生的种类及量的多少。如果性染色体的组合发生变异，如出现XO（缺少一条X染色体）、XXY（多出一条X染色体）、XYY（多出一条Y染色体）等现象时，人的生殖器构造、第二性征、生育能力、心理特征等都将发生变化，这些变化都会影响性心理的发展。

胚胎初期属于中性的X染色体的存在与性完全没有关系。性（性别）的发育始于胚胎第6周，其发育取决于胚胎雄激素存在与否。此时，在Y染色体的作用下，胚胎开始分泌雄激素，由于这种雄激素的作用，胚胎体内男性内外性器官的前身——中肾管（Wolffian duct，沃尔夫管）发育，女性内外性器官的前身——副中肾管（Mullerian duct，米勒管）退化；当缺乏雄激素时，胚胎体内的米勒管发育形成女性性器官系统，而沃尔夫管退化。所有这些发育均在胎儿14周时完成，也就是说，这时男性或女性的生殖器官已经形成。从第 6 周起，对于存在 Y 染色体的胚胎，雄激素还参与中枢神经系统的发育，尤其是下丘脑和边缘系统，使得行为及气质更多地趋于男性而不是女性。青春期时，下丘脑将以男性的无周期性的形式来调节垂体促性腺激素（hypophyseal gonadotropins）的释放。当胎儿缺乏雄激素时，胚胎会自然地朝女性发展（与雌激素的存在没有关系），造成青春期时垂体促性腺激素以女性的周期性的形式（与月经周期相联系）释放，并表现为女性的行为特征和女性的气质。正常胎儿中枢神经系统发育的另一种作用是使性欲在性腺成熟之后更容易被异性唤起，而不是被同性唤起，以免形成先天性的同性恋倾向。在哺乳类动物和人类都可以见到这种情况。在人类，这种异性恋的倾向还会由出生后的情绪体验及学习经验而不断增强，促进性心理向异性恋的方向发展。

## （二）婴儿期（出生至18个月）

这一时期是婴儿对自身存在意识、性别差异意识初起形成的基础期。婴儿对自己的身体、外界的环境、与他人关系的初步认知都来自口腔的吸吮，因此弗洛伊德又将之称为口唇期（oral stage）。婴儿通过吸吮母亲的乳头获得赖以生存的营养；在没有母亲时，他们会吮吸自己的手指、脚趾、口唇，因此此期也可称为自我性乐阶段（auto erotic）。据统计，1岁的婴儿36%有自慰行为，男孩中有自慰行为的占55%，女孩中有自慰行为的占16%。1949年Spitz研究发现，母亲的抚育态度与婴儿出现性行为的时间相关，获得母亲良好照顾的婴儿，在1岁时出现自慰行为，而母亲照顾得差的婴儿此时则不出现自慰行为，即性心理发育出现迟滞的表现。

婴儿喜欢身体上的接触，被拥抱和爱抚可以形成信任、安全及和睦的感觉。研究发现，孤儿院里成长的孩子，虽然不缺喂养，但被爱抚和拥抱的时间太少，在人格成长上易发生偏离，成年后常表现出对人的信赖感差，缺乏安全感。心理学也做过相关的试验：把出生不久的小猴子单独置于笼子里，笼中设置两个假妈妈：一个是铁质带有奶嘴的"铁妈妈"，另一个是柔软材料包裹没有奶嘴的"毛妈妈"。结果发现，小猴饿了，就会去"铁妈妈"处吸吮，一旦吃饱，立即回到"毛妈妈"身边。由此证明，即使是动物或只有数月大的婴儿，也有皮肤饥渴的需求。所以，将孤儿送给家庭代养一直是国际倡导的抚育方式，志愿者发起"拥抱孤儿"的活动，也是为了给孩子更多身体被爱抚的机会。

婴儿的性意识除了先天赋予的，还会从成人的养育态度、养育方式和耐心程度中获得（当然这些差异并非绝对）。例如，把男婴抱举得高高地逗弄，把女婴搂在怀里逗弄；称男孩为"大胖小子"，称女孩为"小丫头"；为男孩起"刚""强"之类的名字，为女孩起"花""芳"之类名字；女孩摔倒哭闹后，会被细声细语地安抚更长的时间，而男孩摔倒哭闹后，则大多会听到"没事""不怕"之类的鼓励性言语。父母亲无意建立起来的性角色"条件反射"，会不断强化婴儿对自身生物性别的意识。

婴儿在出生后的最初几个月，不论男女，均与母亲接触最多，由母亲那里得到赖以生存的乳汁、躯体上的温暖和抚爱，母亲就是他们的一切。因此，这时不论男孩女孩，都与母亲认同，这是正常的。而后，作为男孩，必须逐渐从与母亲的认同中解脱出来，以便形成男性的气质；女孩就不必经历这个过程，可以继续保持与母亲的认同。这也就是男性比女性更容易发生性身份障碍的原因之一。

### （三）幼儿期（18个月至3岁）

幼儿期是性心理发展的关键时期，通常在2岁左右个体就形成了对自己性别身份的认同（即自己是男性还是女性）。对一个2岁的孩子而言，性别认同只能听从生物学的召唤，无论其生理性别与心理性别是否一致。一旦认定了自己的性别身份，就会深深地印入脑海，终身难以逆转。成年后的易性癖、同性恋或其他性心理变异，都可以追溯到这个时期。

弗洛伊德称这一时期为肛门期（anal stage）。他认为处于这一阶段的儿童爬上爬下、东摸西摸，在一天一天、一项一项地学习怎样做人。这一阶段的儿童第一件需要学习的事情就是控制自己的大小便，要在一定的时间一定的场所排尿、排便，也就是说，儿童开始学习如何控制自己的欲望，去接受外在的约束力，于是在情感上有了苦（禁制）和乐（释放）的体验。这时，婴儿的口腔快感转移到幼儿排便引起的肛门快感上，由排便时肛门黏膜的兴奋而得到满足。这种苦乐的情感体验与排泄的关系是如此密切，使这一时期的儿童对排泄物发生极大的兴趣，产生玩便玩尿的现象。弗洛伊德认为，这种兴趣是将来产生艺术创造的原动力，顺利通过肛门期的儿童会逐渐培养自制自立的能力，果断行事，并能与别人和睦相处、合作共事。如果成年后人格固结在肛门期，对粪便的兴趣转化为对金钱的爱好，则表现为吝啬、任性和固执。

家长在训练幼儿大小便时的情绪、气氛对其未来人格发展也有重大的影响，过分严格的训练可能会形成顽固吝啬的性格，而过于宽松，又可能形成浪费的习性。如果家长处理被幼儿粪便污染的器物时带着嫌弃、恶心、恼怒的表情和言语，甚至责骂体罚孩子，就可能使幼儿将排便的感受与生殖器性的自然感受联系在一起，使幼儿认为性的感受也像排便一样是"脏事"。家长的情绪对女孩所造成的不良影响远比男孩要大得多，可能会导致其成年后形成强迫、焦虑、抑郁等性格障碍，特别是会产生性交恐惧，甚至继发阴道痉挛。

18个月以上的幼儿都会区分"爸""妈""叔""姨"等具有性别标志的称呼，从而逐渐学会区分不同的性别，开始与同性的父母认同，"像爸爸那样"或者"像妈妈那样"，模仿同性父母的言谈举止，与小伙伴们一起玩"过家家"，扮演父母的角色。父母也会不断地把自己关于男性或女性品质特点的观念灌输给子女，如教育男孩应该勇敢、刚强；教育女孩应当温柔、文静。通过给孩子梳妆打扮（女孩子穿花衣、扎蝴蝶结，男孩子穿素色服装、剪短发），赠送礼物（送男孩小汽车，送女孩芭比娃娃），对孩子进行教导（如男孩摔破了皮流血、哭泣，大人会说："男孩子要勇敢，疼了也不哭。"女孩子淘气时，大人会说："女孩子家，淑女些。"），鼓励他们参加某些活动（男孩玩球，女孩做手工）等，对儿童产生潜移默化的作用。如果儿童的行为符合他的性别，父母就给予鼓励和奖赏；如果儿童的行为发生偏离，不符合他的性别，父母就不予赞同或予以惩罚。儿童在父母及亲属的这种态度的影响下，逐渐学习按性角色的规范行事，不断地向某种性角色发展。

在好奇心的驱动下，这个时期的幼儿会相互观看、触摸外生殖器，领会男女的不同。他们会提出各种各样的性问题，如"女孩的小鸡鸡哪去了""人为什么结婚""我是从哪儿生出来的"等等。大人们如果回避、胡乱回答、糊弄甚至斥责，会给孩子幼小的心灵带来性污秽的错误概念。其实，这时的孩子对性的好奇与对动画片的好奇并无二致，大人们不必为正确解答的后果担忧。例如，可以以这样的方式向孩子解释："女孩子虽然没有阴茎（请注意：最好使用正确的医学名词，不要用"小鸡鸡"之类的俗语），但她们肚子里有子宫，那里是宝宝成长的小屋。""结婚要等长大后才可以。""爸爸给妈妈一个精子，就像种子一样种在妈妈的肚子里，花了10个月的时间，慢慢长成小婴儿。然后，妈妈从身体下面一个管道中把你生了出来。"只要大人讲解时态度是平和的，按照3岁以前孩子的理解力，他们听后往往会更加爱自己的父母，不会纠缠不清，更不会产生性冲动。随着年龄的增长，他们将习惯于坦率地与别人，尤其是自己的父母谈论性的问题，以便随时获取与年龄相当的性知识，避免性罪错和与性相关的生理疾病。

### （四）学龄前期（3～6岁）

由于神经生理学上发生重要的变化，儿童开始注意男女两性的差别，并窥视异性儿童的性器官，第一次体会了朦胧的性兴趣。

弗洛伊德称此期为生殖器期（phallic stage），有人译为"性蕾期"，意味着儿童的性兴趣开始萌芽。儿童第一个异性恋对象都是他们最亲爱的人——父母。男孩会对母亲产生性兴趣，想占有母亲，把父亲看成是与他争夺性兴趣对象的对手而恨父亲，产生恋母（Oedipus）现象。可是，此时男孩还对父亲产生钦佩之情，想模仿父亲，即所谓矛盾心态（ambivalence）。女孩在口唇期及肛门期的性兴趣对象也是母亲。到了生殖器期，女孩发现男孩有阴茎而自己没有，产生了阴茎嫉妒（penis envy）和自卑，并且怨恨母亲。之后，她们发现母亲也没有阴茎，而父亲长有此物，即转而与父亲亲近，产生了恋父（Electra）情结。

也许不少父母能回想起孩子曾天真地对他们说："等我长大了，爸爸死了，我就跟妈妈结婚"或"我跟妈妈一样也是女的，我也想跟爸爸结婚，生一个小弟弟"之类的话，这无疑反映了恋母或恋父情结的存在。在正常发展情况下，随着年龄的增长，儿童认识到自己与父母悬殊，没有可能取代他们的父亲或母亲，于是放弃那些不现实的愿望，开始面对现实，以同性家长为认同对象，竭力地模仿同性家长，以达到"像爸爸一样"或"像妈妈一样"。至此，所谓"恋母"或"恋父"的过程就结束了。

弗洛伊德认为，如果儿童时对父母的这种情结不能得到解决，这种带有强烈感情的心理被压抑到无意识之中，日后则可能会由此产生精神上的障碍。他还认为，如果男孩恨父恋母，女孩恨母恋父，日后则可能会发展成为性的变态。临床上可以见到，男性患者儿童期过度依恋母亲，成年后易患各种类型的神经症，表现为谈恋爱不积极或会寻觅与母亲相仿的成熟女性，下意识地继续扮演儿子的角色。如果女童过度依恋父亲，将会更多地学习父亲的行为风格，与母亲相去甚远；如果过度认同母亲，会导致成年后学着母亲对待父亲的样子与丈夫相处。

3岁左右，通向阴茎和阴蒂的感觉神经的髓鞘完全形成了，使得这些部位有了更为独立、强烈的性感体验。此期不论男童女童，雄激素的产生均有轻度的增加，雄激素使男女两性的性欲增强，并使阴蒂和阴茎对触觉的刺激敏感化。某些研究表明，大约在3岁时，神经生理学上的成熟使脑的嗅区对人类性的信息素（外激素的一种）敏感化，主要表现为对自己亲生父母身上所散发出来的气味有独特的感觉，并做出不同的情绪反应。

以上的这些变化导致儿童性欲不断地增强。与幼儿期相比，学龄前期儿童的自慰活动大大增多。除了自慰增多外，最重要的变化是此期的自慰往往伴有性的幻想，而且目标明确，通常直接指向异性。这是儿童第一次体验到异性恋滋味的时期，对成功地度过"恋父"或"恋母"阶段而走向异性恋十分关键。父母若发现孩子的性自慰或对异性家长的过度肌肤依恋，应该欢迎和保护，不要训诫恐吓。同时应该检讨自己，是不是同性家长一方与孩子交流相处的时间太少了，如父亲总是忙于工作，而没有时间带男孩子玩耍，使得男孩子过度依恋母亲，如果是，应该及时修正。

这一时期的儿童似乎知道了性交对生殖所起的作用，但是在他们的想象之中，性交是一件痛苦的、令人害怕的事情，而不是一件愉快的事。如果恰好撞见成年人的性交活动，更会认为那是一种野蛮粗暴的行为，认为"是爸爸在欺负妈妈"，毫无乐趣可言；再加上成年人此时尴尬窘迫的反应，会进一步促使儿童认为那是一种见不得人的丢脸的事情，并在心底埋下嫉妒与仇恨的种子。父母如果不幸被孩子撞见，正确的应对方法应该是暂时停下来，把孩子搂在父母之间，告诉他父母的行为，是很亲密的相爱的夫妻在彼此表达感情（其他不要解释），让孩子理解父母之间的亲密行为是正常的，并且一定要说明，父母的相爱丝毫无碍于对子女的疼爱。这样一来，气氛平和而安宁，孩子可以在父母的爱抚下慢慢睡去，不留下负面记忆，不会有妒忌和恨，只会把异性恋的温馨画面印在脑子里，把爱心保留下，长大之后自然会将性的要求指向异性伴侣。

### （五）青春前期（6～11岁）

按照弗洛伊德的性心理发展理论，青春前期是性的潜伏期（latency stage）。这个阶段儿童的性本能是相当安静的，生殖器期"恋父恋母"带来的性创伤已被遗忘，一切危险的冲动和幻想都潜伏起来，埋藏在无意识当中，儿童不再受到它们的干扰。儿童可以自由地将能量消耗在为社会所接受的具体活动当中去，如运动、游戏和智力活动等。但是，许多跨文化的调查研究材料并不支持这种观点。事实上，在此年龄阶段，儿童的性活动仍然不断地稳步发展。从活动的人数上看，有的呈单人形式，有的呈双人形式，有的则为集体活动；从活动的性别上看，有的为同性，有的为异性。更为重要的是，儿童从家庭这个较为单纯的环境进入了学校，学习如何在更大的范围、更复杂的情况下完成他们的性角色。

男孩这时所遇到的性别认同的困难要比女孩大。因为，正当男孩努力摆脱与母亲的认同，转向与父亲的认同之时，恰好进入学龄期，而小学女性教师明显多于男性教师。老师们总是喜欢规规矩矩、文静听话的"好孩子"，而这种"好孩子"又以女孩子居多，于是老师们往往以这样的女孩作为男孩，尤其是顽皮多动的男孩学习的榜样。老师的这种要求与男孩内心的愿望是相违背的。因为，此时的男孩已不愿再与女性认同，并极力摆脱与女性的认同。这种逆反心理使得他们之中有些人，可能由于拒绝成为老师所要求的"女孩子气十足的听话的学生"而不愿去学校，甚至逃学，减少了他们智力和社会能力发展的机会。

虽然在以后的年龄阶段，生活经验仍然会继续作用于个体的性角色倾向，但儿童在此时期作为男性或女性的切身体验对他们日后对自己性别满意与否的判定起着重要的作用。因此，必须认识到，家庭及社会对不同性别所持的态度对此期儿童的性心理发展影响极大。例如，生活在"重男轻女""男尊女卑"的家庭或社会中，会形成男孩的优越感和女孩的自卑感，会造成女孩不喜欢自己性别的心理。

假如不是严厉地予以制止，性游戏会从幼儿期一直延续到学龄期。在我们的社会里，儿童个人或相互手淫，好奇地观看或触摸别人的身体，以及模仿成人的性活动，都是不允许的，并会遭到斥责和惩罚。可是，在某些社会里（并非所有未开化的社会），人们允许儿童有这种行为。其结果很有趣，这两种不同的文化背景下的成年人表现出明显的差异。在开放的社会形态下，男女对自身性别认同感更接近其生理特质，即使有性别不一致（旧称易性症）或同性性取向的存在，其自我认同及与外界的冲突都比较轻，比较容易调整。由此可以看出，限制儿童期的性游戏和好奇心只是基于某些社会的道德价值，而不是从儿童的利益着想，更不是遵循科学的本质。这种做法阻碍了儿童性心理的正常发展，并为将来成人的性心理、性功能障碍埋下恶果。

### （六）青春期（11～18岁）

按照弗洛伊德的性心理发展理论，青春期又称为生殖期。随着生殖系统逐渐成熟，性激素分泌增多，性本能复苏并达到最佳状态，两性之间可以通过性行为使性能量释放，使成熟的性本能得到满足，同时达到生育繁衍的目的。性生理发育过程到此结束。但是，现代人不会仅仅听从生物本能的引领，像古人那样，刚开始遗精或出现月经就成婚。为了更好地发展，希望该时期的孩子能接受更多的教育或学习一些手艺，因此现代人自然地将婚姻推后十年左右。

此期正是初中到高中的阶段，青春期男女的心理能量主要投注在形成友谊、职业生涯准备、示爱、准备结婚的过程中，每个人开始发展自己的性准则和性价值观念。开始时最强烈的影响来自父母，而后则逐渐被学校、宣传媒介及同龄朋友的影响所取代。学校中的男女同学间有了明显的差异感，男女生的交流不再是小学时那种两小无猜，总会带有性的色彩。常常见到女同学为同一个男生反目吃醋，男生为争取女生的青睐逞英雄打架。正是有了这样公开的、青涩的小冲突，才能帮助青春期的孩子懂得什么是信用，什么是友谊，什么是性的权利、义务和道德，才能在冲突中学习两性间的相处之道，逐渐确立自己的性取向。尽管青少年在青春期经常显示出对性的明显的和着了迷似的兴趣，但大多数青少年仍然相信性并非是爱情中最重要的事。在对美国青年人的一次调查中得到如下结果：在回答"在爱情关系中最重要的事是性吗"的问题时，13～15岁的男孩中有69%不同意，31%同意；而在同年龄段女孩中有77%不同意，3%不知道，20%同意；在16～19岁的男孩中有84%不同意，16%同意；在同年龄段女孩中，64%不同意，32%不知道，4%同意。

青春期是性心理正常发展的必经之路，此时的"早恋"实际就是性成熟过程中的实践课，与成年人以结婚为目的谈恋爱不一样，家长和学校不要恐慌于青春期孩子早恋。

事实却是，如果某人在青春期没有经历过早恋，哪怕是单相思，成年后往往可能会成为婚姻困难、性的心理生理障碍或某些精神障碍患者。

# 第二节　性身份认同

性身份认同是指个体对自己在解剖、生理上的生物学性别的认同。在性心理发育过程中，性身份的自我认同需要经过懵懂、成长、摇摆、固定的过程，少部分人还会经历境遇性变化、固定后的再变化等过程。

## 一、性别的概念

人类的生物学性别（简称性别）一般指男女两性的区别。决定人类性别的因素非常复杂，至少分为基因性别、染色体性别、性腺性别、生殖器性别、心理性别和社会性别六个层面。

### （一）基因性别

一般将 SRY 基因作为性别确定基因，它是澳大利亚女科学家 Marshall Graves 和英国的 Lovell-Badge 在 1990 年发现的。具有 SRY 基因则发育成男孩，不具有 SRY 基因则发育成女孩。后续的研究发现，SRY 只是影响性别发育的诸多基因之一，至今已经发现 10 余种与性别发育相关的基因，它们分别在不同发育阶段对胎儿的性征发育进行调控。任何阶段出现问题均会引起性发育异常，使孩子出生后表现为性征模糊。

### （二）染色体性别

人类具有 23 对（46 条）染色体，与性别发育相关的性染色体通常用 "X" 和 "Y" 来表示。正常男性性染色体的核型为（46，XY）；正常女性性染色体的核型为（46，XX）。一般认为，在人类胚胎的染色体中如果存在 Y 染色体，就发育成男孩；如果缺乏 Y 染色体，则发育成女孩。但有些人由于性染色体数目或结构的变化表现为性发育异常，如性染色体的核型为（45，XO），表现为女性发育不良；如染色体的核型为（48，XXXY），表现为男性发育不良等。当然，常染色体对性别发育也有一定的影响，只是它们对全身其他方面发育的影响较大，鉴定性别时一般不太考虑。

### （三）性腺性别

性腺性别主要是指性腺组织的构成。性腺是性激素合成的主要位置，而性激素则是调控性征发育的主要信使。因此，性腺出现异常就会影响性征。男孩的性腺为睾丸组织，女孩的性腺为卵巢组织，性腺组织异常必然会导致性征的异常。临床医学主要依据性腺组织的特点对性别进行划分。性腺为睾丸时，不论外阴的外形如何，均划分为男孩，如果外阴形态接近女孩，则称为男性假两性畸形；性腺为卵巢时，则划分为女孩，如果外阴像男孩，则称为女性假两性畸形。只有性腺中同时包含卵巢和睾丸组织时，才称为真两性畸形。在真两性畸形的患者中，由于睾丸和卵巢所占比例不同，也会使性征出现一定的倾向性。

**（四）生殖器性别**

人类的生殖器可以划分为内、外两部分。外生殖器性别根据直视下外生殖器的外形来划分，男性为阴茎、阴囊和睾丸，女性为阴蒂、阴唇和阴道；内生殖器性别一般需要通过专业检查而确定，男性为精索、精囊和前列腺等，女性为子宫、输卵管和卵巢等。人们对性别的困惑往往先来自对外生殖器性别的不确定。

**（五）心理性别**

心理性别是指对自己性别的认同。其一方面与基因调控相关，受遗传因素的影响；另一方面与家庭教育和角色认定有关。一般认为，性别认定在2岁左右基本完成。

**（六）社会性别**

社会性别是指一个人在一定的社会地位、环境下的性别表现形式或身份。社会性别是由他人、环境、社会和法律机关来认定的。

总体而言，前面5个层面的性别是很难改变的，唯有社会性别具有一定的可变更性，如变性人可以通过一些合法的程序和变性手术获得与原来不同的社会性别。

## 二、性身份认同

性身份是指男女之间心理特征的差异，是与性别有关的性格、气质、思想、感情和行为特征。性身份认同是指个体对自己在解剖、生理上的生物学性别的认同，也就是前文所述的心理性别。

初生婴儿的心理性别为中性，他们的心理性别是父母依其生物学性别，按照社会文化标准、民族和民俗的要求培养出来的。家长从婴儿呱呱落地时起，就会下意识地对婴儿进行与其生物学性别一致的潜移默化式的性教育，引导婴幼儿形成自我性别认同，充当恰当的性别角色，最终成长为身心协调一致的人，即性身份认同正常。

人群中约有3%的人存在性身份认同障碍，即对自己的生物学性别不接受、不认同，临床上称为易性癖。易性癖主要与遗传基因相关，当影响性别特征的某些基因区域出现缺失或变异时，就会出现易性癖。易性癖不可能被强迫矫正、心理治疗、药物治疗所改变，大多需要通过变性手术达到身心统一，但是基因变异并不能很好地解释所有的性身份认同障碍，因此心理社会学家更强调早期的婴幼儿性别养成教育的影响。例如，有的父母看到自己的男孩长得很秀气，或盼望有个女孩，从小给他按女孩子打扮，涂脂抹粉，穿花裙子，扎小辫，满足自己"儿女双全"的梦想，但这有可能阻碍孩子性心理性别的认同与发展。

一般来说，外因（如社会家庭压力、生存需要等）对3岁以上性角色认同已经形成的孩子或成人不会有任何本质性影响。典型的案例如古代的花木兰，替父从军时的社会性别暂时为男性，但她的性别自认并没有问题。一打完仗，她又会重着女儿装，恢复自己的性角色。又如《蓝花豹》里的女主人公蓝花豹，由于母亲生下她就去世了，赤贫的父亲害怕别人说他绝后，对外人谎称孩子他妈给他留下个儿子，并一直把她当儿子抚养，甚至给她娶亲，"借种"生子。她的社会性别即性身份便成了男性，即使在户口本和结婚证上也不例外，但蓝花豹对自己性身份和性别是女性这一点的认同未被改变，长大后心中充满对男性的爱情，只是不敢也不愿反抗糊涂且愚昧透顶的父亲的意愿。此外，对出于艺术需要、商业目的或生存所迫不得不以另一种社会性别身份示人的人来说，也不存在性身份认同障碍，如中国戏剧中的反串等。

当今社会里，的确有的男性比女性更加细腻，喜欢打扮化妆，从事一些以前看来仅适合女性做的行业，并取得了很好的成就；而有的女性却喜欢中性化甚至男性化打扮，抽烟喝酒，有意隐瞒自己的女性身份，存在这些现象的个体大多数并非易性癖，而是对生活方式的一种选择。但也不乏易性癖者，对他们来说，采用这样的生活方式虽然不能从根本上解决性身份的冲突，但通过从事与他们心理性别一致的工作或打扮成为另一性别，至少可以暂时获得心理平衡。非常遗憾的是，我国大多数地区和大多数人对易性癖者存在着强烈的歧视与排斥。易性癖者能够坦然面对、自我接纳，同时也被社会褒赞的极为罕见。出于对歧视的恐惧及对传宗接代可能的绝望，许多易性癖患者的父母不仅不同意孩子做变性手术，甚至逼着他们结婚，其结果不仅牺牲了自己孩子的幸福，还葬送了孩子配偶的人生，并有许多人间悲剧由此而来。我们应该全面了解这种现象，并进行客观科学的分析处理。

## 第三节 性 行 为

万物繁衍均依赖某种途径将基因代代传递。最早的生物繁殖是无性繁殖，单细胞生物靠细胞分裂即可繁衍；雌雄同体的低等动物，如草履虫、水螅，既可以有性繁殖，又可以无性繁殖（通过发芽或生枝产生新个体）；植物可以靠风力、虫媒，鱼虾可以靠流水，鸟类只有泄殖腔，也需要两性生殖器官的结合。而高等生物的繁殖，只要是自然状态下（排除人工辅助生殖技术），都必须经过有性繁殖，即需要雌雄个体之间的交配才能实现精卵的结合，这就是性行为。

性行为随着人类进化，从本能的生理到繁殖、劳动生产力需要、财产继承及血亲关系维系需要、心灵满足需要，乃至艺术审美需要、避险需要、交际需要等，其内涵越来越丰富。因此，对性行为的研究也从最基本的生物学领域扩展到心理、社会、伦理、美学、哲学、政治、经济等诸多领域。人类的性行为史几乎可以衍生成一部人类发展史。

### 一、人类性行为的进化

大约在600万年前，人类的祖先从其他动物中分离出来；约300万年前，人类的祖先学会狩猎和制造简单的工具进行生产生活，从而促进了古老人科动物朝着"形成中的人"进化；大约在4万年前后，人类完成了"形成过程"，成为具有现代人特征的真正意义上的人。在这样漫长的数百万年的演化过程中，人类的性器官构造、功能及性行为也发生了适应性的进化。

### （一）发情期消失对性行为进化的意义

动物存在发情期（oestrus period），有的动物几个月发情1次，如牛、羊，有的动物每个月都有发情，如某些猿科动物每隔20天左右会发情7～10天。发情期的存在是物竞天择的结果，食量大、生存环境严酷、妊娠期长、寿命长的哺乳类动物，其发情期通常受到季节的影响，如熊、老虎、牛、羊、鹿等；体型小的动物往往对季节不敏感，因为它们常常位于食物链的下端，是其他动物的"口粮"，所以它们的发情期短，生命周期也短，主要靠一胎多仔来维持物种的数量，如啮齿类、鱼类。动物体内性激素的分泌在发情期非常活跃，在非发情期几乎停滞。

古人类比猿类、狒狒进化得更好，女性后代从前代继承得来的优秀基因使人类不断发展进化。女性还有两种特别重要的进化：一种是女性后代获得发情期不断延长的基因，使她们有可能在未受孕时出现月经，并通过基因的不断修正，渐渐地失去发情期，一年四季都可以交配、妊娠、生产；另一种是女性婴儿从母体中逐渐继承良好的基因，使身体强健，骨盆坚实，耻骨联合的角度变小，产道相对变宽，从而使人类的数目不断增加，并将人类彻底地与其他灵长类动物区分开。

### （二）直立对性行为进化的意义

人类的祖先从树上下来时，还是以爬行为主，此时的性行为与其他哺乳类动物没有分别，都是以雄性攀住雌性后背的"后入位（rear-entry）"来完成。由于获取食物和使用工具之需，人类祖先的前肢变得更加灵活，而后肢为了支撑身体，变得更加有力，脊柱的弯曲度不断变化，头也从位于脊柱的前方变成位于脊柱的上方，可以实现平躺的睡眠体位。与此同时，阴茎勃起的方向随着脊柱和骨盆的结构演变发生变化，不再指向下，而变得指向前。因为人类的直立，性交的体位也随之发生变化，面对面性交成为可能，即"前入位（front-entry）"。前入位性交时，男性的阴茎可以顺利地插入女性的阴道；女性的双手不必过多用于支撑男性体重，可以被解放出来用于搂抱、抚摸、示意，性交时的愉悦表情也可以被直接观察到。所以，面对面的性交姿势成为人类选择最多的性交姿势。

但是，直立行走给女性带来了一些麻烦和痛苦，因为运动姿势的改变和身体重量的下移，女性骨盆上缘的开口变大、张开，同时导致骨盆底部（耻骨联合部）相对缩小，生孩子的产道随之变窄，造成了分娩困难，死婴率及产妇死亡率不断升高，渐渐地造成男女比例有所失调。只有那些身体强壮、骨盆相对宽大的女性才能够生存下来，并生育更多的孩子，优胜劣汰的过程就这样自然而然地形成了。

面对面的性交具有非常重要的进化意义，它使得人类彻底地脱离了动物界，成为地球上一个新的物种，具体表现为以下几点。

（1）人格化和结偶的需要：面对面的性交可以把某个特定的异性对象从异性群体中区分开来，对该异性的兴趣、爱慕、依恋远远高于其他异性，并渐渐地固化，使得人类不再仅仅依赖纯生物学驱动力去泄欲、繁殖，而是渐渐有了情感的需要。面对面性交驱动了人类大脑的高级分化，使个体与群体之间的差异越发明显，既为独特人格的形成奠定了基础，也为人类出现一对一的爱情提供了可能。

（2）情感交流的满足：面对面性交方便交谈，会在生殖器出现快感的同时获得表达内心感受的语言交流机会；方便从对方的面部和躯体表情中获得激励、暗示，从而获得更高质量的性生活；方便采用更多的体位来延长性交时间，提高性交的愉悦感，满足双方的性欲。

（3）性敏感区的扩大：面对面性交时，不仅生殖器在"做功"，人的手、舌、牙、躯干、毛发，乃至言语，无一不在同时刺激着对方，长久以往，人类便获得了除生殖器以外更多部位能够唤起、保持性欲的能力，使性的感受区泛化。这一点在女性中特别明显，如心仪的异性在耳旁呼吸也可以唤起性的感受。

（4）感受器的多样化：动物寻找性交对象时主要依赖嗅觉，嗅觉是动物界比较原始的功能。在人类可以实现面对面性交的情形下，嗅觉就不再重要，视觉、听觉、触觉、内脏感觉都会在寻找性交对象的过程中发挥整合作用。特别是人类感受器的发展多样化后，就可以保证在没有性交对象存在的情况下，依旧可以通过记忆、想象，对选定的心仪的异性保持性指向的专一。换句话说，只有人类才能做到即使没有性交作为即刻满足或延时满足时，仍保持对爱情的忠贞。

（5）女性性高潮的出现：动物采用的后入位性交也可以引发雌性的性高潮，但主要依赖于抽送、摩擦等物理作用，而人类女性具有面对面性交的能力后，不仅可以通过物理作用，还可以依赖心理和情感的作用获得性高潮。其能力的来源就是有过面对面式性交场景的记忆（哪怕不是自己亲历的）或是正好有性刺激的存在。例如，一位对性充满期待的女性，甚至不需要真实的性交过程，仅通过性幻想和简单地提肛、夹腿动作，就能够达到性高潮。

（6）女性人格的独立：动物后入位性交的成功主要取决于雄性动物的性能力，雌性动物如果发情期未到，会有拒绝，但那只是生理本能的逃避。当人类可以面对面性交且发情期消失后，女性在性行为过程中开始具备了主导能力。上肢的解放使得女性在性交过程中可以用手臂抱住对方，以增加性的感受力，控制对方的节奏，或示意对方如何配合；当然，也可以在不乐意接受性交时推开对方。对性的控制是人格形成、发展的核心功能，对女性而言，更是人格成熟的重要标志。

（7）性审美的出现：在面对面的性交过程中，男性开始注意到女性的美丽动人，眉目传情使两性间出现了默契、爱慕、依恋的感情，丰富了人类的心理体验。早期人类留下的雕刻作品有明显生殖器崇拜的烙印，总是夸张地描绘生殖器，如巨大的臀部、阴茎、阴阜，甚至没有头颅、五官。到了近现代，如古希腊的人体雕塑作品，就不再过分地夸张生殖器，而是比例和谐，面部表情丰富。性审美的出现推动了人类文明进步，性是人类文艺创作的灵感，与时俱进的性文化、性观念推进人类不断地向更加文明、更加科学的社会迈进。

## 二、人类性行为的特点与分类

人类与动物最明显的区别是有高级的逻辑化思维，思维可以控制人类的情感与行为，包括性行为。思维的能力使人类的性行为虽仍具有生物学的本能特点，但更多地被发展的社会环境需要所左右、制约，表现得更为情趣化、目的化，甚至功利化。

### （一）人类性行为的特点

1.普遍性与广泛性　没有性就没有人类，每个人都是性活动的产物，即使在有人工辅助生殖技术的今天，生命的孕育依旧需要在人体内完成。在正常情况下，每个人都有性的需要。正因如此，2014年5月《精神疾病诊断与统计手册》（第五版）（DSM-Ⅴ）将前几版中"性厌恶障碍（sexual aversion disorder，SAD）"的诊断删除。因为DSM-Ⅴ修订小组认为，虽然有很多关于性功能障碍的流行病学调查，但是未发现有性厌恶障碍相关报道。SAD与性冷淡之前同归为性欲望障碍，但是二者的相似之处很少。相反，性厌恶障碍同特定恐惧障碍有许多相似的地方。假如把对性刺激的"厌恶"看成一种特定的恐惧，那么性厌恶障碍可以归为恐惧症的范围（注：修改前的版本，如DSM-Ⅳ对性厌恶障碍的定义为反复而持久的极端厌恶并且避免与性伴侣的性接触）。

2.自然性与重要性　性是人类繁衍的基础，性活动是人类的基本生命活动，与进食、避险、睡眠、防寒保温等最基本的生存需要密切相关，所以具备与生俱来的自然属性。性的重要性首先是犒赏作用，一旦体会过性带来的极大快感后，就会念念不忘。此外，它对有思维能力的人类而言，还有生理愉悦与满足之外的许多作用。例如，用婚姻"标记"过的性受到法律保护，性是对爱的表达，性可以帮助人建立或维持某种人际关系等。性从自身的自然属性出发，能浸透社会政治、经济、文化、习俗各个层面，成为维系社会平衡有序发展的重要力量。

3.长期性与复杂性　性伴随人的整个生命周期。婴儿可以出现有意识的自慰，百岁老人可以通过对肌肤的爱抚和生殖器刺激达到心身的愉悦。可以说，有生命存在就有性。但是，性的表现形式又极为复杂，其受到生理发育阶段、环境要求、法律道德风俗和先天遗传等多种因素的制约。

4.排他性与隐蔽性　性行为的隐蔽性是因其排他性引起的。在原始社会，群婚杂交，谈不上排他性，所以也就无须特别隐蔽。私有制出现后，为了剩余劳动价值（私有财产）只留给血亲后代继承，男性需要占有配偶，不允许别的男性染指，便出现了一对一的婚姻形式。同时，男性对女性贞操的要求特别高，性的排他性便与隐蔽性应运而生。当人类对性的隐蔽性过度追求甚至达到畸形的程度时，性的神秘感也会随之而来。

5.责任性与严肃性　性虽然有其不可抗拒的自然属性，但在人类摆脱蛮夷进入文明社会后，性就不只是个人的私事了。因为文明人要对性的后果担责任，对自己、后代和性对象的生理、心理健康负责任，对性导致的非意愿妊娠或性传播疾病付出代价，对因性引发的人际关系冲突、违法后果负责任。所以，现代人不能把性当作寻欢作乐的手段，任性而为，性是严肃的。

6.尖锐性和对立性　性在不同的社会中，因法律、宗教、习俗、文化的不同，相同的行为可能会被赋予完全不同的理解，其尖锐对立的程度甚至产生文化禁忌或违法行为。

正因为性行为具备以上特点，人类更应该认真、科学地研究和探讨性，以便全面地了解人类自己。可现状却是，人们对性表现出许多矛盾的心态——既想破除性的神秘感，了解性的知识，享受性愉悦，又谈性色变，把谈论性与"黄色"、下流联系在一起；

既忌讳家庭、学校、社会进行性教育，又为不能正常性交和生育就医；既享受着自慰带来的快感，又陷于"自慰会导致肾虚"的死循环中。"性盲"是一个国家悲哀的事情，因为经济发展需要以国民素质为依托，没有素质，再多的财富也换不来身心的健康与幸福感，相反，还会引发争斗、贪婪、性犯罪等负面问题。

### （二）人类性行为的分类

最早对人类性行为进行分类的是德国人 Wilhelm von Humboldt。他提出了人类学行为的自然分类法，将性行为划分为：①自我性行为；②异性间性行为；③同性间性行为；④人与动物的性行为。美国著名性学家金赛（Alfred C. Kinsey）认为人类的性行为表现为：①自我刺激（自慰）；②梦中性行为（性梦和梦遗）；③异性性交；④同性恋；⑤与动物的性行为等。以上学者的分类主要关注性行为对人类自身的影响，没有更多地关注性行为与社会之间的关系。综合考虑，可以对人类的性行为进行如下分类。

1.按照有无性交对象分类

（1）自身性行为：如自慰、梦遗、意淫、性幻想等。除梦遗外，其他自身性行为发生时，往往需要或是有目的的联想与回忆，或是借助现实中的一些物品，或是做出一些带有强迫性质的行为，才能提高自身性行为的质量或频率。例如，阅读、欣赏或创作文艺作品，观看相关内容或其他方式的互动等；又如，使用性工具（包括性玩具、性用医疗器械及能够找到的类似性器官的其他物品），恋物症者需求的性象征物（如丝袜、胸罩、发卡、卫生巾、排泄物等）；再如，窥视他人或动物的性行为、暴露自己的性器官等。

（2）社会性行为：凡以人或其他为对象的性行为，因为涉及一系列社会伦理问题，均被称为社会性行为。

2.按社会对性行为的价值观分类

（1）正常（主流）性行为：指被当下的社会所认可接受的性行为，它应该发生在成年人（或发育成熟的人）之间，也是绝大多数人采用的性行为。由于社会环境、科学素养、文化传统、宗教信仰等因素的不同，这种所谓的"正常（主流）"性行为也会表现出明显的差异。例如，有些国家或地区认为只有指向生育目的的、以阴茎-阴道交媾完成的性交才是正常的；有的国家或地区将女性结婚年龄设定为14岁；有的国家或地区认为不可以与妊娠中的女性性交；有些人不能接受口交、肛交；有的国家或地区对同性恋婚姻给予法律认可，大多数国家接受同性恋现象但不予其婚姻合法化，也有少数国家或地区对同性恋非常严苛，甚至处以极刑。

（2）异常（少见）性行为：以往将少见或罕见的、不为社会习俗认同的、不以生育为目的的性行为均定义为异常性行为，并认为这样的性行为不健康、有伤风化。但近几十年的生物医学科学、社会学的进步，使得能够被定义为异常的性行为越来越少，而更多地将其定义为少见的（罕见的）、未知原因的性行为。例如，20世纪以后，除了70多个主要分布于西亚、南亚及非洲的国家对同性恋有法律制裁外，包括我国在内的大多数国家已经对同性恋非罪化。还有许多西方国家和地区已经承认同性恋婚姻合法，如荷兰（2001）、比利时（2003）、加拿大（2005）、挪威（2009）、瑞典（2009），以及美国华盛顿、康涅狄格州、马萨诸塞州、艾奥瓦州、佛蒙特州、纽约州（2004～2012）等。多数学者的观点如下：其他少见的性行为，如易性症、恋物易装症、受虐症、施虐症等，只要发生在精神正常的成年人，且对他人没有做出法律禁止的行为，其存在也是可以被接受的。

3.按满足性欲的程度分类

（1）目的性性行为：指能够达到较大性满足的性交行为或同等满足程度的自慰行为。一般来说，实质性的性交是最容易达到目的性性行为的方式。

（2）过程性性行为：指为了达到目的性性行为而采取的一系列行为或动作，如暗示、调情、献媚、接吻、爱抚、性前戏等。这些过程性性行为的目的很明确，就是为了实现目的性性行为。在目的性性行为达成后，为更好地享受成果所采取的性后戏，乃至为以后更多的目的性性行为而做出的所有追求，也可以包含在内。

（3）边缘性性行为：指介于性与非性之间的与性相关的行为。这类行为的涉及面比较宽泛，有时未必有明确的目的，仅是表达喜欢、爱慕、向往，甚至是取笑、挑逗。所以，边缘性性行为都比较隐晦，只有心领神会的双方才可意会。有些带有好感的，不以性交为目的的拥抱、亲吻也可以列入边缘性性行为的范畴。一旦边缘性性行为指向可能实现的目的性性行为，就会发生更多的"边缘样"行动，如创造相遇的机会，关心对方，说体己的话，送礼物，为对方解决困难，打探对方的隐私或背景，乃至出现比较多的类似过程性性行为的动作，如拉手、爱抚、亲吻，这时边缘性性行为已经逐步向过程性性行为和目的性性行为靠拢。

4.以社会规范、道德、法律分类

（1）健康的性行为：指被社会规范、道德认可，被法律保护的性行为，包括绝大多数国家实行的一夫一妻制婚姻，少数国家或地区实行的一夫多妻制婚姻、同性恋婚姻。

（2）非道德行为：与前相悖，如兽奸、恋童癖、恋尸癖，为法律、道德、伦理所反对。

# 第四节　我国性文化与性观念发展概略

性观念是指个体基于对性本质的了解程度和在家庭及社会环境影响下形成的一种不易动摇的观点、态度和信念。性文化是同质性群体（民族）伴随进化逐步形成的，是人们总结、提炼、再塑、升华后的思想产品，它制约着该群体性欲望与性行为的表达方式，有巨大的精神力量。纵观中国古代性文化与性观念的发展史，可以了解我们现代中国人性文化与性观念的渊源。

## 一、远古人类的性文化与性观念

### （一）远古时期到原始社会

伴随远古人类到原始人类性行为的进化，相关的性观念与性文化在无意识中产生发展，现代人对其的了解只能借助于对远古壁画或出土文物的解析。这个时期的性观念与性文化有以下特点。

1.分工合作对两性关系的调整　在远古时期，由于生存与发展的需要，男性凭借天生的雄激素作用，力量大于女性，奔跑速度快，耐力强，特别是方位感、距离感好于女性，更适合于外出捕猎；女性由于妊娠、生育、哺乳的需要，更多地停留在安全的洞穴附近，加之女性天生具有在暗处敏锐的视觉和听觉，能适应黑暗洞穴的生活，所以女性的工作就转为采集。女性为了得到男性带回的猎物，需要用自己采集的浆果、蘑菇等与其交换，但浆果、蘑菇的营养成分远抵不上肉类，所以，女性还需要用自己丰腴的肉体去吸引男性，用性交换获得更多的肉类，以保证自己不挨饿，保证自己乳汁充足。在群婚状态下，男女的劳动分工有效地保证了族群中最彪悍勇猛的男性和最丰腴年轻的女性有更多的交配权，他们的后代会继承最好的基因，使得种族不断优化。此时的性观念完全是动物性的，依照丛林法则，优胜劣汰；此时的性文化是自然形成的，即"合作愉快"。

2.狩猎禁忌是性观念的萌芽　远古人类为了猎取大型动物和更多地采集食物，不仅需要集体合作，还要动脑子思考，侦察守候、挖陷阱、打磨石器等，以提高生产效率，提高捕猎成果，避免伤亡。复杂的生产狩猎过程需要精诚合作，特别是在狩猎季节，面对强大的野兽时，不能因为忙于性交或为寻找性伴分散注意力，也不可以因为争夺性对象而相互厮杀，削弱团队力量。于是，狩猎禁止女性参与及狩猎期禁止发生性行为成为远古人类自觉遵守的信念。因此可以说，狩猎禁忌是性观念形成的萌芽。

3.图腾的精神力量开启性文化的先河　远古人类的思维能力随着生产能力的提升和种族的优化繁衍不断进步。他们通过观察，把有共性的、重复出现的、对自己有利的现象或行为总结出来，并一代一代地模仿、学习、强化，使之成为引导人类达成共识的精神力量，这就是图腾文化的形成。约公元前150万年，人类发现了性交与妊娠之间的关系。在当时极为艰苦的生存条件下，远古人类从男女生殖器的接触中可以轻易获得平时难以得到的极大的愉快，而且他们发现婴儿由女阴娩出，使种族得以繁衍，由此对女性生殖器产生崇拜，对女性生殖器的崇拜是人类最早的性图腾。

远古人类的交媾总与血腥的争斗结合在一起，争夺配偶的厮杀甚至比获取猎物的厮杀还要残酷，许多人因此死去，而图腾的出现起到了标记族群的作用，有相同图腾崇拜的人是同一个族群，他们的思维方式要一致，行为要统一，大家一起渔猎生产，所有的物质由本族群内部平均分配，长者保护幼者。同时，交媾也被限制在本族群中，父女、母子之间的交媾也充斥其中，形成"血缘亲族"。"血缘亲族"的出现使争夺交配权力的厮杀减少，保护了族群的数量，但不久后却出现了另外一种现象：不孕不育、早产儿、羸弱婴儿、畸形婴儿、死婴和呆傻儿越来越多，人口质量逐渐下降，人类走向濒临灭绝的边缘。此时，人类开始反思自己的行为，逐渐将性图腾中反自然的成分剔除，不同族群间从绝对排斥到逐步相融，族群间的交配越来越多。最终，人类聪明地避免了自我毁灭。

性崇拜与人类的生存直接关联，一是为人类生存祈愿五谷丰登，二是祈祷种族子孙后代繁荣昌盛。我国许多地方，如西安半坡遗址、内蒙古境内3000多年前的岩画和出土的彩陶都有模拟女阴、男根的图案，描绘男女交媾、求育舞蹈等有浓厚性崇拜色彩的文化遗迹，反映史前人类对性的认识。辽宁红山文化时期的红陶裸女像被称为中国的维纳斯女神。公元前8000年左右，人类进入新石器时代，母系社会进入全盛期。在母系社会的中后期已经产生了男性生殖器崇拜。男性生殖器崇拜和女性生殖器崇拜并存，还包括性交崇拜和生殖崇拜。

4.婚姻的雏形　当人类历史发展到氏族公社后，狩猎业、采集业更为发达，并衍生出捕鱼业，令人类的大脑获取更加丰富的营养，变得更聪明。氏族式的社会结构保证了不同氏族间可以交配，并渐渐地摒弃近亲血缘间交配的风俗，使得人类体质更好，寿命更长，基因不断优化，将远古人类推进到新人（即现代人）阶段。

氏族公社共同占有剩余物质，共同生活，居住地相对稳定。由于定居，男性可以多次拜访相邻氏族里自己喜欢的女性，也基本可以知道自己的血缘后代是哪一个。于是，氏族婚姻出现了。氏族婚姻是群体婚姻，是现代对偶婚姻的雏形。首先，群体婚姻不限人数，往往是相邻较近的两个或几个氏族间相互有男女的交往机会，一个男性可以拥有几个女性，一个女性也可以接受几个男性；其次，不限血缘关系，可以乱伦；再次，没有任何保障，可以随时解除性关系。但是，这样的群婚中会有一个男性和一个女性成为主夫和主妇，拥有高于其他性关系的男女，但在劳动成果分配中没有主次，都是均等的。

到了原始社会后期，随着劳动产品增加，有了存留剩余，共有制的分配方式受到挑战。人们希望将自己的劳动收获直接带给自己的配偶和孩子，或是从共有的劳动成果中得到更多的东西，来示好自己的配偶和孩子，这就是对偶婚姻（个体婚姻）产生的基础。经过漫长的社会变化，对偶婚姻渐渐地被接受并成为主流。

### （二）母系社会

对偶婚姻可以保证劳动成果不被其他家族分享，但在劳动生产力低下的原始社会，一位母亲如果仅仅依赖一位丈夫，不可能养活所有的孩子，况且，这些孩子也未必都是这一个丈夫的血脉，"知母不知父"是普遍的现象，可以肯定的血缘关系只有自己的母亲和兄弟姐妹。有血缘关系的家族成员特别是她的兄弟可以帮助一个母亲养活孩子，这是母系社会出现的原因之一。另一个原因是，在低生产力水平的原始社会，女性负责的采集、照看孩子和制作衣服等工作总是日复一日地重复不息，充分体现着女性的价值；而男性的狩猎、捕鱼却受运气和自然变化的影响，没有定数，常常空手而归。这样一来，女性在生产生活资源的提供上占有优势，女性的社会地位也就高于男性。后来，随着女性采集工作的进步，农业发展起来，更加巩固了女性的地位。可是，原始的农业种植粗放、收获有限，为了获取更多农产品，就要付出艰辛的劳动，女性难以承受，男性渐渐成为种植的主要劳动力。这样一来，父系社会的出现也就为时不远了。

### （三）父系社会

当男性成为农田里的主力军后，社会地位缓慢提升，但还不足以使母系社会成功转化为父系社会。父系社会转化成功更主要的原因是捕猎演化为驯化，将野生动物、野生鸟类圈养，逐渐驯化为家畜家禽后，男人们不再需要花大力气外出狩猎捕鱼，只需借助家畜的力量耕作，农业生产有了显著的提升，肉类蛋类的来源相对稳定，这些变化使男性真正成为氏族社会生产生活资料的主要提供者，母系氏族社会逐渐被父系氏族社会所取代。

　　男性取得了一定的社会地位后，会利用自己的财富为诱饵，以自己的强壮为武器，把其他氏族公社中与自己生养过孩子的女性及孩子掠过来，强大自己的氏族。此时的男性不再满足为氏族出力，不再满意自己的财富为氏族共同分享，而更看重哪个子女是自己的血亲。于是，一夫一妻制变得重要起来，而以男性为主的家庭形式也出现了。男性有能力供养自己的女人和孩子后，便有了限制自己的女人与其他男人发生性关系的意愿，这时社会的性观念也开始袒护男性夫权，但依旧鼓励多多交配，一夫多妻，尽早生育、多多生育，这与当时的社会生产力水平相当，与社会发展需求相匹配。研究发现，作为中国的主体，占全国人口90%以上的汉族，同样经历了漫长的母系氏族部落阶段，直至五帝时期，才转为父系氏族部落，逐渐确立了男尊女卑的等级秩序，但此时的姓氏仍从母系，知其母不知其父的现象普遍存在。

　　当农耕社会高度发展，少数血统优秀、自然环境较好、天敌少的氏族拥有了更多的土地、牲畜和子嗣，原始社会便自然消亡，另一个社会形态——封建社会便应运而生。

## 二、封建社会的性文化与性观念

　　在中国5000多年的文明史中，封建社会模式延续的时间最久，创造了灿烂的性文化和带有时代特色的性观念，在世界文明发展史上留下了浓墨重彩的一笔。在诸如汉文史学、文学和艺术的文献中保有不少性文化内容；古代医学分支之一的中国古代房中术，在2000多年前的秦代即已基本成型。许多封建的性文化与性观念至今还影响着当代人，其中不少内容在今天看来是伪科学、愚昧和糟粕，这是由于当时生产力发展的局限。为了扬弃与发展，必须了解自己的祖先，了解历史。

### （一）"阴阳论"与"天人感应论"

　　远古人类通过对自然的观察形成了朴素的二元论哲学思想，即阴和阳。"阴阳论"认为向日者为阳，背日者为阴。阴阳广而化之，可以包罗万象，天地人寰，也成就了中国古代对性认知的基础。"阳"被引申为男性和男性的性器官，"阴"被引申为女性和女性的性器官。男女交合不仅是性器的结合、性欲望的发泄，更是阴阳在人类身上的具体体现，天地相交成就万物生机勃勃，男女相交成就子孙绵延不绝，故引申出"天人感应论"。

　　《易经》反映了中国封建社会的性文化代表思想。著作于3000多年前的《易经》通过对阴阳八卦的解释来揭示大千世界的运动规律，探索万物之理和天人关系，集中反映了古代儒家思想。这部著作包含了性观念在内的众多学术思想，可以说是中国古代性学思想的集大成之作。

　　《易经》以天地、阴阳、乾坤的动静变化来表达古人的哲学宇宙观。其中，既有理性所认识的实然之理，也有心灵所感悟的应然之理。《易经》将人类性行为和生殖现象提升到哲学的高度，在阐述阴阳变化、天人合一的哲学观念时，将自然界的现象与人间性行为相互关联，视男女性行为为自然界的一部分，并有许多关于性的描写。可以说，《易经》深刻地影响着中华民族性文明的发展，其中有些理念与近现代性科学有异曲同工之妙。

### （二）"七损八益说"与古代的房中术

"七损八益说"初见于湖南长沙马王堆出土的竹简《天下至道谈》，后世不少性学书籍多有引用。所谓"七损"，是指七种性生活中有损人体健康长寿之事；所谓"八益"，是指有益于人体身心康寿的八种做法。

七损八益之说是中国古代房中养生文化的重要概念，首先强调事前嬉戏，使双方性兴奋都达到一定程度时方可行房，如有一方尚未激起性兴奋，则不可强行其事。其次强调房事生活要适度，不可恣情纵欲，滥施泄泻，过度消耗精力。

《天下至道谈》中叙述了男女性生理、性心理和性养生的具体原则及措施。《养生方》及《杂疗方》中述及性医学如阳痿诊治，对男女性器官的补益养护及若干有关胎教、优生的经验等。成书于公元1世纪的《汉书·艺文志》中载有"房中八家"，是秦汉或更早的性学著作，容成居八家之首。《容成阴道》《务成子阴道》《尧舜阴道》《汤盘庚阴道》《黄帝三王养阳方》等著作的宗旨是房事有节、护惜精元，可致"和平寿考"；若纵欲太过，精元亏损则易病伤寿。汉唐是中国古代封建社会的两大王朝，其经济发展、学术昌盛，性学也因而得以发展。根据《史记》《伤寒杂病论》《玉房秘诀》《抱朴子》等书记述，两汉时的涉性学术在继承先秦有关学术思想的基础上又有了明显的充实和发展，包括房中术在内的涉性学术在社会上的影响日盛。公元317年葛洪著《抱朴子》，把彭祖与容成并列称为中国房中大师。南朝时的《赵飞燕外传》开小说性描写之先河。《隋书·经籍志》录有古代房中著作或涉性著作11部，共计34卷，其辑录有《彭祖养生经》《素女秘道经》《素女经》《玄女经》《备急千金要方》《外台秘要》《千金翼方》。《旧唐书·经籍志》中载有房中术《房秘录诀》8卷。《新唐书·艺文志》中载房中术专著4种。这些书都在先秦、两汉相关著作的基础上有了不少发展。此时的房中术专著与《汉书》中房中八家无一相同，说明从东汉到唐初几百年间房中术已有相当大的发展。房中术中的医学内容与性心理和性行为融为一体，形成了把生物、心理、社会因素集合在一起的雏形。日本人丹波康赖于公元982年将中国的古代房中术文献集结入《医心方》一书，使这些文献得以保存下来（《医心方》于1854年刊行），此书实为中国古代，尤其是唐代之前房中术和其他涉性学术的集成。但是，由于北宋程颐、南宋朱熹倡导的理学盛行，宣扬"饿死事极小，失节事极大"，宣扬"存理灭欲"，使我国古代有关"性"的学术遭到压抑和排斥。自《五代史》《宋史》以后，史志中几乎再难看到房中术著作。不过，尽管如此，在某些综合性医学著作和道家著作中，如南宋张杲的《医说》、陈自明的《妇人良方》等还有若干房中术的引述或辑录，但创新思想不多。北宋科学家沈括在《沈存中良方》中记载了"秋石"及提炼方法，这是世界上最早的关于提炼纯净性激素的记载。

金元时期，一方面继续受理学思想束缚，而另一方面帝王（如元顺帝）酷爱淫乐，追求淫荡的房中术，从而使人们对中国传统房中术更加误解和歧视。但金元时期的医学家在研究养生总则和某些病证诊断及防治方药的同时，也丰富了性养生和性疾患的诊治知识。从明初至清亡的五百多年间，中国传统涉性学术的发展处于徘徊阶段，但由于明清时期学术思想仍较活跃，中国传统涉性医学在前人拓展的基础上得以曲折发展。例如，张景岳所著的《妇人规》中提出男女性和谐和孕育成败的"十机"（合机、畏机、会机、生机、气机、情机、病机、动机、时机、失机）。

此时期，中国性文化（性文学）有所发展，总体说来，包括房中术在内的古代涉性学术，此时更为社会所误解而被视为淫秽邪说遭到歧视和排斥，但是对人性给予充分肯定的思想家仍然存在。戴震在《原善卷上》中疾呼"人欲即天理"，大胆向伪善的理学反击，认为"后儒以理杀人"和"酷吏以法杀人"一样残暴。清代学士纪昀在他所作《阅微草堂笔记》中对道学家做了直接抨击和讽刺，其中有20余篇对性事给予了充分的肯定。

19世纪，英国维多利亚主义占统治地位，复古守旧之风蔓延欧洲，中国也不例外。清末学者汪士铎提出妇女不嫁不育，鼓励溺杀女婴，严禁寡妇再嫁及再育，违者处决，非富人不得娶妻等一系列的灭欲主张，得到曾国藩的赏识。在美国性教育正式开始的1891年（该年美国出版性教育书籍颇多）之后，中国也从西方引进新的观点。1895年，中国的康有为极力主张妇女解放，男女平等。他说"人生而存欲，天之性也"，痛斥强迫寡妇守节的四大弊端。1903年，叶德辉又将《医心方》《玉房秘诀》《玉房指要》《洞玄子》等书中的房中术文章刻入《双梅景暗丛书》中。

### （三）"三纲五常""三从四德"

"三纲""五常"这两个词最早见于汉代思想家董仲舒（公元前179～前104年）的《春秋繁露》一书中。其根据"天人相与"的神学观点，发挥春秋时期孔、孟儒家学说总结而来。

"三纲五常"成为2000多年封建专制主义统治的基本理论，为历代封建统治阶级所维护和提倡，成为中国封建社会的国家观念，起着规范、禁锢人们思想和行为的作用。今天我们既需要批判这种封建思想的错误观点，也需要运用辨证的历史观来看待这个问题，肯定这种思想在一定时期也起到了维护社会秩序、规范人际关系的积极作用。

"三从四德"即"三纲五常"在家族关系中的具体体现。所谓"三从"是指未嫁从父，既嫁从夫，夫死从子；所谓"四德"是指德、容、言、工，就是说做女子的第一要紧是"（品）德"，能正身立本；然后是"容（貌）"，此处并非指女子的相貌，而是指出人要端庄稳重持礼，不要轻浮随便；"言（语）"指与人交谈要会随意附义，能理解别人所言，并知道自己该言与不该言的语句；"工"就是治家之道，包括相夫教子、尊老爱幼、勤俭节约等生活方面的细节。

从历史发展的观点来看，"三从四德"是禁锢和压迫女性的工具，但也含有品行教育与人格培养的积极成分，不能一味地彻底否定。"三从四德"的糟粕是性别歧视。在封建的父权政治下，剥夺了女性的人身自由、思想自由，剥夺了女性受教育和参与社会服务及治理国家的权利。如果除去性别的特殊指向，其内涵中培养教育人们正身立本、端庄持礼、善解人意、尊老爱幼、勤俭持家等内容，则是全体人类共同追求的美好状态。

### （四）宋朝的性文化与性观念

北宋的建立结束了唐末五代割据混乱的局面，但疆土却大大缩小了。为了避免外族

的侵扰，宋朝在军事、政权、财政、司法等方面实行了高度的中央集权制，对社会实行
严密的控制。为了适应这一需要，宋儒言必称"理"，如程颐、程颢《遗书》中曰："未
有君臣，已先有君臣之理；未有父子，已先有父子之理。""理学"便出现了。

到了两宋，我国的性文化进入一个相对宽泛的时期，开始容许女性离异和再嫁。承
认"利欲之求"是人之本性，把传统中"礼"这一抽象化的概念通俗化。王安石的"性
情论"认为人性是指人的心理活动能力，是出于自然的"天资之材"，性也属于天资之
材，人人共有，即"生之谓性"。王安石的"性情论"中蕴涵着唯物主义精神，能够把
他的学术思想较为自然地与现实生活相结合，对前人的贞操观或男女关系做了更为人性
化的处理。可是，宋代又是中国性文化最扭曲、最黑暗的一个时代，当时最具代表性的
程宋理学大肆宣扬禁欲、无欲，朱熹提倡"存天理，灭人欲"，对女性进行"饿死事小、
失节事大"的教育，不准女子改嫁、再嫁，把女性的一言一行严密地监督约束起来，加
上全社会认同的理学思想和宗教神秘感，从精神上彻底制约了女性的性权利。男性对
处女的喜好也到了极端变态的地步，如道教宣扬的"采阴补阳""还精补脑"等愚昧陋
习大行其道。对处女与破处后的女子给予截然不同的价值评判，反映出封建社会的丑
恶——视女性为男性泄欲的工具。

### 三、封建社会晚期明清的性文化与性观念

到了封建社会晚期的明清时代，特别是晚清以来的西学东渐，中国的性文化与性观
念处于一个保守与变革的矛盾中。

清朝对处女的嗜好和对小脚的崇拜更是空前发展，男子除了在心理与兴趣上注重女
子贞操，还增加了处女检查的手段。到了清中期，女性贞操观达到了宗教化的高度，女
性把贞操视为第一生命，夫亡殉夫，未嫁前未婚夫死亡则尽节，此生不能再嫁，如果被
人怀疑不贞，往往以死证明清白。几千年封建文化的沿革严重扭曲了中国女性的性观
念，她们并未因此感到屈辱，也不会去抗争，而是心甘情愿地接受，造成性格和心理的
缺残。直到清晚期，在西学东渐维新变法的推动下，妇女问题被维新志士作为一个社会
问题提上议程，康有为、谭嗣同等把妇女解放和挽救国家危亡集合在一起，作为变法的
一部分，不仅在理论上批判封建礼教的黑暗，而且在行动上也做出了一些有利于女性解
放的工作，如鼓励女性不缠脚，批判"女子无才便是德"的观点等。在他们的倡导下，
女性受教育的机会逐渐增加，从此一批新女性出现在中国大地上，并继续为女性解放、
为争取自由平等不懈努力。

### 四、近现代的性文化与性观念

中华人民共和国成立以来到20世纪60年代终末期，中国的性文化与性观念以反封
建、提倡男女平等、婚姻自由和限制性文明、性享乐、性自由这一矛盾状态为主基调。
第一部《中华人民共和国婚姻法》（简称婚姻法）是1948年华北解放区妇女工作会议后，
由中央妇女运动委员会开始起草，经过多次讨论和修改，于1950年5月1日颁布实施的。
它以调整婚姻关系为主，以男女婚姻自由、一夫一妻、男女权利平等、保护妇女和子女
合法权益为核心，为婚姻法制初步奠定了法律框架。为保障婚姻法的顺利实施，中共中
央和政务院还下发了一系列关于宣传和检查婚姻法执行情况的通知和指示，并于1953年

开展了贯彻婚姻法运动月活动。婚姻法的宣传和实施使女性从封建婚姻制度束缚中解放出来，从而推动了中国整体性的社会变迁。

1980年，新的《中华人民共和国婚姻法》的颁布使中国一跃成为世界上奉行自由离婚的比较领先的国家（美国1971年才有过半的州立法承认离婚自由，英国则是1973年）。江西人民出版社出版了胡廷溢编著的《性知识漫谈》，该书于1985年和1988年再版，发行总数达280万册。1955年王文彬等编著的《性的知识》出版，到1981年3月其发行总数达560万册。可与此形成鲜明比的是，性文学与黄色读物之间的界限难以划清。1982年，延边人民出版社出版的《玫瑰梦》被查禁，这是中国现代出版史上的一个焦点事件。同年，正式出版物中被查禁的淫秽色情图书达30多种，6家出版社停业整顿，因刊有淫秽色情描写或封面插图有裸露或半裸露人体而被查处的期刊达130多种。

这一时期中国开始推行独生子女政策，避孕和流产合法化。政策最开始执行的非常严格，的确带来了预期的人口增长限速效应，与当时国民经济发展水平之间起到了较好的平衡作用，同时也带来了一些社会观念的变化。

1982年，广州市青年婚姻介绍所成立，这是全国第一家婚姻介绍所。1983年，由中国医学科学院名誉院长吴阶平教授等编译出版的《性医学》一书，标志着性医学和性治疗在中国发展的开端。书中删除了原版中有关同性恋、变性欲及异装行为的章节。同年，辽宁小伙张克莎由北京医学院第三附属医院著名外科专家王大玫教授主刀，成为中国首例变性人。1984年，中央美术学院等10所艺术院校在《北京晚报》上联合刊登启事，为美术系公开招聘模特，吸引了171个报名者。中国本土和从西方引进的性学书籍和文章开始在中国公开出版。阮芳斌主编的《性知识手册》出版，是当时的破禁之作。同时，弗洛伊德的《爱情心理学》等著作被译介到国内，掀起一阵弗洛伊德热。1985年，作家抢购洁本《金瓶梅》，同时这一年的文化焦点之一是张贤亮的小说《男人的一半是女人》，这部小说第一次谈到了性压抑的问题，在这部作品中，性是一种道德，负载着沉甸甸的内涵，而不是小说情节的调剂物。

1986年，中国性学会的前身中国性心理健康研究会（筹备组）也在北京大学医学部成立。1987年，上海江鱼、王一飞、黄平治等，北京杨文质、曹坚、薛光英等组织创办男性学学会，并创办《临床男性学杂志》。潘光旦翻译的《性心理学》出版。1988年，刘达临与赵令德、廖丽珠创办《性教育》杂志。刘达临的《性社会学》、史成礼的《性科学咨询》、潘绥铭的《神秘的圣火——性的社会学史》相继出版。同年国家教育委员会、卫生部和国家计划生育委员会发出关于在中学开展青春期教育的通知。中国人民大学举办首届性科学培训班。

1988年，由中央美术学院葛鹏仁等20多位青年教师策划的"油画人体艺术大展"在北京中国美术馆举办，是中国有史以来第一次人体艺术展。1989年，天津人民广播电台开办"枕边悄悄话"节目，这是中国首个向公众进行性知识和性道德教育的广播节目。

1990年，国家教育委员会和卫生部在《学校卫生工作条例》中规定，普通高等院校要开设性健康教育选修课或讲座。广东计划生育与性教育研究会举办研讨会，创办了我国第一个公开发行的性教育刊物《人之初》，至今仍是同类杂志发行量的领头羊。

从1991年开始，我国各地相继成立性学学会。这一年安徽发生一起女同性恋者同居的案件，当地公安机关难以对此定性，遂逐层上报至公安部。官方答复：在目前中国法律没有明文规定的情况下，你们所反映的问题，原则上可不予受理，也不宜以流氓行为给予治安处罚。这是官方对同性恋问题的首例司法解释，被认为是一个历史性的标志，成为日后警方处理此类问题的参考依据，表明了中国对同性恋问题的非刑事化态度。这一年北京电影学院文学系讲师崔子恩在课堂上公布了自己的同性恋身份，成为中国大陆公开同性恋身份的第一人。

1992年，国内出现第一例女变男变性手术，由北京医科大学夏兆骥教授完成，比男变女手术晚了近10年。随后，全国各地相继成立男性病医院或男性科，出现了许多研究生殖生理、病理的实验室。这一年《中国性科学》杂志开始出版。北京开设了"男人的世界"文化沙龙，这是一个专为同性恋男子开设的文化中心。

1994年，中国性学会在经历了15年的酝酿和学术准备后，经卫生部批准正式成立。翌年，在青岛召开了中国性学会首届学术会议。此后，中国性学会各专业委员会分科进行了各种类型的学术研讨会。张北川著作《同性爱》出版，这是国内第一部全面讨论同性恋问题的学术著作，书中阐释了人类史的发展是朝着同性恋者与异性恋者拥有平等权利的方向进步的。据不完全统计，20世纪70年代末至20世纪90年代中期，我国各地出版的性学专著已达420种。性用品商店开始在城市中普及。同性恋酒吧开始在内地一些城市出现。

1995年，舞蹈家金星接受变性手术。潘绥铭著作《中国性现状》出版。

1997年，新修订的《中华人民共和国刑法》施行，删除了过去常常用于惩处某些同性恋性行为的流氓罪，这被认为是中国同性恋非刑事化的又一个标志。1998年，大量同性恋网站出现，李银河的著作《同性恋亚文化》出版。针对同性恋人群的健康干预项目——"朋友"开始运作，内容是关于同性恋的理解和艾滋病教育活动。这个项目由张北川等近20位权威学者和同性恋者参与，并在1999年得到国家明确的支持。

2000年，公安部首次对"变性"做出合法评价，称"选择性别是公民的个人权利"，这标志着在"变性"这一重大问题上，我国与当代最先进的科学文化的接轨。

2001年，《中国精神障碍分类与诊断标准》（第3版）出版发行，新版诊断标准对同性恋的定义非常详细，认为同性恋的性活动并非一定是心理异常，由此同性恋不再被统划为病态，现在被普遍接受的称谓是性心理障碍。

2002年，吉林省推出并实行新的《吉林省人口与计划生育条例》，规定："达到法定婚龄决定终身不再结婚并无子女的妇女，可以采取合法医学辅助生育技术手段生育一个子女。"独身女性也可以堂而皇之地生孩子，并且立法加以保护，这在全国开创了先河。同年，因丈夫遇车祸丧失性功能，南京王女士以自己"性权利"无法实现为由，向车祸肇事单位索赔精神抚慰金，成为国内首例"性权利"赔偿成功的案例。南京雨花台区人民法院支持了这位妻子的诉讼请求，并同时判决肇事单位一次性支付受害丈夫医疗费、残疾赔偿金等经济损失近11万元。延安一对张姓夫妇因在家中看"黄碟"而被当地公安机关拘捕，在全国引起轩然大波。这一事件的结果是负责此案的派出所所长被免职，当事人拿到了赔偿金29137元。2003年，武汉女教师诉上司"性骚扰"案件，经过近两年漫长的法庭审理有了最终判决：判决被告向原告赔礼道歉，并赔偿精神损失费2000元。这是全国首例判决胜诉的"性骚扰"案件。

网络色情泛滥始于2000年以后。木子美的日记《遗情书》在互联网上公开，在她之后，涌现出流氓燕等一大批以"脱"成名的网络红人。一位正在网上"示裸"的男子被大庆市警察堵在家中，据称这可能是黑龙江第一个因"网络色情"而被处罚的网民，同时也是《计算机信息网络国际联网安全保护管理办法》自1997年12月16日颁布以来，我国少有的以该法案为依据处罚当事人的案例。这一时期换妻游戏等交换性伴侣的活动开始隐秘地出现。"网婚""不婚""隐婚"等所谓新型婚姻观念出现。2003年国内第一个正式注册的同性恋健康咨询网站"爱心天空"在哈尔滨开通。同年宣传使用避孕套的公益广告在央视第一套节目悄然登场，这是我国中央级电视媒体上第一次出现涉及避孕套及生殖健康的公益广告。同年第一届全国（广州）性文化节在广州举办。

2004年，官方首次进行人群同性取向和同性恋者艾滋病病毒携带比例调查。2005年，中央电视台《新闻调查》栏目播出了从艾滋病角度讨论同性恋问题的新闻专题片《以生命的名义》，几位同性恋者的面部正面出现在荧屏上，这在以往任何时候都不曾有过，标志着国内媒体已向同性恋话题开放空间，中国同性恋告别隐秘时代。复旦大学在全国首开同性恋研究的本科生课程。

性医学是一个完整的学科，我国学科分类标准将其列入临床医学的二级学科，但是性医学作为一门服务公众的临床学科在全国还未得到普及，从医院的学科构成、学校的课程设置可以看出性医学的发展速度远远落后于社会对它的期待，这和国外一样，性医学面临着发展与限制的矛盾困境。性医学的学科形成较晚，长期以来，性医学所涉及的内容和相关疾病的诊疗工作被分流到心理精神科、妇产科、泌尿外科、内分泌科、卫生保健科等科室。存在性心理障碍的患者首先被引导到心理精神科诊疗，而精神科医生普遍不会在这类患者身上花太多的精力，因为这类疾病在精神疾病中占据的分量太小；女性性高潮障碍、阴道痉挛的患者被引导到妇产科就诊，而愿意接待这些患者的妇产科医生也不多见，因为有更多的危重患者、手术患者在等待妇产科医生处理；相比之下，泌尿外科医生对待勃起功能障碍、早泄之类的患者显得干脆利落一些，因为现在已经有了较好的药物治疗方法，而需要手术处理的病症也是泌尿外科医生的强项，但是假如碰到一些合并有心理问题的患者，泌尿外科医生依然深感棘手。其他涉及性医学问题的还有青少年性与生殖健康教育、新婚夫妇性交困难、性违法犯罪医学等，这些问题的临床解决正处在一种无序的自然消化之中。总之，需要社会各界共同努力，用科学发展观点研究解决有关问题，促进社会和谐发展，加强法制工作，保障社会和谐稳定，让老百姓生活更加美满幸福！

### 五、我国的三次性调查纪实

（1）第一次调查：1989～1990年，刘达临主持了全国两万例性文明调查，这是中国第一次大规模的性调查，被海外性专家称为"世界性科学史上又一顶峰"。

这次调查中城乡夫妻抽样调查8000例，仅有23%的夫妻对性生活不满意。进一步调查分析发现，实际上有60%～70%的夫妻对性生活不够满意。专家认为，这种矛盾状态正是人们观念上保守与开放并存的反映，对性生活和婚姻质量期望值不高，但又已形成潜在的不满足。一方面，城市有27%、农村有50%的夫妻对不和谐的性生活采取"随它去"的态度；另一方面，性生活不满足在婚姻关系中又被越来越多的人重视。

（2）第二次调查：1999～2000年，中国人民大学性社会学研究所进行了"中国第一次随机抽样、规范操作的全面的性调查"。该调查结果显示近80%的女性不知道性高潮是怎么回事。

该调查显示，中国男性平均43.9岁"退居二线"，47.7岁"下岗"，女性性时期更短。中国夫妻中只有27.1%的人对自己的性生活感到非常满意，62.1%的人比较满意，10.8%的人不太满意或者很不满意；67%的人（男性69.1%，女性64.9%）仍认为性生活应该男性主动，女性顺从；近80%的女性不知道性高潮是怎么回事；53.5%的男女不知道阴蒂在哪里，甚至高达62.8%的女性对此一无所知。30%的大学生连正常的异性交往都没有。16%的已婚者有婚外性行为。

（3）第三次调查：2006年，浙江省开展"大学生性病/艾滋病关联知识、危险意识、性行为及态度"研究课题，由浙江省疾控中心主任丛黎明主持，共对该省两所综合性大学1～4年级22 712名大学生进行了取样调查，历时3年完成。

调查显示，平均13.1%的大学生已经发生过性行为，其中男生为17.6%，女生为8.6%。他们开始性行为的平均年龄为19.51岁。有过性经历的学生中，27.4%的学生有两个或两个以上性伴侣。

在有性行为的学生中，2.44%的男生与同性发生过性关系，1.25%的男生有双性性关系；2.57%的女生与同性发生过性关系，0.82%的女生有双性性关系，且存在少量商业性行为。

50%以上的大学生同意发生性行为、未婚性行为，认为只要一对男女彼此相爱、同意就可以有性行为。12%～18%的大学生同意已经有男朋友或者女朋友的人和别人发生性关系、为了钱和别人发生性关系、为发生性关系而付钱给对方，以及同性发生性关系。

## 第五节　国外性文化与性观念发展概略

现代性医学的起源地为欧洲。从19世纪开始，欧洲涌现出一大批优秀的性学（性科学，sexology）先驱，他们的杰出贡献推动了性学包括性医学的发展。这些性学先驱包括精神病学家、妇产科学家、心理学家、生理学家和教育学家等。性学所涉及的主要内容是性心理学和性医学，因此性心理学和性医学被认为是性学的基础和核心。

### 一、性学的创立与心理学研究

19世纪的西方对性的态度是矛盾的，一方面是法律、哲学、宗教、习俗等对性的压抑，另一方面是个人性解放思想的空前高涨，由此形成公开与隐蔽、禁欲与纵欲的混合景观，同性恋、性变态、卖淫、性病大量出现，成为当时社会热点问题。西方的一些医生，特别是精神科医生、皮肤科医生首先将科学的研究方法应用到性的有关问题上，比起其他领域的科学家来说，医生们具有"合法、合理的外衣"，更有利于从事性的有关研究。从19世纪末到20世纪初，有许多重要的性研究著作问世，为现代性学的构建打下良好的基础，当时性学领域中的部分研究内容已经达到相当成熟的程度。

克拉夫特·埃宾（Richard von Krafft Ebing，1840～1902）是德国的一名精神病医生。1886年，克拉夫特·埃宾的划时代著作《性精神病态》（又译为《性心理疾病》）（*Psychopathia Sexualis*）问世，象征着近代性医学对性行为研究的开始。国际上普遍认为该书是现代性学和性医学的奠基之作。这本书问世后大受欢迎，广为流传，在克拉夫特·埃宾逝世之前便已增订出版至第12版。克拉夫特·埃宾概括了早期的医学尤其是精神病学方法对性的研究，其研究方法是采集病史，这是临床精神病学的传统。克拉夫特·埃宾在《性精神病态》一书中概括了早期医学尤其是精神病学对性的研究，第一次把性相关疾患独立出来进行讨论。由于当时的性生理学和性医学还没有巨大突破，社会上急需解决种种性心理现象是否属于道德败坏或犯罪的问题，因此性学研究主要集中于性心理方面，尤其是变态性心理和心理病理学。克拉夫特·埃宾明确指出，性倒错并不是一种性犯罪，而是一种性变态的心理疾病。虽然他是备受尊重的学者，但因涉及禁区，仍难逃脱种种批评和指责。他在《性精神病态》的前言中写道："不管是肉体的或是道德的痛苦，不管是怎样的创伤，都不能吓倒一个献身科学的人；并且，一个医生的神圣职责使他讲出他看到的一切。"他的杰出贡献使伊万·布洛赫（Iwan Bloch）将他看作现代性病理学的真正奠基者之一。克拉夫特·埃宾还提出了"变态"这个概念，后人将该概念应用于性医学。对于"变态"，克拉夫特·埃宾解释为："含有各种病原的因子对人的侵入，造成极其特殊的变化，然后这种变化可以遗传，表现出一种特征，最后等到丧失生殖能力，这种变态的遗传也就中止。"他认为病原性的因子有许多种类，如乙醇、药物、矿物性毒物、糙皮病、疟疾、性病，还有社会、心理的压抑等，而作为变态状态的性倒错、手淫也是其病因。变态的遗传造成家系的灭亡，这种考虑是由于他深受达尔文思想的影响。在后人看来，克拉夫特·埃宾的某些理论基础是错误的，但由于他首次将性的研究纳入医学领域，因此而备受后人尊重。

西格蒙德·弗洛伊德（Sigmund Freud，1856～1939）是奥地利精神病医生、心理学家，精神分析学派的创始人。弗洛伊德提出了著名的幼儿性欲理论、性本能学说和人格结构论等。他在实践中创立了前所未有的精神分析疗法。精神分析学说讨论最多的是性本能，但是受到指责最多的也是这部分内容。弗洛伊德精神分析疗法的理论核心是泛性论，他认为以性本能为核心的本能冲动一直受到"超自我"原则的压制。它们总想冲破种种压制去实现满足，其主要方法就是通过各种玄妙的潜意识过程（如做梦、精神失常、性错乱等），变相地向外宣泄。虽然他从生物本能出发，用泛性论来解释一切人类精神活动与社会现象的这一主张缺乏充分的科学和实践依据，但是他扩大了心理学研究领域，接触了梦、性心理学问题，扩大了心理学的对象，加深了心理研究的层次，使之与医疗实践更加密切相连。他提出的一些独特方法和独创的许多概念均得到了人们的认可。他的性心理学理论对传统的、陈旧的性观念造成冲击，促成人们对性采取更为开明的态度，对"反常性行为"采取更为宽容的态度，不再把性问题视为神秘、见不得人的事，有力地推动和促进了性学的飞速发展。弗洛伊德也反复指出，文明要以人的性生活的某些限制为代价才能进步。他对性问题的兴趣源于他当时治疗心理疾病的临床实践。由于当时社会的性禁锢十分严重，人们的性欲宣泄和满足受到严重压抑，于是人们在性方面遇到的心理障碍和挫折必然会以各种形式表现出来。弗洛伊德的论著颇丰，如《精神分析导论》《梦的释义》《两性社会关系》《爱情心理学》等著作均具代表性，特别是

《爱情心理学》一书，汇集了他有关性学的论述。而1905年出版的《性学三论》是他自认为最有生命力的作品，他在该书中大胆地提出恋父恋母情结、诱惑论、阉割焦虑、两性同体、升华作用、压抑感等理论。弗洛伊德的一些理论和观察结果也被人质疑。例如，关于恋母情结理论，弗洛伊德错误地把所有儿子对母亲的依恋理解为完全是一种性的本质。尽管如此，弗洛伊德依然是一位国际上公认的心理学权威。

亨利·哈夫洛克·埃利斯（Henry Havelock Ellis，1859～1939）是英国著名性心理学家，也是一位很有影响的科学家、思想家、作家和文学评论家，他曾被誉为当时"最文明的英国人"。他对性心理学的研究为性教育奠定了科学基础。他在性压制最严重、清教徒之风盛行的维多利亚时代（1837～1901）勇敢地、始终不渝地同传统的清规戒律做斗争，他始终反对宗教、道德和习俗三位一体对于妇女的压迫和禁锢，深切同情妇女对权利和自由的要求，主张用改良主义的社会主义改造英国的社会。他的第一部著作《性反常：相反的性感受》在英国遇到了检查制度方面的问题，后来将该书翻译成德文后才在德国出版（1896），其在德国产生了重要影响。从1896年至1928年，埃利斯根据个案分析等共写出七卷《性心理学研究录》，对人类性行为做了客观和系统的介绍，成为性心理学的创始者之一。《性心理学研究录》包括第一卷的《性逆转》、第二卷的《羞怯心理的进化，性的周期节律变化，自体性恋》、第三卷的《性欲冲动的分析，爱与痛苦，女人的性冲动》、第四卷的《人类的性选择》、第五卷的《性爱象征系统，解欲机制，妊娠心理状态》、第六卷的《性与社会》、第七卷的《性审美逆转现象及其他补充性研究》。其中第二卷于1899年被英国当局查禁，认为其宣扬了淫荡、腐化、下流、邪恶，直至1935年才得到解禁。他的著作在英语国家流传很广，对人们的性观念产生了重大影响。人们通过他的书了解到其他国家并不支持英国维多利亚式限制种种性活动的态度。埃利斯认为正是当时所谓的文明阻碍了人们正常的性表达和性活动。例如，练钢琴腿都要用布包起来，以免人们会想入非非地联想到女性的大腿。而在英国以外的其他国家并非如此，如日本人可以男女同池沐浴，非洲许多部落的人裸露身体却出入大方，而伊斯兰国家则不允许妇女在公众场合暴露面部，因此埃利斯认为没有一个能适应全人类的性道德标准。他认为当时在社会上流行的有关性行为的许多观点是错误的，因此必须了解英国以外其他社会的情况。他揭示出一些令当时人们感到震惊的观点，如妇女的性欲在月经期最强烈；几乎所有人（包括女性）都有手淫经历。他认为性兴奋是一个极其自然的过程，也是机体本身固有的功能，因此，即便对于身体不健康的人来说，性兴奋也不会加重身体的疾病。

阿尔伯特·摩尔是德国柏林的精神科医生。他早期的三部重要的性学著作包括：1891年出版的《相反的性感受（同性性行为）》；1897年的《性欲调查》，讨论了性欲的本质，该书对弗洛伊德有重要影响；1909年出版的第一本有关儿童性生活的著作——《儿童的性生活》，首次阐述了幼儿性欲的概念，该书对弗洛伊德可能产生了一定的影响。1913年，他带头成立了实验心理学学会和国际性学研究会，并于1926年10月10日在柏林组织召开了第一次"纯科学"的国际性学研究大会。

马格努斯·赫希费尔德是德国医学家，是早期性学界最有影响的人物之一。他最大的兴趣是研究同性恋，早在1896年，他就用笔名写了《怎样解释男人或女人爱同性的人》一书，1914年著《同性恋》，他认为同性恋是一种自然差异。1919年，他在柏林成立了世界上第一个性学研究所，下设性生物学、性医学、性社会学和性人类文化学4个研究室。该研究所有3项特别引人注目的服务项目：①婚前咨询中心（为德国首家此类中心）；②每周1次的公共学术交流和讨论；③医学-法律服务，提供专家证明，特别是犯罪案例。该所90%的服务项目是免费的，其收入主要依靠性治疗门诊和出版书刊。在成立1年之内，他们的免费咨询服务便积累了近2万份病例。1908年，他主编出版了世界上第一本性学杂志，独立发行了1年，共12期，之后与其他杂志合并出版发行。1921年，他组织了人类历史上第一次国际性的性学会议——在性学基础上的性改革国际大会，大会介绍了38篇论文，覆盖性内分泌学、性和法律、生育控制和性教育等4个方面。之后，他又组织了4次这样的会议。1928年，他和别人合作组织了"性改革世界同盟"，在哥本哈根召开的首届会议上，他当选为主席（第二届、第三届主席为埃利斯和福勒尔）。1928年，他出版了涉及整个性学领域的五卷本《性学》。1930年，赫希费尔德因受纳粹迫害被迫离开德国四处流亡，最后客死法国。

伊万·布洛赫是德国皮肤科医生。他于1906年创立德文词汇"性的科学"（sexualwissenschaft）这一学术用语，确立了性学研究方法论。布洛赫被誉为"性学之父"，是现代性学奠基人之一。布洛赫1907年著《我们时代的性生活》，1912年他与赫希费尔德开始主编《性学手册大全》，实际上出版了三卷：《妓女》（两卷，布洛赫，1912，1915）；《同性恋》（赫希费尔德，1914）。他和赫希费尔德、摩尔等共同提出性变态不是罪恶，而是心理疾病，甚至只是一种变异。由于他们的努力，性学在世纪转折之际建立起来了。

## 二、性学的行为学及实验研究

尽管人类探索性学的历程非常坎坷，科学家们关于性的各种各样的研究仍未中断。第二次世界大战前，一些性行为调查研究、性反应的实验室研究已经开始，其中最著名的性学家是华生和金赛。

约翰·布鲁德斯·华生是美国行为主义心理学家，他早期研究动物心理学和儿童心理学，建立了最早的动物心理实验室。1913年，他发表了《行为主义者心目中的心理学》一文，正式宣告行为主义心理学的诞生。1914年，他出版了第一本系统阐述行为主义的专著——《行为：比较心理学导言》，主张心理学是研究动物和人类行为的自然科学，应以"刺激—反应"公式作为行为的解释原则。两年后，38岁的华生被选为美国心理学会主席。1919年，华生出版了他的第二本专著《从一个行为主义者的观点看心理学》。1925年，他在《行为主义》一书中指出人和动物之间没有本质区别，提出"刺激—反应"公式，认为这一公式是生物界到人类社会的普遍原则，强调环境对人的行为的作用，人的行为依存于客观环境，仅接受外界的刺激而反应。他和他的女秘书合作进行的人类性行为方面的研究工作未能得到他妻子和世人的理解，最后他妻子不择手段地破坏了他的实验室和资料，随之与他离婚。当时的社会斥责华生为伪君子、淫棍，他本人也被法院判为"行为很坏的专家"，研究资料被洗劫一空，研究结果未能发表而不为世人所知。

阿尔弗雷德·C.金赛（Alfred C. Kinsey，1894～1956）是美国印第安纳大学的动物学教授。他在从事25年昆虫研究之后，于1937年被印第安纳大学邀请讲授性教育和婚姻的课程，从此他转而研究人类的性行为。他组织了一批社会科学家，共同设计了一套特殊的面对面调查和记录男女性行为的方法，取代了过去的门诊积累和实验室观察方法，他们尽可能详尽、广泛、系统、客观地研究了 17 000 多例美国不同肤色、年龄、教育程度、职业、地区男女性生活的各个方面，调查问题多达 350 个，521 项。1948 年和 1953 年，他和同行出版了《人类男性性行为》和《人类女性性行为》。他的调查报告表明美国白种人中有 37% 的男性和 13% 的女性，在青春期以后有过能达到性高潮的同性性行为。此外，他的调查表明 92% 的男性和 62% 的女性有过手淫。西方文化认为人的能动性趋向于幸福和成功，因此他反复指出，一个正常手淫的律师在他的同事中将是出类拔萃的；女性中经常手淫的人也往往是那些处于最引人注目的社会地位、最有能力、精力最充沛的。他认为有理由相信，"较早开始手淫和性交的男性常常是人群中那些机智、精力充沛、活泼、易冲动、充满活力、性格外向和敢作敢为的人"。相比之下，较晚开始手淫的人则趋向于迟钝、举止适度、缺乏力量、含蓄、胆怯、沉默寡言、性格内向、不善交际。"大多数男性和半数的女性承认有过婚前性行为；半数已婚男性和 1/4 已婚女性至少有过一次婚外性行为；半数以上的人有过口-生殖器性交"，他的报告极大地影响了人们的性观念，他崇尚性行为，认为性行为本身是一件好事。他认为性行为本身是应该受到尊重的，当然他也否认他有任何想要助长人们性行为的企图。他指出，性行为的方式因社会地位、教育程度的不同而有显著差别。例如，受过高等教育的人中有 90% 以上的人有过口-生殖器性交，而在文化程度很低的人群中却只有 20%。《金赛性学报告》的发表极大地推动了性知识的普及，使性教育成为一项群众运动，开阔了人们闭塞已久的眼界。报告的调查对象主要集中在城市的中、上层社会，忽略了农村人和黑种人，使调查研究结果存在缺陷，但是他的调查报告依然对研究人类性行为具有重要意义。

### 三、性学的治疗学应用

威廉·马斯特斯（William H. Masters, 1915～2001）和维吉尼亚·约翰逊（Virginia E. Johnson, 1925 至今）夫妇是美国乃至世界著名的性学家，他们继承了华生所开创的性实验室的研究事业，在人类性反应实验中大获成功。他们认识到问卷调查的局限性和不足，因此决定直接研究男女的性行为，他们在实验室用摄影和记录装置录下手淫、性交、性高潮等活动中阴茎的周长变化，采用内置照相机的透明塑料阴茎模拟物来观察阴道壁的各种变化，记录心率、呼吸、血压、肌肉收缩等基本生理变化。他们不再像过去那样只记录受试者的主观叙述，因此得到的资料更具科学性和客观性。他们于 1966 年出版的《人类性反应》一书，其中轰动世界的性实验室的研究成果成为人类性研究从黑暗走向黎明的一颗启明星（该书于 1989 年由马晓年等翻译并出版）。该书详细总结了他们在十几年里研究过的性反应周期的资料，提出了人类性反应的四阶段划分法，从而使全世界对性反应的描述有了共同语言。他们的研究纠正了广为流传的"手淫有害论"；纠正了弗洛伊德将妇女反应高潮分为"阴蒂高潮"和"阴道高潮"两种类型并极力贬低阴蒂高潮的错误认识；延长了人们认可的性生活年龄，即衰老并不意味着性欲的必然减退和性高潮能力的必然丧失；首次提出男性在射精后具有性不应期和女性具有多次高潮的能力；观察到哺乳可以引起妇女的性反应，实行母乳喂养的妇女的性欲和体力的恢复比不哺乳的母亲更快；提出性功能障碍的治疗需要夫妻双方的共同参与；促使大多数医学院设立了有关性行为的课程。他们从1959年起开始对人类性功能障碍进行研究和治疗，经过多年的努力，创立和总结出性感集中训练等一整套的性行为疗法，并将之总结于《人类性功能障碍》（1970）一书中，使众多患者摆脱了性的烦恼。他们的这两本著作矗立起现代性学研究的第二座里程碑，之后他们又发表了有关同性恋治疗中的伦理问题、性医学教科书等一系列著作，为性研究做出了重大贡献。

### 四、性医学的迅速发展

性医学（sexual medicine）中的"medicine"源于拉丁语"medeor"一词，意为"治疗术"，作为一门按治疗对象建立的临床学科，性医学不仅仅着眼于疾病治疗，还应该包括研究如何维持人类性健康及预防、减轻、治疗性疾病，以及为上述目的而采用的技术。近20多年来，性医学之所以能取得令人瞩目的进展，是相关学科交互渗透、共同推进的结果，如性社会文化学、社会生物学、行为内分泌学、生理行为学、社会生态学及社会心理学等都与性医学紧密交叉。当前性医学涉及的主要领域包括：①性的生物学研究；②性与生殖健康教育；③性的治疗学研究；④探讨性医学的发展模式。

## 第六节　婚姻与爱情

弗里德里希·恩格斯（Friedrich Engels，1820～1895）认为，婚姻是一定社会制度下男女两性结合而产生的一种社会关系，它的性质、特点、发展受到一定自然规律的影响，但主要由生产关系决定。在人类原始社会的群婚时期，没有婚姻家庭形态存在，那时候的群婚杂交不存在隐蔽性、羞耻感，也不存在任何排他性，性交只是一种简单的性欲发泄。最早的婚姻家庭形态是以"血族群婚制"出现的，这种婚姻关系允许同辈间发生性关系，由嫡系和旁系的兄弟与姐妹之间集体相互婚配。后来的婚姻制度发展到"对偶婚姻制"，即一个男（女）性与一群姐妹（兄弟）保持婚姻关系。"对偶婚姻制"是一夫一妻制的过渡形式。恩格斯高度评价人类从乱婚状态发展到对偶婚姻制度的变化时指出：不容置疑，凡血亲婚配因这一进步而受到限制的部落，其发展一定会比那些依然把兄妹之间的结婚当作惯例和义务的部落更加迅速，更加完全。这一进步的影响有多么强大，可以由氏族的建立来证明；氏族就是由这一进步直接引起的……并且在希腊和罗马我们还由氏族直接进入了文明时代。但现在学术界有学者认为人类历史不存在乱婚这种婚姻、家庭发展形式。很早以前，人类就从无数事实中逐渐感悟到血缘关系密切的男女结婚，生育能力往往较低，婴儿的死亡率较高，或者后代中很可能出现发育畸形疾病，因此逐渐形成了乱伦禁忌。某些哺乳动物似乎也明白近亲繁殖将会给它们带来灭种之灾的道理，如雄性狒狒在性成熟之前就离开它们的族群，另立山头。在古代犹太教中，那些违背传统性行为准则的人所遭受的处置是极为惨重的，因此一个人即使面临死亡也不敢轻易乱伦。宗族是对原始社会末期父系氏族组织的继承，我国自古以来视同姓为同宗，周代起就有同姓不婚的严格规定，如"娶妻不娶同姓，故买妾不知其姓则卜之""男女同姓，其生不蕃"等。虽然我国人民很早以前就认识到血亲通婚将带来人种衰退的道理,但并未意识到异姓延伸的旁系血亲婚姻所带来的危害,因此"亲上加亲"的姑表、舅表、姨表联姻备受礼赞。表亲结婚在我国相当长的历史时期中是常见事实,这源于人们对遗传疾病缺乏了解。我国2001年修改的《中华人民共和国婚姻法》第七条规定:直系血亲和三代以内的旁系血亲禁止结婚。三代以内的血亲关系是指自己与父母、祖父母、外祖父母,或自己与子女和孙子女等;三代以内的旁系血亲包括从祖父母、外祖父母同源而出生的男女,如自己的叔、伯、姑母、舅、姨等,以及自己的兄弟姐妹、堂兄弟姐妹、舅表兄弟姐妹、姨表兄弟姐妹、姑表兄弟姐妹、同父异母兄弟姐妹和同母异父兄弟姐妹。目前,我国关于婚姻关系的法律规定和道德观念之间确实存在某些脱节,合法而不合理的,如岳母与女婿、公公与媳妇、继父母与继子女的婚姻。法律规定和道德规范在调整婚姻关系方面各有优势、各有局限。只有法治与德治并举,法律与道德互补,才能形成文明的婚姻关系。

人类的性行为不单纯具有生物学含义,更具有心理学和社会学含义,也就是说性有生物、心理和社会三重属性,是个复杂的生物、心理及社会学问题。

我们提倡科学看待性问题,科学研究性医学,批判伪科学的错误观点,坚决反对一切违反法律及道德的错误观点及内容,在符合社会法律道德基本原则的基础上,客观分析患者的问题,帮助患者夫妻解决性有关问题,弘扬性文明,普及性教育,提高性素质,使患者享有性健康,促进家庭和睦、社会和谐发展!

(邱晓兰　林中小路　吴意光)

# 第五章

# 性 交 痛

## 第一节 外阴痛的历史与展望

外阴痛或者慢性阴部疼痛是一种综合征，在几个世纪之前就被发现了，但是至今仍尚未被完整描述。据说，早期埃及纸草，包括 Kahun 莎草纸和 Ramesseum 莎草纸，最先记载了包括阴部疼痛在内的妇产科学的相关问题。索兰纳斯的古代医学著作也许曾经描述过阴部疼痛。然而，直到现代，医学文献才明确描述了外阴痛这一症状。

### 一、历史

#### （一）诱发性前庭痛

关于外阴痛的最初描述主要是女性患者对医师的主诉。"性交困难"（性交时疼痛）这一术语于 1874 年由 Barnes 创造。在 19 世纪晚期，Thomas 和 Skene 描述了会阴部高敏感症的情况。Thomas 描述道，此情况为"支配会阴部某些区域黏膜的神经过度敏感，有时只限于前庭……而有时累及一侧小阴唇"。他注意到，此情况下女性的首要主诉就是性交困难。1889 年，Skene 和 Kellogg 报道，阴道口周围的敏感区可能会引起性交的某些困难。此后将近 40 年，很少有此类新信息被报道。之后，在 1928 年，文献中又再度记录了阴部疼痛。Kelly 详细叙述了阴部疼痛对于性交的负面影响，并把它描述为"性交困难明确的原因"。

随后发表的文献研究了疼痛的发生涉及阴部特殊区域的原因。Dickinson 在他的患者中发现，几乎 75% 的性交困难都是由物理因素引起的，一些是源于处女膜的疾病，而另一些则源于尿道口或阴唇系带的影响。Hunt 报道，未成年人前庭腺的结构和阴部疼痛无关，并且 Dickinson 的报道也支持了这一论断。随着时间的流逝，文献中开始出现关于疼痛原因的结论。O'Donnell 相信，阴部疼痛归因于不完全性处女膜破损所引起的慢性炎症。Pelisse 和 Hewitt、Davis、Woodruff 和 Parmley 的报道更进一步支持性交痛涉及炎症的理论。例如，Pelisse 和 Hewitt 发现了女性患者前庭急慢性炎症的组织病理学证据，开始出现"局灶性外阴炎、前庭腺炎、局灶前庭外阴炎和阴部前庭综合征"等术语强调炎症的作用。

阴部前庭综合征（VVS）这一术语主要用于描述局灶的、激发性的性交疼痛。根据 Friedrich 的研究，VVS 的诊断标准是"当触及阴道入口或轻压阴部前庭时严重的前庭疼痛，或是查体发现同时伴随前庭部红疹"。

现在，Friedrich的诊断标准受到了质疑，并且许多临床医师诊断时需要排除其他病因。另外，伴随出现的一个主要问题是"前庭炎提示了炎症"，然而在文献中VVS并不是一贯地被用来描述女性前庭的炎症。因此，国际外阴阴道疾病研究学会（ISSVD）将VVS重新命名为诱发性前庭痛（PVD）。

### （二）广泛性外阴痛

1975年，ISSVD将广泛性外阴痛（GVD，也被称为持续的或感觉迟钝的外阴痛）描述为外阴灼热综合征。8年后，ISSVD将GVD定义为慢性的阴部不适，或是患者主诉阴部烧灼感、刺痛、刺激感或擦伤感。

1997年，Meana和他的同事首先尝试描绘外阴痛的亚型。这些调查者提出，外阴痛是一种异质性的疾病，包括至少3种不同的诊断，并且他们强调了疼痛的重要性。这项基础工作的结果是使概念开始转换，从"性交过程疼痛"到"外阴部疼痛"，在这一情况中，外阴疼痛可能潜在性地成为一种综合征。这一焦点反映在ISSVD关于外阴痛的定义上，其将外阴痛描述为"外阴不适，最常见描述为烧灼痛，它的发生缺乏相关和明显的体征，也没有特殊的临床上可以应用的神经病学检查手段"，并且将性交困难列为外阴痛的可能临床表现。另外，这一定义包括了外阴疼痛暂时的特点和疼痛定位，并将其作为主要的分类标准，将外阴痛分成两个临床亚型：PVD和GVD。PVD指的是阴道口的诱发性疼痛，而GVD指的是非诱发性的、弥散性的阴部疼痛，涉及整个阴部区域。有时，GVD的疼痛会辐射肛门区域、大腿后下部，或者其他阴部神经分布的区域。PVD在绝经前女性中更多见，而GVD更多见于绝经期和绝经后的女性。GVD的疼痛可以是间歇性的或者是持续性的，并且尽管疼痛是非诱发性的，但在许多病例中，随着病情的加重，也会出现诱发因素。不能被解释的缓解期和发作期都可能出现诱发因素，但不一定出现红疹。ISSVD关于GVD的定义也适用于其他形式的阴部疼痛，如阴蒂疼痛，这反映了外阴痛的多个亚型。

### （三）外阴痛与慢性阴部疼痛的原因

在过去（乃至现今），慢性疼痛（包括外阴痛）由于缺乏相应体征，是值得怀疑的。外阴痛的女性的生殖器官常常并没有器质性的异常，随着慢性疼痛研究领域的进展，越来越多的人认识到，许多慢性疼痛的病例并没有明确的器质性病变的阳性体征，精神、性欲方面的问题也许才是性交疼痛的根源。

"外阴痛"这一术语用于描述那些缺乏器质性病变阳性体征的慢性阴部疼痛。只有当疼痛的可能病因都被排除时，外阴痛的诊断才可以成立。特别是在诊断外阴痛之前，感染、炎症、肿瘤、免疫性疾病、任何系统性疾病、阴部的物理性创伤、皮肤病、尿道综合征和神经病学疾病都必须被排除。然而，慢性阴部疼痛也可以和一些其他症状并存，并且需要认真评估和监测其他病症。

其他情况也可以导致慢性阴部疼痛，包括：①感染性疾病，如前庭大腺脓肿、外阴阴道念珠菌病、生殖器疱疹、带状疱疹、人乳头状瘤病毒感染、传染性软疣和阴道毛滴虫病；②肿瘤，如阴部上皮内瘤样病变和侵袭性鳞状细胞癌；③免疫性改变，如IL-1、肿瘤坏死因子和α干扰素的失衡；④系统性疾病，如克罗恩病、白塞病、干燥综合征（Sjögren syndrome）、系统性红斑狼疮；⑤激素改变，导致萎缩性阴道炎；⑥皮肤病，如过敏性皮炎和接触性皮炎、湿疹、化脓性汗腺炎、扁平苔藓、硬化萎缩性苔藓、银屑病；⑦神经病学疾病，如阴部神经卡压、损伤或者手术创伤。

## 二、展望

过去十几年中，关于阴部疼痛的定义、诊断、治疗进展存在巨大的争论。鉴于学术讨论积极活跃，以及有关外阴痛的评估、治疗水平的提高及支持措施等的改进，这些术语和亚型分类也将会被更新。

# 第二节 性交痛的流行病学

性交痛对于女性的健康、社交、生活质量有很大的影响。为了了解性交痛给社会中女性带来的负担及随着时间的发展人口中性交痛比例的变化，可靠的流行病学数据非常必要。流行病学研究有助于人们更好地理解性交痛的危险因素，并且确定哪些女性更容易患病。这些信息对制订目标人群的健康策略很有帮助。

关于性交痛的发病率，流行病学的报道差异很大。在最近的一项系统性文献回顾研究中，有的报道性交痛的发病率为0.4%，而有的报道其发病率甚至高达61%，其他的回顾性研究也报道了很宽泛的流行病学结果。这种差异一部分是由调查人群的真实差异所导致的，然而，越来越多的证据表明，这种差异源于病例定义的不一致性、研究设计和实施方案的差异，以及用于评估性交痛的不同测量方法。

## 一、定义

在文献中，关于女性性功能障碍（female sexual disfunction，FSD）和性交痛的内涵存在着持续的争论。事实上，不同的专业组织对性交痛的定义并不相同，这些矛盾可能会影响评估其发病率。例如，美国精神病学会的DSM-Ⅳ和世界卫生组织的ICD-10将性交痛定义为性交过程中的疼痛。在过去的十年中，Basson等又修订了FSD的定义。他们扩大了性交痛的范围，将尝试进入或完全进入阴道时的疼痛也列入其中。定义范围的扩大导致如果应用Basson的定义进行研究，可能会使其评估的性交痛发生率更高。

性交过程的疼痛可能与如下情况相关，如子宫内膜异位、间质性膀胱炎、阴道痉挛。DSM-Ⅳ和ICD-10规定，性交痛凡是能归因于普通医学疾病和局部病理因素的，将不算作性交痛。另外，诊断系统经常将性交痛和阴道痉挛作为两种完全不同的性功能障碍。一些研究者认为区别两者之间的临床表现缺乏相关的证据，曾讨论这一分类是否适当。DSM-Ⅳ和ICD-10同时也除外了由阴道干涩、润滑困难而引起的性交痛。然而，在报道性交痛的发病率时，许多研究都没有除外上述这些情况。因此，这些研究评估出的发病率会更高。

## 二、研究的设计和实施

越来越多的证据证明，研究设计和实施方案对于报道的性交痛的发病率有着重要的影响。一个数据分析协会近期调查了55项已发表的研究报道的性交痛的发病率及这些研究的设计特点。数据收集的过程、入选标准、性交痛经过的记录、样本规模及反馈率都与性交痛发病率密切相关。面谈调查的性交痛发病率比患者自己填写调查问卷时要低，这可能是由于面谈形式收集性交痛数据更加确切。然而，当女性接受面谈时，尴尬和社会因素也许会干扰她们的回答。在研究中，如强调性交痛的发病时间为3～6个月或者6个月以上，也会降低报道的发病率。这些发病率与研究设计的关联独立于可能的真实差异的预测因素，如研究地点、研究时间、受试者的年龄等。更进一步的证据显示，性交痛可以持续不同的时间。因此，只记录持续时间长的性交痛将降低其发病率，这一观点似乎很有道理。另外，一些调查从临床上招募受试者，这限制了性交痛的人群普遍性。由这种方式招募的女性受试者与大众人群不同，如招募的女性受试者更加不健康，或是属于人口统计学上的需要更多健康关怀的人群，这些在一定范围内可能影响对她们性功能状况的评估。

### （一）用于评估性交痛的工具

很多方法被用于评估性交痛。在文献中采用一些简单问卷的调查研究很常见，其中包括有很好的引用率和影响力大的研究，如Laumann等的研究。这些简单问卷所包含的问题常常要求回答者报告在前一年或一个月中他们是否经历了性交痛。相比之下，一系列经过验证的包含多个项目的评估量表被开发出来，并且越来越多地被用于研究性交痛发病率。

大部分工具可以评估患者感受疼痛的强度和频率，而不仅仅是简单地描述疼痛的发生率。这些方法更加符合DSM-Ⅳ和Basson对性交痛的定义，它规定性交痛一定要是持续的或是反复发生的。相对于不定义性交痛的持续时间，如果研究的是持续的或是反复发生的疼痛，性交痛的发生率可能会降低。最近，一项队列对比研究实施于一组女性，最初，研究使用比较简单的评估性交痛的研究工具，将回忆的时间由之前的"前一年的一个月或更多月"换成了"先前的几个月"，这使疾病的发生率从23%降低到11%。当应用多项目的工具评估性交痛（同样是回忆先前的几个月），在同样的女性样本中，发病率仅仅降低了3%。

### （二）性痛苦

性痛苦指的是女性在她的性功能水平所经历的负面的、痛苦的感觉。DSM-Ⅳ规定，只有当一位女性对性交感到痛苦的时候，她才能被诊断为性交痛。在文献中，性痛苦吸引了越来越多的关注。经过验证的评估性痛苦的量表也已被开发，这使研究者有机会去评估性功能障碍和个人的性相关痛苦，并将其作为性交痛的组成部分。尽管如此，许多研究仍然没有将性痛苦考虑在内。大约1/3的性困难的女性（18～70岁）都经历了不同程度的性痛苦。一系列的情况，包括心理学和其他的相关因素，将影响一个女性是否经历性痛苦。一项美国和西欧的调查报告发现，随着年龄的增长，尽管性功能降低的女性的比例有所上升，但是女性性痛苦的比例却降低了。此项调查还关注了性欲低下。目前我们仍不知道，年龄是否能明确降低性交痛引起的性痛苦的发生率。大量调查的证据表明，将性痛苦包含入性交痛的评估项目可以降低性交痛的发病率，并且也将影响报道涉及的危险因素。目前存在一个争议，即性痛苦是否应该继续作为性交痛定义的一部分。争议的最终结果可能会对将来研究所报道的发病率产生实质性的影响。

### （三）发病率的研究反映的有关性交痛的知识

该领域文献多种多样，被用于调查性交痛发病率的方法亦被应用于其他类型的女性性功能障碍的调查。在一项调查中，人口特征和研究设计对所有类型的FSD都可能有相似的影响。例如，凡是报道了性交痛高发生率的研究同样也会报道其他类型的FSD的高发生率，调查显示，性欲减退是患者所经历的最常见的表现，而最不常见的是性交痛。然而平均来看，经历性方面困难的女性中，性交痛仍然占26%。在经历性交痛的女性中，少于20%的病例持续了很短一段时间（一到几个月）；超过50%的病例为中位的病程（几个月到少于6个月）；将近1/3的病例是慢性的，持续6个月甚至更长时间。

分析发病率的数据发现，凡是涉及年轻女性和欧洲国家（与其他国家相比，包括美国）的研究报道了更低的性交痛的发病率。有趣的是，这些研究结果在统计学上根据以下设计特征进行了调整：数据收集的过程、性交痛的持续时间、回忆、样本标准、取样方法、经过验证的评估方法、研究的实施时间、样本容量及反馈率。

这些结果与数据一致提示：很多年长的女性普遍存在性交痛。然而，大量的研究报道发现，随着年龄的增长，性交痛的发生率逐渐降低了。这一明显的下降也许是由于高龄女性参加性活动的次数减少，并且很少有性活跃的高龄女性。随着年龄的进展，女性所参加的性活动的类型也有所变化，从常规性活动到其他方式的性活动的系统性转换也会降低这部分女性的性交痛发生率。这部分女性也会被仅仅关注性交过程的统计方法所遗漏。

## 三、建议和结论

医师必须注意到性交痛持续时间的差异性。另外，流行病学数据提示，简单的询问性交痛是否出现或询问性交痛是否呈现间歇、持续状态会产生不同的结果。并不是所有的性交痛女性都会感到很痛苦，这表明一些女性将不会报告这个情况。

文献中关于性交痛发病率不一。研究设计和实施的方法也存在很大的差异。从本文展现的数据来看，研究设计和测量结果的不一致性对于报道的发病率影响很大。这些不一致性使得我们很难将发病率数据与性交痛的病因学特征结合，因此很难在不同人群间进行比较。依照现在的定义，研究者调查性交痛的发病率需要排除患有其他医学疾病的女性。然而，这有助于跨研究比较调查者们是否报道了一致的性交痛发病率。

现在的文献只能提供有限的、一般的信息，实施研究要求不同调查之间的一致性。特别是，在所有研究中统一应用相同的评估方法将使这一领域研究者获益匪浅。缺乏统一的标准是现在研究主要的限制，迫使我们常常接受各种判断性交痛的工具。我们对于性交痛的理解可能会推动发展新的评估这种疾病的量表。随着标准量表的应用，新的量表可能会被应用到调查中，而标准量表将会促进跨人群和时间的不同研究之间的比较。

## 第三节 性交痛的相关问题

十几年前，性交痛被认为是一种对身心无明显影响的疾病，非常不被重视。很少有研究关注此病的分型、病因和治疗。更多的研究者和临床专家意识到，性交痛造成的严重影响已经成为人们的负担。重要的研究侧重于诊断和治疗方面的问题，其有可能提示一些其他的疼痛综合征和性功能障碍。

研究提示，性交痛的治疗费用高昂。另外，患性交痛的女性同样遭受着其他一些负面影响和关系问题。性交痛经常被看作最扰人的生殖器官疼痛性疾病的一种综合征。

在一项关于间质性膀胱炎（一种以强烈的膀胱疼痛为特征的疾病）的研究中，性交过程的疼痛和夫妻关系的紧张最困扰生活。另一项比较女性性交痛和慢性盆腔痛的研究发现，两组报道了相似的功能影响。

慢性疼痛性疾病与过高的医疗保健费用、低生产力密切相关已经持续很长一段时间。当前，还没有评估出可靠的性交痛的医疗保健费用。作为一种急性、复发性的、疼痛性的，由性交过程诱发的疾病，性交痛不太可能产生像下腰痛或偏头痛那样高的费用。然而，性交痛的医疗保健费用也许很高。原因在于：第一，其很容易和一些其他疼痛相关性疾病共患，而那些疾病的治疗是高费用的，如间质性膀胱炎、肠易激综合征、盆腔炎、慢性盆腔痛、子宫内膜异位症等。第二，其病因的异质性导致并不能立刻找到合适的治疗方法。第三，其可以影响生活质量，容易引起不良情绪，从而使性交痛成了这样一个理想的候选疾病模型：一位医师尝试多种不同的治疗方法，但是由于不能尽快见效，患者坚持率很低。例如，在一项关于428位阴部疼痛女性的在线研究中，过半数的患者曾经咨询过4～9位医师，只有40%的患者相信她们现在的医师能够彻底消除她们的疼痛，并且57%的患者认为她们的疼痛自治疗以来没有缓解，甚至加重了。她们的医疗费用为500～75 000美元。另外，性交痛的存在会对人际关系造成潜在影响。尽管Davis和Reissing注意到，大量的研究并没有报道性交痛导致夫妻关系失调，但是我们也很难相信性交痛不会影响夫妻关系。现存的夫妻关系适应方面的研究并没有纳入那些因为疼痛性疾病导致关系破裂的夫妻。在Gordon等的关于阴部疼痛的研究中，76%的受试者回答她们害怕疼痛性疾病会破坏夫妻关系。尽管夫妻关系崩溃的客观原因很难确定，但性行为的障碍往往被列为最常见的因素之一，不忠实也与离婚和性生活不满意有关。

### 一、定义

性交痛的研究引起了一些关于性功能障碍的争论。女性和男性意见不一，这也促进了注重性别差异性的研究方法的产生。疼痛特性不易验证的传统观点（关于精神矛盾的肉体表现）使得大量的研究者关注到，用性交痛是否比用性功能障碍描述性交困难更合理。比起关注它呈现的综合征（疼痛），更加关注它对性交过程的干扰并没有促进病因学理论或治疗方法的进步。相反，疼痛的属性直接提示了潜在的病因和治疗的方法。

性交痛的研究从性方面转换到了疼痛方面，并以Binil的呼吁告终，他呼吁将性交痛从DSM的性功能障碍中移除,并且把它们归入疼痛性疾病的部分。有学者批评了这一建议,但是因为对性交痛进行分类比较困难,该建议强调了性功能障碍方面疾病分类学的准确度,并且促使我们考虑运用社会与文化的力量来引导它的发展。这一势头和研究者广泛的积极性重构了女性性功能障碍,尝试着把男性性正常状态的观念过渡到女性。考虑到不同水平的性唤起和性欲可以被人们接受,而疼痛往往难以被接受,其中一个争论假设性交痛是女性唯一的、真实的性功能障碍。

性交痛使人们认识到,尝试去梳理关于性欲的心理、身体方面的问题是徒劳的。尽管DSM坚持纯粹精神性的定义,但性反应是一个心理和身体同时进行的过程,不能将两者孤立考虑。

性交痛常常是由患者及其性伴侣两方面的因素导致的,疼痛并不仅仅是对方(性伴侣)在的时候发生,但常常是由对方诱发的。性交痛潜在致病因素复杂,研究单一因素是徒劳的,甚至当存在一些确定的起源因素时,性交过程中的疼痛经历可能会产生身体的(如神经功能障碍)、性的(如性欲和性唤起问题)、情绪的(焦虑和过度警觉)、相关的(内疚和生气)反应,这预示疼痛将持续,直至解决起因。

例如,许多性交痛女性都报告有阴道感染(如念珠菌)的既往史,或者这看起来让我们确信这种感染引起了疼痛的发展。这一发现将感染和性交痛联系在了一起,然而这却是混乱的。也许为了使她们对现状更可信,研究过高地估计了性交痛女性感染的频率。感染或她们的治疗方法也许使她们的伤害感受器致敏,并且持续到不存在感染的时候。感染也许是她们的一级致病因素,致敏化作用是二级致病因素,并且持续性疼痛导致的情绪和相关的负担可能会引起其他的反应,它们可能在病因学上有助于解释疼痛的发生。

## 二、相关学科的综合治疗

研究者强烈呼吁综合应用相关科目的专业知识去评估和治疗性交痛。考虑到大量诱因和长久存在的因素可能会使性交痛不断加重或持续存在,我们不能再将它的评估和治疗仅仅交给一个学科。理想的是,性交痛患者由临床医师、心理医师、性治疗师和物理治疗师共同治疗。尽管许多女性报告她们曾咨询过几类甚至全部这些专家,但是建议各专业专家共同参与患者的治疗,专家们可运用专业领域的知识指导患者。在性功能障碍的诊治中广泛开展这种临床合作,是既高效又经济的一种方法,其带来了两种主要的益处。首先,不同学科专家共同参与患者治疗,提供了更满意的治疗效果。例如,研究数据提示手术能够成功治疗诱发性前庭痛,而电磁作为一种选择也值得考虑。然而,研究数据也提示,单纯手术治疗而不配合其他相关学科的治疗可能达不到满意的疗效。其次,多学科团队对疾病的认识更加全面,可减少医疗费用花销,令患者取得更满意的治疗效果。

## 三、疗效评估方面的问题

性交痛的多种病因同样提出了一个问题:哪种效果评估方法将成功指导治疗?当疼痛的程度下降(通过临床监测)合并性交频率增高时,便可以确定有效的治疗方法,但是当疼痛的缓解和女性的自我报告不相符时,这样的评估更加不准确。

在Bergeron等关于PVD治疗结果的研究中，手术在疼痛缓解方面获益巨大，这是由临床评估的，与团体认知行为治疗（GCBT）和生物反馈形成对比。然而，这三种治疗在性功能和自我报道的性交痛方面并没有不同。

定量感觉测定与自我报告的自然疼痛并不相符，这提示我们需要一个更系统化的治疗方法。如果性交痛患者存在惧怕、过度敏感及逃避的情况，可能会使临床监测的疼痛程度降低，结果导致患者感觉性交过程中经历疼痛是一个自然的过程。另外，性交也许会引起其他的情绪相关问题，这些在临床妇科的疼痛评估中并不出现。最根本的治疗结果还是要以女性的性交体验为主。

### 四、发展新的评估和治疗方法

最近有关性交痛的最激动人心的就是新的检测技术和治疗方法的发展。研究人员开始关注到定量的疼痛和感觉的测量。McGill疼痛调查问卷表明，性交痛的女性对疼痛的强度和性交痛亚型的描述各不相同。紧接着，人们尝试以一种系统性的方法定位疼痛并且测量前庭痛的强度。前庭痛指数是一种疼痛等级的组合，可用棉签刺激六处不同的外阴前庭的部位获得。Pukall和他的同事发明了一种手持的工具——外阴格秒计（vulvalgesiometer，一种仪器），它可以将压力-痛阈的测量标准化，这是一个飞跃。也有工具可以用来测量阴道对温度、振动和膨胀的敏感度。循证治疗、生物反馈和物理疗法对增加盆底肌肉弹性做出了很大贡献。传统的方法是依据阴道扩张来测量，缺乏关于女性盆底肌强度状态的评价。新的治疗技术包括盆底肌操作（包括扩张）、家庭锻炼、表面肌电图（sEMG）生物反馈、电刺激和会阴部超声。Bergeron等应用团体认知行为治疗，显示了其在PVD治疗中的长期效果。

目前，人们正在努力研究用于治疗其他疼痛性疾病的新技术来治疗性交痛。治疗选择方法的多样化很好地反映了我们对于疼痛生理机制的理解。

### 五、结论

目前，临床和基础研究领域的学者对性交痛已经开展了深入的研究，既有挑战也存在机遇。我们需要推翻既往性功能障碍病理方面过时的理论和观点，还需发现更好的评估和治疗方法，在治疗这类疾病的过程中已经发现很多被证明切实可行的新的方法和技术。

## 第四节　性交痛的相关检查

尽管性交痛的发生率很高，但鲜有关于其评估的综合指南。本节概述了有助于明确性交痛诊断与病因的病史、药物史、体格检查及实验室检查。

### 一、病史

患者对疾病的描述为正确诊断提供了必要的信息。然而，女性的性交痛通常比其他病理状况复杂。除了疼痛，女性还会体验难堪、羞耻、负罪感、自尊丧失、挫折感、沮丧与焦虑。因此，临床医师交流时需要注意沟通技巧，态度要坦诚，使患者感到舒适，以获得患者的信任，增强患者的自信，这是非常重要的。

通常，对于患有性交痛的女性，将会有数名临床医师对其病情进行评估。女性往往会因先前的遭遇而感到沮丧，这将加重患者的负担。临床医师应重视患者的感受，这是十分重要的，这可以帮助临床医师和性交痛患者建立一种建设性的、互相信任的关系。

此外，临床医师采集病史时应避免太拘谨或太随便，注意用词恰当，因为患者会深究每个词的深意。临床医师在患者陈述病情时不应流露出过度的反应，如惊讶、怪异的表情或嘲笑患者。在面谈时保证不泄露患者的隐私是必要的。一些患者希望在谈话中有配偶、性伴侣、亲属或朋友陪同，这会让患者感觉更加舒适，但也会让其隐瞒病史、关系、性交史等相关信息。

提出一些直接的问题来获得准确的信息，如药物用量是很重要的；此外，提出一些开放性问题让患者描述其病情、经历也同等重要。问诊时应鼓励患者提供尽可能多的详细的信息，并且避免频繁打断患者的陈述及诱导患者。这个过程中，医师应同情、理解与赞同患者，让患者重复信息来确认其病史的准确性也十分重要。

研究者发现，对一个新患者，访谈的前10分钟让其陈述病情是十分有帮助的。在患者开始陈述之前，要求她尽可能详细地交代病情，并尝试按照疾病发展的过程陈述。交谈过程中患者可能会有情绪波动，医师的安慰可以舒缓患者的情绪，使患者感觉自己被重视，应预留足够的时间去了解患者，消除其种种顾虑。

在收集患者病史后，很有必要明确其期望。患者通常会有许多不同的症状，确定哪一个是她的主诉十分重要。例如，她会主诉广泛的外阴疼痛与烧灼感、性交痛、性欲降低、难以达到性高潮。医师应充分了解其现病史，以及患者既往治疗情况、职业、性别、手术史、用药史，可通过各种调查方法收集上述资料，例如国际社会针对外阴阴道疾病研究开展了广泛的问卷调查，患者在第一次就诊时可以预先填写。问卷可在www.ISSVD.org上获得。通过问卷也可以提高导致性交痛的一些疾病的诊断率，包括肠易激综合征、子宫内膜炎与间质囊肿。外阴痛或女性性交痛的确诊手段不断进步。女性性功能索引（可查询www.fsfi-questionnaire.com）对于慢性盆腔痛的诊断很准确，可以使用。

## 二、药物史

许多药物会引起性交痛，因此有必要列出用药时间表，以与患者性交痛病史做对比。应该分析患者服用的处方药与性交痛的关系。另外，应注意到有的患者经常对医师隐瞒自己使用补品的情况，因此询问中草药、维生素等用药史十分重要。

抗生素是女性最经常使用的处方药，然而，抗生素不直接引起性交痛，长时间预防性使用抗生素的女性易患外阴阴道假丝酵母菌感染，这可能是疼痛的起因。激素类避孕药（如口服避孕药、经皮贴剂、阴道环）是育龄女性第二类常用的处方药。口服避孕药与前庭痛（旧称前庭炎）相关性大，是绝经前女性最常见的性交痛原因。在一项对照研究中，口服避孕药的女性前庭疼痛的患病率是未服用避孕药对照组的9.3倍。此外，口服低剂量乙炔雌二醇避孕药的女性更容易出现前庭痛。口服避孕药会降低游离循环睾酮的水平，这会损害外阴前庭上皮，引起前庭痛。

大约20%的育龄女性因性交痛和焦虑服用处方药。相比性交痛，精神类药物更容易引起性欲减退症（HSDD）与女性性唤起障碍（FSAD）。而HSDD与FSAD会降低阴道润滑度而导致性交痛。例如，女性经常错误地自我判断为外阴、阴道假丝酵母菌感染。另外，研究发现依靠体格检查诊断念珠菌病一般是错误的，除非行显微镜检查与真菌培养。

### 三、体格检查

所有性交痛女性都应该做体格检查，首先检查泌尿和生殖系统，在检查前需综合药物史等信息，确定哪些器官或系统需要检查。体格检查的目的是确定性交痛的原因，这需要仔细的、系统性的检查。检查者通过指检能够准确定位患者性交的痛点。

此外，鼓励患者参与可以增强她们对治愈性交痛的信心，如将阴道镜与一个液晶监视器连接起来，帮助患者参与上述检查。阴道镜可以放大重要的结构，阴道图片也可以被打印出来。这些图片可用来评估疗效，指导患者在家中的治疗。拍摄任何阴道图片前均应征求患者同意。本章第七节全面描述了阴道镜外阴检查，通常可以在阴道镜下拍摄性交痛女性的外阴图片。应特别提出的是，观察者应注意任何的炎症、硬化、表皮脱落、裂纹、溃疡、苔藓样变、色素沉积、瘢痕或结构改变，这些可能是外阴皮肤病的证据。

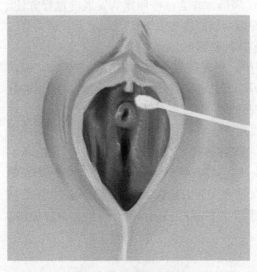

**图5-1　外阴棉拭子检查**

外阴感觉检查是用一个沾湿的棉拭子确定是否有区域显示异常疼痛反应或高反应性（图5-1）。检查者应针对肛门、生殖器各部位仔细检查，不得遗漏。首先可触及大腿中部、臀、耻骨隆起，这些区域常无疼痛感，要让患者在检查中感到舒适，然后触诊大阴唇、阴蒂包皮、会阴与阴唇间隙。肛门、生殖器区域的疼痛检查应注意是否存在如外阴阴道感染、阴部神经病变、小阴唇粘连等病变。可轻轻触诊阴唇粘连，轻柔触碰阴唇粘连横向到外阴前庭的横向边界，即外阴前庭的横向边界。用棉拭子轻柔触诊前庭尿道旁腺体门、巴氏腺体门、前庭六点处、舟状窝。棉拭子触诊时，前庭痛患者经常感到触痛，限制其与外阴前庭器官接触，但在横向边界感觉正常。

性交痛体格检查的下一步是阴道镜检查。通常，可以使用小型Graves金属镜，并应努力将金属镜通过处女膜孔插入，不要触碰外阴与前庭。

首先，应检查阴道以排除异常。棉拭子可用于测定pH，判断阴道内湿度是否增加，此外，培养可以增加诊断的特异性与敏感性。肉眼观察阴道时，通常可观察到萎缩、红斑、糜烂、溃疡、不正常脱落或粘连。

人工检查时，检查者用一根手指通过处女膜插入，不触碰前庭，轻柔触诊尿道与阴阜。尿道囊性感提示尿道憩室，然而膀胱区触痛感提示间质性膀胱炎。肛提肌高度紧张时可触诊，若其柔软，则提示盆底肌肉功能障碍（PFD）。

阴部神经敏感提示阴部神经痛或阴部神经诱导。

双合诊检查可用来评估子宫与附件。子宫存在形状、大小、轮廓的异常改变时应该考虑子宫平滑肌瘤，子宫内膜异位症触诊感觉为广泛的粘连。附件增大可能是卵巢增大、增厚，或结节状的隔膜、结节状的子宫骶骨韧带可提示子宫内膜炎。创伤性神经瘤是经历阴道手术（包括阴道裂伤修复与儿童时期进行过外阴切开术）后女性重度疼痛的来源。准备两个棉拭子，一个用生理盐水沾湿，另一个用氢氧化钾沾湿。应用显微镜在低倍镜与高倍镜下检查。生理盐水棉拭子用来检测正常鳞状上皮细胞、病原体（如酵母菌与毛滴虫、线索细胞）、正常菌群（如乳酸菌）。因为显微镜检查通常会遗漏念珠菌与毛滴虫，阴道分泌物的及时培养可以提高诊断的特异性与敏感性。另外，如果有大量白带，棉拭子检查毛滴虫应予染色。

## 四、组织学检查

如果阴道镜检查结果明确支持皮肤病、上皮内瘤变或肿瘤，则外阴或阴道内活检不可缺失。然而，当体格检查结果是非典型皮肤红斑时，无需活检。一般只需5mm范围的活检就可以明确鉴别溃疡和糜烂，活检时可用4-0型快速吸收缝合线缝合1～2针。所有外阴、阴道活检均应同体格检查结果一起送到病理科，由专业的病理科医师做出诊断。

当外阴、阴道溃疡时，第二份活检标本应送检做血清学免疫荧光检查，以诊断免疫性大疱性疾病，如黏液性内膜性类天疱疮。病理和血清学检查还可用于诊断多源性溃疡如先天性疱疹。

## 五、血清学检查

激素异常是性交痛最常见的原因，故血液检测应该包括血清雌激素、睾酮、白蛋白、性激素结合蛋白（SHBG）、促卵泡激素及催乳素。阴道前庭痛或萎缩性阴道炎患者的血清雌激素水平通常下降，由激素类避孕药导致阴道前庭痛的患者也通常伴有SHBG水平的升高和游离睾酮、雌激素水平的降低，催乳素水平的升高能抑制排卵并进一步导致萎缩性阴道炎。伴有广泛外阴灼烧痛及麻刺痛或局限于阴蒂痛症状的患者应该进行疱疹血清学检查。

虽然不是所有的性交痛患者都必须行血清学检查，但是在疼痛的病因尚未清楚之前，血清学检查具有一定的辅助诊断意义。例如，如果是围绝经期女性伴有萎缩性阴道炎，或是使用激素类避孕药的女性都无须进行血清激素水平检测，但是在后一种情况下，患者通常会被检测到低水平的游离睾酮、雌激素及高水平的SHBG。

## 六、辅助检查

是否需要辅助检查取决于病史采集及体格检查的结果，放射线或超声等影像学检查适用于评估子宫、卵巢、盆腔或低位脊髓。对于诊断依据充分的子宫内膜炎或不能保守治疗的子宫-卵巢病变，为获得病理学诊断，腹腔镜检查是很有必要的。

结肠镜、钡剂灌肠造影或CT对比能够显示出重度进行性性交痛伴排便困难、血便或有持续症状的炎性肠病的病理学依据，膀胱镜检查有助于诊断间质性膀胱炎，肌电图对肛提肌频度和强度的评估可以作为盆底功能障碍的诊断依据。

## 七、总结

详尽的病史、药物史、体格检查及适宜的实验室检查可为女性性交痛的明确诊断或鉴别诊断提供病因学方面的重要临床依据。除此之外，采集病史和体格检查也会使临床医师和患者之间的关系更加密切，对性交痛的治疗起到关键作用。

# 第五节  性交痛的相关评估

尽管性交痛十分流行，但是很少有指导其评估的综合指南。本节将概述性交痛的临床问诊、疼痛程度评估、性功能评估、心理评估、伴侣关系评估、定量测量、压力-疼痛测量等方面的内容。

## 一、临床问诊

临床问诊能够涵盖被性交痛影响的多个方面，并且归纳出关键方面，这对治疗方案的制订十分重要。尽管现在缺乏评价性交痛影响的标准化问诊，但有经验的人士已经对一些重要方面制订了规范。采集性有关的病史十分必要，它可以提供十分重要的信息，如家族和社会文化对于性的观念、已有的性经历及任何性滥交和性创伤的病史，更具相关性的是性交痛的性质、起因、影响因素、并发症和既往治疗的疗效。

### （一）疼痛的性质

问诊开始时，让患者先陈述疾病对她们造成的困扰和她们寻求帮助的原因。这种开放性的描述十分重要，因为在医生提出治疗建议或介入之前，其可以传递患者对于如何解决这种病痛的更多认知及情感倾向，随后是更加专业的关于疼痛性质的问题。诊断中，具有重要意义的是性交痛在患者一生中的任何时候都可能发生（它可能发生于一次性交后或呈持续性疼痛），以及特殊的部位（若患者疼痛部位在生殖器和盆腔，将有利于诊断）、疼痛的性质、疼痛的程度。然后，应评估详细描述的疼痛信息。最后，通过疼痛视觉模拟评分或数字评分法评价疼痛的严重程度。

### （二）疼痛的诱因

疼痛是十分复杂的主观感受，可以受到机械刺激、情感等一系列不同因素的影响。识别可以传导疼痛的因素对诊断和治疗十分重要，而引出造成患者疼痛的经历细节也非常重要。例如，什么情况会使疼痛恶化或改善？一些潜在的因素包括前戏的时长、性交时的双方体味、是否使用润滑剂、性欲的强度、性生活的时长、疲劳状况、压力、心情、对性伴侣的感觉及总的性关系的质量。任何一项或这些因素的组合都将影响患者对疼痛的感受，并有助于提供治疗成功的线索。

### （三）疼痛的并发症

疼痛也会影响患者生活的其他方面，如性生活、心理健康和人际关系，尽管区分原因和结果十分困难，其他方面的功能失调、情感障碍和人际交往困难文献中已有报道。无论如何，并发的问题需要治疗，因此评估这些并发症也十分重要。

那些经历性交痛的女性被报道存在更多的性期待、性欲激发和性高潮的困难。针对患者的性功能、性满足程度而进行的治疗措施十分重要。性交痛女性被报道在情感障碍、负面影响、心理问题躯体化、过度警戒、灾难化认知模式方面有更高的发生率。因为这些负面的状态和夫妻关系不融洽有关，获取患者关于她们自己对性交痛的认知情况对于改善夫妻关系是非常有效的。

### （四）性伴侣关系调整

与性相关的失调会影响性伴侣关系，反过来，性伴侣关系也会影响性交痛的经历，因此将性伴侣也纳入到评估中较为理想。在性交痛的背景下，几乎没有关于婚姻适应方面的研究，但是一些研究已经显示疼痛强度和婚姻关系、性伴侣期望、伴侣的敌意有关。

一般关系调整的调查可以通过自我管理机制来辅助，然而，一些特殊的问题十分重要，如她们是如何克服性交痛带来的困难？每个人针对性交痛做过哪些失败的尝试？伴侣认为这些困难是什么造成的？对性交痛的恐惧会影响她们生育能力的哪些方面？如果这种疼痛消失会发生什么？评估伴侣并发的性功能障碍也是十分重要的，因为这对制定治疗方案有十分重要的影响。

### （五）既往的治疗经历

最后，需要询问患者已经接受过的任何治疗及疗效。尊重这些既往的治疗措施，但是要时刻谨记治疗方法不是固化的，并不是所有患者都愿意接受指南推荐的治疗方案。收集尽可能多的既往治疗尝试的信息对之后治疗方案的制定具有决定性的意义。

### （六）自我管理措施

对疼痛、性功能、心理和婚姻适应的自我管理措施是对临床访谈的补充，并且对实施治疗方案和监控疗效很有必要。

## 二、疼痛程度评估

首先可以从性交痛的疼痛强度和性质的角度对其进行测量。可以通过疼痛视觉模拟评分或数字评分量表定位疼痛程度（轻度至重度疼痛及处于两者之间的变异）。这些量表使用方便，因此女性可以回顾性地评价她们疼痛的强度，或者她们可以在每次性交后对疼痛强度进行记录。疼痛程度评估可以预测性交痛的类型，因此十分重要。

最常用且对性交痛女性的疼痛评估有效的方式是McGill-Melzack疼痛问卷（McGill-Melzack Pain Questionnaire，MPQ），其由一系列疼痛相关的描述、影响、评价因素组成，同时可提供整体的疼痛指数。作为感觉的一个方面，疼痛造成的心理反应会在很大程度上影响人们的生活，因此确定性交痛造成的压力等级评分很有用，特别是在制定治疗策略时。疼痛痛苦评分非常重要，因为它可以提供伴随疼痛而来的情感和认知方面的信息。

### 三、性功能评估

目前尚无单一的标准化问卷来评价性交痛，但是有一些合适的评价性功能和满意程度的测量方法，可以从多层次上监测治疗进展。

同时适用于男性和女性的方法包括：①the Golombok-Rust Inventory of Sexual Satisfaction（GRISS），其囊括了性功能质量和异性关系相关的56个项目（其中男性相关项目28个，女性相关项目28个）。它的分数分布在几个亚表上（如性高潮困难），并且可以提供总的关于性关系质量和伴侣性功能的分数。②性功能问卷的变化（the changes Sexual Functioning Questionnaire，CSFQ），此问卷便于临床医师管理，也可以作为针对不同个体的调查问卷用于自我管理。该问卷测量了性功能的5个方面：性快感、性欲/频率、性欲/性趣、性兴奋、性高潮。

专门为女性设计的方法包括：①女性性功能指数（Female Sexual Function Index，FSFI），包括评价女性性功能的19个项目，如总的评分，以及性欲、性兴奋、性高潮、满意度和疼痛的分数。在评价慢性阴部疼痛时展现了很好的区分度。②性功能问卷（the Sexual Function Questionnaire，SFQ），包括34个项目，评价了性功能和婚姻适应的多种方面。③McCoy女性性功能问卷（McCoy Female Sexuality Questionnaire，MFSQ），包含19个项目，可以评价最近的性欲程度。④女性性满意评分（the Sexual Satisfaction Scale for Women，SSS-W），包含30个量表，评价了5个方面：满意度、交流程度、相容性、关系问题、个人关注度。

### 四、心理评估

如果怀疑有抑郁或焦虑，贝克抑郁量表Ⅱ（Beck Depression Inventory-Ⅱ，BDI-Ⅱ）和贝克焦虑量表（Beck Anxiety Inventory，BAI）在心理测量上是可靠且简便的，每个量表分别包括21个项目、4个绩点。包含344个项目的Personality Assessment Inventory（PAI）可用于评价总体心理功能，该量表心理测量的性能卓越，并且对慢性疼痛人群有效。心理方面的所有治疗应该从清晰描述疼痛开始（如疼痛原因）。如果患者感觉医师认为她的疼痛并不是真实的，会给患者造成医源性损害。

### 五、伴侣关系评估

Dyadic Adjustment Scale（DAS）由32个项目组成，用于评估夫妻之间的共识、满意度、凝聚力和情感的表达，总的分数用于评估痛苦和非痛苦的夫妻，确认他们是否有婚姻危机。在存在性交痛的情况下，评估婚姻关系可以选择Locke-Wallace婚姻调整试验（Locke-Wallace Marital Adjustment Test，LWMAT），其已经应用多年，对已婚夫妻十分有效。

### 六、性交痛的定量测量

除了自我描述，通过定量感觉试验（Quantitative Sensory Testing，QST）量化疼痛敏感性很实用，可用于探索潜在的性交痛机制及患者对疼痛的实时反应。尽管现在逐渐流行用它来评价其他性交痛，但QST仍最常被用于评价诱发性前庭痛（PVD）。

## 七、压力 - 疼痛测量

棉拭子实验和疼痛评分联合使用可以测量疼痛敏感度，这个实验是标准化的诊断 PVD 的妇科方法。棉拭子实验可以使用不同的方法，但是为了控制敏感度，前庭触诊的顺序应当是随机的。与没有疼痛的对照组相比，PVD 患者外阴前庭有更高的平均疼痛评分，可以区分 PVD 患者和对照女性。

尽管棉拭子实验在临床实践中很有用，但它很容易得出错误结果，并且不适用于研究。该实验最大的问题是压力应用的不一致性，因为每个人可能施加的压力不同，并且在不同时间压力也不同，造成比较疼痛评分困难。

外阴疼痛阈值测量器可用标准化的压力来测量压力 - 疼痛阈值。5 个外阴疼痛阈值测量器分成 26 个压力梯度（从 3 到 950）。每个外阴疼痛阈值测量器都是一个手持装备，其中弹簧的压缩率不同。在每个装备的最后有一个可自由使用的棉拭子，这是唯一可接触测试区的地方。尽管外阴疼痛阈值测量器的测试能力还没有被肯定，但在一些研究中，它们已经被用于测量前庭压力 - 疼痛阈值。这些外阴疼痛阈值测量器可以再现存在于 PVD 女性的尖锐/灼烧感及她们在性交时感受到的疼痛。通过外阴疼痛阈值测量器测量的阈值和其他基于弹簧的压力 - 疼痛装置可以区分女性是否患有 PVD。

评估阴道压力 - 疼痛敏感性可能对阴道性交痛有帮助。阴道痛觉测验计通过医师示指上的类似探头的顶针来评估阴道外侧壁压力 - 疼痛阈值。当它被插入阴道，痛觉测验计被放置在阴部神经，并且压力每秒增加 2N，直到患者感到疼痛。

## 八、其他刺激方式的测量

生殖器对于其他刺激方式（如温度、振动）的敏感性也可以被测量。医用生殖器热感觉分析仪有用于生殖器和阴道的探头，它的温度范围是 $0 \sim 50℃$，有不同的尺寸，可以检测一些临界值。研究表明，打击 - 疼痛阈值可以判断患者是否患有 PVD，但是不能判断是否患有间质性膀胱炎。此外，医用振动感觉分析仪振动性的探针可被用于阴道和阴蒂，其有一个固定的振动频率（100Hz），振幅为 $0 \sim 130\mu m$。研究表明，振动阈值的测量是可信和有效的，但是不能判断患者是否患有 PVD。

入口或深处的阴道扩张的敏感性可以通过塑料管和与压力计相连的橡皮气囊测量。Bohm-Starke 等通过扩大患有和不患有 PVD 的女性的阴道入口，直到她们感觉疼痛，和正常女性相比，患有 PVD 的女性在较低扩张水平的时候就会感到疼痛。

膀胱扩张的敏感性可以用于鉴别间质性膀胱炎，区分感染和未感染的女性。有研究经尿道导管以 50ml/min 的速率向膀胱灌入生理盐水，直到患者无法忍受疼痛，结果显示患有间质性膀胱炎的女性即使在最初疼痛时就排空生理盐水，其疼痛容忍度也低于正常女性，并且其在相同的扩张水平有较高的疼痛程度评分。

虽然测量疼痛阈值也有意义，但因为其花费时间较长，从阈值测量搜集到的信息对性交痛的诊断未必有帮助，故可能没有很大的临床实用价值。

## 九、总结

以多种方式测量疼痛及相关因素有助于全面理解患者的病史，从而制定有效的治疗计划。然而，要时刻谨记性交痛缓解未必会恢复性功能，一项包括患PVD女性的随机试验证明了这一点。只有各学科联合治疗才可能使性交痛患者同时恢复性功能和缓解疼痛。此外，在治疗前、后记录疼痛程度时，定量生殖器的敏感性可以提高治疗成功的概率，并且有助于更深入理解性交痛的病理生理学。

## 第六节　性交痛的物理治疗

性交痛是指由疾病或者心理原因导致的性交过程中的疼痛。性交痛的治疗师，不仅要熟悉泌尿生殖器官（妇科医师、泌尿科医师），还必须具备性健康方面的心理知识（心理医师、性治疗师）。当首发症状是疼痛时，评估和治疗疼痛的物理治疗师将成为治疗团队的一分子。此外，当性交痛涉及身体和心理两方面时，治疗时需要综合考虑相关的因素，如精神、性欲、生理、环境等。这些措施对于治疗疼痛很有效，甚至当缺乏明确的医学病因如感染或皮肤病时，治疗效果也比较确切。

物理治疗的目标是确定性交痛的来源、减轻疼痛、提高性功能。物理治疗师常常采用综合治疗，包括明确病史、评估姿势、观察姿态和动作模式；评估肌肉力量、强度和耐力；评估关节和软组织的活动度。物理治疗师还擅长评估生殖器官和盆腔痛时骨骼肌所起的作用，通过训练来治疗盆底肌疾病。

### 一、盆腔解剖

理解盆腔局部的精细解剖结构对于确定性交痛中骨骼肌所起作用至关重要。盆腔骨骼由三部分组成：髂骨、坐骨和耻骨，它们汇聚于髋关节。在腹侧，两侧耻骨在耻骨联合处相连，骶骨和尾骨在背侧相连。骨盆环绕着盆腔内的器官，包括膀胱、尿道、子宫、直肠及会阴。会阴部承托、支撑盆腔内脏，并且组成尿道、阴道、肛门的一部分。腹膜向下延伸，覆盖尿道、膀胱和直肠。活动时体重从躯干经盆腔转移到下肢，这有助于保护盆腔脏器。肌肉、筋膜、韧带附着于上腹部周围，并且在分娩中产生推力。附着于骨盆、臀部和脊柱的肌肉、软组织会影响盆腔的活动度与功能。另外，盆腔脏器和筋膜的附着（阔韧带、耻骨膀胱韧带等）为膀胱和尿道提供了支持力量。子宫骶骨韧带、阔韧带、圆韧带则可固定、支撑子宫。

盆底是分层次的。其深层包括盆腔的内脏和周边支持的筋膜，这些筋膜结构由疏松结缔组织、平滑肌、弹力纤维、血管、神经组成，相比骨骼韧带，盆底筋膜更像肠系膜。骨盆内的筋膜将盆腔脏器悬吊于盆腔侧壁上，其中层由肛提肌组成，包括耻骨尾骨肌和髂骨尾骨肌，环绕尿道、阴道和肛门，支撑盆腔内脏器。髂骨直肠肌和肛门外括约肌、尿道括约肌一起阻止尿液和大便的反流，其浅层是泌尿生殖膈，它跨越前盆腔出口，将会阴体连接到坐骨耻骨支，并且固定了尿道末段。浅层最易见的是球海绵体肌、坐骨海绵体肌、前尿生殖三角的浅层分隔会阴体肌与后部肛三角的肛门括约肌。总之，盆底肌有以下功能：支持内脏和直肠；控制排尿、排便；防止尿失禁，协助稳定骨盆-脊柱。另外，盆底肌有助于增强夫妻双方的性快感。

盆底肌功能障碍涉及松弛（张力减退）和高张力。由于激素影响、分娩损伤、先天缺陷等导致的盆底肌松弛病都与大小便失禁有关，也会引起盆腔器官脱垂，其与性交痛可能也有关。然而，盆底肌高张力是最初的盆底肌功能障碍，可以引起性交痛。

## 二、既往病史

正如本书阐述的，物理治疗师需参与治疗疼痛性疾病，包括阴部神经痛、纤维肌痛、下腰部疼痛、子宫内膜异位症、肠道疾病、间质性膀胱炎、广泛性和局部性外阴痛、产后性交困难、绝经后性交困难、阴道痉挛等。因此，必须从病史如妇科病史和性生活史开始物理治疗评估（见本章第四节）。一个完整的病史要关注疼痛的定位、持续时间和自然过程。另外，物理治疗师将询问泌尿系统方面的症状（排尿的频率、逼尿肌压力、尿急程度、有无急迫性尿失禁等）及肠功能的改变（排便频率，粪便的性状，排便的急迫性，有无腹泻、便秘、肠膨胀、胃肠胀气或大便失禁）。物理治疗师既要询问患者既往的骨骼肌疾病，包括背部疼痛和损伤、臀部疾病、脊柱侧突、椎间盘破裂和突出等，也要询问其生育、手术和外伤史。

在一些病例中，患者也许会坚持治疗最初的疼痛性疾病，如广泛性阴部疼痛、慢性盆腔痛、纤维肌痛、间质性膀胱炎等，在这些疾病中，性交痛只是众多影响患者生活的症状之一。在其他一些病例中，呈现的主诉可能直接就是性功能障碍，如不能性交等。了解患者所描述的内容和她现在的性关系对评估至关重要，获得病史的主要目的之一就是确定患者及其性伴侣的预期目标，并考虑提供性关系的咨询和相关治疗。

## 三、体格检查

### （一）大体观察和姿势

当患者进入诊室时，体格检查就开始了。医生在第一眼观察患者时就可以获得相关的数据，如肢体语言、姿势和步态。例如，一个物理治疗师应该观察患者上呼吸道呼吸的方式以判断其是否存在焦虑。物理治疗开始时，让患者站立，最好让患者脱掉内衣，从前面、后面、侧面观察，整体姿势如何，是否不正常，如脊柱侧弯者可以观察到姿势和呼吸的异常。要详细检查脊柱、骶骨、盆腔是否对称。一些部位要注意特别观察，如是否存在腰椎侧弯、非对称性的盆腔侧弯、扁平胸椎等。异常骨骼肌将会降低脊柱的活动度，导致骨盆倾斜、骶髂关节功能障碍、耻骨联合分离，这些异常都与外阴痛和盆底功能障碍有关。

### （二）骨骼肌检测

要评估躯干、骨盆和四肢的活动度、长度及力量，要在站立位、仰卧位、俯卧位评估颈部、胸部、腰部、骶部、尾骨部及耻骨联合。如果骶髂处有扭曲和旋转，就要检测前部和上部髂部脊柱的姿势及活动度。要触诊骨盆、尾骨和耻骨联合的骨骼以评价其活动度。骨盆关节活动度过大提示关节松弛，同时提示核心肌肉薄弱，应要求稳定化训练。要检测肌肉的长度、力量、强度及触发点的存在。检测盆腔和臀部的肌肉组织很重要，包括梨状肌、髂腰肌、半膜肌、半腱肌、股二头肌、股四头肌、腹横肌、腹直肌。要通过触诊了解这些肌肉有无压痛、触发点、张力过高、活动度减低、异常的感知觉。对内脏器官，包括消化和泌尿器官，也要进行触诊，这将有助于了解器官有无活动度过大或过小、压痛，或者用骨科的手法了解有无位置的扭曲，检查、治疗时动作必须轻柔。

### （三）骨盆和生殖器官的检查

物理治疗师通过检查生殖器官和盆腔来减轻患者的焦虑很重要。在完整的治疗过程中，物理治疗师要与患者进行交谈，包括眼神交流，同时要适当地休息。这让患者感到检查是可控的，并且不至于让患者逃避检查。逃避是一个普遍的现象，它与性虐待和创伤相关，并且容易被一些强烈的情绪反应触发，如感到困顿、害怕、暴露、羞愧或是无助。逃避可以涉及一系列的表现，从意识的改变到关注早期的亲身经历。由于临床上性虐待的发生率高达27%，物理治疗师必须关注生殖器官接触性检查期间患者逃避的可能。然而，没有遭受过性创伤的女性在进行骨盆检查时也会产生焦虑。

在开始盆腔和生殖器检查时，大体观察很重要。例如，患者愿意分开腿吗？她把头放在枕头上时是放松的，还是持续地抬头（这很重要，因为抬头会引起腹直肌的紧张，这会影响她的盆底肌）？双腿并拢、将臀部抬高，并且收缩盆底肌或是臀肌是诊断阴道痉挛的共同反应。

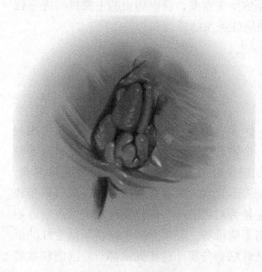

**图5-2　尿道脱垂**

要检查生殖器、会阴、肛门部有无红疹、硬结、瘢痕和水肿。检查会阴部时，要注意其长度和有无瘢痕组织。要注意黏膜有无干燥和萎缩，以及阴唇有无萎缩。全面深入的检查有助于揭示有无阴部的皮肤病，如硬化性苔藓和扁平苔藓，这些可能导致性交痛。要检查阴蒂和尿道口以确定有无阴蒂包皮过长和尿道脱垂（图5-2）。在本章第四节中描述过压痛点触诊及棉拭子试验。我们要求患者在疼痛数字量表上对疼痛的等级进行定位，这有助于提供疼痛缓解的客观证据。当棉拭子试验明确造成患者痛苦时，如果她先前经历过这项检查，由患者来选择是否省略这部分检查。物理治疗师会要求患者收缩和放松盆底肌，以便找到会阴部偏移的证据。患者会被要求咳嗽或是增加腹压，以便检查盆底肌是否存在不协调收缩，是否有阴部的膨出或脱垂。

在内诊之前，物理治疗师要征求患者的同意。用一个手指通过处女膜环而不触碰前庭，常常要等到患者的肌肉完全放松才可以检查。要注意阴道口的完整性，检查处女膜时要注意它的完整性、弹性和中隔。检查时要缓慢轻柔地进入第二个手指，进入的手指只进到远端指间关节就好，再将两个手指分开呈"V"形。内诊包括经阴道的检查，以及手指触诊内脏、骨骼、软组织结构等，了解触诊有无压痛，以及尿道、膀胱、宫颈、子宫、直肠的活动度，且观察盆腔器官是否有下降和脱垂。骨骼的标志包括尾骨、坐骨、脊柱及耻骨支等，要评估有无压痛、不对称及不重合。

#### （四）盆底检查

盆底检查着重于其功能、平衡和活动度，以及肌肉、筋膜和结缔组织完整性。浅表的内诊有助于检查球海绵体肌和坐骨海绵体肌，稍深部的内诊可以检查到耻骨直肠肌、耻骨尾骨肌及髂骨尾骨肌。盆底肌、闭孔内肌和梨状肌要靠触诊来检查它们的收缩功能和舒张功能。另外，要评估这些肌肉的高张性和触发点。要以触诊的手指检测盆底肌力量，主观评估肌肉的收缩力量，可以感知手指周围的肌力、收缩肌肉的数量及收缩的时程。在评估盆底肌张力时，重要的标志包括患者肌肉的收缩力、肌肉的长度、强度、肌强直、触发点、协同和对抗作用的肌肉。

### 四、盆底肌引起的性交痛

盆底肌高张力可以引起间质性膀胱炎、诱发性前庭痛和广泛性外阴痛。盆底肌高张性疾病包括盆底肌功能障碍、肛提肌综合征、盆底张力性肌痛、阴道痉挛、肛门痉挛、尾骨痛、括约肌不协调、盆底肌痉挛，是诱发疼痛的原因之一。生殖器疼痛同样会触发盆底肌不协调。当尝试以盆底肌不协调收缩描述这个现象时，它与便秘、膀胱排空不完全及插入困难相关联。

我们要注意到，高张力的肌肉同样可以触发疼痛。在高张力的肌肉中，血液循环受阻，从而限制了血流和氧供，使高张力肌肉乳酸堆积而发生酸中毒。高张力肌肉同样会引起神经受压而导致神经性的疼痛，如阴部神经痛。

### 五、盆底肌的肌电图评估

物理治疗师常常应用盆底表面肌电图（sEMG）生物反馈来评估和治疗盆底肌高张性阴部疼痛综合征和阴道痉挛。Glazer和他的同事最先尝试比较阴部疼痛患者和正常对照组盆底sEMG，结果提示：女性的阴部疼痛提高了盆底肌张力并降低了其稳定性。Glazer报道，通过家庭反馈训练进行盆底锻炼后，至少50%的患者阴部疼痛减轻。后来的研究也证实了相似的结论。

当患者允许阴道插入一个感觉探头时，就可以利用肌电图描记进行评估。接着，医师和患者就可以在电脑屏幕上观察肌肉的功能。Glazer检测了静息时肌肉基本的张力、肌肉的力量、收缩时间（1～10秒）、回描时间及肌肉的稳定性。检查中重要的变量包括信号的振幅、标准偏差、补充、潜在的能量、变异的联合效果、功率密度及光谱分析频率。在临床实践中，静息时肌张力、强度、稳定性最有意义。

### 六、评估的信息摘要

物理治疗师的总结对患者很重要，因为患者很可能已经经历过很多次物理治疗，对治疗师将怎样治疗来帮助她缓解性交痛也很感兴趣。物理治疗师应向患者总结物理治疗评估的结果，并且与患者共同讨论治疗的目标和计划。物理治疗技术将在本章第十三节中阐述。

## 七、总结

在评估和治疗女性性交痛时，物理治疗师起着至关重要的作用。物理治疗师必须在治疗开始之前针对患者个人的病史及骨骼肌功能进行整体的评估。

# 第七节　阴道镜对评估性交痛的意义

用阴道镜（外阴镜）检查外阴部是性交痛女性的重要检查。阴道镜是一个低倍率的显微镜，有一个聚焦的光源，最初被用于检查阴道和宫颈发育不良及肿瘤、损伤。然而，据1970年的报道，阴道镜也可以用于提高外阴结构的可视化水平。观察阴部的阴道镜也可用于以下结构的检查：大阴唇、小阴唇、小阴唇间沟、阴蒂、前庭、包皮、系带、处女膜、前庭腺、会阴和肛门。

阴道镜提高了检查炎症或者肿瘤相关的微小颜色变化的能力。当炎症导致的基质变化、免疫反应或肿瘤新生血管形成时，红色加深。另外，血管减少、基质纤维化时，用阴道镜检查可见颜色苍白。而角质化或苔藓化将使组织呈现密集的白色区域。

阴道镜也可以帮助揭示瘢痕和结构的变化。阴部的慢性炎症如苔藓样硬化和扁平苔藓，常常引起小阴唇结构的改变；阴部肉芽组织形成（前阴唇系带的慢性裂伤）；阴蒂隐匿。最好用阴道镜来观察其中的一些微妙变化。

另外，炎症和发育不良性疾病可以导致组织斑块、溃疡、裂纹、侵蚀。阴道镜的放大作用可以使检查病灶更加细致。例如，阴道镜既可以看到突起的斑块，也可以发现平坦的斑点。此外，也可以检查病灶的边缘（病灶是弥散的，而且是和周围组织良好分界的）。阴道镜也可以帮助鉴别一些病变相似的不同疾病，如乳头状瘤和湿疣。

阴道显微镜还可以结合摄影，给病灶摄影、存档，并可用于评估治疗效果，其另一个显著的优势就是对患者的示教作用。

依据许多妇科文献，应当在给外阴部涂抹醋酸（乙酸）后使用阴道镜。应用阴道镜观察子宫颈时，当醋酸接触宫颈，上皮细胞中的蛋白质发生变性，呈现为不透明的物质。发育不良的组织中这种改变更明显，因为这些区域的细胞核密度及蛋白质的浓度是增高的，这种蛋白质变性被称为醋酸白效应。宫颈非典型增生时，应用醋酸可以帮助检查异常的血管系统。然而，在组织学结构上，阴部上皮与宫颈上皮不同，阴部的醋酸白变化更常见，但是其特异性不如宫颈发育不良或肿瘤。另外，在性交痛女性的阴部应用醋酸会引起剧烈的疼痛（她们已经经历触痛）。最近一些文献注意到上述问题，质疑了醋酸的益处，并且不推荐应用醋酸。

在1960年，甲苯胺蓝首次被报道用于协助检查宫颈发育不良或肿瘤。随着醋酸、甲苯胺蓝被迅速地广泛应用，临床上越来越普遍地应用阴道镜检查外阴上皮内瘤变（VIN）。然而，1985年，Micheletti和她的同事报道了一项为93位女性依据甲苯胺蓝指示进行阴道镜活检的研究，假阳性率是26.9%，假阴性率是37.5%。研究者们总结后认为，这些概率太高了，因此认为继续应用甲苯胺蓝不合理。

### 一、阴道镜的正常发现

阴部是一个非常复杂的器官，实现其可视化很困难。阴部中不同的腺体都会有皱褶、沟和开口，这些黏膜或黏膜化组织由外胚层、内胚层和中胚层分化而来。阴部是一处包含毛发的角质化皮肤。

用阴道镜检查阴部时，我们要辨认与阴部正常组织不同的部分。大阴唇的皮肤光滑、有色素沉着，呈现 1 ～ 2mm 厚度的白色或者黄色丘疹，尤其是在大阴唇上或内侧面，小阴唇上也有。这些微小突起是福代斯斑点，代表了正常分泌油脂的腺体，在有毛发的区域，它们开口于毛囊。

小阴唇的黏膜和前庭是粉色光滑的，然而有时可以观察到局部或者广泛的微乳头或者绒毛。这些情况有时可能一并出现，并被误认成人乳头状瘤病毒（HPV）导致的湿疣。根据形状、分布、颜色、柔软度、是否融合，这些微乳头可与人乳头状瘤病毒导致的病灶相区别，它们是由覆盖着正常上皮的结缔组织突出形成的。而湿疣是尖的、粉色的、柔软的、白色手指状细长的赘生物，呈明显的血管化，呈手指样凸出于表面；根据定位的不同，两者的外观也不同。

有毛发覆盖的皮肤是新鲜的颜色，并且有一些伪装；在无毛的皮肤上，它们是柔软的突起，明显发白；在黏膜上，它们是肉质的、血管化的、纤维状的。由于阴道镜所见的湿疣的形态很特异，阴道镜活检就可以确认和排除外阴上皮内瘤变（VIN）的诊断。另外，聚合酶链式反应可以用于检测 HPV 链。

#### （一）外阴痛的阴道镜发现

国际外阴阴道疾病研究学会（ISSVD）将外阴痛定义为阴部不适，但是缺少相关的可视的发现，触痛和痛觉过敏持续存在，并且有自发性或是诱发性不适的证据。性交痛并不是持续存在，但是大多数患者在性交过程中有不适的感觉。患者常主诉阴道入口疼痛（前庭痛）或放射到小阴唇、腹股沟、会阴（广泛性外阴痛）的疼痛。大多数病例唯一的发现就是前庭处有红疹出现，这更常出现在前庭小腺和尿道旁腺的入口处。因此，女性阴道镜检查最主要的目的就是在检测外阴痛的同时排除引起阴部疼痛的其他疾病。

#### （二）溃疡性疾病的阴道镜发现

许多疾病可以导致阴部侵蚀、溃疡和脱屑。阴部糜烂、生殖器疱疹、侵蚀性扁平苔藓、克罗恩病、白塞病、天疱疮、类天疱疮等疾病病灶应当与阴部溃疡病灶鉴别。另外，良、恶性肿瘤都可以出现溃疡性的外观。一些阴部的溃疡性疾病伴随口腔病损，与全身系统性疾病或皮肤病密切相关。

1.单纯疱疹病毒（HSV）感染　HSV 感染引起的小疱状的出疹表现为小斑块上分布的表浅溃疡（图 5-3）。这些溃疡可以是单发的或者多发的，直径 1 ～ 2mm。它们呈现典型的疼痛，病灶不硬。HSV 可以出现在阴部的任何部位，但是更多见于大阴唇、小阴唇、后阴唇系带、会阴和肛门部位。小囊疱可能会融合而形成大的溃疡病灶，与周围有不规则的红色分界和淡黄色的中心区。

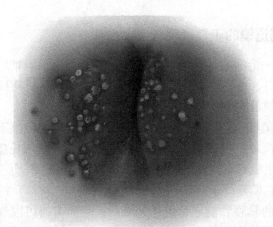

扫二维码见彩图

**图5-3 单纯疱疹病毒感染引起的表浅溃疡**

2.阿弗他溃疡 阴部的口疮病是青春期女性的典型皮肤病，它可以表现为一个基底黄色、边缘红色的溃疡病灶，大小可以超过1cm，并且质地柔软。它们大体上是圆形的，但是形态不规则（两个溃疡可以融合）。患阴部口疮病的女性常常患有口疮。如果一个女性既有阴部溃疡又有口疮，她就可以被诊断为复合性阿弗他溃疡，并且需要排除白塞病的可能。阿弗他溃疡常常容易和生殖器疱疹混淆，因为两者都有疼痛和反复发作的溃疡。然而，生殖器疱疹的病灶在短暂的出疹后表现为表浅的侵蚀溃疡，而阿弗他溃疡很深。

3.克罗恩病 这是一种慢性的、自身免疫性的炎性肠病，可以涉及从口到肛门的胃肠道的任何一部分。克罗恩病侵犯阴部不太常见，其有三种不同的阴部表现：瘘管形成、局限的转移性肉芽肿及刀割样的溃疡病灶。典型的病灶是单侧，并且可引起单侧大阴唇肿胀。

4.硬化性苔藓 这是一种慢性的皮肤病，好发于阴部。阴道镜典型的发现就是上皮增厚，缺乏正常的阴部结构，瓷白色的丘疹和斑块。同样比较常见的是，瘀斑影响了阴蒂头、小阴唇、会阴体，呈现出"8"字形或是"锁眼"形。阴蒂包茎、小阴唇闭锁和阴蒂周围结构闭锁将在疾病的晚期见到。

生殖器黏膜不受累是典型的特征，但是狭窄如果累及皮肤与黏膜的交界，将引起严重的性交困难。阴道口可能极度狭窄而只能容下一个手指。此病有3%～5%的恶变潜能，阴道镜检查时要注意任何可能发生VIN或者阴部癌变的疾病，同时，对任何可疑的病变都要进行阴部或组织检查。

5.扁平苔藓 这是一种炎症性的、自身免疫性的黏膜组织与皮肤的疾病。它有各种各样的临床表现，都涉及皮肤与黏膜表面的角质化。除了躯干和四肢的皮肤角质化，它还经常累及口腔和外阴阴道黏膜。如累及外阴、阴道黏膜，经常会引起瘙痒、疼痛、烧灼感、性交困难及组织的破坏。典型的累及外阴、阴道的扁平苔藓称为侵蚀性扁平苔藓，这是此类疾病中疼痛程度最强的一种。

扁平苔藓常常自然发生或者激发阴部的烧灼感，并且引起严重的性交痛。性交插入时常常会导致出血。侵蚀性扁平苔藓可能会引起阴部的萎缩和硬化，从而导致很严重的瘢痕。与硬化性苔藓不同，侵蚀性扁平苔藓可以累及阴道黏膜。阴道镜发现包括阴道入口的黏膜被侵蚀，呈红色，表面光滑；前庭黏膜会有红疹伴不同程度的脱屑和直接侵蚀；类似蕨类植物或蕾丝状的 Wickham 纹常常出现在侵蚀部位的边缘，并且侵蚀的边缘轻微呈紫色（紫罗兰色）。

6.慢性单纯性苔藓（LSC） LSC 是慢性瘙痒—抓挠周期的终末阶段。皮肤经历了苔藓样变，导致上皮增厚，形成了典型的皮肤外观。阴道镜可见侵蚀、溃疡、毛发破坏、凹陷、蜂蜜样血清结痂。患 LSC 的女性会出现瘙痒，抓挠或皮肤裂开往往导致疼痛。如果有性交痛，往往是刺激溃疡性病灶的结果。

7.外阴阴道念珠菌病 阴道念珠菌病是很常见的外阴阴道感染，典型表现为瘙痒、烧灼感、白色稠厚的阴道分泌物。然而，阴部疼痛（特别是性交痛）是其症状之一，也是可持续的症状。阴唇和前庭可能会出现红斑，阴唇可以出现水肿和破溃，自然皱褶中有时可见小的侵蚀和裂纹，卫星病灶也很常见。

8.萎缩性外阴阴道炎 雌激素水平低的女性会存在阴道干燥，从而引起性交过程中的摩擦感。患者常常是由于阴道缺少润滑而出现阴道干燥。在萎缩的早期，前庭的毛细血管床有一个弥散性的、突兀的红色外观。然而，随着萎缩的进展，毛细血管床变得稀少，从而使前庭呈现光滑且有光泽的外观。后阴唇系带或唇间沟浅表的裂纹不太常见。

9.外阴上皮内瘤变（VIN） 很多术语曾被用于描述阴部的癌前病灶病变，这些病灶都有不同的临床表现。现在由 ISSVD 提出的术语对于澄清 VIN 的相关问题很有帮助，ISSVD 推荐不再应用 VIN1，而 VIN2 和 VIN3 应当分为两个组，即 VIN 普通型和 VIN 分化型。普通型与年轻女性的 HPV 感染相关。分化型更不常见，多发现于老年女性，它的发生和皮肤病（如扁平苔藓）相关。

VIN 没有典型的临床表现，一些患者可能会有瘙痒和烧灼感，其他一些患者阴部的皮肤可能并没有异常改变。普通型常常有明显的病灶，尤其好发于小阴唇的后部。病灶表面粗糙，可能隆起或者与皮肤表面相平，可能是白色、红色或混合色。VIN 分化型患者常常是有症状的。在慢性阴部皮肤病的患者中，对治疗无反应的阴部病灶或者长久不愈合的侵蚀或溃疡要进行活检。

10.侵袭性阴部肿瘤 阴部恶性肿瘤占女性恶性肿瘤的4%，包含了所有的原始生殖道恶性肿瘤。鳞状细胞癌占阴部肿瘤的90%，症状包括瘙痒、疼痛、出血和明显病灶。70%的肿瘤出现在阴唇上，其中40%出现在小阴唇；9%～15%的肿瘤出现在阴蒂和会阴。过半数（57%～62%）的肿瘤是溃疡性的，约1/3（27%～40%）是乳头状的；剩下的病例（约10%）病灶扁平。

11.阴部白塞病 ISSVD 将该病定义为阴部的非鳞状上皮形式的上皮内瘤样病变。一个特征性的临床发现是，多渗出的白塞病是由于其累及了阴部的潮湿部分。在受累区域中，角化过度的组织散布成小溪状，伴随出现鲜红色的组织。病灶可见多样的红斑和湿疹，与周围的皮肤分界良好。病灶表面有鳞屑并集合成地图状。有时，斑块过度角质化呈白色，或呈乳头状。

## 二、结论

阴道镜应用显微镜放大病灶，可细致检查性交痛和其他疾病女性的外阴部。本节综合讨论了外阴部的病理变化，可见应用阴道镜对患病女性进行病情评估和临床诊疗是非常合理的。

## 第八节　诱发性前庭痛

外阴痛指的是阴部疼痛但没有特定疾病的身体表现。根据疼痛的区域，阴部疼痛被分成两类。局部性阴部疼痛指的是某个阴部区域（如前庭）的疼痛，广泛性阴部疼痛指的是整个阴部的疼痛。每一类又根据疼痛的时间、部位进行了进一步的划分。阴部疼痛可以是诱发性的（该区域受刺激而发病），也可以是非诱发性的，还可以是混合性的。疼痛可以由性交过程、非性交过程，或两者混合而诱发。

阴部疼痛最常见的亚型可能是诱发性前庭痛（PVD），之前称为阴部前庭综合征。12%的绝经前女性患此病。PVD的特点是严重的烧灼样或尖锐性疼痛，当阴部前庭受压时触发。性交痛（性交困难）是PVD最典型的综合征，并且常常是患者最初的主诉。性交痛往往从第一次性交就开始（原发性PVD），或者在一段不疼痛的性交过程之后再开始（继发性PVD）。

### 一、阴部前庭的解剖

阴部前庭的解剖界线：两旁为Hart线，中间为处女膜，前方为阴蒂小系带，后方为阴唇系带（图5-4）。这些界限代表了胚胎学上的分界。Hart线旁边的角质化上皮由外胚层分化而来，而前庭非角质化的鳞状上皮由原始尿生殖窦分化而来。处女膜是阴道最外面的边界，由Mullerian隆起分化而来。阴部前庭的结构包括尿道口、尿道旁腺的开口、巴氏腺体的开口及前庭小腺。巴氏腺体在胚胎学上等同于男性的尿道球（Cowper腺），而前庭小腺在胚胎学上类似于Littre腺。

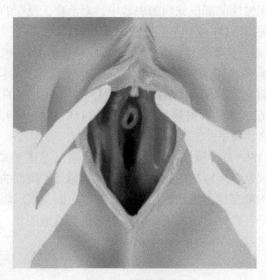

图5-4　阴部前庭

### 二、诱发性前庭痛的病因

关于PVD病因的一些研究结果很混乱，彼此矛盾。关于PVD的诊断要依据症状和体征，而非病理生理学结果，并且该病可能是由多种病因导致的。阴道前庭在胚胎学上由独特的组织分化而来，相对阴道或外阴部，阴道前庭的上皮可能会对环境因素有不同的反应，因此很多的病因或损害都会对阴道前庭黏膜产生负面的影响，并会引起PVD。这些损害包括激素改变、感染、过度的免疫或炎症反应、缺氧、先天畸形、神经损伤、创伤等。一些研究表明，PVD的病因之一是由于前庭黏膜的C-伤害传入感受器的增殖。有证据显示，PVD女性患者前庭黏膜的神经末梢的密度增加了10倍，增殖的可能原因为新出现的一些特别的触发器。例如，肥大细胞可以通过神经生长因子和乙酰肝素酶引起神经的增生，这往往是对一些过敏原（如典型的抗真菌乳剂或精液）的反应。另外，遗传多态性使一些女性易于发生炎症反应过度，从而导致神经的增殖。此外，由于一些原发性PVD患者有脐部的痛觉过敏（胚胎学上也由泌尿生殖窦分化而来），可能涉及先天性的神经增殖。

更进一步的数据提示，激素改变可以潜在性地引起PVD。据统计，在经常口服避孕药的女性中，6.6%会患PVD。支持激素提高前庭敏感性方面的证据是口服避孕药可以引起激素受体的改变，以及前庭黏膜相关的形态学改变。尚不很清楚激素改变引起PVD的确切机制，但是有研究表明，口服避孕药增加了性激素结合球蛋白数量，可以降低游离睾酮的水平。

正如之前提到的，在胚胎学上，阴部前庭组织等同于男性的尿道球腺。这些腺体含有高密度的雄激素受体，这提示足量的睾酮是维持这些腺体健康的前提。因此，游离睾酮水平的降低很可能损害前庭上皮。PVD也与盆底肌高张力有关（肌张力增加）。Reissing等发现，90%的PVD女性患者有着不同形式的盆底肌功能障碍，这提示了PVD的核心特征。他们的研究结果也表明，盆底肌张力的增高并不是疼痛最初的起因，而是疼痛的结果。肌肉高张力指的是表层的肌肉，而不是深层的肌肉。

尽管上述发现提示了前庭和盆底肌的病理改变，研究也提示了PVD发展和持续的非局部性因素。例如，患PVD女性被报告有更多的非阴部疼痛的主诉（如偏头痛），相比正常女性，她们阴部以外的区域对各种刺激（压力、温度、疼痛）更敏感。这些结果提示，中心的而非外周性的因素在PVD中起了很重要的作用。

与上述观点一致的发现来自于最近的检测大脑功能和结构的研究。Pukall等运用功能性磁共振成像检测患有PVD的女性和正常女性接受疼痛性前庭刺激时的神经元活动。结果提示，比起正常女性，患有PVD的女性的神经元对刺激的反应增强。另外，检测PVD女性和正常女性的灰质密度时，在女性患者脑中发现了疼痛相关的区域。这些神经的改变提示PVD可能是由异常的中枢神经系统传导的。

### 三、诱发性前庭痛的评估

无论PVD的病因是什么，认真仔细的评估都是至关重要的。一个适当的评估要结合深入的病史、现病史、完整的体格检查、适当的实验室检查及综合性的社会心理学评估。

#### 四、诱发性前庭痛的医学治疗选择

相关专家和治疗指南为PVD女性患者推荐了标准的治疗法则。治疗法则依赖于阴部的护理措施，结合神经痛性疾病的标准治疗。假定无论PVD的原始病因是什么，神经病理性疼痛都有共同的终末点。尽管这些指南适用于某些患者，但笔者相信，完整的病史、适当的实验室检查及重点查体可以揭露PVD患者与正常女性的细微差异，这可以用于制定个体化的治疗方案。我们意识到，这些治疗方案的许多部分都没有以证据为基础的文献支持。不幸的是，很少有基于基础治疗的针对PVD患者的很好的治疗方案。因此，我们只能依靠医师治疗性交痛的临床经验，这些医师来自多个学科，如妇科、泌尿科、皮肤科、物理治疗科、心理治疗科等。

当盆底肌高张力时，提倡如下的治疗方法：盆底物理治疗、加热、肌电描记生物反馈、降低肌肉紧张度（异丙基甲丁双脲、环苯扎林、美他沙酮、哌替啶、肛提肌内注射A型肉毒毒素）、认知行为治疗，以减轻压力、焦虑及催眠。

如果有证据支持PVD是由激素导致的，则激素的共同受体要被阻断，并且给前庭应用雌二醇和睾酮的复合物。我们要提醒患者，在治疗后的大约前3个月，患者可能看不出任何效果。如果证实为先天性的或获得性的神经增殖引起的PVD，则可应用一种更加传统的治疗方法，即口服三环类抗抑郁药（阿米替林、去甲替林、地昔帕明，起初用25mg，最后总共加到100mg），口服抗癫痫药（加巴喷丁、卡马西平、普瑞巴林等），每晚或性交之前局部应用5%利多卡因或加巴喷丁（4%加入酸溶液中前庭用药，每天2次），辣椒素（0.025%混合于酸液中，每天应用，连续6～12周）被证实是有用的。如果证实PVD是由暴露于刺激物或者过敏原而导致的，可以在病灶内注射α干扰素（每次150万U，注射12次）或者类固醇（曲安西龙）。若保守治疗失败，可以尝试手术（提升阴道的阴部前庭切除术）。另外，对于原发性PVD患者，手术可以作为一线选择。

#### 五、诱发性前庭痛的手术治疗

Woodruff首先描述了PVD的手术治疗，提出了会阴整形术，这个手术目前指的是前庭切除术。1981～2006年，学者们共研究了1275位患者，发表了32个病例系列研究报告。这些报告包括了不同的术式，如基础的切除整形和重建过程。尽管有一些矛盾，但32篇文献中有28篇阐述至少80%的PVD病例手术成功。

最近一项关于104位女性前庭切除术的研究表明，93%的患者对手术效果满意，并且愿意将手术推荐给其他患有相同疾病的女性。如果由一位经验丰富的术者手术，并发症就会很少。但是该手术有可能造成失血（小于1%）、伤口感染和开裂（1%～3%）、肉芽组织形成（1%～3%）、性高潮减退（8%）、疼痛加重（2%～4%）、前庭大腺囊肿形成（1%～3%）、外观不满意（4%）及阴道润滑度下降（20%）。前庭切除术并不会影响阴道分娩。

#### 六、诱发性前庭痛治疗的多学科研究

许多性疼痛专家提倡用生物心理学方法来治疗PVD，因此尽管本节主要关注药物和手术治疗PVD，但也提倡召集心理治疗师、物理治疗师和其他健康关怀专家（针灸医

师、催眠治疗师）以一种多学科综合研究方法来治疗PVD。

### 七、总结

PVD是绝经前女性最常见的导致性交痛的疾病。然而，这些称之为PVD的一系列相关的症状和体征，实际上是几种不同的疾病。因此，笔者提倡治疗应当个体化，并且以患者的病史、体格检查、实验室检查、心理评估作为基础。

## 第九节　性交痛的诱因——外阴皮肤病

外阴在医学研究中几乎不受关注，可以说它是一个被遗忘了的盆底器官。许多因素都可以导致皮肤的角质化，外阴部皮肤、黏膜与身体其他部位不同，这个区域是全身唯一一个联合了胚胎三个胚层的区域。另外，由于要繁殖后代，外阴、阴道容易遭受外源性的蛋白质和抗原的侵袭，并且其涉及独特的免疫反应。阴唇的皮下组织疏松，容易水肿。

阴部的皮肤病难以治疗，也影响了女性的生活质量。外阴皮肤病可能会表现为性交困难，症状包括性交痛、无性交时的疼痛、瘙痒、裂隙、性交后出血。如果阴部的外观变差，女性也许会很尴尬并且将逃避性交。患者往往会避免和健康关怀提供者讨论她们的症状。对于阴道疾病的治疗，许多临床医师会感觉有挑战性。以上这些因素将使女性患者不能获得最优质的治疗，导致症状持续存在，甚至逃避性交。本节的目的是讨论引起性交困难的外阴皮肤病的诊断和治疗。

### 一、体格检查

用阴道镜进行检查，可使医师清楚地看到病变部位的细节，有助于治疗。数字摄影在记录时尤其有用，其既有助于治疗，又有助于教育患者。患者以背部截石位接受阴道检查，尤其要彻底检查阴部有无红斑、萎缩、硬化、裂纹、苔藓样变、溃疡、侵蚀、色素减退、瘢痕、阴蒂隐匿、阴道口狭窄，还可用于判断阴道有没有溃疡和粘连。

当阴道镜显示异常时，我们推荐阴部生物活检。在局部麻醉（利多卡因和肾上腺素）下切取一块4～5mm的组织，用可吸收缝线如4.0 VICRYL Rapide缝合1～2针，关闭切口。在鉴别其他皮肤病方面，活组织检查极其有用，由经验丰富的皮肤病理学医师判定活检的结果。

当治疗性交痛的女性时，临床医师常常遇到以下外阴皮肤病。

1.硬化性苔藓　是一种慢性的、由淋巴细胞介导的皮肤病，它影响着大约1/7的女性。该病发病率呈现双峰式的变化，在初次月经前期的女孩和平均年龄51岁的绝经期女性中最多见。11%的女性可能发生性器官外的病灶。由于它的病因尚未被阐明，硬化性苔藓最可能是由自身免疫引起的，它与其他一些自身免疫性疾病相关联，如自身免疫性甲状腺疾病、秃发、眩晕、巨幼细胞贫血、扁平苔藓等。另外，硬化性苔藓患者的循环系统中存在高水平的自身免疫性的抗体。该病是家族相关的，可能涉及遗传易感性。此外，一些研究表明硬化性苔藓存在特殊的主要组织相容性复合物（HLA-复合物）亚型，如其在HLA-DQ7的女性人群中发病率很高。硬化性苔藓女性患者有4%～5%发展为外阴部肿瘤。超过60%的外阴部鳞状细胞癌患者都患有硬化性苔藓。

临床上，一些患者可能无症状，但许多都有瘙痒或疼痛史。一项关于硬化性苔藓女性性满意度的研究显示，对比对照组，硬化性苔藓的女性患者性活跃（阴道性交、口交、手淫）程度减低，并且79%的硬化性苔藓女性患者有慢性阴部疼痛。在另一项研究中，76%的硬化性苔藓女性患者有性交困难，她们中一半以上完全不能性交。

查体常常发现白色萎缩性斑块（"烟纸样"）、褪色、瘀斑、阴唇萎缩、阴道口狭窄及阴部结构畸形。硬化性苔藓可能累及小阴唇和大阴唇的内部、小叶间沟、阴蒂、前庭、会阴和肛周，但是几乎从不涉及阴道黏膜。阴蒂的瘢痕可能会引起阴蒂头隐匿，反过来会形成在包皮和阴蒂之间的阴蒂垢、假性囊肿和脓肿。

要确认诊断，必须要获得活组织检查标本，因为硬化性苔藓的组织病理学改变是特异的。特征性的病理发现包括上皮过度角质化、上皮过度萎缩失去了表皮突，以及青苔状的炎症（带状）侵袭真皮。必须要在开始治疗之前获得活组织进行检查，因为上述病理改变会随着类固醇的应用而缓解。

治疗硬化性苔藓常用的经典药物是高效类固醇药膏，如丙酸氯倍他索，该类药物要每天应用，直到消除疾病症状。最近，典型的钙通道阻滞剂他克莫司和吡美莫司被用于治疗硬化性苔藓，这些新药潜在的应用价值在于它们不阻碍胶原的合成，不会引起真皮的萎缩。在充分的治疗之后，需要活检仍然存在的溃疡和苔藓的部位，以便排除阴部上皮内新生物和瘤样病变。当所有的活动性病灶消除之后，患者将逐渐降低治疗的频率，直至每周2次。患者应当被告知，硬化性苔藓是一种慢性疾病，仅仅治疗到症状消失是不够的，因为即使存在活动性病灶也可以无症状。最后，我们应当注意，过去往往应用睾酮治疗硬化性苔藓，但是1990年的对照试验显示这是一种无效的治疗方法。

以往，硬化性苔藓的手术疗法仅仅用于高度上皮内瘤样病变的患者。用手术来矫正结构的异常如阴道口狭窄和阴蒂隐匿是禁忌的。由于Koebner现象，硬化性苔藓Koebner化的病理过程是正常皮肤在受损或创伤后苔藓化的过程，然而，硬化性苔藓女性的Koebner化可以被强效的类固醇激素有效阻止。会阴成形术可以改善90%的由硬化性苔藓引起阴道口狭窄女性的性交困难。另外，手术纠正阴蒂隐匿可以提高阴蒂的感觉灵敏度，并且增强硬化性苔藓女性的性高潮。

2.扁平苔藓　是一种强烈的炎症性的、自身免疫性的皮肤黏膜疾病，可造成皮肤和黏膜表面的过度角质化。另外，它会使躯干和四肢的皮肤、口腔和外阴阴道的黏膜角质化。外阴、阴道受累可以引起性交痛、瘙痒、无性交时的疼痛、烧灼感及结构破坏。大约1/400的女性有外阴阴道扁平苔藓。然而，患者可能会广泛就诊于各科，如口腔科、皮肤科、消化科和妇科等，因此难以估计其真实的发生率。其发病年龄峰值在30～60岁。

侵蚀性扁平苔藓的特征是玻璃样的、明亮的红斑侵蚀病灶，伴随白色条纹（Wickham纹）。本病涉及小阴唇和前庭，可扩展至外阴，或者导致小阴唇受损及阴道口狭窄。侵蚀性扁平苔藓的阴道受累高达70%。

在物理治疗方面，外阴和阴道的黏膜脆弱，插入金属镜容易导致出血。患者常常会有由旁基底细胞和淋巴细胞分泌的黄色分泌物，在严重的病例中，可能会形成阴道内粘连，引起局部或者完全的阴道闭锁。

组织结构上，侵蚀性扁平苔藓的特点是局部皮肤的过度角质化、不规则的棘皮改变、伴随着锯齿状的表皮突、显著的颗粒层、基底细胞溶解。有时可见嗜酸性的基底细胞和棘细胞（胶状体）的凋亡，这是条带状的真皮的浸润（由原始T细胞组成）。活检有助于区分侵蚀性扁平苔藓与免疫性大疱病（黏膜类天疱疮、寻常天疱疮、线性IgA大疱病），因此是必要的。我们要从侵蚀性病灶边缘的正常组织取材，然后直接送检，行免疫荧光分析。

总体而言，扁平苔藓较硬化性苔藓更难治疗，推荐相同的初始治疗方法——强力类固醇药膏或者典型的大环内酯类免疫抑制剂。对于那些多部位患病并且治疗失败的患者，系统性的免疫抑制治疗可能是必要的。阴道扁平苔藓可以用阴道内氢化可的松栓剂进行治疗，其他的治疗方法包括阴道内插入表面覆盖强力类固醇药膏、耐热玻璃制造的阴道扩张器，其有助于治疗阴道粘连。

典型的钙通道阻滞剂也被用于治疗阴道扁平苔藓。当应用阴道扩张器时，钙通道阻滞剂的血清水平就足够引起系统性免疫抑制。然而，当手指进入阴道或者应用栓剂时，血清学水平是很低的。我们必须告知患者，扁平苔藓是一种慢性疾病，它会增加患外阴或阴道鳞状细胞癌的风险，终身治疗和监测是必要的。

3.刺激物和过敏原接触性皮肤病　接触性皮肤病是一种皮肤的炎症，由外部的刺激物和过敏原引起。刺激物可以是任何物质，在皮肤和黏膜暴露于刺激物时会导致炎症、红疹和硬化，而过敏原也可以是任何物质，它可以引起之前致敏的个体的Ⅳ型迟发型变态反应。

我们并不清楚阴部接触性皮肤病在大体人群中的发病率。然而，英国报道的阴部接触性皮肤病临床发病率为20%～30%，澳大利亚为15%。其是被专家们普遍承认的一种阴部疾病。有些女性会在阴部涂抹一些产品，因此接触性皮肤病的比例也上升了。因含有化学物质而引起接触性皮肤病的普通产品众多，如肥皂、护垫、卫生巾、卫生纸、织物柔软剂、尿布、洗衣店的洗衣剂、喷雾、化妆品杀精剂、剃须刀、脱毛剂、子宫托、避孕套等。另外，引起接触性皮肤病的常见药物有苯佐卡因（图5-5）、激素药膏、类固醇药物、典型的抗真菌药和抗生素，尤其是溶解于丙二醇溶剂中的药物。

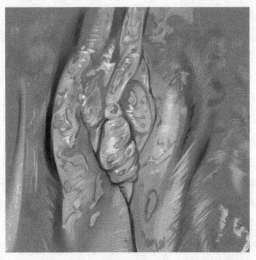

扫二维码见彩图

图5-5　苯佐卡因接触性皮炎

女性接触性皮肤病表现为烧灼感、瘙痒、性交痛、阴道口周围的裂纹等。体格检查可发现小范围的红疹到渗出的病灶不等。组织学上的发现是非特异性的。有时可见棘细胞层细胞间水肿（海绵形成）、棘皮、角化不全、真皮炎等。阴部组织疏松，从而容易引起真皮水肿。持续暴露于刺激物或者慢性的摩擦和搔抓将导致单纯苔藓样改变。

详细的病史和仔细的体格检查可以帮助诊断阴部接触性皮肤病，应做活检来排除共存的疾病。鉴别诊断包括念珠菌病、银屑病、脂溢性皮炎、慢性单纯性苔藓及以乳腺为出口的白塞病。在诊断接触性皮肤病时，皮肤斑贴试验很有价值。

成功治疗接触性皮肤病的决定性因素是确认和移除原始的刺激物及过敏原。应当注意到，患者每日的卫生细节（应用肥皂、洗涤剂、灌洗器、抗真菌药、清洁衣物、喷雾、药膏、洗液），同样要考虑她们的月经周期和性交情况。需要关注这些患者并给予适当的阴部护理（患者均有阴部疾病）。

类固醇被用于减轻炎症（轻中度的病例每天2次外用0.1%的复方醋酸地塞米松乳膏，严重病例外用0.05%氯贝他索）。过敏性瘙痒症可以应用冰袋和抗组胺药，如羟嗪。25mg阿米替林能够防止女性睡眠时搔抓阴部。典型的药物过敏反应可以口服泼尼松2周进行治疗。重叠念珠菌感染应当用氟康唑进行治疗，细菌感染要口服抗生素。

4.慢性单纯性扁平苔藓　阴部慢性单纯性扁平苔藓是一种湿疹样疾病，特点是有红疹和苔藓样变。本病被公认为一种神经性皮炎，可导致外阴瘙痒、鳞状上皮增生及增生性营养障碍，其终末阶段是瘙痒—抓挠循环。多种多样的诱因如炎症、刺激物、感染性损害等可以导致原发性的瘙痒，从而进入瘙痒—抓挠循环。包括念珠菌病、萎缩性皮炎、接触性皮炎等的强烈慢性瘙痒可导致患者反复抓挠受累的区域皮肤反应性变厚，并且质地变粗糙，从而形成标志性皮肤扁平苔藓。阴道镜发现该病存在苔藓样变、表皮脱落、凹陷及阴毛的破坏。组织病理学提示角化过度、棘细胞层细胞间水肿（海绵形成）、棘皮及真皮慢性渗出性炎症。

在治疗慢性单纯性扁平苔藓时，阻断瘙痒—抓挠循环至关重要。首先，在接触性皮肤病中，所有的刺激物和过敏原都要被排除。其次，使女性停止抓挠很重要。如果女性是在夜间睡眠时搔抓，则很难制止。睡前口服阿米替林25mg结合应用冰袋可以很有效地减轻瘙痒。最后，应用传统的中高效的类固醇激素或钙通道阻滞剂可以减轻炎症。

5.其他阴部皮肤病　有些皮肤病不是很常见，下面做简单介绍。

（1）阿弗他溃疡：是深在的疼痛性阴部溃疡（图5-6），最常见于白种人青少年女性。阿弗他溃疡和EB病毒或巨细胞病毒感染相关，但是最多见于对压力的反应。阴部阿弗他溃疡可以和口腔溃疡（口疮）相关。如果女性的阴部和口腔同时发生溃疡，即诊断为复合溃疡，那么也就意味着要排除白塞病的可能。

（2）白塞病：是一种慢性的、多系统性的复发性血管炎，累及口腔和阴部的黏膜。白塞病在亚洲中部和远东（沿着古代的丝绸之路）发病率最高。遗传、环境、免疫因素都对其发病起一定的作用。国际白塞病研究组提出了诊断标准：反复发生的口腔溃疡，加上复发的阴部溃疡、眼部病灶（葡萄膜炎、虹膜炎）、皮肤病灶（结节性红斑、结节性痤疮）中的两项，再加上积极的过敏试验即可诊断。几乎全部的器官系统都可以受累，血管炎或血栓形成可以导致失明、关节炎、脑卒中、失忆及语言功能受累。

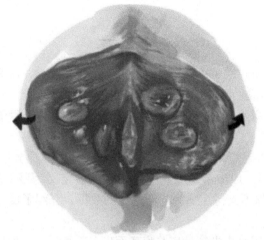

扫二维码见彩图

**图5-6  阿弗他溃疡**

（3）黏膜类天疱疮：是一种少有的自身免疫性出疱性疾病，一开始累及黏膜表面。大疱和瘢痕形成可以发生于眼部、口腔、食管、喉及阴部。瘢痕可以引起严重的阴部结构改变，这在其他一些炎症性皮肤病如扁平苔藓和硬化性苔藓中有许多相似的发现。诊断黏膜类天疱疮要依靠活检，进行免疫荧光检测，检测$C_3$和IgG沿基底膜的分布。

（4）浆细胞外阴炎：是很少见的皮肤病，其特点是阴部的反光和红斑，相关的症状包括瘙痒、疼痛、性交痛和烧灼感。组织学检测揭示苔藓样渗出由超过50%的浆细胞组成。

## 二、总结

本节叙述的外阴皮肤病会引起阴部瘙痒、疼痛和瘢痕，可以包含在任何导致女性性交痛的疾病中。我们要让性交痛患者了解该类疾病，并进行治疗和管控。

## 第十节  化脓性汗腺炎

化脓性汗腺炎是一种慢性的、反复发作的炎性疾病，涉及腋窝、腹股沟、乳房下区域和肛门、生殖器区（图5-7）。化脓性汗腺炎的典型特点为病程慢性，可能使患者及其家属遭受挫败感。化脓性汗腺炎是由终末滤泡上皮的缺陷引起的。其最初的过程是滤泡漏斗部的异常角化，并伴随角蛋白所致的毛囊阻塞，随后发展为活动性毛囊炎。接下来便发展为皮肤附属器和皮下组织的破坏。形成的脓肿可能会自发分解或发展为慢性皮肤炎症皮下的隧道

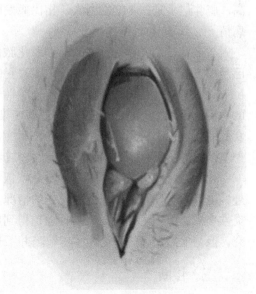

**图5-7  阴蒂包皮脓肿**

（窦道形成）。

## 一、历史背景

法国内科医师 Alfred Velpeau 在 1839 年首次描述了化脓性汗腺炎，认为其是一个炎性过程，并伴有浅表脓肿的形成，同时感染了腋窝、乳房和肛周区域。他首次建立了化脓性汗腺炎和顶泌汗腺之间关系的理论学说。"化脓性汗腺炎"这个术语的英文是由"汗""腺""炎症""脓液形成"这几个词组成。

化脓性汗腺炎后来被归入毛囊闭锁四联症的一部分，其他三项分别为聚合性痤疮、头皮蜂窝组织炎和藏毛窦。1975 年，毛囊闭锁四联症被定义为藏毛窦的附加物。1989 年，Plewig 和 Steger 基于强烈支持疾病为滤泡起源的数据，介绍了反常性痤疮这一术语。

历史性的记录：Karl Marx 因身患失能性皮肤疾病而出名。最近，一份回顾性报告详尽描述了他身上被称为疖、疮、痈的损伤，以及它们如何持续存在、复发、破坏及和化脓性汗腺炎的特定对应关系。

## 二、流行病学

化脓性汗腺炎也许比我们意识到的更常见，它经常被忽略或被误诊以致治疗失败。基于对青年人群的客观调查，这种疾病的发病率达到了 0.2%，甚至高达 4.1%。

对于化脓性汗腺炎和种族的关系，现在尚没有统一的意见。一些学者认为非裔美国人的发病率正在上升，然而另一些研究未发现该病有种族倾向。该病更常见于女性，大多数文献报道男女比例为（1∶5）～（1∶2）。男性初发的平均年龄是 31.7 岁，女性为 26.4 岁。生殖器皮肤损伤也更常见于女性，而腋窝皮肤损伤的发病率没有明显性别差异。

尽管未能得到所有研究的证实，但是在化脓性汗腺炎患者中，肥胖的发生率很高。肥胖似乎是一个继发因素，相比原发因素，肥胖通过机械性地损伤皮肤皱襞而加重病情。

与被动吸烟者相比，主动吸烟者化脓性汗腺炎的发病率更高。非决定性的因果机制已经确定，然而多形粒细胞的趋化性改变也可能起了作用。

一些家族性相关的证据表明，化脓性汗腺炎是单基因显性遗传。最近一个四代同堂的中国家族的全基因组扫描明确了病变染色体部位为 1p21.1-1q 25.3。大多数研究认为女性的高发病率的意义不仅仅在于该病为常染色体显性遗传，还在于引导大家去思考这种基因表达是否有激素影响的可能性，或者这种疾病是否与 X 染色体相关。

化脓性汗腺炎被认为是一种雄激素依赖性疾病，50% 女性会在经前或经期发作。另外，也经常有妊娠期及绝经后发作的情况。现在已经提出很多关于雄激素和化脓性汗腺炎发病机制的理论，但没有一种理论得到广泛认可。Barth 和 Kealy 针对顶泌汗腺进行研究，但是他们提出的结论为腺体缺陷并不是化脓性汗腺炎发病的主因。

## 三、诊断

化脓性汗腺炎的诊断主要基于临床表现，当前仍没有推荐的诊断试验。没有必要活检，除非是排他性诊断。一份完整的病史和体格检查已足够，但其中应提及化脓性汗腺炎的三个主要特点：①特征性的损伤（有痛感的深部皮下结节、纤维化的窦道）；②典型的部位（腋窝、肛周和生殖器区域）；③复发和慢性化。

现有两种方法可用来评估化脓性汗腺炎的严重程度并指导治疗。Hurley临床分期将所有患者分为应当药物治疗的疾病早期和需要手术治疗的疾病晚期。Ⅰ期：一个或多个脓肿，没有窦道和瘢痕。Ⅱ期：一个或多个分散的复发的脓肿，有窦道和结痂。Ⅲ期：多个互相连通的窦道和脓肿遍及整个受影响的区域。

Sartorius建立了检验每位患者疾病严重程度的评分系统，可以通过估分或根据以前的评分，以总分数或者选择部位的分数进行外科手术或其他治疗方法。①涉及的解剖区域（每个区域计3分）。②损伤的数量（所有区域每个损伤的分数：结节计2分，瘘管计4分，结痂计1分，其他计1分）。③2个相关损伤的最远距离（＜5cm计2分，＜10cm计4分，＞10cm计8分）。④是否所有的损伤都与正常皮肤界限清楚（"是"计0分，"不是"计6分）。

鉴别诊断包括其他毛囊感染，如痈和藏毛囊肿、前庭大腺的感染和表皮样囊肿，以及其他慢性瘢痕的状态；结核和腹股沟肉芽肿也可能被误诊为化脓性汗腺炎。克罗恩病也可能存在溃疡、瘘管和肛周损伤，对于有消化系统症状的患者需要进行排除。化脓性汗腺炎极少累及肛管及齿状线。化脓性汗腺炎患者很少出现鳞状细胞癌，对于任何可疑的损伤，更应强调的是密切观察和活组织检查。任何离体组织都应进行病理检查。

不幸的是，化脓性汗腺炎并不被医务人员普遍了解，患者可能在确诊和开始适宜的治疗之前就诊于很多专科医师。在一份包括164位患者的报告统计中，该病的确诊平均延误了7年。这只能使患者感到挫败和失望，使她们的生活质量受到负面影响。

### 四、治疗

化脓性汗腺炎的治疗包括应用药物和手术治疗的方法清除现有的损伤和预防新损伤的发生。此外，对于这种慢性的、难治愈的疾病来说，处理患者的社会心理问题也是极其重要的。应教育患者通过保持好的卫生习惯，包括洗温水澡、穿宽松的服装等，来减少细菌量。如果患者肥胖，减肥可能会有所帮助。

#### （一）药物治疗

早期治疗包括局部和全身的抗生素抗炎治疗。锌也被应用于治疗化脓性汗腺炎。降低雄激素水平也许可以降低疾病活动度，另外环丙氯地孕酮、非那雄胺和螺内酯也有望用于治疗。一些报告中应用异维A酸、环孢素和类固醇激素等药物，但这些药物的益处非常有限，且会产生副作用。展望未来，抗肿瘤坏死因子（TNF）类药物正被研究用于治疗克罗恩病、风湿性关节炎及其他慢性炎性疾病。更多的研究无疑是必要的。

#### （二）手术治疗

对于药物治疗和局部切除难以治愈的疾病，需要广泛的手术切除。现有多种手术方式可供选择，然而选择何种方式和局部的复发率并不相关。完整切除相关的组织是预防复发非常重要的因素。

外阴部的化脓性汗腺炎需要彻底的治疗，值得注意的是，如果没有提前处理，这可能会长期影响性功能和容貌。对Ⅲ期外阴部化脓性汗腺炎进行彻底的切除及皮肤移植的治疗方案涉及多个学科，需要两性顾问、营养师，还可能涉及精神病学的内容，手术应由一位有经验的且对皮肤移植有所了解的医师执刀。

此外，还需要为患者延长住院时间，同时需告知一些信息，包括有创的封闭式负压引流、过敏反应和下肛管等，以便进行充分的治疗。总的来说，化脓性汗腺炎对女性患者的心理影响很大。为了进行彻底的治疗，对所有女性患者都必须清除病变组织。

### （三）社会心理问题

已有研究显示化脓性汗腺炎可以导致特别严重的生理和社会心理的反应，尤其是当病程延长和疾病加重时。谨记发病受到无数混杂因素的影响是十分重要的，包括环境因素、症状可见度和患者的应对能力。整个患者个体都应得到关怀，而不仅仅是疾病。化脓性汗腺炎首先影响身体的私密部位，这种疾病暗示了患者有不被社会接受的行为，或是缺乏卫生保健常识。化脓性汗腺炎经常存在于隐蔽部位，甚至近亲也不知情。这些患者绝大多数在沉默中隐忍，这深刻地反映出国际化脓性汗腺炎小组支持选择"HIDE（躲藏）"的名字的含义。

有许多测评工具可用于评估疾病程度对个体健康的影响。患者对损伤最大处疼痛的主观评估应该和其他例行的生命体征一起作为评估指标。皮肤病生活质量指数是一个包含10个问题的调查问卷，可更深入地评估影响疾病的因素。该问卷也提出了关于疼痛的问题，但同时量化了疾病活动和治疗的相关性。问卷最高分为30分，更高的分数表明其为有意义的存在负相关影响的皮肤疾病。其他的皮肤疾病可采取特定的生活质量测评工具，如Skindex问卷，这些都证明了化脓性汗腺炎较其他皮肤疾病对生活质量的影响更大。贝克抑郁量表可能会在化脓性汗腺炎患者心理健康的影响上提供有价值的信息。要在最大程度上改善个体的生活质量，除了治疗疾病过程中的生理表现，处理和治疗患者的抑郁心理也是必不可少的。

同样，为了解疾病影响的程度，性功能评估也是十分必要的。女性性功能障碍评分是识别女性自我感觉有问题、定量测量她们性相关苦恼时的有利工具。根据贝克抑郁量表，性苦恼的程度和抑郁的程度不一定相关。

可利用一种测评工具使患者认识到基本疾病影响的程度，而后能够从整体出发进行干预，并追踪不同干预方法的治疗效果。

当需要大范围的外科治疗时，仔细讨论手术范围、需要的恢复时间、伤口护理的要求、术后的外观及复发的可能性都是必需的。心理需要也应当在术前考虑，术前还应鼓励戒烟。

## 五、总结

化脓性汗腺炎会使患者身心受到双重打击，而我们仍对这种疾病知之甚少，而且常常延误诊断。药物治疗虽有帮助，但没有确切的疗效。对于Ⅲ期患者，彻底的手术治疗可能会治愈；然而，术后还应考虑药物治疗以降低复发率。慢性疼痛、忧虑、性功能低下和生活质量的降低在外阴部化脓性汗腺炎患者中时有发生，解决的关键是早期诊断和尽可能控制疾病。为女性开展早期咨询可能是有益的，同时在彻底切除病变之前，谨慎的手术计划可使女性受益，并可提高她们的生活质量。

# 第十一节　性传播疾病

很多性传播疾病都与女性性交痛相关，除了性交痛，患者对性传播疾病的担忧还包括对人类免疫缺陷病毒（HIV）感染等疾病危害健康、导致不孕的焦虑及羞耻感。患有性传播疾病的女性获得和传播HIV的危险性明显升高，尽管她们出现各种症状，包括疼痛，但出人意料的是她们仍然继续不安全的性行为。性传播疾病的治疗不仅可缓解患者的疼痛，还可降低HIV的传播风险。

## 一、生殖器疱疹

生殖器疱疹通常是由单纯疱疹病毒2型（HSV-2）引起的，但在美国，单纯疱疹病毒1型（HSV-1）感染越来越常见，可能是由于童年和青少年时期通过非性传播途径获得口腔疱疹病毒感染，从而降低了HSV-2感染的发生率。HSV-1和HSV-2的基因型和表型非常相似，但可以通过血清型进行区分。在最近的一项调查中，17%的14～49岁的美国人存在HSV-2的特异抗体。除了引起局部疼痛和性交痛，生殖器疱疹还可能导致严重的心理压力。

### （一）病毒病理学

病毒通过黏附于宿主细胞表面得以进入生殖器黏膜，然后分子转运蛋白将HSV从感觉神经纤维运至背根神经节，这是病毒潜伏的部位。再激活可导致病毒重回皮肤和黏膜的周围神经，即典型皮损的部位（不一定是最初部位）。在很多病例中，无法认定再发的诱发因素，但局部外伤（包括性行为）、皮肤病、发热和免疫抑制都可引起复发。

### （二）临床表现

流行病学研究表明，多达90%的、体内存在HSV-2特异抗体的人生殖器疱疹并不会发作。然而，在那些有症状的个体中，疼痛是非常重要的表现。对于初次感染HSV-1或HSV-2的女性来说，症状会更加严重。在临床上，无法分辨初次HSV-1和HSV-2感染。据报道，70%的女性患者初次感染HSV-2时，在发病初期有发热、头痛、心神不安和肌痛。

通常，皮损是从红斑、丘疹发展到小水疱、脓疱和痛性溃疡，它们可以融合，可以在湿润的黏膜表面（如大阴唇表面）形成溃疡，但是不形成硬皮（图5-8）。在外阴部的任何部位，从阴道口到大腿上部、肛周区域和臀部都可以出现皮损，并且有症状。这些损伤带来的疼痛可能是严重和持续的，如果损伤分别位于尿道周和肛周区域，则可恶化，引起排尿和排便的症状。未经治疗的患者可出现新的损伤，且疼痛持续时间可延长至3～4周，其他并发症包括急性尿潴留、骶神经病变和脑膜炎。

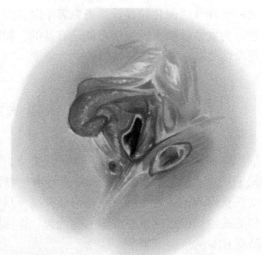

扫二维码见彩图

图5-8　生殖器疱疹

大约25%初次感染HSV-2的患者临床症状轻于复发患者。这些患者体内有先存的HSV-2抗体，意味着她们还未从最近的性伴侣处获得感染。

对于初次发病的HSV-1感染者来说，生殖器疱疹的复发并不常见。HSV-2则倾向于初次感染后很快复发，86%的女性在一年内至少发病1次。最近的数据显示，在随后的几年，对于大多数患者来说复发率会逐渐降低。复发型生殖器疱疹的皮损相比初次发作数量少、疼痛轻，恢复时间为5～10天。

有前驱症状的患者通常表现为瘙痒、刺痛，或者骶部皮肤或更特异部位（即疾病发作的部位）的疼痛。一些患者此时抱怨心情低落，这可能与系统性细胞因子释放影响了她们的心理状态有关。

不典型的临床表现包括外阴部皮肤皲裂和绝经后生殖器黏膜萎缩。相似的损伤可发生在有性兴奋问题的健康黏膜上，并因此导致阴道润滑不充分。一些患者因生殖器疱疹的复发而产生严重的心理问题，常是由于自卑、反应性抑郁症和隐私被揭发。

### （三）诊断试验

生殖器疱疹的临床特征强烈提示诊断。然而，确诊需要损伤组织的病毒培养，这对于初发患者有89%的敏感性，对于复发患者有50%的敏感性。抗体染色可以确定是HSV-1还是HSV-2感染。越新的损伤（如小水疱和脓疱），假阴性率越低。

与细胞培养相比，聚合酶链式反应（PCR）的敏感性高4倍，其在医院的使用率也有所提高。当局部测试反应为阴性时，可以进行血清特异性IgG试验，并与糖蛋白G对照。FDA已经批准了4种这样的试剂盒。我们需要一个相关的临床病理学阳性的结果以确证临床诊断。

### （四）治疗

抗病毒制剂是治疗生殖器疱疹的基础。对于初发的和复发的生殖器疱疹，治疗的目标是减缓病毒的复制、缩短治疗的时间和缓解疼痛。最近的一份文件详细说明了特效抗病毒药（阿昔洛韦、伐昔洛韦和泛昔洛韦）的给药方案。一般来说，生殖器疱疹的抗病毒治疗方案适用于频繁复发的女性患者。它们的作用是降低生殖器疱疹在性伴侣中的传播率。除了抗病毒药，还建议患者使用相关工具进行避孕，同时在疾病的临床发作期禁欲。急性期通过使用非阿片类镇痛药和局麻药可以很好地控制疼痛。

## 二、溃疡性疾病

溃疡可由梅毒、软下疳、腹股沟肉芽肿或性病淋巴肉芽肿引起。一个溃疡内包含不止一种病原体，同时所有这些疾病状态又可提高HIV感染的可能性。

### （一）梅毒

梅毒是由梅毒螺旋体感染引起的。在北美，患这种溃疡性疾病的成年人通常是因性交而感染的。出现初发的早期溃疡或下疳的潜伏时间平均为3周（9～90天）。下疳是特征性无痛、坚硬的，但在生殖器部位出现的也可能是疼痛、柔软的，通常伴有无触痛的局部淋巴结病。二期梅毒通常开始于出现硬下疳的4～10周，并可引起其他疾病，如扁平湿疣，其是柔软的且像去表皮的生殖器疣。专业的诊断为血清学诊断。

### （二）软下疳

当出现痛性生殖器溃疡结合软性化脓性局部淋巴结病时应考虑软下疳，尤其当梅毒和生殖器疱疹试验均为阴性时。实验室诊断依赖于特定的培养基。现在有效的PCR试验还未经FDA认可。

### （三）性病淋巴肉芽肿

性病淋巴肉芽肿（LGV）是由沙眼衣原体L1～L3血清型引起的。最常见的临床表现是腹股沟区变软和（或）大腿的淋巴结病（两者之间少有凹槽）。然而，接种部位的软性生殖器溃疡仅持续片刻。溃疡或淋巴结物质的核酸扩增检测（NAAT）通常可确诊。LGV很少引起会阴部的象皮病。

## 三、阴道滴虫病

阴道滴虫病（TV）是世界上最常见的性传播疾病之一，是由带鞭毛的称为阴道滴虫的原虫引起的，可以感染阴道、尿道、巴氏腺和前庭大腺。女性患者通常抱怨有阴道分泌物（＞50%）、外阴部瘙痒或者排尿困难，但也有一些无症状。典型的阴道分泌物呈泡沫状、黄绿色（10%～30%），但在颜色和稠度上可有差异，甚至看起来正常，但一般都有外阴炎或阴道炎的证据。

诊断通常是从阴道后穹窿取样本经显微镜检；然而，这项试验的灵敏度仅为60%～70%。尽管PCR试验已经高度可靠（至今未得到FDA认可），金标准仍是细胞培养。最近研究表明，快速检测试纸也可以有效检测出阴道滴虫。

由于阴道滴虫通常感染子宫腔、尿道和阴道旁腺，所以给予系统的药物治疗是必要的。口服甲硝唑的治愈率为90%～95%，治疗完全无效者很少见；然而，药物治疗的依从性差和阴道滴虫再感染比较常见。药物治疗无效的患者，可能主要是由于缺乏专家的指导。

妊娠期TV和早产及低出生体重相关。HIV感染者合并TV可增加向性伴侣传播HIV的危险性。

性伴侣应进行筛查和治疗，对有症状的女性患者（无论治疗与否）进行随访是必需的。TV引起的盆腔痛和性交痛有关。

## 四、急性盆腔炎及其并发症

盆腔炎（PID）是以子宫内膜异位、子宫旁组织炎、输卵管炎、输卵管卵巢脓肿和盆腔腹膜炎为特征的疾病。沙眼衣原体（CT）和淋球菌（NG）感染由子宫颈蔓延至生殖道上部。PID在严重程度上有很大差异，从无症状到弥漫性腹膜炎，甚至死亡（很少见）。事实上，由于症状轻微或不典型，很多人PID的发作很可能被忽视、未确诊或被误诊。然而，PID对于女性健康和经济来说都是严重的负担。据估计，仅在美国每年因此病有100万名女性发作1次急性PID，同时有10万不孕的病例发生。平均每人一生用于PID的花费高达318 000美元。PID还是损害生殖健康的非常重要的原因。

沙眼衣原体和淋球菌已经被证明是导致PID的病原体。这两种微生物的感染率持续升高，尤其在年轻人中，感染率最高的年龄段是15～19岁。沙眼衣原体感染比淋球菌更常见，同时在美国也是引起PID的最常见原因，占所有病例近40%。未治疗或不适当治疗沙眼衣原体感染的女性PID的发病率为10%～80%，但其他人的发病率是不确定的。

并非所有生殖道下部感染性传播疾病都会发展为PID；宿主的易感性由基因决定。淋球菌感染引起的PID在临床上常常病情更急、更严重，但与衣原体感染引起的PID相比，不太可能引起远期并发症。

其他微生物，如生殖支原体、厌氧菌、大肠杆菌、葡萄球菌、链球菌和流感嗜血杆菌可能也很重要。已经发现细菌性阴道病（BV）的发病率高于PID，且1/7的BV患者的内膜活检显示为亚临床型PID。

目前已发现口服避孕药（OCP）可能通过孕酮对宫颈黏膜屏障产生作用，阻止感染的蔓延或改善子宫内膜的作用，从而降低PID的危险性。然而，最近关于盆腔炎评估和临床健康评价的研究表明，OCP不能降低PID的危险性，而仅仅降低临床的严重程度。

有很多报告表明，阴道灌洗者患PID的危险性可能加倍，尽管最近的前瞻性观察性研究仍未发现相关性。

任何宫颈屏障的破坏都会增加PID的危险性，如终止妊娠、新近安装宫内节育器（小于6周）、胚胎移植或者子宫输卵管造影。

其他危险因素可能有吸烟和经期性交。在盆腔炎评估和临床健康评价（PEACH）研究中，发现有Ⅱ型HLA蛋白*DOA301*等位基因的女性患淋菌性和衣原体性宫颈炎、子宫内膜炎和不孕的概率更高。

### （一）诊断和调查研究

诊断PID可能是很困难且不确切的，因为其临床表现可以从有症状到严重症状，而且诊断工具缺乏灵敏度和特异性。考虑到PID的潜在严重并发症，降低PID诊断的标准是十分重要的。

PID相关症状：①下腹部疼痛；②异常阴道出血，包括性交后出血、月经间期出血和月经过多；③深部性交痛；④异常溢液（宫颈或阴道）；⑤发热；⑥排尿困难。

PID相关临床体征：①下腹部压痛；②附件压痛和（或）肿胀；③宫颈活动性疼痛；④窥器检查可见黏脓性的宫颈溢液或检查中有接触性出血；⑤发热（>38℃），尽管认为只出现于小于40%的患者。

诊断的阳性预测值基于这些体征和症状，同时取决于许多因素，包括流行病学特征。人们曾多次尝试定义PID的诊断和临床标准。20世纪60年代，Jacobsen和Westrom所采用的标准和腹腔镜检查诊断标准的一致性达到65%，更多最新的尝试并未获得更高的灵敏度。PID的诊断方法显然不够精密，为治疗而制定过低的标准必然会导致PID的过度诊断。然而，漏诊的危险性远比过度治疗潜在的危险性更高。

### （二）鉴别诊断

对于性活跃的女性，有必要诊断妊娠相关疾病，并且在诊断其他疾病之前要首先排除PID。以下是需鉴别诊断的相关疾病：异位妊娠；卵巢囊肿蒂扭转或破裂；肠易激综合征；阑尾炎；子宫内膜异位症；盆腔粘连；功能性疼痛（无可知的身体病因）；尿路感染；炎性肠病；墨菲征。

### （三）检查

患者要进行用于检测沙眼衣原体和奈瑟菌属的宫颈内棉签检查、培养、抗生素敏感性测试（由于NG逐渐对多种抗生素耐药）等，尽管不存在感染，也并不能排除PID。正如显微镜下所见，阴道缺乏中性粒细胞（脓细胞）。Yudin表示，阴性预测值占95%，而阳性预测值非常小。

红细胞沉降率和C反应蛋白（CRP）升高，有助于诊断PID；而如果水平不变，患者仍可能患有轻度或中度的PID。

长期以来腹腔镜检查被作为诊断PID的金标准，然而并非没有争论。事实上，腹腔镜并不是PID常规的检查，但它对于一些选择性病例有重要的作用（如治疗无反应的PID患者、出现并发症者、诊断不确定者等）。

其他检查包括超声检查、经阴道多普勒超声检查、磁共振成像都可以用于诊断PID。这些检查方法对于监测严重病例且明确并发症极其重要。同样，依靠它们，一些病例将不需要行腹腔镜检查。

### （四）治疗

1.抗生素　治疗的策略是消除沙眼衣原体、淋球菌和厌氧菌。在美国，由于淋球菌对氟喹诺酮的抗药性普遍提高，美国疾病控制与预防中心（CDC）最近根据淋球菌分离监督计划（GISP）修改推荐的治疗方案。

如果PID很严重（或者口服治疗不能耐受），要给予胃肠外抗生素，再根据临床表现逐渐转换成口服抗生素。

2.是否移除原来的子宫内节育器（IUD） 一项欧洲的研究报道IUD移除的短期效果很好。然而，美国疾病控制与预防中心并不推荐移除IUD，而提倡密切随访。如果预计要移除，需要和患者探讨正反两方面的影响（如妊娠的风险）。移除后需要准备紧急事后避孕。

### （五）盆腔炎和妊娠

尽管妊娠时期PID并不常见（需要增加对其他诊断的调查），但由于其对母亲和胎儿双方会造成不良结果，因此我们建议如妊娠期间患PID应入院治疗，并给予胃肠外抗生素，尽管缺乏证据显示抗生素的有效性和安全性。

### （六）盆腔炎合并HIV阳性

一系列研究报道称HIV阳性患者PID症状会更加严重，且并发症的发生率增高。然而，新近的研究却报道HIV阳性患者与阴性患者在合并PID时并没有什么不同，推荐HIV阳性的患者根据HIV阴性个体的草案进行治疗。

### （七）对性伴侣进行检查

需要对患者的近期性伴侣进行性传播疾病的相关检查。美国疾病控制与预防中心指南推荐患者回顾前60天的性交经历，但是欧洲和英国的指南推荐回顾前6个月的性交经历（这将根据性历史而异）。经验主义者同样推荐治疗沙眼衣原体和淋球菌感染，无论症状如何，甚至是无症状。

### （八）结局和并发症

该病大多数患者能康复，她们的生育能力也会保留。然而，一旦延误治疗，则可能增加生育能力降低的风险，可能导致大量的后遗症。短期的并发症包括输卵管卵巢的脓肿和肝周炎（Fitz-Hugh-Curtis综合征），该综合征的特点是肝脏和周围组织粘连，引起右上腹部的疼痛，10%～20%的PID女性可能会发生此综合征。除了PID以外，没有证据支持特殊的治疗。

1.长期并发症

（1）输卵管不孕：一般是患者最担忧的并发症。随着PID的发作，低生育能力的风险将会加倍。Westrom等发现，一次PID发作之后，输卵管不孕的发生率是8%；两次PID发作之后，输卵管不孕的发生率是19.5%；三次或以上PID发作之后，输卵管不孕的发生率是40%。对于那些妊娠的患者，研究显示，PID是异位妊娠的危险因素，但是异位妊娠的绝对风险仍然很低（1%）。

（2）慢性盆腔痛（CPP）和深度性交痛：PID一次发作之后，最多有30%的患者可能会发展成CPP，而深度性交痛是CPP的后遗症之一。一些女性则很难消除PID产生的心理效应。

2.随访 所有患者都应在药物治疗72小时之后随访，没有临床改善的患者要进行检查，并且住院进一步调查。也推荐药物治疗2～4周时做1次随访。

3.预防 由于沙眼衣原体和高比例的无症状感染可以引起明确的健康负担，许多国家包括美国，都介绍了针对男性和女性的沙眼衣原体筛选程序。美国疾病控制与预防中心推荐26岁以下的性活跃女性均筛选沙眼衣原体。尽管目前这个举措是次优的选择，主要是期望临床上减少未确诊的沙眼衣原体感染，但这对减少PID的发生及其后遗症很有意义。

# 第十二节　广泛性外阴痛

2003年，ISSVD提出了"广泛性外阴痛"的新术语，提示阴部疼痛可由感染、皮肤病、肿瘤、神经性疾病等因素导致，并且缺乏阳性体征。外阴痛可以是局部的或广泛的，每一种疼痛的表现又可以细分为诱发型、非诱发型和混合型。这些区别是人为划分的，开始时许多女性都会有局部的或者广泛的疼痛。本节着重介绍广泛的非诱发型外阴痛的常见亚型，规范术语为广泛性外阴痛（GVD）。

## 一、流行病学

1880年，T. G Thomas在医学文献中首先描述外阴痛，特点是"一种异常的神经敏感"，在患病的神经中有"一种兴奋性的增加"。然而现在依然不清楚慢性阴部疼痛的发病率。2003年，一项标志性人群研究在4915位不同人种的女性样本中估计了外阴痛的发病率，并且得出结论：全美国约1400万女性在一生中会经历外阴痛。与之前的评估相比，白种人和非裔美国人报道了相似的终身发病率，然而与这两个人群相比，西班牙女性的发病率为80%。尽管这些女性中只有一小部分有外阴痛，但经历此病的女性的数量依然是令人吃惊的。不幸的是，至少30%的患者不愿意就医。

## 二、病因

广泛性外阴痛的病因是很难了解的，其可能由一系列因素导致，并且是多种不同疾病的表现。2003年，ISSVD召开了有关外阴痛的会议，会议总结：广泛性外阴痛用神经病理性疼痛（阴部神经痛）或复杂的局部疼痛综合征（CRPS）描述更加准确，这与其他的CRPS更加相似（如横纹肌痛、间质性膀胱炎）。正如患有神经病理性疼痛的患者，患有广泛性外阴痛的女性的临床表现是触痛（正常非痛性刺激时疼痛）、痛觉过度（轻轻触摸也有疼痛）、痛觉过敏（对疼痛性刺激反应增强）。

另外，如同CRPS患者，广泛性外阴痛女性的系统性疼痛感会有所增强，可能是由中枢神经系统的增敏作用引起的，与中枢神经系统的神经突触改变有关，这是对疼痛性冲动的持续性反应，由此疼痛的感觉持续增强。另外，广泛性外阴痛女性更有可能患其他CRPS（如间质性膀胱炎）；共患的疾病是由于"发条效应"——脊髓灰质后角细胞的活动性增强，紧接着传入C类神经纤维被重复激活。

证据表明，由于盆腔和低位脊髓的解剖结构复杂，支配盆腔和阴部的神经很容易被损伤。阴部由$S_2 \sim S_4$节段发出的阴部神经和$L_1 \sim L_2$分出的生殖股神经丛支配。阴部神经的定位和互相缠绕使其容易受到潜在的损伤，如Alcock鞘的嵌顿、破碎（摔倒时臀部着地、自行车座的压迫、肛提肌张力过高）、瘢痕形成（内膜异位症）、拉伸（生产时）

和感染（疱疹病毒）。

持续的阴部神经损伤可能提示广泛性外阴痛女性存在盆底肌功能障碍。证据显示，相比正常女性，患者静息时盆底肌振幅异常；在盆底肌间断或持久收缩时会加重疼痛，肌电图描记显示盆底肌康复后也存在性功能障碍。

尽管研究人员并没有发现童年时期的阴部损害和广泛性外阴痛的关联，但有研究显示，慢性阴部疼痛的女性更可能来自贫穷的需要社会救济的家庭，并且童年时期遭受过身体虐待。理论上，童年时身体遭受虐待引起的紧张刺激可以导致中枢神经系统疼痛通路的改变。

同样，尽管早年文献中提示了一些心理功能和广泛性外阴痛的相关性，即心理压力可以引起疼痛，但我们还是认为，广泛性外阴痛和相关的性无能会导致某些社会心理学的影响，包括焦虑、抑郁、婚姻关系的破裂等。

### 三、辅助检查

存在阴部疼痛的女性均需要进行全面的体格检查，目的是发现引起外阴、阴道疼痛，但是不能诊断为外阴痛的疾病（如感染、创伤、皮肤病、间质性膀胱炎等）。

### 四、治疗

不足的是，外阴痛的多种推荐治疗方案并不是以对照实验为基础的。另外，许多研究不能区分PVD和GVD。因此，本节所介绍的治疗方法更适合于广泛性外阴痛。

#### （一）使阴部刺激最小化

有许多使阴部刺激最小化的方法。一种最常见的方法是穿100%棉质的内裤，只用热水清洗阴部，以避免织物洗涤剂和软化剂对阴部的刺激。同时，建议患者洗浴时使用性质柔和的肥皂，并不要直接用于阴部，清水即可以将小叶间沟和前庭清洗干净。不要穿过紧的裤子以免引起刺激。月经期使用棉制无色无味的护垫，性交过程中提倡良好的阴道润滑，如不含丙二醇的润滑剂。排尿后冲洗阴部并轻拍至干燥也有助于治疗。

#### （二）局部治疗

局部治疗虽更适于PVD，但对一些患广泛性外阴痛的女性也有益。局麻最开始会引起烧灼感及强烈的刺激；不适感将持续几分钟直至该区域麻木。最常用的麻醉药物是利多卡因（2%的利多卡因凝胶或5%的药膏）。长期晚间应用利多卡因局麻药已经被证实对治疗PVD有效，也可能对广泛性外阴痛有效，由于规律地应用利多卡因可阻断外周C类神经纤维传入伤害感受器受体的激活，从而阻止脊髓灰质后角的"发条效应"。然而，一些典型的局麻药物会使组织更加敏感，并导致副作用（如苯佐卡因），这需要避免。

那些局部治疗效果不好的广泛性外阴痛患者要注意避免副作用和病情恶化。理论上，局部使用类固醇激素不会减轻广泛性外阴痛，但是患者应用后广泛性外阴痛一般会有所缓解。另外，长期应用类固醇激素可能会引起真皮的萎缩和类固醇性皮炎，主要特点是红疹和烧灼感。局部也常用抗真菌药，因为早期的理论认为，外阴痛的病因包括念珠菌感染。然而，这些方法使疼痛有所缓解，更可能是由于其对患者心理上的宽慰。同时，局部治疗也可能会产生新的刺激物和过敏原。

### （三）口服药物治疗

中枢神经系统与痛觉相关的三个区域包括：①上行束起源于脊髓后角；②大脑皮质和皮质下通路将疼痛传入信号转化为可以感知的疼痛；③起源于中脑，终止于脊髓后角的疼痛下行神经系统调节脊髓的敏感度。在治疗广泛性外阴痛时，上述三个区域都可以作为靶点。

三环类抗抑郁药常被用于治疗神经病理性疼痛，如外阴痛。三环类抗抑郁药可阻止疼痛下行神经传导系统中血清素和去甲肾上腺素的再摄取，调节后角神经元，从而限制了"发条效应"。常用于外阴痛治疗的三环类抗抑郁药包括阿米替林、去甲替林和去郁敏，其治疗神经痛和GVD的剂量要比治疗抑郁症的剂量小。当和患者讨论应用三环类抗抑郁药时，临床上一定要强调该药针对疼痛而不是抑郁症，加深患者对治疗目的的理解可以提高其依从性。

阿米替林是一线用药，但是一些医师更倾向于用去甲替林和地昔帕明，尽管剂量相同，但是它们比阿米替林的副作用更小。所有三环类抗抑郁药都可以引起口干、困倦、便秘、增重和心悸，应在睡前2小时服用。按常规，从低剂量开始口服三环类抗抑郁药（大多数人开始时每日5～25mg，老年人为每日5～10mg），之后逐渐加量（每周增加10～25mg，每日最大量不超过150mg），直到症状缓解。

其他抗抑郁药也有控制GVD的潜能，尽管尚无研究证实它们的效果。有临床医师认为血清素再摄取抑制剂对GVD有效，但是其对于慢性疼痛性综合征的效果还未被证实。三环类抗抑郁药、选择性去甲肾上腺素再摄取抑制剂可以阻止血清素和去甲肾上腺素两者的再摄取。

下调脊髓背根神经节疼痛敏感性可阻滞"发条效应"，降低中枢敏感程度。目前，有两种选择性去甲肾上腺素再摄取抑制剂已通过美国FDA审批：文拉法辛和度洛西汀。度洛西汀被用于治疗糖尿病患者的外周神经痛及抑郁症，可以从一个很低的剂量开始治疗，同时阻滞去甲肾上腺素和血清素的再摄取，较文拉法辛更有优势，文拉法辛仅仅在较高剂量时才显示去甲肾上腺素再摄取的抑制作用。度洛西汀从每天30mg开始，1周后增加到每天60mg。文拉法辛从每天37.5mg开始，每天最大量为300mg。两者的副作用包括恶心、眩晕、困倦、疲乏。当中断治疗时，推荐逐渐减量。

上述所有抗抑郁药，由于它们的副作用可以耐受，必须给予患者足够的治疗时间。常常用药4周或更长时间，症状才能缓解。

加巴喷丁和普瑞巴林作用于脊髓后角神经元后突触的电压依赖的钙离子通道，有独特的抗痉挛作用，如果无效，神经痛将加重和持续。一项大型回顾性研究显示，152例GVD患者中，64%的患者疼痛缓解了80%。然而，在一项关于28例应用普瑞巴林的GVD患者的研究中，只有12例（43%）的疼痛缓解了25%，10例（36%）由于副作用中断治疗。

加巴喷丁治疗起始时每天300mg，每天应给药3次，每3～7天增加300mg，直到每天总剂量为3600mg。普瑞巴林开始的常规剂量为每天2次，每次75mg，1周后每2天增加 150mg。如果患者能够耐受副作用，并且低剂量控制不住疼痛，患者可以每天口服 2 次，每次 300mg。这两种药物较三环类抗抑郁药的副作用更小，其副作用包括困倦、眩晕，以及不常见的外周水肿和胃肠道症状。三环类抗抑郁药需要使用一段时间才能控制疼痛。患者也许需要 3～8 周的时间来耐受副作用。一旦达到最大的耐受剂量，持续用药 1～2 周后，要评估疼痛的最终改善情况。

### （四）注射疗法

在一项前瞻性研究中，向 27 位患 PVD 女性的前庭内注射 0.25% 布比卡因以阻滞阴部神经，硬膜外注射罗哌卡因。支持理论是使中枢和外周神经系统的疼痛冲动下调，从而阻滞"发条效应"及中枢敏感性。57% 的女性描述她们的症状至少改善了 50%。尽管这项研究排除了 GVD，但这个治疗策略对患者可能很有利。

最近，A 型肉毒毒素用于治疗外阴痛成功。小型临床试验显示，注射 A 型肉毒毒素后外阴痛女性疼痛评分降低了。A 型肉毒毒素可能通过以下不同机制减轻疼痛：作用于神经肌肉接头的抗副交感神经生理效应将会降低盆底肌的张力；自主去神经作用；抑制 P 物质和血管活性肠肽可减轻疼痛。由于 A 型肉毒毒素费用高昂，最好还是应用物理疗法来治疗顽固性盆底肌高张力。

### （五）物理治疗和生物反馈

物理治疗和生物反馈是最常见的外阴痛治疗方法（本章第十三节）。物理治疗能有效减低肛提肌的张力，恢复正常的肌张力，增强盆底肌强度，降低局部组织的敏感度，增加外阴、阴道的弹性。生物反馈有助于自我调节，掩盖和减轻疼痛，重建正常的肌张力，增强肌肉的稳定性。外阴痛患者静息时肌张力也增高，并且盆底肌的收缩力降低。有了生物反馈的帮助，患者可以在显示器上观察自己的肌张力，久而久之可自我控制肌肉。生物反馈的时间要求和观察频率因人而异，报道的成功率为 60%～80%。有经验的物理治疗师通常可完成完整的评估，评价盆底肌张力、姿势、活动度及强度。

### （六）心理学方面

慢性疼痛患者常常感到无助、抑郁、焦虑等，这些感觉可以和外阴痛并存，尤其是疼痛影响身体私密区域时。随机治疗研究证明，疼痛的减轻并不一定会提升性功能。因此，除治疗疼痛的感觉方面外，有必要同时考虑患者精神、性欲和夫妻关系的障碍。

## 五、总结

GVD 是最容易理解的中枢和外周性的神经病。合理的治疗方法包括减少刺激、局麻阻滞外周疼痛、应用中枢药物抑制脊髓后角等。对于慢性性交痛综合征的治疗，把盆底功能障碍和心理因素结合起来很重要。因此，各学科间的团队配合及综合治疗很重要，应由包括临床医师、物理治疗师、心理医师、性治疗师等的团队来处理 GVD 的各方面问题。

# 第十三节 盆底功能障碍的物理疗法

在盆底功能障碍（PFD）和性交痛治疗方面，物理疗法已经成为多学科治疗的一部分。

刚开始物理治疗师用他们的双手定位和治疗患者的功能障碍，随着高级训练的开展，他们不仅将手法用于外部组织（臀部和后腰的肌肉组织），还用于盆腔内的器官。盆底肌是维护盆腔功能的一部分，它们还受盆腔内脏器（子宫、膀胱、直肠、肛门、尿道）及韧带和筋膜的影响。物理治疗可针对所有的盆底结构，使盆底肌康复。

另外，慢性阴部疼痛患者中盆底肌肉和筋膜异常多见。例如，慢性后腰部和臀部疼痛可以导致盆底肌高张力，这是由盆腔、臀部和后腰部肌肉的力量及强度不平衡导致的。因此，臀部疼痛的加重可能会引起盆底肌高张力，从而导致症状的恶化，包括阴部烧灼感和性交痛。有经验的物理治疗师可以应用本节所介绍的技术评估和矫正不平衡。

## 一、放松肌筋膜

肌筋膜系统是一个可以轻微活动的、连续的、由结缔组织包绕的分层的鞘，包含了所有的躯体和内脏，覆盖了内脏器官、肌肉、骨骼和神经。在健康状态下，肌肉强度和活动度主要受肌筋膜的影响；创伤，或是因为姿势不当、瘢痕或炎症导致筋膜系统活动受限或粘连，其稳定性和灵活性降低，引起慢性疼痛。

手法治疗即应用轻微的拉伸来增加血流，可使肌筋膜系统放松。手法治疗可恢复肌筋膜系统的血供、组织的水合作用及肌肉的长度。物理治疗师可通过放松肌筋膜系统来减轻女性的阴部疼痛，治疗间质性膀胱炎和性交痛。96%的治疗师可通过活动软组织和肌筋膜系统来治疗女性的PVD。

肌筋膜系统触发点的释放。Travell和Simons定义此触发点为在肌筋膜群中的一个可以触摸到的紧致的结节。压力作用于触发点将引起牵涉痛和压痛。另外，触发点也可以干扰该区域的本体感受、疼痛、自主神经的功能，致使肌肉萎缩、活动范围受限、无力或高张力、失去协调性。研究显示，在93%的人群中，触发点是引起慢性临床疼痛的关键。

性交痛合并膀胱和肠功能障碍，可以由盆底的触发点导致，然而其症状各不相同，并且疼痛可能是尖锐、钝性、表浅或深在的。由于创伤、过度运动或炎症引发的触发点常常出现在肌肉上。与盆腔痛相关的触发点包括：肛提肌、闭孔内肌、腹肌、臀肌、尾骨肌、内收肌、梨状肌、腰方肌、髂胫束、阔筋膜张肌、脊旁肌、股四头肌和股后肌群。盆腔后部的触发点可产生牵涉痛至直肠、肛门、骶骨尾骨，而盆腔前方的触发点可引起生殖器的疼痛。

触发点一般不易被识别，有经验的医师可以定位患者的触发点，并且引发患者的疼痛。消除触发点的手法治疗包括切除感觉神经纤维、滚弹皮肤等。物理治疗师有时也会通过拉伸肌肉，应用本体感觉神经肌肉刺激法（如收缩、放松交互抑制）、积极的放松方法和其他肌肉刺激技巧帮助恢复肌肉的放松度和长度。触发点注射和肌内注射A型肉毒毒素可增强手法放松的效果。

Weiss发现，应用手法放松肌筋膜触发点可使症状减轻83%，包括减轻神经源性膀胱炎症状、中枢过于敏感、盆底肌高张力。另外，Anderson等报道，通过放松肌筋膜触发点可以缓解72%的慢性盆腔疼痛和尿道综合征。

## 二、内脏按摩

内脏按摩是一种用于提高组织和器官活动度的物理治疗方法，可以诊断和治疗胸腔、腹腔和盆腔脏器的粘连、固定和痉挛。内脏按摩可以提高组织的新陈代谢，促进血清素的产生，舒张血管，提高呼吸和消化器官的功能。例如，膀胱过度活动症（尿急、尿频、尿痛）的症状可能和盆底肌、膀胱、尿道的张力过强有关。如果膀胱和尿道痉挛，周围的肌肉将产生反射性的夹板效应。手法放松盆底肌是有益的，同时可降低内脏的异常张力（膀胱和尿道），起到治疗作用，有效的治疗可使包括骨骼肌和内脏系统的张力同时得到缓解。

有研究表明，当内脏按摩被用于治疗女性GVD或PVD时，71%的患者症状会有所改善，62%的患者性功能会有所改善（性交痛减轻，性交频率增加，性欲增强）。另外，美国阴道镜和子宫颈病理协会发布了外阴痛的相关指南，其推荐的多学科综合治疗方法中包括内脏按摩。当访问护理女性健康的物理治疗师时，33%报告使用过内脏按摩法治疗PVD。

## 三、神经动员

神经系统起源于大脑，终止于四肢的远端神经末梢，当固定颈椎或牵拉颈椎时，整个神经系统的神经张力增加。如果受到限制（疝形成、椎管狭窄、肌筋膜受限、肌肉痉挛）或神经活动受阻，神经张力就会增加并引起疼痛。

不正常的神经张力可以引起生理异常，这是引起盆腔疼痛的重要因素，导致神经受刺激继而引起区域内的神经痛。神经痛表现为瘙痒、疼痛、麻木、冷感觉、尖锐和闪痛、阴道内肌肉痉挛等，可以由粘连、肌肉高张和短缩、生化异常、神经孔和神经鞘的狭窄、肌筋膜触发点、神经周围结缔组织受限导致。

盆腔痛是由创伤、盆腔、腹腔或股部的手术、产伤、精神和身体虐待、激素不平衡、骨骼畸形导致的神经生理和生化改变。支配盆腔肌肉的神经也可以引起腹部和内脏神经系统的牵涉痛。传入神经纤维在脊髓后角的汇聚不仅影响内脏器官，还会导致神经痛。内脏躯体反射所导致的内脏功能障碍可能表现为腹部的功能障碍。腹部脏器反射，即躯体表面的功能障碍可以反射性地传递到内脏。

## 四、被动活动关节

手法活动关节和周围软组织可使活动的范围正常并缓解疼痛。使关节恢复正常是治疗盆腔痛和性交痛的一个组成部分。盆底功能障碍和外阴疼痛可以由骨盆前倾斜、腿长不均或骨盆姿势不当、臀部活动范围减小及腰部关节功能障碍导致。在腰椎、关节囊、关节盘、髋关节、韧带上存在异常的患者并不少见。在关于女性健康的物理治疗调查中，活动关节疗法被应用于78%的PVD女性患者。

## 五、治疗性锻炼

### （一）脊髓稳定性

在过去十年中，物理治疗师专注于研究腰部、盆腔功能障碍的神经肌肉机制（其可以引起失禁、呼吸功能障碍、后腰和盆腔疼痛）。近期的研究提示，腰部、盆腔功能障碍是运动失衡的一个结果，失衡发生在大的支持肌肉（骶棘肌、腰背肌、腹肌、臀肌）、弱小的躯干平衡器（某些中心肌肉：腹横肌、盆底肌、棘肌）及呼吸膜。强调"核心稳定性"，核心稳定性的目标就是重建盆底的平衡和力量。

PVD女性核心结构不稳定和无力很少见，盆腔和腹腔功能障碍包括肌力增强和减弱、腹直肌分离（左、右腹直肌分离），导致核心结构不稳定及姿势异常。根据Howard的研究，错误的姿势可增大关节压力、过度牵拉肌肉。盆腔的姿势异常可以引起触发点的形成、肌肉高张力和盆腔疼痛。当设计治疗方案时，功能锻炼应能调整异常的骨骼肌，包括增强肌力和拉伸那些疼痛部位的肌肉、纠正姿势、矫正骨骼肌分离、重新锻炼盆底。核心锻炼包括腹横肌等长收缩、骨盆倾斜、斜仰卧起坐、手臂和腿抬高并相接、臀部的内外旋转锻炼、盆底锻炼及支架应用等，但是不仅仅局限于上述动作。

### （二）盆底重建

盆底重建涉及控制盆底肌的神经肌肉的重塑，包括加强肌力、下调肌张力、重新协调盆底肌的控制。盆底重建的主要研究目的是治疗大小便失禁，而不是缓解阴部疼痛和性交痛。一些研究表明不应用生物反馈，盆底重建也可以成功治疗慢性疼痛和PVD。

当回顾慢性盆腔痛女性的物理治疗方法时，研究提示手法治疗（收缩/放松、本体感受的神经肌肉的易化、交互抑制）有助于盆底重建。在如何通过锻炼解决盆底高张力方面，目前存在分歧。一个明智的观点是，不应当训练痉挛的肌肉以进一步增加其紧张度，并且应当下调肌张力直到疼痛消失、活动度正常，收缩活动也正常。

另一个观点是，恢复盆底肌的正常强度和长度对于整体盆底功能（括约肌控制、内脏支持、性功能）很重要。生理学方面，无力和短缩状态的肌肉需要增加血供，扩大其活动范围，恢复肌肉强度以便达到最佳的功能状态。这些方法都很成功，没有一项研究显示某种方法优于他法。

每日进行肌电描记证实生物反馈可以用于降低盆底肌高张力。然而，研究仅仅涉及盆底肌重建方面，而没有考虑相关的手法治疗。有专家表示，生物反馈不应该作为一种独立的物理治疗方法被推荐。66%的物理治疗师将生物反馈应用于PVD女性患者的治疗。

扩大器和振动器有助于重建盆底功能。一系列渐进的阴道扩张器有助于女性克服插入阴道性交的生理和心理方面的压力。逐渐增加阴道扩张器的直径，随着阴道口的伸展，盆底肌放松下来。扩张器可以用于触发点释放治疗。阴道扩张器可提高运动时肌肉组织的本体感受，增强盆底肌的收缩和舒张能力。

一旦女性可以自如地将阴道扩张器置入阴道入口，其插入时的焦虑将会有所缓解。

振动器可用于会阴，使组织放松和敏感度降低，并且可以刺激阴蒂。锻炼需在有性功能障碍治疗经验的专家指导下完成，如有资格证的性治疗师、维护女性健康的物理治疗师、性心理医师等。

### （三）行为疗法

行为疗法是帮助患者康复盆底肌、打破性功能障碍和疼痛恶性循环的必要的辅助方法。教育和训练主要是针对盆底肌适当的运动控制。例如，训练盆底放松来引发排泄（尿道括约肌放松）及性交（帮助增大阴道口直径），而不会使患者由于害怕疼痛而产生夹板效应和肌张力增加。另外，为了维持锻炼效果，可以在一天之中使用相同的放松方法。根据研究，物理治疗、手法治疗及生物反馈都可以拉伸和放松盆底肌。

操作模拟学习模型和认知行为疗法同样可用于行为训练。其他的行为疗法包括预定时间排空空腔脏器、控制欲望、恢复肠功能、应用疼痛图表、避免触发点及教育患者。

### （四）其他形式

内用或外用不同的电波刺激盆腔可以提升盆腔的本体感觉和盆底的收缩功能，并且减轻疼痛。Fitzwater报道了用电刺激进行盆底肌治疗，以减低肛提肌张力和缓解疼痛的成功案例。用电刺激治疗PVD女性也可以使其肌力加强，疼痛减轻。有报道，42%的物理治疗师运用电刺激治疗PVD。

超声治疗存在深部的热效应，也可用于外阴切开术后或阴道分娩后损伤的性交痛患者局部疼痛的治疗。37%的临床物理治疗师应用超声治疗阴部疼痛。

## 六、总结

物理治疗可以降低盆底肌的张力、增强盆底力量、纠正非盆底肌力量和长度的不均衡，已成为临床治疗性健康疾病的重要方法。女性性交痛等疾病也会大大受益于物理治疗。

# 第十四节  间质性膀胱炎/膀胱疼痛综合征

间质性膀胱炎/膀胱疼痛综合征（IC/PBS）有以下特征：盆腔痛、压力、膀胱充盈不适感持续刺激膀胱排空，尿道持续感染或其他病变。发病率为0.03%～3%；然而，统计学上很不重视该综合征频繁的可变性，以及如何定义和描述间质性膀胱炎。

IC/PBS呈现的症状是可变的，常常易与子宫内膜异位症、反复发生的尿道感染、膀胱过度活跃、肠易激综合征、广泛性外阴痛（GVD）、诱发性前庭痛（PVD）相混淆。本病发病率男女比例大约是10∶1。

## 一、病因

IC/PBS的病因目前尚不完全清楚，一些综合因素引起了IC/PBS的症状，如解剖学因素、神经病学因素、免疫学因素、遗传学因素、感染因素、环境因素、饮食因素及心理因素很可能都在IC/PBS的发病中起作用。

最常见的IC的病理学假说侧重于膀胱黏膜完整性的异常。正常的膀胱上皮由黏多糖（GAG）层保护，可防止组织铁和毒性物质的渗透。如果遭遇损伤，黏多糖层就会受损，并且被穿透，允许钾离子渗透，穿过膀胱黏膜，引起下方神经的刺激症状，导致神经痛和炎症。肥大细胞激活导致组胺和其他炎症因子的释放，从而增加了疼痛和组织损伤。黏多糖层更进一步退化，从而引起疼痛和炎症的恶性循环。

IC/PBS和其他慢性内脏疼痛综合征相似，如GVD。P物质为一种炎症因子，在IC/PBS女性患者的膀胱黏膜和尿液中浓度高。P物质可刺激无髓鞘的C神经传入纤维，从而刺激脊髓后角神经组织。脊髓后角神经的持续激活导致了$N$-甲基-D-天冬氨酸受体（NMDA受体）的激活，引起后角神经去抑制的"发条效应"。这种去抑制是触痛和痛觉过敏的病理生理学基础。最后，正常的传入神经可以变成传出神经，导致膀胱黏膜的神经源性炎症，造成疼痛的恶性循环。

## 二、诊断

采集病史、分析和培养尿液，可做出IC/PBS的最初诊断。如果血尿持续存在，应进行尿液细胞学检查。体格检查关注于腹腔和盆腔，沿着尿道、膀胱颈和膀胱底的走行触诊阴道前穹窿。同时盆底肌肉组织应当被检测。

一些经过验证的量表有助于诊断IC/PBS。另外，这些量表可以定量IC/PBS的严重程度，并且评估其对性功能的影响。盆腔痛和尿急/尿频量表（PUF）是一个简短的自评调查问卷，结合了症状和心理评分，症状评分包括对白天和夜间的尿频、尿急、性交痛、疼痛定位的量化。评分量化了相关变量，包括症状的不适程度评分。

PUF在一项大型的慢性盆腔痛多中心临床研究中体现了价值：评分小于4分提示无IC/PBS，12～15分提示IC/PBS的可能，大于15分则提示患IC/PBS的可能性极大。在一项包括334位IC/PBS患者和48位对照者的研究中，PUF评分超过15分的女性患者，84%钾离子敏感性测试阳性。尽管PUF评估和量化了不适的程度，但在一项性交困难的问卷调查中，其在性方面的不适程度评分不准确。

O'Leary-Sant综合征和问题指数问卷（OSSOI）有助于鉴别IC/PBS和其他泌尿系统疾病。OSSOI作为IC/PBS的检测工具，有助于测定临床状态的变化。作为IC/PBS诊断的工具，OSSOI有足够高的独立的敏感性和特异性。

另一个可以用于评估IC/PBS的性功能的多维自评调查问卷是女性性窘迫等级（FSDS）评分。FSDS是一个自评工具，可为评估女性的性相关不适提供有效可靠的测量方法。它由12项相关的感觉组成：在过去的30天中是否存在性不适、不快乐、罪恶感、挫折感、压力、自卑、担忧、不满足、后悔、尴尬、不满、愤怒。每一项都按下述标准打分：从不（0分），很少（1分），偶尔（2分），经常（3分），总是（4分）。性相关不适程度（如性交痛）很高的女性，在此测量中将得分很高。纵向得分用于评估随着时间进展症状的改善或恶化。

钾离子敏感试验（PST）被用于诊断IC/PBS。最开始，无菌生理盐水通过导管被缓慢灌注入空虚的膀胱，之后激发出患者尿频和疼痛的感觉，然后排空膀胱，再灌注钾溶液，患者再次表现出症状。如果灌注钾离子之后疼痛比之前重，试验呈阳性，则提示很可能符合IC/PBS的诊断。在78%的IC/PBS患者中可以观察到PST阳性，但是在对照组中仅仅见于4%的女性。

膀胱镜是诊断间质性膀胱炎的重要工具，但是在诊断IC/PBS时并不强行要求采用。95%的IC/PBS患者膀胱镜检查可见黏膜下瘀点，在5%～10%的IC/PBS患者中发现膀胱黏膜溃疡形成（洪纳病变）。

## 三、治疗

IC/PBS最开始的治疗要包括对患者的健康教育和行为矫正。临床上每天要记录排尿日记及其细节，包括频率、排尿量、时间、产生的相关症状等。记录上述信息有助于确定可能会引起症状恶化的食物和行为。

由于IC/PBS的复杂程度，研究者针对疾病的病理生理学方面提出了一个综合性的医学治疗策略。目前的药物治疗存在共识，每一种药物都有其独特的机制。另外，有证据显示早期认知和治疗IC/PBS会迅速缓解症状。

具有恢复膀胱保护性屏障作用的药物可以消除尿路上皮的功能障碍，包括戊聚糖多硫酸钠（PPS）或膀胱内使用肝素（含或不含利多卡因）。迄今为止，PPS是FDA批准的用于治疗IC/PBS的唯一的口服药物。

最近，口服PPS和膀胱内缓慢输注PPS联合应用获得了更安全、有效的治疗效果。另外，羟嗪可以阻滞肥大细胞的效应，阿米替林、去甲替林和其他三环类抗抑郁药被推荐用于治疗IC/PBS引起的神经痛。同样，加巴喷丁和普瑞巴林等抗痉挛药物可以减轻IC/PBS的疼痛。一些治疗方法用于减轻IC/PBS的症状（如抗抑郁药），但可能会引起女性性功能障碍的恶化。

一项新近的研究报道了IC/PBS患者膀胱内灌注利多卡因、肝素、碳酸氢钠溶液在改变性交痛的程度和频率方面的结果：性活跃患者用这种溶液治疗3周，每周3次。接着，3周后使用症状改善等级的主观量表进行测量。65%的患者报道症状改善50%以上，即有意义的夜尿减少，排尿量增多，PUF得分改善。另外，过半数的患者自诉性交痛缓解。

如同其他慢性疼痛综合征，多学科合作治疗IC/PBS是必要的。IC/PBS患者常出现盆底肌功能障碍，盆底的物理治疗和生物反馈可以用于盆底肌功能障碍治疗。认知行为治疗和性治疗可能会使一些患者获益，缓解她们的焦虑、抑郁和性功能障碍。其他治疗方法包括骶神经调节、注射A型肉毒毒素及膀胱扩张法可能对一些患者有效。

## 四、IC/PBS和性功能障碍

最近关于IC/PBS的研究报道称，性交痛可以作为IC/PBS可能的症状之一。性交痛继发于膀胱的病理改变，但是传统上并没有认知这一点。迄今为止，在同行评议文献中报道的相关内容也不多。事实上，膀胱源性的盆腔痛未被普遍诊断，而常常被诊断为子宫内膜异位症、GVD、PVD等，这些疾病本身可能作为性交痛的来源，与IC/PBS共存。盆底功能障碍，一种盆底肌高张和痉挛疾病，是性交痛的常见原因或是性交后疼痛的根源，通常伴随于75%的IC/PBS患者。

在一项关于IC/PBS患者的研究中，94%的患者存在不同程度的下腹部、尿道、后腰和前庭阴道的疼痛。性交会加重75%患者的泌尿系统症状和疼痛。随着时间的进展，IC/PBS相关的性交痛发展成慢性，会影响性欲、性唤起和性高潮。

Salonia等比较了患有尿失禁和下尿路症状的女性与对照组正常女性性功能障碍的发生率，显示前者更易出现性功能障碍。在一项英国的研究中，IC/PBS支持小组30%的成员报告称IC/PBS影响了她们的夫妻关系。性功能障碍被认为是一个功能强大的预警器，预示着患难治性IC/PBS的女性患者生活质量低下。

Peterd等运用一个自评调查问卷测试IC/PBS患者和正常对照组，以确定发病的诱因和并发症。所有项目中，IC/PBS患者的得分都比对照组差。青春期和成年时期的IC/PBS患者报道了更严重的盆腔疼痛、更惧怕疼痛、更严重的性交痛。在诊断之前，86%的IC/PBS女性患者回忆有中到高等程度的性欲，而对照组为78%。然而，诊断之后，仅仅40%的IC/PBS女性患者报道有中到高等程度的性欲。有趣的是，随着年龄的增长，两组FSDS的得分均减少，提示性痛苦也减轻了。

性交痛的反复发作很可能引起了患者对疼痛的惧怕，这会引起反射性的盆底肌高张力（如阴道痉挛），可能会导致性交困难和前庭、尿道黏膜的创伤。伤害性刺激激活了疼痛系统，重复的伤害性刺激可能会将伤害性疼痛转化成神经痛。反复的疼痛会引起慢性疼痛性疾病，导致性功能的改变。

IC/PBS患者易抑郁，若使用糟糕的应对策略会影响夫妻关系。盆腔痛患者的生活质量往往不高。Micheal等收集了一组IC/PBS女性和正常女性的生活质量多维量表，根据年龄进行校正之后发现，IC/PBS患者7个域中的4个域（自我印象、身体疼痛、活力、自尊）生活质量的得分很低。与患风湿性关节炎的女性相比，IC/PBS患者的身体功能并没有受限制，但是她们的活力和心理健康都受到了影响。

## 五、总结

IC/PBS和性功能障碍常合并存在。如同其他慢性区域性疼痛综合征，IC/PBS需要以社会-心理-社会模式进行治疗。药物治疗可以用于这种疼痛综合征的多个方面，包括减轻局部炎症和神经痛。物理治疗应当被用于治疗盆底功能障碍。

# 第十五节　外阴阴道炎

外阴阴道炎是一种常见的、频繁发生的、可治愈的疾病，是性交痛的诱因。本节的目的是回顾外阴阴道炎的感染性诱因，除外宫颈炎和上生殖道炎症，它们都可以引起性交痛，尤其是深度的性交痛。

## 一、阴道炎和性交痛

一过性的阴道症状短暂而轻微，是非常常见的。许多严重而持续的症状常常提示某些疾病。这些女性可能会咨询健康保健师，或用一些可缓解症状的常规非处方药物（OTC）进行治疗。外阴、阴道的症状包括阴道分泌物异常。在美国，患者在医师的私人办公室里咨询的常见症状有25种，阴道异常分泌物就是其中之一。在40%有外阴、阴道症状的患者中可见外阴阴道炎，且超过25%的女性伴随性传播疾病。

外阴、阴道疾病引起性交痛的机制常常与以下因素有关：摩擦、压迫、超敏刺激、神经纤维炎等，还有一些尚未阐明的机制。事实上，所有患外阴阴道炎的女性，都会在性交开始或者性交后有烧灼感和刺激症状，并持续4小时至1天。外阴阴道炎同样与盆底功能障碍有关，这一病因经常被忽视。

要强调的是，在患者就诊时就应告知患者合理的预期。由于外阴阴道疾病往往是长期存在的，并且由多因素导致，不太可能很快就治愈，甚至一些病例永远无法被治愈。严重的外阴阴道炎的症状，尤其是由念珠菌感染引起的症状，一般治疗2周才可能缓解，尤其是累及性交的病例。

复发的阴道炎（每年发作4次以上），尤其是由念珠菌感染引起的阴道炎，可以导致频繁的性交痛，每次发作都有一个渐进性的愈合过程，直到患者的主观感觉恢复到基线水平，舒适感才会恢复正常。反复发作的阴道炎会引起反复的疼痛或不适，使夫妻关系紧张。因此，打破反复感染的恶性循环是最重要的治疗目标。不幸的是，一些女性再也不能恢复到基线水平的功能状态，并且缓解疼痛的治疗对医师也很有挑战性。由于治疗不充分，病情往往反复发作，疼痛难以控制。

## 二、细菌性阴道炎

### （一）流行病学

细菌性阴道炎是最常见的育龄期女性阴道炎的病因。在全科医学或健康保健方面寻求妇科治疗的女性中，17%～19%被诊断为细菌性阴道炎。16%～29%的妊娠女性存在细菌性阴道炎，并且其发病率随女性性传播疾病而增加，范围在24%～37%。细菌性阴道炎的主要致病菌为加德纳菌属，在青春期女孩中占细菌性阴道炎发病率的比例为10%～31%，但在性活跃的女性中加德纳菌属性阴道炎更常见，尤其是在一些高危感染性的人群中，其发病率可以达到50%～60%。流行病学研究揭示，在应用子宫内节育器、阴道内子宫托、阴道灌洗及吸烟的女性中，细菌性阴道炎更常见。同样细菌性阴道炎更常见于黑种人和同性恋人群，并且在患病之前的一年中，女性患者更常见有多个性伴侣。

### （二）发病机制

细菌性阴道炎是由混合性的、厌氧菌群的显著大量增生导致的，包括链球菌、拟杆菌、加德纳菌、动弯杆菌和生殖器支原体。细菌性阴道炎常伴随轻微的炎症；比起真正的组织感染，此病干扰了阴道正常的微生物生态系统。混合菌群的大量增殖导致原本大量乳酸菌定植的阴道出现异常。不存在专门引起细菌性阴道炎的单一菌属。

以下两个因素支持细菌性阴道炎的性传播：①性活跃女性较无性活动女性有更高的发病率。②患细菌性阴道炎女性的阴道微生物常常可以从男性伴侣的尿道中分离出来，但是治疗男性伴侣并不能降低女性细菌性阴道炎的发生率。

过度繁殖的厌氧菌（包括支原体、加德纳菌、动弯杆菌属）导致细菌性阴道炎的机制尚不清楚，理论上可能是适合的培养基、pH增高、乳酸菌抑制效应的明显丧失等。患有细菌性阴道炎的女性的阴道被不能产生过氧化氢的菌株覆盖；而乳酸菌显著减少，剩余的菌株产生过氧化氢的能力不足。过氧化氢可以抑制细菌性阴道炎相关的病原体。

伴随着细菌性阴道炎中细菌的过度增殖，厌氧菌产生胺类物质。这些胺类有鱼腥样气味。这些胺类物质和有机酸混合在阴道内产生细胞毒性，导致阴道上皮的脱落，产生异常分泌物。加德纳菌性阴道炎与阴道上皮细胞脱落关系密切，尤其是在碱性环境中。加德纳菌的黏附在湿涂片上可见特殊的线索细胞。

### （三）临床特征

50%的细菌性阴道炎患者没有症状。细菌性阴道炎患者常常被检测出异常恶臭的阴道分泌物（鱼腥味），在无保护的性交后腥气加重。检查显示有无粘连的、灰白的、附着的分泌物。瘙痒、排尿困难、性交痛少见。

最近，有证据显示，严重的产科或妇科后遗症会引起细菌性阴道炎，甚至是无症状的阴道炎。未治疗的细菌性阴道炎可引起生殖器疱疹的临床发作次数增多，也会增加HIV的传播。

### （四）诊断

根据症状和体征诊断细菌性阴道炎并不可靠。至少符合以下3条Amsel标准才可诊断：①附着的、白色的、非棉絮状、均质的分泌物；②胺试验（whiff test）阳性，在加入10% KOH之后释放出鱼腥样气味；③阴道pH大于4.5；④光镜下发现线索细胞（最可靠的预警）。该诊断标准简单、可靠、容易检查。

至少20%的上皮细胞是线索细胞，脱落的阴道鳞状上皮细胞将被阴道毛滴虫覆盖，此发现有诊断意义。当进行物理检查或胺试验时，鱼腥样气味非常明显。阴道分泌物的革兰氏染色对于诊断有意义，敏感性约93%，特异性约70%。

尽管几乎所有的细菌性阴道炎患者的阴道毛滴虫培养均呈阳性，但是检查发现50%～60%的阴道炎患者并不符合本病的诊断标准。阴道培养并不能用于诊断细菌性阴道炎。

### （五）治疗

细菌性阴道炎最有效的治疗方法是口服甲硝唑。甲硝唑应分次口服，800～1200mg/d，治疗1周，临床治愈率大约为80%；治疗4周，治愈率高达90%。尽管单剂量2g可以迅速见效，但是复发率较高。甲硝唑的治疗效果在于它的抗厌氧菌活性和抗无氧代谢活性。

2%的克林霉素软膏或栓剂的常规治疗（每天1次，治疗7天），或者0.75%的甲硝唑胶，可以消除细菌性阴道炎，且不引起副作用。单剂量克林霉素针对生物黏附进行治疗也是可取的。

在过去，无症状的细菌性阴道炎并不需要治疗，因为患者的身体每隔几个月就会自发改善自身的状况。然而，越来越多的证据显示，无症状的细菌性阴道炎可以合并许多产科或妇科的生殖道病症，从而使医师们重新评估治疗策略，尤其是应用那些简便的、有效的常规治疗。

应在准备妊娠前治疗无症状的细菌性阴道炎。宫颈异常的女性，在择期妇产科手术前也要治疗。然而，妊娠期是否应常规检测和治疗无症状细菌性阴道炎，目前尚有争议。这些女性更需要监测。一些对照研究表明，用克林霉素和甲硝唑治疗细菌性阴道炎可以降低未足月产和早产的发生率。目前，尽管不充足的证据显示本病可以通过性传播，但没有研究记录男性伴侣接受甲硝唑治疗后女性患者的复发率，因此临床上并不常规治疗感染女性的男性伴侣。

在口服甲硝唑治疗之后，细菌性阴道炎在3个月内的复发率大约为30%。复发的原因尚不清楚，可能包括再感染，或是由于未根除致病菌，或是阴道的乳酸菌群自身定植失败而引起的并发症。复发时，口服甲硝唑和克林霉素治疗急性细菌性阴道炎，通常要比初次治疗的治疗周期长，可延长到10～14天。

一项最近的研究发现，使用甲硝唑胶（0.75%）持续抑制治疗2周是有效的预防方法，但是长期治愈率低于50%。应用外源性乳酸菌抑制复发被证实是可行的，但是尚存在争议。

## 三、阴道滴虫病

### （一）流行病学

据研究评估，每年有300万～500万美国女性感染滴虫，全世界每年有1.8亿女性感染。阴道滴虫病与女性性活跃相关，其在临床计划生育门诊就诊的女性中患病率为5%，妇科门诊患者的患病率为13%～25%，性工作者的患病率为50%～75%，有性传播疾病的女性的患病率为7%～35%。最近的研究显示，滴虫病更多发生于工业化国家。

### （二）病理生理学

阴道滴虫病主要的传播途径是性传播。在诊断之前的48小时内与感染女性有性接触的男性尿道培养阳性率为70%。滴虫病女性患者淋病的发病率也较高，这两种疾病都与无保护性生活有关。

复发性的滴虫病常常提示缺乏保护性免疫机制。然而，阴道滴虫会引发免疫反应，有一个低滴度血清指示抗体。在阴道分泌物中可以检测到抗滴虫的免疫球蛋白A，但是免疫球蛋白A可能并没有保护作用。尿道周围和尿道旁腺是最常见的感染部位，阴道滴虫可存在于黏液中。

### （三）临床特征

阴道滴虫病感染的严重程度不同，其临床表现也不相同，从无症状到严重的急性炎症反应。50%～75%的滴虫病患者阴道分泌物有臭味。25%～50%的患者存在瘙痒。其他症状包括性交困难、排尿困难、尿频。10%的患者可见下腹部疼痛，并且需要医师检查是否合并慢性盆腔炎症。滴虫病的急性症状常常出现在月经后。此病的过程备受争议，发病周期基本是3～28天。

阴部可能不会有异常发现，但是严重病例的特点是弥漫性的阴道红斑、水肿和阴道脓性分泌物。分泌物呈泡沫状、黄绿色，有时也可以是白色的。阴道壁呈现红斑性的改变，有时可以出现肉芽组织。宫颈点状出血可以呈现草莓样改变。这些表现在1%～2%

的病例中肉眼可见，45%的病例可在显微镜下发现。孕妇滴虫病的临床经过与非妊娠期相同，不治疗会引起胎膜早破和早产。滴虫病可以增加HIV的传播率，而应用甲硝唑可以使分泌物中的HIV病毒减少。

### （四）诊断

滴虫病的临床特征不够特异，以至于不能根据症状和体征去诊断该病。诊断要求发现病原体存在的证据。阴道pH升高（pH约为5.0）。在生理盐水悬滴法显微镜检查时，总是可见多形核白细胞（PMN）。卵形的滴虫比PMN稍大，并且由于滴虫的活动性，可以很好地辨认。湿涂片阳性率仅仅见于40%～80%的病例。尽管滴虫常可见于宫颈涂片中，但比起生理盐水镜检，革兰氏染色的阳性率只有60%～70%，并且常常报告假阳性结果。

阴道滴虫的诊断方法中，阴道分泌物培养是可行的（Diamond培养基），取分泌物之前48小时应避免性交、阴道灌洗或局部用药。分泌物取出后应及时送检，注意保暖。培养目前被认为是最敏感的检测方法，显示滴虫的敏感性为95%。滴虫运动检测阴性，但是阴道pH和PMN阳性的患者应做此种检测。PCR技术是极度敏感的，但是并不被普遍应用。滴虫抗原床旁检测（OSOM滴虫快速检测）是一种以检测抗原为基础的诊断试验，有很高的敏感性和特异性，可以快速检测并容易操作。

### （五）治疗

滴虫病的治疗药物以5-硝基咪唑类为基础，如甲硝唑、磺甲硝咪唑、奥硝唑等都有相似的效应。口服治疗比阴道局部用药效果更好，因为尿道及其周围的频繁感染会引起再感染。治疗由以下方案组成：甲硝唑500mg，口服，每天2次，连用7天，治愈率为95%。单剂量甲硝唑2g口服治疗可以取得相似的效果，治愈率为82%～88%。如果性伴侣同时接受治疗，之后的治愈率会升高到90%以上。单剂量治疗的特点是可更好地处理患者的合并症，总剂量低。短期戒酒可降低之后发生念珠菌感染的可能。

一开始治疗无效的患者在额外增加7天的治疗后，常常有反应。一些难治的患者，当出现并发症或者性伴侣也有症状时，要反复治疗。如果消除了再感染，很少会有患者出现抗甲硝唑的阴道滴虫菌株。增加甲硝唑的剂量和延长疗程对于治疗难治性滴虫病很有效；患者需要口服最大耐受量的甲硝唑，每天2～4g，10～14天。在抗甲硝唑的病例中，改为口服磺甲硝咪唑是可行的方法。许多患者使用高剂量的磺甲硝咪唑，每天1～4g，治疗14天。对于很少数对硝基咪唑类耐药的患者，要改用巴龙霉素。

甲硝唑的不良反应包括恶心（10%）、呕吐等不适，以及口中金属味、一过性中性粒细胞减少（7.5%），存在使用乙醇时的双硫仑样反应。长期的高剂量治疗将增加中性粒细胞减少和外周神经病的风险，也可能会发生念珠菌的双重感染。

## 四、外阴阴道念珠菌病

### （一）流行病学

在美国，念珠菌感染是第二常见的阴道感染。据估计，75%的育龄期女性至少有过一次外阴阴道念珠菌病（VVC）的发作，40%～50%经历过两次发作。5/8的成年女性经历过反复发作的、难治性的外阴阴道念珠菌病。

念珠菌单一性生殖道感染15%～20%是无症状的，多发生于健康的育龄期女性。无症状真菌定植的自然病史尚不清楚，研究表明，阴道带菌可能会持续几个月甚至几年。一些因素与无症状的阴道念珠菌定植密切相关，包括妊娠、使用口服避孕药、未控制的糖尿病、医源性感染等。女性初次月经前期的单一性念珠菌感染是罕见的，绝经后发生率也很低，外阴阴道念珠菌病可能与激素替代治疗相关，这一切都强调了本病的激素依赖性。

### （二）病因

1.**感染病原体**　阴道分离出的念珠菌85%～90%为白色念珠菌，其余最常见的是光滑念珠菌。非光滑念珠菌的毒性很低，但是也能够引起阴道炎，并且它们与光滑念珠菌相比，常规治疗往往无效。由非光滑念珠菌引起的外阴阴道念珠菌病，目前越来越普遍。念珠菌可以在阴道腔和邻近的肛周区域检测到，这一发现支持了流行病学分型的研究。

2.**主要因素**　霉菌性阴道炎主要发生于育龄期女性，只有在少数病例中念珠菌才可以确定为引起本病的原因，存在从无症状的阴道带菌到产生阴道炎的种种症状。高水平的妊娠期生殖激素可以导致阴道内环境中高水平的糖原，并为念珠菌的生长和繁殖提供了充足的能量。雌激素增强了阴道上皮细胞对酵母菌的黏附作用。一些研究显示，外阴阴道念珠菌病发病率的增高与口服避孕药和未控制的糖尿病有关联。对于那些反复发生外阴阴道念珠菌病的患者，我们推荐做糖耐量试验，但是她们的受益很少，并且此实验研究对于那些健康的绝经前期女性并没有进行校正。

全身或阴道局部应用抗生素治疗之后，常见有症状的外阴阴道念珠菌病。抗生素导致了20%的外阴阴道念珠菌病散发病例。由于该病削弱了阴道正常菌群的保护，所有的抗菌药都可以引起这个并发症。阴道正常菌群维护了阴道抗病菌增殖的局部环境。阻止念珠菌的繁殖，最根本的就是乳酸菌的作用。

其他引起外阴阴道念珠菌病的因素还包括穿着过紧的不透气的衣服，因为这些衣服会提高会阴部的温度和湿度。化学接触、局部过敏、高敏感性都容易引起有症状的外阴阴道念珠菌病。

念珠菌可以损伤细胞，通过菌丝直接侵袭上皮组织而引起炎症。病原体的蛋白酶和水解酶渗透细胞，从而引起炎症、黏膜损伤、红斑和阴道上皮细胞的剥脱。外阴阴道念珠菌病特征性的非血性的阴道分泌物由凝聚的菌丝和剥脱的死亡的上皮细胞及少量的PMN组成。尤其是对于先天的复发的外阴阴道念珠菌病患者，念珠菌可能会引起过度敏感的症状和过敏反应。

3.**复发的慢性外阴阴道念珠菌病的原因**　仔细评估患有复发性阴道炎的女性往往不能揭示本病的任何病因和机制。尽管念珠菌可经阴道性交和口交传播，但念珠菌导致反复发作的外阴阴道念珠菌病仍然可疑。复发的外阴阴道念珠菌病也常常发生在禁欲的女性中，反之只有少部分女性患者的男性伴侣也存在念珠菌的定植。尽管在许多研究中，治疗男性患者并没有降低女性患者阴道炎复发和发作的频率，有的研究却提示治疗感染的男性伴侣可以降低女性患者外阴阴道念珠菌病的复发率。

阴道复发提示抗真菌药没有完全消除念珠菌。根据这一概念，少量念珠菌持续存在于阴道内，使患者成为持续的携带者。无论复发的原因是再感染还是复燃，复发性外阴阴道念珠菌病不同于那些感染发作不频繁、但是不能耐受阴道内少量念珠菌的再次侵犯或是念珠菌持续存在。外阴阴道念珠菌病频繁发作的主要因素并不清楚，抗真菌药物抗药很少导致复发性外阴阴道念珠菌病。

HIV血清反应阳性的女性念珠菌阴道定植的比例更高，但是它引起严重复发性外阴阴道念珠菌病的报道还未被证实。复发性外阴阴道念珠菌病患者如果不存在HIV的其他风险因素，将不推荐进行HIV检查。

### （三）临床特征

由于阴道分泌物不均匀，并且量少，外阴阴道念珠菌病最常见的症状是阴部瘙痒。尽管典型的描述为白软的干酪样分泌物，但实际上为水状到稠厚状不等。阴道疼痛、刺激症状、烧灼感、性交困难、排尿困难很常见。即使有气味，也很轻微，不令人讨厌。检查可见阴唇和阴部的红斑及肿胀，常常有分散的斑丘疹样外周病灶。宫颈往往正常，很常见阴道黏膜红斑上覆盖着一层白色的分泌物。特征性地，月经前一周症状会加重，月经开始后症状即缓解。

### （四）诊断

对于缺乏外阴阴道念珠菌病特异性症状和体征的患者，要排除诊断，只需要根据病史和体格检查。许多有症状的外阴阴道念珠菌病患者要根据简单的镜检和阴道分泌物进行诊断。生理盐水湿涂片有40%～60%的敏感性。10%的KOH溶液可以增加敏感性，用于诊断念珠菌出芽。正常的阴道pH（4.0～4.5）被发现于霉菌性阴道炎患者；pH的增高（大于4.5）提示细菌性阴道炎、滴虫病和混合感染。

尽管常规的真菌培养常常不是必需的，但镜检阴性的患者要做培养以确诊，并且这可以帮助医生避免犯经验主义错误。目前没有可靠的血清学技术用于诊断有症状的霉菌性阴道炎，也没有商业上可用的可靠的快速抗原检测。

### （五）治疗

治疗急性霉菌性阴道炎的经典药物如抗真菌软膏、阴道药片、栓剂和上面涂有药物的棉球被广泛应用。很少有证据提示常规的抗真菌治疗会影响外阴阴道念珠病患者的临床疗效。当阴部存在广泛炎症时，经典的药膏要和类固醇药物一起用于控制炎症。

唑类药物抗真菌的临床治愈率为85%～90%。尽管许多研究对比了不同唑类药物的临床疗效，但很少有证据显示一种唑类药物的疗效明显好于其他药物。经典的唑类药物没有局部或全身的副作用，但是刚开始应用时，局部的烧灼感和不适感并不少见。

目前，随着抗真菌药物剂量的逐渐增加，外阴阴道念珠菌病的治疗疗程呈现缩短的趋势，最好的是高效单剂量治疗。尽管短疗程治疗对于轻中度阴道炎有效，但重症或并发症的治愈率却很低。

口服传统性唑类对于治疗外阴阴道念珠菌病是有效的，包括酮康唑（400mg每天2

次，5天）、伊曲康唑（200mg/d，3天，每天1次或每天2次，1天）、氟康唑（150mg，单剂量）。所有这些口服方案的临床治愈率可达80%以上，女性大多数更倾向于口服药物，因为比较方便并且局部副作用少。酮康唑的肝脏毒性限制了它在外阴阴道念珠菌病治疗中的广泛应用。

根据临床被治愈的可能性和抗真菌药物的疗程，外阴阴道念珠菌病被归类为简单的和复杂的两种。简单的外阴阴道念珠菌病更多见于阴道炎，是由高敏感性的白色念珠菌菌株引起。轻中度的病例中，此菌株对所有局部的和口服的抗真菌药都敏感（包括单剂量治疗），治愈率超过90%。相反，患有复杂性外阴阴道念珠菌病的患者的病原体、主要病因、感染的严重程度都提示要加强治疗、延长疗程至7～14天。许多非白色念珠菌属假丝酵母菌菌株的感染对于传统的局部或口服抗真菌药的反应差，显示它们的治疗需要比较长的疗程。由光滑念珠菌引起的阴道炎常常对唑类药物没有反应，并且需要阴道内应用硼酸胶囊（每天600mg）进行治疗，或者连续14天应用氟胞嘧啶软膏。

对于复发性外阴阴道念珠菌病主要是进行控制，这要求长疗程。临床上开始治疗之前，首先要明确全面诊断。对未控制的糖尿病要进行治疗，要适时停止应用皮质类固醇和免疫抑制剂。不幸的是，在许多患者中并没有发现确定的潜在因素或诱发因素。由于治疗复发性外阴阴道念珠菌病是一个慢性过程，最常应用口服药物的治疗方案，最好的方法是每周使用氟康唑，剂量为150mg。一种有效的局部用药方法是每周阴道内应用500mg克霉唑栓剂。

## 五、非感染性阴道炎和外阴炎

患非感染性阴道炎和外阴炎的女性也常常呈现外阴部或阴道的急性或慢性症状，这些症状不能与感染性症状相区别，但是最容易混淆的还是急性假丝酵母菌性阴道炎。阴道炎和外阴炎的非感染性病因包括物理或化学刺激、急性或慢性自身免疫高度敏感而引起的过敏，包括接触性皮炎。

治疗局部炎症反应和症状的药物有很多，还有许多尚未被确定。由于相互接触，症状可能发生于外阴或阴道。非感染性因素可能会与感染性的共存或者随后出现感染，并且当以下因素存在时需要考虑非感染性因素：①外阴阴道症状有三个常见的非感染性病因，但是不包括性激素不足。②阴道pH和生理盐水涂片正常。③KOH镜检和酵母菌培养是阴性的。

不幸的是，正常的无症状女性真菌的定植率为20%，酵母菌培养阳性有时可以是"不致病的"病原微生物，而不是引起外阴、阴道症状的病因。治疗假丝酵母菌的唯一局部途径就是使用抗真菌药，并且要评估患者治疗后的临床效果。

当怀疑一个局部的化学性刺激或是过敏反应引起外阴炎或阴道炎时，致病因子的迟发性损伤很重要。如果可能的话，应当停止应用令人不适的药物或某些行为，包括避免化学刺激或过敏（肥皂、洗涤剂）。对于非感染性病因引起的严重的外阴、阴道症状要立即进行治疗。局部类固醇激素很少能缓解症状，因此不要依赖于局部类固醇激素。此外，类固醇药膏常常引起强烈的烧灼感。缓解局部症状的方法包括口服抗组胺药和应用碳酸氢钠坐浴。

# 第十六节　非传染性阴道炎

各种阴道疾病（传染性的和非传染性的）都可以导致性交痛。本节回顾了两种常见的非传染性病因引起的阴道炎——萎缩性阴道炎和脱屑性炎症性阴道炎（DIV）。

## 一、阴道萎缩和萎缩性阴道炎

研究结果显示，性交痛影响了10%～15%的绝经前女性，而绝经后女性主诉性交痛可达39%。绝经后女性的性交痛主要是由阴道萎缩导致的干燥引起的。萎缩性阴道炎目前定义为有症状的阴道萎缩，是绝经期女性最主要的性交痛致病因素之一，影响率为10%～40%。然而，只有大约25%的患者会主动寻求医疗帮助。

### （一）阴道萎缩的病因

阴道萎缩是由雌激素水平下降导致的，这在绝经和老龄患者中更常见，但是在年轻患者中也可以由下丘脑性闭经、高催乳素血症、哺乳、应用抗雌激素药物引起。有时使用低剂量避孕药及肿瘤治疗也可以引起相似的症状。

在生育期女性中，雌激素对于维持正常的阴道环境起重要作用，包括使阴道表面增厚、形成皱褶，增加血流和润滑阴道，使乳酸菌群占主导，pH低于4.5等。绝经期雌激素水平减退可显著影响阴道，导致组织变薄、变苍白、弹性降低、血流减少、分泌物减少、pH上升、阴道菌群改变，主要菌群由乳酸菌变成一种厌氧的革兰氏染色阴性的杆菌或革兰氏染色阳性的球菌。这种改变会影响女性健康，尤其是性活动方面。

尽管绝经期女性均经历着相同的激素改变，但仅仅10%～40%的女性有症状。预测哪些女性将出现症状是很困难的。最近有研究者进行了阴道雌二醇分子水平的相关研究，对阴道萎缩的女性在雌二醇治疗前后进行活组织检查、微阵列检测以明确与正常女性不同的雌二醇mRNA转录水平。该研究发现雌二醇调节了超过3000个涉及阴道组织重建的基因。因此，绝经期女性阴道症状的不同可以由遗传多态性导致，这由雌二醇的代谢过程和组织中的表达决定。

### （二）阴道萎缩女性的性功能障碍

耶鲁大学有关中老年女性研究的数据提示，77%的绝经期女性失去了性欲，58%有阴道干燥，39%经历了性交痛。绝经期阴道萎缩女性会发生心理改变，这会从不同途径导致性交痛。阴道干燥使性交时摩擦阻力增加，薄的阴道壁是很脆弱的，容易出现瘀点和溃疡，性交时也很容易撕裂。长期的雌激素缺乏会使阴道变短、变窄，缺乏弹性。所有这些变化增加了创伤、感染和疼痛的可能。随着年龄的增加，改变更加明显，如皮下脂肪的减少和皮肤脂质的产生，损伤后愈合的时间延长。最后，年龄依赖性的盆底肌张力减退和张力亢进可以引起性交痛。

除了雌二醇减退导致生殖道组织结构改变外，性功能减退受性欲下降、性唤起障碍和心理因素的共同影响。大体上，绝经前女性即使性唤起减退，阴道也能充分润滑，可以适应性交而不疼痛。而且，性唤起次数增加，阴道充血和润滑可以延缓患者的阴道萎缩。

在绝经后女性中，性交困难可以由之前存在的性唤起疾病导致，这些疾病之前没有被确认，直到雌激素减退后性交痛变得明显。这一年龄组的社会心理因素，包括抑郁、焦虑、性伴侣的无能、总体健康状况不佳和社会状态的改变，都可以导致性交痛。有症状的女性患者如果有意识地避免性交，将进一步导致阴道萎缩和弹性降低，反过来将会导致后期的性功能障碍。因此，在治疗阴道萎缩和性功能障碍时，重视患者生理和心理的双重因素至关重要。

### （三）萎缩性阴道炎的诊断

萎缩性阴道炎患者的主诉有阴道干燥、性交困难、瘙痒、阴道分泌物减少、性交疼痛及尿路刺激征。症状常常是渐进性的，并且难以自行缓解。除分泌物特征性减少外，患者也可能出现异常的黄色水样分泌物，严重病例可能会出现阴道出血。

萎缩的程度不同，体征也不同。结缔组织的丧失会导致大阴唇的萎缩。大阴唇可能会完全消失，阴道口也会缩窄。阴道苍白、干燥，外观无皱褶，黏膜层下可见瘀点。阴道缩小，穹窿萎缩，使得宫颈与穹窿平齐。

大体上，要根据物理检查的特征性改变明确诊断，并注意阴道pH的升高，生理盐水涂片可以发现旁基底细胞。

显微镜下阴道萎缩的程度并不与症状相关。检测血清雌激素水平并不能有助于诊断萎缩性阴道炎。应根据上述临床表现明确诊断，出现症状就提示需要治疗。

### （四）治疗

专家一致推荐在不间断性活动的时候，将非激素阴道润滑剂和润滑膏作为有症状的阴道萎缩的一线治疗。规律的性交有助于通过增强盆腔器官血运保护阴道，防止其萎缩。然而，从现实的角度来看，疼痛性的性交很难维持。润滑剂对于性交过程的阴道干燥很有效，有些不适用激素的女性更倾向于采用此方法。一些对照研究评估了润滑剂的疗效，但是并没有阐明其长期疗效。雷波仑（一种润滑膏）被证实在改善阴道病理学特征、阴道润滑方面和局部雌激素治疗同样有效，并且可以缓解相同程度的阴道症状。

尽管如此，一致的选择还是雌激素治疗，无论是局部应用还是全身应用雌激素，都比润滑剂和保湿剂更有效。由于雌激素的总剂量很低，并且对比口服或经皮治疗，局部应用雌激素很少有全身吸收，更加安全，并且更少引起患者的焦虑。应用雌激素常见的不良反应包括阴道出血、乳房疼痛、恶心、会阴部疼痛。局部应用雌激素治疗可以迅速、明显地逆转阴道萎缩，包括显微镜下可见的病理特征。由于对比研究不充足，我们认为应个体化选择不同的局部治疗药物。

## 二、脱屑性炎症性阴道炎

脱屑性炎症性阴道炎是一种不常见的临床综合征，特点是阴道弥漫性的渗出性炎症、多量脓性分泌物和性交痛。有研究者在60多年前就发表了关于脱屑性炎症性阴道炎的相关内容，之后只有很少的研究被公布，并且有关此病的许多情况还是未知的。

1956年，Scheffey首先描述了脱屑性炎症性阴道炎，患者是一位单身女性。随后，Gardner报道了8位典型主诉和体格检查发现的患者，描述了此型阴道炎的临床和细胞学特征，并将此病命名为脱屑性炎症性阴道炎。Gardner最初的描述为"在许多方面，此病类似于萎缩性阴道炎，尽管它出现于雌激素水平正常的女性中"。这个表述反映了萎缩性阴道炎和脱屑性炎症性阴道炎的相似部分，Gardner的研究中雌激素的检测水平尚不清楚。1994年，Sobel开展了一项纳入51例脱屑性炎症性阴道炎患者（包括绝经期和绝经后的病例）的研究，确定了该病的流行病学特征，推荐阴道内应用克林霉素治疗。他发现，尽管保留卵巢功能，但脱屑性炎症性阴道炎患者体内的雌激素是低水平的。由此可见，脱屑性炎症性阴道炎与萎缩性阴道炎并无关联。

### （一）流行病学

由于脱屑性炎症性阴道炎不常见，我们并不清楚人群中的大体发生率。该病普遍见于那些患有慢性外阴阴道疼痛疾病的患者，发病率为0.7%～8%。脱屑性炎症性阴道炎病程迁延，呈现慢性的趋势，症状可持续超过31个月，主要影响白种人（94%）。尽管脱屑性炎症性阴道炎患者年龄跨度较大，但是首次发病的更多是老年人。在Sobel的系列研究中，37%的患者处于绝经期的，平均年龄为41.8岁。尽管许多绝经期患者接受了激素治疗，但是开始往往并不应用激素治疗。在另外35%的患者中，低雌激素水平被描述为诱发因素，她们往往正在经历围绝经期、泌乳和抗雌激素治疗。

### （二）病因学

脱屑性炎症性阴道炎的病因很难弄清楚。一些状况，如阴道菌群改变、激素状态改变、相关皮肤病都可以出现在脱屑性炎症性阴道炎患者中，但是它们作为病因的证据不足。阴道分泌物的显微镜发现提示菌群改变导致病情加重。阴道活检揭示了非特异性的炎症反应。大体上，阴道分泌物的革兰氏染色显示乳酸菌的缺乏及革兰氏阳性球菌的繁殖。在44%的病例研究中发现了B组链球菌，但是并不考虑其是脱屑性炎症性阴道炎的病因。

由于大多数患者雌激素水平低下，雌激素缺乏看起来在脱屑性炎症性阴道炎患者的发病机制方面有很重要的作用，但是目前仍未确定该病的机制。然而，单独的雌激素缺乏看起来并不是脱屑性炎症性阴道炎的真正病因，因为提高女性患者的雌激素水平并未见症状的好转。

脱屑性炎症性阴道炎有时可能会伴随不同的皮肤病，包括侵蚀性扁平苔藓、寻常天疱疮、黏膜类天疱疮等。由于缺乏阴道外表现和强烈支持的活检结果，侵蚀性扁平苔藓常常难以与脱屑性炎症性阴道炎鉴别。脱屑性炎症性阴道炎是一种独立的疾病还是事实上尚未被诊断的阴道侵蚀性扁平苔藓，一直是专家们争论的焦点。Murphy和Edwards表示，侵蚀性扁平苔藓可能会引起炎症，然而其他疾病可能本身就是脱屑性炎症性阴道炎的一个方面。Sobel定义该类疾病为孤立性脱屑性炎症性阴道炎，没有任何典型的侵蚀性扁平苔藓的症状。

### （三）诊断

脱屑性炎症性阴道炎最常见的表现就是大量的阴道脓性分泌物。患脱屑性炎症性阴道炎的女性中，有90%的性活跃患者主诉性交痛。脱屑性炎症性阴道炎的最初症状为主要发生于插入时的阴道疼痛。然而，当脱屑性炎症性阴道炎导致前庭炎症和溃疡时，患者可能会有阴道口的性交困难。一些患者的主诉不是性交痛，而是由于阴道的异常分泌物而终止了性交。其他症状包括外阴阴道的烧灼感和刺激感。

患者可能出现阴道口瘀点和阴道红斑。在所有患者中，阴道检查可见弥漫性的红斑及黄绿色脓性分泌物。一些患者在阴道上1/3和宫颈出现瘀点。与萎缩性阴道炎很相似，其也会出现pH升高及显微镜下可见旁基底细胞，但是当出现许多中性粒细胞及大量球菌时可以诊断为脱屑性炎症性阴道炎。

脱屑性炎症性阴道炎的鉴别诊断包括其他可以引起阴道化脓性炎症的疾病：感染性阴道炎、皮肤病（如湿疹样紫癜、黏膜大疱病、黏膜类天疱疮）和外阴-牙龈综合征，因此眼睛和口腔检查作为评估的一部分至关重要。此外，在开始治疗之前行细菌（尤其是A组链球菌）培养，应用PCR检查滴虫也十分重要。化脓性阴道炎可以由化学刺激物引起，如应用氟尿嘧啶治疗生殖器疣。由于萎缩性阴道炎和脱屑性炎症性阴道炎的相似性，两者难以区分。前者的上皮表面完整，对局部激素治疗的反应十分迅速。因此，治疗难以改变阴部前庭或阴道的异常外观，以至应用局部激素治疗都成了诊断性试验。

### （四）治疗

目前尚无关于脱屑性炎症性阴道炎治疗的对照研究，主要治疗药物是抗生素和类固醇激素。1994年，Sobel描述了阴道内应用克林霉素治疗脱屑性炎症性阴道炎的病例。在回顾性研究中，Sobel评估了51位患者，她们接受200mg克林霉素栓剂治疗14天，超过95%的病例症状改善，复发率为30%。根据笔者的临床经验，2%克林霉素药膏，每晚5g，共2周，与克林霉素栓剂疗效相似。现在普遍认为，克林霉素治疗脱屑性炎症性阴道炎的效果是由于它的抗炎作用。

一些医师选择应用类固醇激素治疗脱屑性炎症性阴道炎，推荐单独阴道内应用氢化可的松或与克林霉素联合。推荐的方案是：每天将4～5g 10%氢化可的松药膏涂在阴道内。本方案有良好的耐受性和高效性，轻中度患者2周内就可以见到很好的效果。但尚无推荐疗程，目前还没有针对不同治疗方法患者的反应率的研究分析。大多临床医师会局部应用克林霉素和氢化可的松治疗复发的患者，并且普遍延长疗程。

患脱屑性炎症性阴道炎的绝经后女性，将会由于相关的萎缩性阴道炎出现阴道萎缩，这甚至可以发生在接受全身激素治疗的女性患者中。额外的每周1次或2次阴道内雌激素治疗常常有助于长期缓解阴道萎缩。

## 三、总结

萎缩性阴道炎和脱屑性炎症性阴道炎是最常见的非感染性阴道炎。这两种孤立的疾病有一些相似性，都有产生并发症的潜在风险，并且相关的诊断和干预常常被延误。如果不治疗，两种阴道炎都可以引起外阴、阴道的不适和性交痛，从而对性生活产生负面影响。随着绝经期女性的期望值增加，医师可以预见阴道萎缩的患者存在症状的比例越来越高。许多患病的女性并不愿意诉说她们的症状和完整的病史，要想成功治愈本病，结合心理和生理两方面的因素至关重要。

## 第十七节 阴部神经性疼痛

涉及阴部神经感觉分布的慢性盆腔痛称为阴部神经性疼痛。这一术语暗示了阴部神经功能障碍的临床表现，包括高度敏感、感觉迟钝、大小便失禁。阴部神经性疼痛的确证试验可以发现阴部神经末梢运动的潜在问题。相对而言，阴部神经性疼痛代表了阴部神经功能障碍，它的特点是阴部神经支配区域的疼痛。存在神经病理性疼痛的患者，电生理试验将排除那些潜在的可以受益于疼痛治疗的患者。

### 一、临床表现

目前尚无阴部神经性疼痛的发病率数据。本病更常见于女性，女性和男性比例为2.5∶1。发病的平均年龄是60岁左右（25～80岁）。

该病患者主要表现为阴部神经支配区域的疼痛，包括泌尿生殖的前、后区（阴部、阴蒂、肛周区域）。疼痛可能是单侧的或双侧的。典型的表现包括坐位时会加重的疼痛，可以通过站立、以不疼痛的一侧坐在马桶上等方法减轻疼痛。疼痛与姿势的关系很大，这可能是由中枢感觉的过程引起的。特征性的平缓发作的疼痛常常被描述为烧灼感，并且可以与直肠或阴道的异物感相关联。肠道和膀胱的疾病的干扰并不常见。

在那些阴部神经性疼痛的患者中，最常见的是进行直肠或阴道检查时，当检测者对患者的坐骨棘施加压力，会引起疼痛。会阴部的感觉测试会分辨出感觉迟钝、感觉过敏和触痛。

### 二、解剖

阴部神经由前支组成，包括第2～第4骶神经（$S_2$～$S_4$）。阴部神经通过坐骨孔出盆腔后，与阴部内动脉伴行，骶棘韧带增强了其与坐骨棘的附着。在这一水平，神经被定位于骶棘韧带和骶结节韧带（韧带内平面）。接着，神经自前侧旋转通过较小的坐骨孔进入骨盆，并且进入Alcock鞘。Alcock鞘是由闭孔内肌重叠组成的筋膜鞘，在肛提肌下，位于坐骨肛门窝侧壁。

阴部神经随后分成3个分支：背侧神经支配阴蒂，下方的直肠神经及会阴神经传入阴部，支配阴蒂和大阴唇皮肤的感觉信息。肛门外括约肌（直肠下神经）和泌尿生殖器深部肌肉（会阴神经）同样受其支配，阴部神经通过骶结节韧带和骶棘韧带之间的路径，或者通过Alcock鞘，使其容易固定或嵌顿于这些结构。因为背侧神经或耻骨下的背侧动脉走行于耻骨弓下，自行车座突出的部分会压迫神经。穿过盆腔的神经类似于吊床悬挂于骨盆，阴道分娩时容易受到牵拉。

### 三、病因学

在许多患者中症状的发生是平缓的，目前还没有确定的发病诱因。然而，已知的一些疾病却与阴部神经性疼痛相关。

大家都知道，骑自行车过久会使生殖器皮肤感觉麻木。阴部神经受压或受牵拉损伤，将继发会阴部疼痛。骑自行车时，车座的突出部分对会阴部施加的压力被证实超过引起缺血性损伤的疼痛的阈值。神经损伤的严重程度主要取决于受压的时间，而非受压的程度。

阴道分娩也许会引起阴部神经传导损伤。阴部神经的背－腹侧走行穿过骨盆的基底，胎儿下降可能会引起牵拉损伤。一项将计算机三维（3D）技术应用于阴道分娩的研究发现，直肠下神经和会阴神经到肛门括约肌的分支的张力可增高达35%和33%，相对而言，如果超过牵拉阈值的15%，将会引起会阴神经的永久性损伤。

整形外科手术中使用的牵引器可能会损伤会阴神经，这继发于会阴神经对抗牵引的直接压力。其他可能导致阴部神经性疼痛的情况包括骨盆骨折、阴道固定术（阴道穹悬吊）、盆腔放射治疗及高强度的体育运动。

## 四、阴部神经性疼痛的诊断

阴部神经性疼痛的诊断要以临床表现为基础：慢性的持续存在的会阴疼痛，坐位时常常加重，站立后缓解。其他一些有助于诊断的试验包括阴部神经末梢运动潜伏期试验（PNTMLT）、感觉定量试验和阴部神经阻滞。神经阻滞既是诊断性的又是治疗性的，后文将对此进行介绍。MRI诊断价值较小，除非要排除阴部神经走行中一些罕见的解剖异常。

### （一）神经生理学试验

一些神经生理学试验可用于诊断阴部神经病，包括感觉诱发电位、运动诱发电位、球海绵体肌试验，以及外尿道、肛门括约肌、球海绵体肌和坐骨海绵体肌的肌电描记术，可以显示去神经和神经再生。定量感觉试验（QST）中的温觉阈值（WDT）检测是一项检测阴部神经病变的敏感试验，通过NTE-2A热觉检测仪及相关分级进行检测。

对双侧阴部神经的三个分支都要进行检查，不能感觉到温度即提示存在神经病变。一个延长的PNTMLT（大于2.2毫秒）对于运动神经病变是特异性的；然而由于它只能测量阴部神经的一个分支，此实验的敏感度有限。温度刺激实验和电刺激实验可以再现感觉迟钝，这也提示了神经病变。检查可能发现主观疼痛的唤起、膀胱压力的改变和尿频、直肠疼痛等。QST和PNTMLT目前都已应用于临床。

### （二）阴部神经阻滞

对于其他外周神经的神经痛，神经阻滞在诊断和治疗方面至关重要。可通过不同的途径（经阴道、经会阴和经臀部）进行不同的阴部神经注射。经臀注射是最常用的方法，可以阻滞坐骨棘和Alcock鞘处的神经。另外，此方法可以由不同的影像学技术引导，如荧光镜检查、CT和超声。

常规在坐骨水平诊断性阻滞之后，再行Alcock鞘阻滞。在这一水平，CT引导是唯一的技术，它可以确保引导针进入鞘内。临床上，局麻药和类固醇激素的注射都使得阴部神经阻滞可作为一个诊断性和治疗性的干预。

必须在神经阻滞之前检测患者的基础感觉。一个静息时和坐位时的疼痛评分对记录患者的疼痛缓解很有帮助。在确认是否由安慰剂效应引起反应方面，二处神经阻滞方案甚至是三处神经阻滞方案均是可取的。对于疼痛暂时不能缓解的患者，尽管在阴部神经阻滞之后出现了会阴感觉障碍，也要重新评估是不是存在其他的疾病。

### 五、阴部神经性疼痛的治疗

对于阴部神经性疼痛患者，可以用下面的方法循序进行治疗：去除诱因、药物治疗、物理疗法、阴部神经阻滞及手术治疗。

#### （一）去除诱因

阴部神经性疼痛患者坐位时会加重会阴部疼痛，但是坐在马桶上却常常可以减轻病症。坐位时会阴部压力增加从而引起疼痛，可用以下方法减轻疼痛，如坐在宽的圆形垫子上，应用一些避免会阴受压的临时坐垫等。

#### （二）药物治疗

尚无关于阴部神经性疼痛的药物治疗的对照试验，神经病理性疼痛的药物选择与其他神经痛综合征的药物选择相似。由于效果好且副作用小，三环类抗抑郁药、加巴喷丁、普瑞巴林常常被视为一线用药。选择性去甲肾上腺素再摄取抑制剂（SNRI）最近被证实对治疗精神类疾病有效。

#### （三）物理疗法

阴部神经性疼痛的损害包括结构、分子和结缔组织的功能障碍，这会导致功能受限或无功能。物理治疗师可以通过各种方法将损害和功能受限降到最低，以帮助该类患者。

#### （四）阴部神经阻滞

考虑到阴部神经阻滞的诊断和治疗目的，建议行三处神经阻滞方案：两处神经阻滞在坐骨棘水平，一处在Alcock鞘水平，1个月为1个疗程。阻滞可以持续几个小时、几天、几周甚至几个月。许多研究都没有排除长期阴部神经阻滞无效的患者。治疗无效的阴部神经痛患者的最初诊断可能是错误的。尽管如此，Amarenco提示，该方案治疗一年时的有效率为15%。根据Peng和Gordon的观点，3个月时的有效率为66%，6个月时将降至33%。通常三处神经阻滞方案一开始就会出现短暂的缓解。

阴部神经阻滞可以重复进行。最多的神经阻滞次数目前尚未达成共识，但是一年最好不要超过6次注射，以便减小类固醇激素引起的全身性影响。

#### （五）阴部神经解压手术

阴部神经性疼痛是一种"隧道综合征"，超过1/3的病例需要解压手术。骶结节韧带和骶棘韧带的钳夹必须要通过切断骶棘韧带来缓解（90%），或者进行阴部隧道减压术（10%）。经臀肌方法的病理生理学和效应是由Robert描述的。切口要允许从坐骨棘和泌尿生殖膈上方看见神经。神经和韧带的异常粘连现象是常见的，因此手术要求非常细致。其他减压术包括直肠旁切口、经会阴及腹腔镜手术。

该手术的成功率为60%～70%，但是疼痛完全消除需要4～5年的时间，膀胱、肠道和性功能方面显示了不同程度的改善。神经生理学测试结果在手术后也会有所改善。手术并发症是典型的短期并发症，包括麻木区域的神经失用症、偶然加剧的疼痛及尿不尽。症状如果持续超过4～6个月，要重新评估患者有无并发的神经病变（髂腹股沟、臀中部），并且注意脊髓的敏感化。

## 六、总结

阴部神经性疼痛可以使人衰弱，并且和功能受限甚至无功能相关联。要根据临床表现、神经生理学检查和神经阻滞诊断。阴部神经性疼痛应由多模式综合法治疗，包括去除诱因、药物治疗、物理疗法、阴部神经阻滞和手术（针对一些难治性病例）。

# 第十八节　女性生殖道先天畸形

女性生殖道先天畸形是很罕见的，对其进行正确的诊断也具有挑战性。这种先天畸形的表现不典型时，这类女性可能会表现出性交痛等性功能障碍。本节将回顾女性生殖道先天畸形，并从学科视角讨论针对这些患者的治疗。

## 一、女性生殖道先天畸形的早期诊断

流行病学调查显示，副中肾管畸形的发生率是2%～3%。尽管生殖器在胚胎发育的任何时间都可能受到影响，但只有到12周时生殖腺才表现为男性或女性。大多数的畸形是由于子宫、阴道始基在第8周停止发育；通常是副中肾管没有消失，从而导致子宫、输卵管和阴道上部结构异常。

女性生殖胚胎学超出了本书讨论的范围，但需要指出一些关键点。由于缺乏副中肾管抑制剂，副中肾管将会发育成子宫、输卵管和上1/3阴道。中肾管将会逆行发育分化为大、小阴唇和阴蒂，副中肾管尾将会与尿生殖窦融合形成阴道板，并且在妊娠第5个月完全形成阴道。

有趣的是，外阴是人类体内唯一在三胚层都能见到的地方。前庭最早起源于中胚层，阴道远侧起源于外胚层，近侧起源于内胚层。

有23%的生殖道畸形患者伴有泌尿道的畸形，因此如果一个人被发现存在下生殖道的畸形，那么上生殖道和泌尿道都需要检查。

## 二、性交痛与女性生殖道先天畸形

由于针对女性性交痛的研究历史比较短，并且生殖道先天畸形又很罕见，因此我们掌握的伴有性交痛的先天畸形患者的数据很有限。不过，先天畸形与女性性功能障碍（如性交痛）有一定关系。对于性交痛患者，需要考虑到生殖道畸形的可能性。

外阴和阴道畸形需视为外生殖器发育畸形。遗传和染色体异常与子宫、阴道、外阴畸形有关。许多因素都与生殖道异常有关，本节主要讨论一些较常见的情况。

### （一）阴蒂

阴蒂肥大主要是由肾上腺增生所致。大多数阴蒂肥大的女性在性交时会感到不适，并且其中大部分人在幼年时就已经被诊断出来，并且已经接受治疗。可通过阴蒂缩小成形术治疗阴蒂肥大，最近又提出保留神经的阴蒂缩小成形术。

一种罕见的引起性交痛的病因为阴蒂旁脓肿，常出现在接受生殖器切除的女性。但是有报道称在未进行阴蒂切除手术的女性中，细菌可通过潜在窦道导致阴蒂旁脓肿。通过询问病史及体格检查可做出诊断。

### （二）外阴

女婴假两性畸形常见先天阴唇融合。获得性阴唇融合不是先天性的，且经常被误诊为阴囊融合。目前尚未在绝经后女性中发现阴唇融合。这种疾病很罕见，且与性交痛有关。

大约43%的小阴唇肥大女性会抱怨性交不适。这种情况可能是先天或者后天造成的，解决方法就是外科治疗，即阴唇成形术。现代社会一些女性为美容而进行这项手术，这引起了社会上的广泛争论。

在初经前和绝经后女性中可见尿道黏膜脱垂，普遍原因为雌激素缺乏，治疗方法为雌激素替代疗法。通常这类患者没有症状，往往在绝经后女性体格检查中发现。尽管尿道黏膜脱垂与性交痛的关系未被证实，其可能与性交不适有关。

目前较明确的是，一部分诱发性前庭痛（PVD）患者有先天缺陷。PVD患者有更多的前庭痛觉传入纤维。研究表明这类患者同样有脐周痛觉过敏。阴道前庭与脐周共同起源于尿生殖窦，这也表明PVD患者存在先天畸形。原发性PVD患者一般需行前庭切除术。

### （三）阴道

处女膜闭锁是女性最常见的生殖道梗阻性疾病之一，但其发生率仍小于1%。通常在出生时或婴儿期因阴道分泌物聚集而导致阴道口膨胀，由此被诊断。一些个体无症状，直至月经初潮，此时处女膜膨胀，阴道积血而表现出症状。

处女膜闭锁可能与性交痛有关，通常在性活跃期前被诊断出来。这些患者在任何年龄均可行处女膜切开术，清除积血。值得注意的是，创伤后瘢痕会形成类似处女膜闭锁，可致性交痛。这里要强调，对怀疑存在生殖道先天畸形的患者仔细询问病史及进行体格检查的重要性。

当出现尿生殖窦或副中肾管不全融合，或阴道板管化失败，就会出现阴道横膈。膈膜可能会出现在阴道上中1/3的位置。发生率在女性中为1/30 000～1/18 000，可出现单一或多个膈膜。根据病变严重程度，这类患者可出现不同症状，包括阴道黏液蓄积、阴道积血、滴血、痛经、下腹痛或者泌尿系症状。

Joki-Erkkila等发现有19%的阴道横膈患者存在痛经。诊断主要靠体格检查、超声及核磁，后者可以确定膈膜的位置、数量及厚度。治疗包括膈膜切除及上、下阴道壁端对端吻合术。这类患者通常性功能正常，但生殖能力下降。

有的患者可能会出现阴道纵隔，也称为双阴道，与双子宫有关。阴道纵隔形成与副中肾管间中隔融合、吸收障碍有关。存在阴道纵隔的患者大约10%会出现性交痛。与处女膜和阴道横膈病变相比，存在阴道纵隔的患者更容易出现子宫病变。纵隔的诊断治疗与横膈类似。这类患者有正常的性生活，但生殖能力下降。

先天性无子宫、无阴道综合征（MRKH）或者子宫、阴道发育不全是指阴道、子宫不同程度的发育缺失。这是由于副中肾管发育异常，发生率大约为1/5000。这类患者存在阴道盲端，但是外生殖器表现正常。患者可能会因为不能进行正常性生活而进行检查，但更主要的症状是闭经。Mizia 等的研究表明，21%的该病患者想要进行性生活，但她们都存在严重的性交痛。

MRKH 的诊断主要靠病史、体格检查和影像学检查，有时需进行染色体检查来鉴别特纳综合征和男性假两性畸形。另外，大约1/3的患者同时患有泌尿系统缺陷、先天性心脏病和骨骼病变，因此需要对这些系统进一步检查。这类患者的卵巢通常是正常的，无需激素替代疗法，并且可以生育。

MRKH 有多种治疗方法。非手术治疗方法主要是利用阴道扩张器，每天进行性扩张阴道20分钟，此法可在数月内恢复阴道功能。Vecchieti 手术是通过经阴道或腹腔镜放置装置7～9天来进行治疗。对于那些不能忍受或者保守治疗失败的患者来说，可选择各式各样的阴道成形术。由于MRKH、阴道发育不全或者其他病因而进行阴道成形手术，后续可能会出现性交痛问题。有时性交痛可能与阴道成形术后的梗阻、狭窄有关，而有的患者会出现深部的性交痛。阴道成形术后进行阴道扩张和性生活可以帮助阴道维持扩张状态。

女性另一种罕见的生殖道畸形是单角子宫。一侧子宫腔及其附属的宫颈、输卵管是正常的，另一侧副中肾管则未能发育完全，或者发育为部分宫角与子宫相连或者分离。有残角的单角子宫是最罕见的女性生殖道疾病，与性交痛也有关联。根据患者的症状，必要时进行手术。

在胚胎发育过程中，中肾管远端吸收消失，但有时可残存下来，称为阴道前外侧壁的残余物，并扩展至处女膜。中肾管囊肿就是从这些残余物发展而来的。这些囊肿沿着阴道或穹窿侧壁发展，只有较大的囊肿可引起症状，导致性交痛。中肾管囊肿诊断依靠体格检查，不能明确时，超声有诊断价值。一般无需治疗，除非引起临床症状，此时进行造瘘。中肾管囊肿通常与其他泌尿系统疾病有关，如异位输尿管和肾上腺缺如。

## 三、基因和染色体异常

各种基因和染色体异常与女性生殖系统异常有关。这里主要介绍临床最有意义的三种疾病：女性假两性畸形、雄激素不敏感综合征和特纳综合征。

女性假两性畸形患者有卵巢，但是生殖器表现为男性特征。大多数常伴有先天性肾上腺增生。这种常染色体隐性遗传疾病主要是由于缺乏一种酶，导致肾上腺合成类固醇激素受阻，胎儿体内雄激素过量，进而发育为男性生殖器。此病在婴儿期就应诊断、治疗。若未治疗，则两岁前有先天性肾上腺增生的患者将会进行性男性化。

Gastaud 等报道了一些先天性肾上腺增生女性患者的性功能情况。尽管这些女性早期就已被诊断并进行治疗，但仍有56%的人有不同程度的性交痛，37%甚至从未与她们的配偶进行阴道性交（其中一半是由于无法忍受疼痛或担心她们的生殖器异常）。

男性假两性畸形是指有XY染色体，但个体表现出非正常的男性外生殖器。妇科医师常会遇到这样的患者，他们表现出女性外表，并且从小就被认为是女性。该病是X连锁隐性遗传病，是由于在胎儿早期缺乏雄激素受体，导致男性外生殖器未发育，进而出生时表现为女性。这类患者的阴道是一个浅盲端，有报道较长的阴道可以进行性交。阴道扩张治疗或者阴道成形手术可以治疗此病。

特纳综合征又称为性腺发育不全，个体表现为女性外表。此病是由于缺少一条 X 染色体或者 X 染色体异常，表现为幼稚型性器官。研究表明此类患者的性功能是正常的。

## 四、总结

女性生殖道先天畸形是一种罕见病，可能有全身症状或者表现为单一缺陷。大部分异常在幼儿时期就已被诊断和治疗。尽管接受了最佳的药物或手术治疗，这些个体仍会出现性交痛。真正处理好这些个体性交痛的问题，需要临床医师在情感上给予患者支持，并进行准确诊断和治疗。

# 第十九节 子宫内膜异位症

子宫内膜腺体和间质出现在子宫内膜腔以外的部位称为子宫内膜异位症，该病人群发病率为 1%～7%。子宫内膜异位症临床表现多样，有恶性表现，可从盆腔转移至腹腔。症状严重程度差异很大。典型表现为附件肿块、不孕及盆腔痛。70% 的子宫内膜异位症患者有不同类型的疼痛，最常见的是痛经、非周期性盆腔痛及深部性交痛。手术治疗的患者中有 60%～79% 受性交痛困扰，疼痛使她们性欲减退，对于性生活持焦虑和逃避的态度，性欲、性唤起及性高潮均存在障碍。

## 一、病因

子宫内膜异位症的病因复杂，未完全明确，遗传和环境都起重要作用。有许多不同理论可解释子宫内膜异位症，但都不能充分解释多样化的临床表现、内膜异位的部位，或者易感人群是否能发展为子宫内膜异位症。数据观测支持经血逆流导致子宫内膜种植的学说。

青春期女性的生殖道梗阻疾病，或者成年女性的宫颈狭窄疾病都增加了她们患子宫内膜异位症的风险。其实大部分女性都有经血逆流的经历，因此经血逆流并不是子宫内膜异位症的唯一病因，一定存在其他因素使得异位子宫内膜只在一部分女性中种植、侵袭和增生。其他理论包括免疫系统缺陷、遗传易感性、体腔上皮化生为子宫内膜细胞、淋巴播散疾病。

最新的研究重点在于环境与子宫内膜细胞对于子宫内膜异位症的作用。对于做过腹腔镜检的女性，多氯联苯和二噁英会增加她们患病的风险。这种影响在其他灵长类动物试验中得到了证实。异位细胞能够产生酶类，如芳香酶。此酶在正常的子宫内膜中是不存在的，它能将雄激素和睾酮转化为雌激素。这种转化本应在卵巢中进行。当产生雌激素功能时，异位内膜病变自我刺激。相比正常子宫内膜，异位内膜有更高的雌二醇水平，并且雌二醇抑制物水平更低。另外还有证据显示，孕酮受体改变对于子宫内膜异位症的发生、发展同样起了一定的作用。

充分的流行病学调查显示，子宫内膜异位症与盆腔痛有关，但我们不是很清楚原因。因为子宫内膜异位症是盆腔脏器和腹膜脏层最常见的疾病，其疼痛通常起源于内脏，而内脏痛有助于我们理解子宫内膜异位症的相关疼痛。由于缺乏感受器或者缺乏恰当的疼痛刺激，不是所有的内脏痛都起源于内脏；内脏痛常常不是器质性的而是功能性的；内脏与躯体可能有共同的转导通路，故内脏痛常常会引起躯体牵扯痛；由于内脏痛觉传入纤维是分散的，因此内脏痛是弥散的，难以定位。内脏痛的产生是对扩张、缺血、炎症和肠系膜牵拉的应答反应。对于子宫内膜异位症，炎症为痛觉刺激信号。研究表明，异位病变能够产生并释放大量炎症介质，如PGF2α、PGE2等炎症反应介质。

另外，炎症反应可以直接引起内脏痛，并可增强内脏痛的敏感度和严重度。内脏痛的这一特点可能与子宫内膜异位症有关，因炎症反应导致内脏传入纤维提高了外周神经敏感度，对正常的生理刺激产生应答。

除了反应性疼痛，神经性疼痛可能与子宫内膜异位症相关的盆腔痛也有关系。例如，我们发现有、无慢性盆腔痛的子宫内膜异位症患者，其子宫的神经分布有很大不同。有盆腔痛的患者其子宫的神经纤维数量增多、微小神经瘤形成、子宫血管旁神经增生。这些神经改变可能引起痛经和盆腔痛。

伴痛觉过敏的内脏牵扯痛可能是子宫内膜异位症相关疼痛发生的另一重要机制。伴痛觉过敏的躯体组织牵扯痛是内脏痛的特点之一。子宫内膜异位症动物和临床试验发现，在阴道、腹壁和腰骶后部出现痛觉过敏，这种伴痛觉过敏的牵扯痛可能是子宫内膜异位症患者痛经的机制。

## 二、流行病学

调查表明，人群中子宫内膜异位症发病率为1%～7%，准确的患病率未知。在接受过腹腔镜治疗盆腔痛的患者和不孕患者中，子宫内膜异位症的患病率分别为33%和40%。70%的子宫内膜异位症在盆腔痛时行腹腔镜检查被诊断出来。病变的程度与盆腔痛的程度无明显关系：双侧广泛病变和后道格拉斯窝可能只有一点疼痛或者无疼痛。腹腔镜检查发现，即使子宫内膜异位病变较小，疼痛可能也会很剧烈。这使盆腔疼痛处理起来更加复杂。外科治疗后盆腔痛缓解的效果与子宫内膜异位症病变范围有关系。

## 三、诊断

### （一）病史

子宫内膜异位症多发生在育龄期女性，绝经后女性的盆腔痛和性交痛与其相关性不强。大约60%的子宫内膜异位症患者20岁前就有症状，90%以上伴有盆腔痛的子宫内膜异位症患者曾有痛经史。性交痛是深部疼痛，阴茎刚刚进入时没有疼痛。60%的有疼痛症状的子宫内膜异位症患者有性交痛。性交痛很少单独出现，深部性交痛与腰骶部和直肠阴道的子宫内膜异位症病变有关；60%～78%的深部性交痛患者，腹腔镜检子宫骶韧带病变阳性。

### （二）体格检查

子宫内膜异位症患者体格检查常常没有阳性体征。经期压痛和反复的体格检查可能有诊断意义。一部分子宫内膜异位症患者不论月经是否来潮，均存在持续性的局限性压痛。子宫固定后倾和子宫骶韧带结节或者道格拉斯窝提示子宫内膜异位症。很少出现阴道后穹窿狭窄，宫颈可侧方移位或者偏向。有时可发现卵巢不对称增大，固定于阔韧带或盆壁。子宫内膜异位症患者有时可触及附件区肿块。有深部性交痛的患者体检时可发现宫颈局部压痛、道格拉斯窝触痛结节和固定的后倾子宫。

### （三）影像学检查

影像学检查诊断特异性和敏感性都不高，但是对于术前评估和制定子宫内膜异位症患者的手术方案可能是有益的。盆腔超声可见附件区低回声肿块，内部弥漫性低回声是子宫内膜异位症手术指征，特别是在卵巢子宫内膜异位较小时，应在腹腔镜下还可见卵巢时进行手术。核磁也可用来诊断子宫内膜异位症，特别是一些子宫内膜异位不常见的部位，如直肠、神经系统和胸部等。

### （四）腹腔镜检查

诊断子宫内膜异位症需要病理学依据，不能仅靠单纯的腹腔镜观察。病理诊断十分重要，这是因为子宫内膜异位症病变可能外观多样。典型的病变疑似火药烧伤，或者呈红色、黄色、白色。另外，许多其他病变，如血管瘤、陈旧缝合处、卵巢肿瘤、先前手术的瘢痕甚至是正常腹膜，看上去与子宫内膜异位症类似。仅靠肉眼观察外观，误诊率为50%～55%，还可能会导致诊断不全面或者子宫内膜异位症分期过低，这是由于许多不典型的子宫内膜异位症未被确诊。

子宫内膜异位症最常侵袭盆腔脏器。对716名子宫内膜异位症女性进行腹腔镜检查，发现69%的病变在道格拉斯窝和子宫骶韧带，45%在卵巢，33%在卵巢窝，24%在膀胱子宫窝，侵及阑尾的病例占10%～20%。腹膜外病变罕见，可侵及胃肠、尿路、胸部甚至神经系统。手术可见大量粘连，切除的病变组织需送病理明确诊断。

腹腔镜可以取组织行病理检查，是理想的诊断工具。相比剖腹探查，腹腔镜有放大作用，可以发现显微镜下才可见的病灶，特别是其可以分辨一些不典型的病变。子宫内膜异位症患者往往需要多次手术，腹腔镜术后粘连少，住院时间短，外表也更美观。

## 四、治疗

子宫内膜异位症的治疗主要依靠药物和（或）手术。治疗需要考虑多种因素，患者也要参与其中。患者对疾病的理解和她所面对的问题及需求会影响治疗决策。从医师的角度来说，影响治疗的因素主要有病变部位、范围、症状严重程度和是否合并其他盆腔病变。年龄、生育计划、疼痛、不孕持续时间及患者对待手术和药物治疗的态度都会成为治疗计划重要的一部分。治疗不要太激进，应根据患者的耐受程度和持续时间或最严重的症状来治疗。

### （一）药物治疗

多数药物是通过降低雌激素水平达到治疗效果，目前临床应用的大多数药物可以缓解疼痛。

达那唑是一种17α-乙炔睾酮衍生物，口服后可致闭经，减低雌激素水平，在卵巢和肾上腺水平抑制类固醇生成，引起子宫内膜和异位子宫内膜萎缩，是治疗子宫内膜异位症的常用药物，是第一个被FDA批准用于治疗子宫内膜异位症的药物，其不良反应有痤疮、水肿、体重增加、多毛、声音改变、潮热、子宫异常出血、乳房缩小、性欲下降、阴道干燥、恶心、乏力及肌肉痉挛。因部分患者无法耐受这些不良反应，限制了达那唑的应用。早期非对照研究发现，应用达那唑后有75%的患者存在盆腔痛或者痛经，60%的患者性交痛得到了缓解。

促性腺激素释放激素（GnRH）激动剂是天然GnRH类似物，可减少促黄体生成素（LH）和促卵泡激素（FSH）的生成及释放，进而减少雌激素，维持一个假绝经期，功效可与达那唑媲美。低雌激素状态会导致潮热、阴道干燥、情绪不稳、性欲低下及骨密度降低，腰椎骨密度6个月平均下降3.2%，12个月下降6.3%。反向添加雌激素或炔诺酮能够减轻骨密度减低等一系列副作用，但不降低疗效。目前上市的GnRH激动剂有那法瑞林（nafarelin）、亮丙瑞林（leuprolide）和戈舍瑞林（goserelin）。

孕激素类药物是人工合成的类固醇激素，与天然孕酮有同样的功效。临床证实有功效的药物还有吗替麦考酚酯、炔诺酮及孕三烯酮。

联合口服避孕药（COCP）被用来治疗子宫内膜异位症相关盆腔痛。COCP可抑制排卵，降低促性腺激素水平，减少月经量。随机试验表明COCP的疗效和GnRH类似，两者都可缓解盆腔痛，但后者还可缓解痛经和性交痛。COCP的副作用主要有恶心、头痛、子宫异常出血、血栓性静脉炎和血栓栓塞症。

### （二）外科治疗

尽管许多经病史和体格检查怀疑患有子宫内膜异位症的患者经药物治疗后好转，但我们仍然推荐进行腹腔镜检查以明确诊断。腹腔镜可以同时诊断和治疗子宫内膜异位症。对于盆腔痛和不孕的子宫内膜异位症患者，外科治疗主要是切除、凝集、气化异位的子宫内膜等，需仔细辨别，切除、灼烧掉全部的异位内膜，这对于一些深部浸润病灶，如子宫骶韧带或者直肠阴道分隔的病灶十分重要。直径超过5mm的病灶需要完整切除。相关随机试验可证明腹腔镜手术治疗子宫内膜异位症的疗效。

第一项随机试验中，对照组使用激光能量破坏病灶，术后6个月对照组有23%疼痛减轻，腹腔镜手术组有62%疼痛减轻；术后6～12个月，手术组有16%的患者需要再次手术，而对照组有52%需要再次手术。对于广泛病灶切除患者的研究表明，腹腔镜手术组有80%的患者症状得到改善，而对照组只有32%。观察研究显示，70%～80%的患者在切除、烧灼异位内膜的保守手术后性交痛得到了缓解。除了切除、烧灼异位内膜的保守手术，骶前神经和子宫骶神经切除有益于长期缓解那些需要保留生殖功能的患者的盆腔痛。第二项随机试验同样揭示切除骶前神经可以轻度缓解性交痛和非月经期盆腔痛。骶前神经切除的远期并发症包括便秘和尿急。但是，另外两项子宫内膜异位症的随机临床试验发现，切除子宫骶神经不能改善痛经、缓解性交痛或者盆腔痛，单纯切除、灼烧病灶反而有改善痛经和缓解疼痛的作用。

对于那些不考虑生育的女性，切除子宫的同时切除双侧输卵管、卵巢同样是一种选择。是否需要切除卵巢还没有定论，尽管有一些研究表明保留单侧或双侧卵巢会有62%的疼痛复发率，而切除双侧卵巢者疼痛复发率仅有10%。

## 五、总结

子宫内膜异位症的病因及相关症状是复杂的，仍未完全明确。其诊断可依靠病史、体格检查和影像学检查，组织学检查对于子宫内膜异位症的确诊是必需的。子宫内膜异位症可以采用药物或者外科治疗。外科治疗的目的是切除或者破坏子宫内膜异位症病灶。子宫内膜异位症的外科治疗很有挑战性，外科医师必须技术过硬、熟悉盆腔手术特别是腹膜后手术。

# 第二十节 盆腔炎与盆腔粘连

盆腔炎（PID）发病率较高，美国每年有约100万人患此病。PID由性传播感染性疾病引起，可以上升到上生殖道（子宫、输卵管）和腹腔。PID是一个多种微生物感染的过程，孤立的病原体通常包括沙眼衣原体、奈瑟菌属、大肠杆菌和肠球菌。PID并发症主要包括不孕、异位妊娠、肠梗阻、盆腔痛和重度的性交痛。

盆腔粘连是发生于腹膜内损伤器官和其他组织之间的任何异常附着，改变或破坏了正常腹膜的愈合过程，从而形成粘连。感染（如PID）、损伤、手术、放射、缺血或异物反应可以导致粘连。任何上述情况都可以激活间质肥大细胞，这是首要的引起粘连的原因，其以一种连续叠加的作用方式引起粘连。

## 一、盆腔炎、盆腔粘连与性交痛的联系

PID病因包括多种病原微生物，多达50%的PID是由沙眼衣原体和淋球菌引起的。PEACH试验显示，下生殖道炎症和上生殖道感染密切相关，沙眼衣原体和淋球菌阳性可见于轻中度的PID患者。对于PEACH试验，在多数黑种人（65%）中，年轻患者（≤25岁）高滴度的沙眼衣原体抗体IgG与低妊娠率密切相关，这大概是由盆腔粘连导致的输卵管疾病引起的。治疗和预防衣原体感染可以降低PID患者潜在性的由于输卵管因素引起的不孕、粘连形成、慢性盆腔痛和性交痛的发生率。

间质肥大细胞激活是引起盆腔粘连的首要原因。肥大细胞释放血管活性物质，如组胺和激肽，可增加血管通透性。另外，肥大细胞可以引发纤维沉积。这些沉积的纤维是由细胞分泌物、白细胞和巨噬细胞组成的。在损伤的前3小时中，纤维蛋白分泌物就可以形成。成纤维细胞侵入，紧接着迅速形成血管。纤维化（瘢痕化）和间皮细胞再生，两者结合即可愈合。正常情况下，许多纤维蛋白分泌物是短暂性的，常常于72小时内下降，但是会阴部的创伤可以局部抑制纤维蛋白的溶解，从而易于形成粘连。

交通事故受害人的尸检研究显示，93%的之前经历过盆腔手术的人都有粘连。从没经历过盆腔手术的人仅仅10%有粘连。其他研究显示，20%的盆腔粘连患者是由炎症导致的，包括PID。从没有过腹内手术的患者，出现粘连也许提示存在其他病因，包括PID。由于PID高发，它可能是最常见的粘连的病因。美国生殖学会研究出了描述粘连严重性的标准。

有意义的基础和临床研究直接针对预防粘连和保留生育能力。预防粘连有时不被重

视，甚至有时也不重视粘连会引起慢性盆腔痛和不孕。另外，研究主要侧重于阻止普通或妇科手术后形成粘连，但是，减少PID后形成粘连的效果不佳。

关于预防粘连的研究开始于1980年和1990年，常常使用精确的动物模型。例如，一组调查者发现损伤老鼠的腹膜细胞中转化生长因子-β的量增加。在没有粘连的正常人群，这个蛋白质的表达并不增多。转化生长因子-β增加也在发生粘连的人体内被发现，这可能提示纤维化和粘连的形成。阻止转化生长因子-β的表达或者抑制其效应，可能将阻止粘连的发生。

一些抑制的机制被提出，其中之一涉及ω-3-二十二碳六烯酸脂肪酸（DHA）。这种脂肪酸表现出了抗过氧化物酶底物激活受体的能力，这是一种核受体，可以激活炎症瀑布，涉及脂肪代谢、脂肪酸氧化、细胞因子及其他粘连形成的介质的产生。已经证实当DHA直接用于细胞培养时，腹膜粘连相关标志物的水平降低且成纤维细胞减少。

在20世纪70～80年代，Scandinavia就得出了PID的标志物研究的结论，PID患者的远期影响首次被分析，这些影响包括盆腔疼痛和盆腔粘连，但是忽略了关于盆腔疼痛和性交痛之间关系的重要研究。事实上，由于这些研究是以腹腔镜证据作为PID的纳入标准而得出的，许多女性在诊断的时候被发现患有Fitz-Hugh-Curtis综合征（肝脏周围粘连）。从那以后，每年的筛查计划、抗生素治疗方案、门诊和住院患者的治疗选择，以及评估治疗的花费收益等资料常常包括慢性盆腔疼痛、粘连、生活质量、性功能、花销等的数据。这些研究中最重要的是大量多中心的随机对照实验，即我们所知道的盆腔炎评估和临床健康评价（PEACH）研究，尤其是对于那些随访7年后的患者。关于长期影响，包括慢性盆腔疼痛、不孕及生活质量的重要检测数据就是由这些实验获得的。

美国疾病控制与预防中心列出了三个主要的标准和五个相关的标准以诊断PID。许多PID患者有发热、附件压痛及血白细胞升高。然而，至少2/3的女性并没有这些特征性的发现，并且在许多病例中，PID变得不易被识别。在一些女性中，PID的唯一证据就是腹腔镜发现的急、慢性输卵管炎。

PEACH试验描述，尽管用腹腔镜进行PID的诊断不是必要的，但腹腔镜可以揭示许多急性感染的相关发现，其中包括红斑、伴随或不伴随脓性分泌物的输卵管肿胀及严重病例的输卵管周围脓肿。大体上，早期PID没有粘连形成。亚急性的病例可以形成红色胶冻样粘连、远端输卵管及卵巢周围的黄色假性囊肿等。PID的长期病例或者复发性PID在闭塞的输卵管和宫腔中可见密集的纤维粘连。在一次PID发作的3～6个月之后再次进行腹腔镜检查，发现PID的病程与盆腔粘连和输卵管梗阻密切相关。这些调查者也发现，慢性盆腔痛的发病率是22%，尤其是那些慢性脓肿的患者。并不惊讶的是，更广泛的粘连与不孕和慢性盆腔疼痛密切相关。

盆腔粘连常常与疼痛相关，因为腹膜的痛觉纤维很丰富，可以传导疼痛，刺激中枢神经系统。Sulaiman和同事开发了一个老鼠模型，确定在粘连形成的前4周可以出现有髓鞘的和无髓鞘的神经纤维，免疫组化同样证实了粘连的神经纤维。无论有无髓鞘，神经纤维都可以表达降钙素基因相关蛋白和P物质。

在盆腔粘连的病例中也可以出现疼痛的其他标志物。在一项关于盆腔疼痛和盆腔粘连患者的小型研究中，在粘连部位的成纤维细胞中可以出现COX-2的mRNA和蛋白质，研究者提出，COX-2的调节可以帮助减轻粘连的形成。粘连部位细胞亚型的异质性提示了粘连性疾病的复杂性和多因子起源。

## 二、预防盆腔炎

美国疾病控制与预防中心推荐性活跃的年轻女性和青少年至少1年进行1次衣原体筛查，如果患者的症状（如异常分泌物或出血）加重，就要进行更频繁的筛查。然而，最近的分析显示，女性每5个月（而不是1年）筛查1次更有意义，并且这将会提高PID的诊断和治疗水平，减少相关不良反应。另外，一项纳入6000例患者的研究目前已经证实，性安全咨询可以增加避孕套的使用率，减少衣原体的传播和性传播疾病如HIV感染的发生。

## 三、诊断与治疗

虽然诊断盆腔粘连的金标准是手术，但是影像学技术的进步（如超声、CT、MRI）导致诊断时更倾向于采用没有侵袭性的方法，使用这些方法可以诊断粘连。一项关于120例慢性盆腔疼痛女性患者的前瞻性研究检查了"软"和"硬"标志物来预测盆腔的病理改变。"软"标志物包括定位性的盆腔压痛、卵巢活动度及盆腔局部腹水。存在"软"标志物的37例患者中只有6例（16%）确诊盆腔粘连，这提示超声在诊断慢性盆腔疼痛患者的盆腔粘连方面不是一个很好的方法。MRI在诊断盆腔粘连方面很有前景，它的敏感性是37%，特异性是87%。

最近，许多商业产品作为粘连阻滞剂销售，包括右旋糖酐、透明质酸、水凝胶、纤维蛋白、纤维素及不同品牌的上述物质的混合物。尽管没有关于PID发作后粘连形成的数据，但动物模型阐明，粘连阻滞剂可以用于败血症之后以预防粘连。一个土耳其调查组建立了一个经盲肠穿刺的多发微生物感染的老鼠模型。据他们报道，相比于安慰剂，应用透明质酸类药物治疗的老鼠，粘连的发生率及粘连的抗张强度都降低了。由于PID是一种与该调查中的疾病相似的感染，这种阻碍粘连形成的物质可以被用于治疗PID患者，以降低远期后遗症的风险。

最近Cochrane回顾性评估了相关药物作为抑制剂防止妇科手术和保留生育能力手术之后粘连作用的研究。应用类固醇、抗组胺药、右旋糖酐、透明质酸与不进行治疗组或安慰剂组进行了比较。研究采用的是综合性的屏障物，包括被氧化的再生纤维素、聚四氟乙烯及纤维蛋白板。结果显示，一些研究表明含有透明质酸的液体可能会减轻粘连的形成。关于所期待的远期效果（如妊娠、保存生育能力），可利用的数据很有限。氧化的再生纤维素和聚四氟乙烯被发现可以减少粘连的形成，尽管聚四氟乙烯必须被清除并且价值有限，但这提示聚四氟乙烯可能对预防盆腔疼痛和性交痛没有益处。

尽管美国的一项大型研究并没有发现感染性传播疾病可以导致性交痛的高风险，但有PID病史的女性更可能患有性功能障碍。PEACH试验的数据显示，有PID病史的女性更常见慢性盆腔疼痛。在使用避孕套的患者中，慢性盆腔疼痛的发生率最低，提示PID的发生可能与其他性传播疾病有关。特别是在身体功能、身体疼痛、生命力、社会功能和心理健康方面，这些患者的生活质量下降。另外，Steege和Stoute报道，腹腔镜下分离粘连缓解了日常活动中的疼痛和性交痛。

## 四、总结

治疗PID及其后遗症花费巨大，其影响着美国数百万的女性。根据评估，美国每年PID的医疗费用高达42亿美元。预防PID对于减轻女性的痛苦及降低治疗费用都是必需的。而且，由于PID、盆腔粘连和性交痛密切相关，更进一步的研究对于降低PID和随后发生的盆腔粘连性疾病对性交痛的影响也非常必要。

（王小榕　吴意光）

# 第六章
# 特殊疾病女性的性功能障碍

男性性功能障碍（如勃起功能障碍、早泄）的临床研究通常是可接受和容易确定的，但是在设计和实施女性性功能障碍治疗方案时，通常普遍出现的情况是不能准确定义和系统化评估女性性功能障碍。1990～2000年发表的研究中，勃起功能障碍的对照组随机性很大。在关于临床性唤起功能障碍的大、小样本之间的临床试验中，试验研究结果也很少一致或者差别显著。这也许是多个因素导致的，其中包括男性性功能障碍和女性性功能障碍的相对形成阶段不同，以及女性性唤起本身的复杂性。持续的挑战是需要足够的女性性功能障碍的研究样本，如在许多研究中提到的大量的安慰剂效应，采用不同的研究方法得到了不同的研究结果。

女性性功能障碍是由潜在的、复杂的多因素所导致，目前对其病理生理机制理解尚不充分。明确一个适合药物干预的研究人群是主要的挑战。其中，定义女性的性健康和女性的性功能减退是一个艰巨而复杂的任务，很难明确定义女性性功能减退。尽管越来越多的证据证实了女性的性功能减退，但很多临床研究主要是集中在一些具体的症状，如性兴奋减弱、内分泌紊乱和女性性唤起障碍等，预示着很可能根据具体的诊断标准来确定具体的研究人群，目前面临的主要障碍是女性性功能障碍没有合适的临床样本。从心理学角度分析，其大脑垂体的MRI表现存在争议，不能很好地确定。改善精神心理对于男性性功能障碍可能有很好的疗效，如增加男性勃起频率，但精神治疗对于女性性功能减退的生理作用，如是否增强阴道润滑作用，目前尚不明确。

## 第一节 抑 郁 症

抗抑郁药物的适应证在不断扩大。性欲减退长久以来被认为是抑郁症的一个症状。内科医师学会认为临床中抗抑郁药引起的女性性功能障碍比例很低。而在精神科的文献中，这个比例很高，可以高达70%～80%。本节将探讨抑郁症女性患者性功能障碍的原因，并复习与抗抑郁药和性功能障碍有关的文献及如何处理不良反应。在美国，女性患抑郁症和焦虑症的风险是男性的2～3倍，因此，认识和治疗抑郁症对女性性功能障碍有非常重要的影响。

### 一、人群中性功能障碍的发病率

性功能障碍在人群中很普遍，18～59岁女性的发病率是43%，男性是31%。女性性功能障碍主要表现为性欲低下（32%），无法达到性高潮（26%），缺乏性乐趣（23%）。在专门调查中，如果有性唤起障碍及性交痛，女性会更加感到不满意。研究显示，年龄和个人健康在性功能中有很大作用。一篇研究性功能障碍和生理、社会、心理的文章指出，性唤起障碍发生率在女性中随年龄增长而增加，而性交痛则随年龄增长而降低。在一项随机样本调查中发现，对性关系的满意度与婚姻和谐程度有关，而与年龄无关。对于人群中性功能障碍和抑郁症相关性功能障碍发病率的认识可以帮助我们避免误诊。

## 二、抑郁症和性功能障碍

未治疗的抑郁症患者性功能异常率很高。高达70%的单极抑郁症患者性需求减低，性行为也减少。对于一些存在性功能障碍的抑郁症患者检查及治疗的随访发现：72%的女性抑郁症复发，平均发病持续时间是62.2周。Kennedy等报道，在治疗前，女性性功能障碍的发病率由高至低依次为性冲动降低、性唤起减低、阴道润滑性减低及无法获得性高潮。研究者认为，有抑郁症的女性主要是在性行为的早期阶段出现问题，长期未治疗的抑郁症及反复发作的抑郁症患者性功能障碍发病率更高。

对抗抑郁药治疗相关性功能障碍的进一步认识，使得一些研究者提出了更具体的问题。在一个III期临床试验中，16%的受试者在服用抗抑郁药物前就存在性功能障碍，但很少有人治疗。48%的女性至少出现一种性功能障碍的症状。根据协议，之前服用抗抑郁药，但已停药2周，或服用氟西汀/单胺氧化酶抑制剂，但已停药4周者都可以参加试验（III期临床试验）。因为没有说明在基线评估之前停药的受试者数量，基线处的高发病率可能继发于药物的残留影响或躁郁症。

Ekselius等在用药之前使用量化表评估精神类药物的副作用，其中308例受试者进行了性功能检查。受试者随机服用一种选择性的5-羟色胺再摄取抑制剂（舍曲林或西酞普兰）。在治疗前，舍曲林组49%的女性和西酞普兰组46%的女性出现性欲减退。此外，在基线处，两组分别有21%及23%的女性出现性高潮障碍。在这个研究中，药物的洗脱期是1周，研究者并没有提供那些停用抗抑郁药的患者的数据。

## 三、抗抑郁药的作用

与三环类和单胺氧化酶抑制剂类药物相比，选择性的5-羟色胺再摄取抑制剂（SSRI）对抑郁症及焦虑症的效果更好，但导致的性功能障碍类型相同，可有些人认为有差异。抗抑郁药引起的性功能障碍与用药剂量相关。SSRI引起的性功能障碍表现也是在性唤起及性高潮方面。男性比例更高，但女性更严重。

Clayton做了一项大样本的流行病学研究：立即释放型安非他酮导致的性功能障碍发病率最低，为22%；帕罗西汀导致的性功能障碍发病率最高，为43%。研究发现798例受试者没有抗抑郁药相关的性功能障碍，这些患者的特点是更年轻，没有抗抑郁药副作用史。在这一人群中，不同药物引起的性功能障碍的发病率从7%（安非他酮）到30%（西酞普兰、文拉法辛）不等。SSRI类与选择性5-羟色胺和去甲肾上腺素再摄取抑制剂类引起性功能障碍的比例更高。

MG等报道，院外使用SSRI类药物者性功能障碍发病率更高。虽然没有显著性差异，但SSRI类的发病率如下：氟西汀54.38%，舍曲林56.4%，氟伏沙明58.94%，帕罗西汀64.71%。SSRI类中唯一有显著性差异的是帕罗西汀，其引起的性高潮缺失比其他几种药物更多。在这一报道中，男性发病率更高，但女性病情更为严重。

Montejo等对1022名院外使用不同抗抑郁药的患者的一系列研究提供了新的数据。在这个样本中，604名患者报道与治疗相关的性功能障碍。不同抗抑郁药的发病率：吗氯贝胺3.9%，阿米庚酸6.9%，萘法唑酮8%，米氮平24.4%，氟西汀57.7%，氟伏沙明62.3%，舍曲林62.9%，文拉法辛67.3%，帕罗西汀70.7%，西酞普兰72.7%。性功能障碍发病率最低的两种药物——吗氯贝胺和阿米庚酸，目前在美国已不再使用。排第三的萘法唑酮2004年退出美国市场。与其他药物相比，帕罗西汀可以引起明显的勃起功能障碍，并降低阴道润滑性。在引起性功能障碍的强度方面，这些药物没有显著性差异。米氮平与其他药物相比，导致的性高潮减低及性冷淡更弱一些。帕罗西汀可以导致更严重的性高潮减低及阴道润滑性减低。该报道中男性较女性性功能障碍持续时间更长，但在性欲减退、性高潮减低、性冷淡方面，女性更多见。

对某些患者，尤其是女性，抗抑郁药可以增强性功能。Piazza等对比使用SSRI类药物治疗前后的抑郁症患者（男女均有），发现治疗前女性性冲动、性唤起、性高潮方面满意度明显减低，经过6周的治疗后，在性冲动、性唤起方面满意度增加。但与此相比，治疗后男性在性冲动、性唤起、性高潮方面满意度明显减低。也就是说，患抑郁症女性在治疗后性功能得到好转，而男性治疗后却更差。

确定性功能障碍是原发还是继发，或是由于抑郁症还是由于抗抑郁药是一个难题。在治疗前采集性功能史很重要，但一些人并不能想起哪个症状首先出现。临床的典型报道是抑郁症患者性欲减退，将性欲减退作为抑郁症状来治疗，使患者服用抗抑郁药，其服药后感到舒适，但是性唤起/性高潮出现了问题。一些研究已开始关注抗抑郁药引起的性功能障碍。此外，不同时期，性功能不同方面之间的相互作用也存在光环效应及相反作用，如性唤起及性高潮的减低对性欲有继发影响。

## 四、抗抑郁药所致性功能障碍的治疗

抗抑郁药所致性功能障碍的治疗方法有四种：①应用解毒剂恢复性功能；②应用对性功能影响小的药物；③性功能障碍出现后应用改善性功能的药物；④通过适应、耐受等待、调整剂量或药物周期。

### （一）解毒剂

用于女性性功能障碍的解毒剂很少。大部分都只有单个病例报道。已被应用过的药物如米安色林、赛庚啶、金刚烷胺、氯雷他定、卡巴胆碱、育亨宾、利他灵。

报道指出安非他酮作为SSRI类的辅助药物似乎有效，性行为前1～2小时的剂量到每日的剂量标准不同。最近一项为期4周的双盲试验（48名女性，7名男性）中，安非他酮150mg每日2次与安慰剂对比，安非他酮组性欲和性行为的频率都有增加，但在改善性功能障碍方面没有显著性差异。

Michelson等研究了61名氟西汀导致性功能障碍的女性，随机让她们服用丁螺环酮、金刚烷胺或安慰剂。三组都有20%～50%的性功能改善。在另外服用SSRI类药物的27名女性和20名男性患者的研究中，随机服用丁螺环酮或安慰剂4周，治疗组58%和安慰剂组30%的患者性功能有所提高，但差异无统计学意义。在一项随机服用格拉司琼或安慰剂的试验中，受试者性功能得到改善，但两组间无差异。其他试验也并没有发现这些药物比安慰剂效果好。

### （二）停药或换药

调查显示由SSRI类药物引起性功能障碍的患者中79%需要换用新的药物。传统的抗抑郁药都有性功能方面的副作用，三种新的抗抑郁药（安非他酮、米氮平、萘法唑酮）副作用小一些。安非他酮导致性功能障碍的比例最低。

### （三）耐受、调整剂量或药物周期

由抗抑郁药引起的性功能障碍对一些患者影响长远。对耐受的非直接研究来自于应用安慰剂的解毒剂研究，其中35% ～ 70%的患者得到缓解。缓解抑郁症状的药物剂量与维持缓解的剂量相同，降低剂量而重建性功能会导致抑郁或相关紊乱症状的复发。

另外一项关于药物周期的无对照研究中，受试者在周四早上之后停用SSRI类，然后在周日中午继续服用，但是与未停药时相比，并无显著性差异。这样的服用方法可能会导致暂停药物后的一系列症状。

### （四）选择性磷酸二酯酶V型抑制剂治疗抗抑郁药引起的性功能障碍

在一些病例中，性功能障碍反复出现，从抑郁症中恢复的患者会希望自己提高对性行为的兴趣。应用选择性磷酸二酯酶V型抑制剂治疗抗抑郁药引起的性功能障碍有一定优势——需要时服用，作用时间短，不会对中枢神经产生作用。研究发现这类抑制剂可以帮助患者跨越等待性功能恢复的阶段，此外其对医源性的性功能障碍亦有效果。

## 五、有关治疗的研究

应用选择性磷酸二酯酶V型抑制剂的研究受试者主要是男性。Price报道西地那非（sildenafil）对男性勃起功能障碍的有效率是76%，而安慰剂是11%。Hamilton抑郁量表评分越低的抑郁症患者，西地那非对其勃起功能障碍治疗效果越好。一系列研究表明，西地那非能显著改善勃起功能障碍。另外一项研究应用他达拉非（tadalafil）明显改善了勃起功能障碍，伐地那非（vardenafil）也有类似作用。

在Nurnberg等的研究中，西地那非显著改善了性功能，54.5%的受试者认为"有改善或明显改善"，对男性继发性勃起功能障碍的评价也显示了西地那非的疗效。通过服用最少8周的西地那非，受试者可以消除之前存在的勃起功能障碍。实验表明选择性磷酸二酯酶V型抑制剂较其他药物治疗勃起功能障碍更有效。

在女性中应用选择性磷酸二酯酶V型抑制剂并没有得到FDA的批准。女性有更高的抑郁症发病率，相比男性应用SSRI类药物更多，并且存在更严重的治疗相关的性功能障碍。研究发现女性性功能障碍发生的机制与男性类似。磷酸二酯酶V型在女性生殖道中存在，阴蒂海绵体中存在NO合酶异构体，这就说明女性勃起组织可以应答NO-环鸟苷酸轴的调节，特别是在阴蒂勃起、阴唇隆起和阴道润滑方面。

有报道西地那非可以增加女性阴道血管充血，提高阴蒂反应性，增加阴道润滑水平，表明西地那非对原发及各种病因继发的性功能障碍有效。Berman等的试验中，西地那非可以提高女性性应答及性刺激，在升高阴道pH方面与安慰剂对比有显著性差异。其安全性和耐受性的确立为研究西地那非在女性抗抑郁药相关性功能障碍中的应用提供了一个平台。这些研究说明西地那非可以改善或唤醒阴蒂勃起，使生殖器血管充血，让阴道润滑。但激素的影响会使抗抑郁药引起的女性性功能障碍变得更为复杂。

### 六、总结

过去的10～15年掀起了一场治疗抗抑郁药相关疾病的革命。尽管新药副作用更小，但性功能障碍仍普遍存在，这是一个非常重要、令人相当痛苦的问题。我们更深刻地意识到了抑郁症对个体性功能的影响，也产生了一系列治疗方法，但并没有哪一种方法能普遍有效。口服选择性磷酸二酯酶V型抑制剂在治疗男性抗抑郁药相关性功能障碍方面发挥了很重要的作用，但对女性的作用还需要继续研究。之前的研究本质上都是药理学研究，医生在治疗时需要让患者认识到副作用的存在，评估性功能障碍时须保持良好的沟通，这样患者才不会因过早停用抗抑郁药导致抑郁症复发。

## 第二节　皮　肤　病

皮肤病对社会的不良影响主要是增加经济支出，对个人主要是生理、心理、社会及性功能方面的影响，从而直接影响其生活质量。在过去，医生通过评估皮肤病的严重程度能精确评估这种疾病对患者生活质量的影响，同时医生与患者对该皮肤病造成的生活质量影响的评估一致，但医生对皮肤病严重性的客观评价很难与患者对疾病的认识一致，原因可能是患者提供的数据主要代表其自我评估的生活质量——一般是通过发放给每名患者的问卷调查评估其生活质量，这种方法允许患者直接填写疾病的一些数据，而不是从保健医生那里获得。

### 一、生活质量评估

#### （一）一般评估

生活质量的一般评估涉及所有类型的疾病（包括传染病、恶性肿瘤等），以及不同器官的疾病。例如，这种方法能允许将皮肤病与肺部疾病对患者生活质量的影响进行比较。为了缩短调查时间及简便流程，收集的疾病数据往往不够详细。此外，我们所获得的结果整体上取决于所组织的调查。因此，对一个较贫穷的发展中国家，皮肤病与胃肠道疾病相比可能显得不那么重要，但在一个较富裕的发达国家，皮肤病带来的问题可能会显得尤为重要。应用最广泛的测量方法之一是有关健康状况的SF-36量表调查（美国医学结局研究组）。这项调查设计主要用于临床实践和研究，以及多方面、大范围的评估：①由于健康问题限制体育活动；②由于身体或情绪问题限制社会活动；③由于身体健康问题而限制常见的社会角色活动；④躯体疼痛；⑤一般心理健康（心理上的压力及幸福）；⑥由于情绪问题限制常见的社会角色活动；⑦生命力（能量和疲倦）；⑧一般的健康认知。这项调查已经被用于研究痤疮、银屑病、特应性皮炎及手部皮炎对生活质量的影响。

### （二）对皮肤病患者生活质量的评估

对特定的疾病进行评估需要检索更多有关疾病的确切数据，因此需要参考与疾病相关的好的对照研究。目前一些方法已经用于评估皮肤病对患者生活质量的影响。首先，应用最广泛的是1994年由Findlay 和 Khan提出的皮肤病生活质量指数，这是一项只有10个问题的调查问卷，其中第9个问题主要调查皮肤病对性功能的影响。这10个问题中的每一个问题能用4种程度的影响来回答（一点也不、一点点、一些、非常），皮肤病生活质量指数最高得分是40分，分数越高，对生活质量的损害越大，皮肤病患者分数一般在5～20。

另一种调查问卷Skindex量表于1996年提出，包含了61项调查，1997年缩减至29项（Skindex-29），其中纳入了2项性欲调查。2001年甚至出现了更精减的版本即Skindex-16。Skindex量表主要用于评估少数皮肤问题，目前已经制订出其他两种关于评估皮肤问题的调查问卷，即皮肤病-生存质量和皮肤病-生活质量尺度，但两者都未用于性功能的比较。

### （三）针对具体疾病的研究

大量研究已经开始使用调查问卷的方法来评估单种疾病或与特定群体密切相关的疾病。这些方法能提供非常具体的信息，但因为是为每种疾病制订的专门的问卷，所以不能用于比较各种疾病对生活质量的影响；主要在治疗性试验中评估对严重疾病的疗效及对生活质量的影响。

## 二、常见皮肤病对生活质量的影响

皮肤病普遍存在。1979年，对2万名随机选择的美国人进行皮肤病检查，发现1/3的受检者有明显的皮肤问题。这些皮肤病患者（占总人口的10%）承认由于皮肤问题导致了社交障碍。最近在挪威的一项调查中，超过18 000例成年人中自我报告有皮肤病者占25%，那些自诉有皮肤问题的患者中患抑郁症的比例高达2.26%。一项关于10 000名法国家庭主妇的调查发现，自我报告有两年皮肤问题者占43%，这些皮肤病患者中超过半数认为皮肤病严重影响了她们的日常生活。

目前已经发表的有关特殊区域皮肤病对性功能影响的数据非常有限。虽然数据比较缺乏，但任何影响人的外表、触觉、身体气味的疾病都极有可能导致焦虑、沮丧及损害自我形象和自我价值观，使社会交往更困难。而这些都会导致某种程度上的性功能紊乱，通过检测可以明确皮肤病对生活质量和性功能的影响。

大部分皮肤病对人体外表、触觉、气味都有负面作用，推测其很有可能对性功能也有影响。通过对这些重要的常见疾病（尖锐湿疣、生殖器疱疹、萎缩性苔藓、扁平苔藓）进行研究，发现这些疾病会直接影响生殖器，通常会限制其活动。下文主要讨论其他几种疾病，这些疾病不直接涉及生殖器或者不仅限于生殖器，大部分对性功能有间接影响，且没有被很好地研究。因此，某些疾病对性功能影响的假设数据一般来自该疾病对其他相关领域的影响，如社会和心理方面的影响。目前已有报道其他疾病对生活质量影响的研究。

## （一）痤疮

痤疮在年轻男性中患病率为90%，女性为80%。25岁以后，痤疮患病率女性为20%，男性仅8%。轻度痤疮主要表现为开放性粉刺（黑头粉刺）、小丘疹（封闭性），主要局限于面部。随着严重程度增加，开始出现红斑、白头脓疱。痤疮严重时，会出现结节、囊肿及混合大量炎性丘疹。这些皮肤病变可能见于躯干上部及面部。痤疮的发病率升高及其严重程度增加往往伴随多囊卵巢综合征、肾上腺增生症及其他影响激素分泌的疾病。

轻度痤疮可以局部外用过氧化苯甲酰凝胶、抗生素类及维生素A软膏剂。口服抗生素如四环素、红霉素、多西环素、米诺环素等能迅速缓解痤疮的严重程度。严重的痤疮需要口服抗雄激素药物，如口服避孕药、类维生素A类如异维A酸。

可能由于在成年人及其家庭中性是比较敏感的问题，故可用的生活质量数据中不包含有关性功能的信息。数据真正揭示的是痤疮已经对社会及心理功能产生了深远的影响。一项有关青少年的研究发现，58%的人对其外表不满意，这种不满意与挫败、社会活动受限直接相关。另一项研究发现，与男孩相比，女孩情绪及性格不稳定的发生率更高。一些研究发现，痤疮和银屑病对患者情绪和功能的影响相似。同样发现，痤疮对人心理和情绪的影响与那些慢性疾病如哮喘、癫痫、糖尿病、关节炎等带来的影响相似。Yazici等发现，痤疮患者焦虑和沮丧情绪发生率分别为26%和30%，而对照组分别为0和7%。同时，没有研究报道痤疮对性功能方面的影响，至于痤疮对社会和心理功能的严重影响，人们认为性功能问题只是一部分痤疮患者存在的问题，并不代表大多数中到重度的痤疮患者。

## （二）女性脱发

女性脱发（女性部分头发脱失）与男性脱发是相对应的。女性脱发的发病率比男性低，而且通常不太严重。绝经期女性脱发的发病率为15%，绝经后女性为50%。头发脱落是慢慢发生的，有时较明显，但是通常头顶受影响比较多，常常是非炎症性的，且头发根部逐渐变细，毛囊口逐渐消失。遗传因素（包括父亲和母亲）和性激素很重要，男性是如此，但是大部分女性脱发患者的激素分泌正常，因此抗雄激素治疗疗效较差。外用米诺地尔酊（2%～5%）只能促进临床上1/4的女性头发再生长或者减慢头发脱落速度。

一般认为头发生长正常对社会功能很重要，脱发对男性生活质量的影响已经得到了很好的研究，但其对女性的影响还不清楚。Cash等发现与60例秃顶男性及56例女性对照组相比，患有脱发疾病的女性拥有更消极的外在形象，社会焦虑感更高，自尊感更低，性生活满意度下降。van der Donk等研究发现患有脱发疾病的女性心理障碍程度与患有痤疮、银屑病、湿疹的患者相当。同样，Williamson等和Schmidt等也发现女性脱发者生活质量的降低程度与患有银屑病的女性相似。另外，Schmidt等指出女性患者认为自己严重的脱发疾病和严重的心理障碍足以被诊断为躯体变形障碍（自觉躯体畸形症）。Dolte等报道50%的女性脱发患者与异性互动有障碍。一项小型研究指出，32例女性脱发患者中，7例有严重的婚姻及性生活问题。

### （三）白癜风

白癜风是一种获得性皮肤色素脱失性疾病，影响了全球1%～2%的人口。白癜风患者的皮损为白色，与正常皮肤有明显的界限。这种疾病没有炎症及组织结构的改变。在常见的白癜风表型中，色素脱失常见于面部及手部。在40%的患者中色素脱失通常发生在腋窝、肛门生殖器区域。遗传及自身免疫功能紊乱是白癜风重要的病理生理机制，而且此病进展缓慢，较少见的是20%～25%的皮肤色素脱失。局部外用类固醇及钙调磷酸酶抑制剂偶尔有效。紫外线疗法可以尝试，但是很难实现美容的目的。对于大部分患者来说，应用皮肤染料或者用色素性化妆品来覆盖可能是最好的方法。

一项研究表明，白癜风患者与对照组相比，自尊方面得分较低。两项较新的研究发现，与痤疮、脱发、特应性皮炎、银屑病相比，白癜风对生活质量的影响较轻。然而，来自印度的一项研究发现，白癜风具有更大的社会和心理影响，明显降低了生活质量。最近的一项研究表明，白癜风对情绪及功能性区域存在影响。只有一项研究明确检测到白癜风对性功能的影响，在这项研究中，调查问卷结果来自158名受访者，其中25%的患者认为白癜风干扰了其两性关系。有趣的是，对于这些不利影响，50%的患者认为这种困难是因为自己的困窘，只有13%的人认为是由对方的反应造成的，证实性功能障碍与低自尊感相关。

### （四）化脓性汗腺炎

化脓性汗腺炎是一种无菌性毛囊性炎症，同时波及顶泌汗腺。其患病率为0.5%～1.0%，以女性为主，特别是非裔美国人及体重超重者。该病表现为柔软的红色丘疹沿着乳腺出现，大部分皮损见于腋窝、乳房、肛门与生殖器周围。丘疹变大形成结节后，通常溃破流出脓液。大部分患者每个月只出现少数皮损，但有些人可能出现几十处皮损，皮损出现在肛门和生殖器周围可能伴有水肿和生殖器扭曲变形。其病理生理学机制与囊性痤疮类似。其中，遗传和激素因素非常重要，但是患者性激素的水平通常正常。皮损较轻时被视为囊性痤疮，大部分严重的病例需要外科切开排脓；有时会采用脂肪抽吸及激光治疗去破坏汗腺和毛囊。其与治疗粉刺不同，口服异维A酸类药物及避孕药几乎无效。

涉及乳房、肛门及生殖器周围的病变如果不雅观，有难闻味道、疼痛明显，甚至有渗出，必然会影响生活质量。然而，已发表的有关化脓性汗腺炎患者生活质量的研究很少。一项研究纳入了98例女性患者，平均皮肤病生活质量指数得分8.9，患者表述与其伙伴、朋友及亲属之间的社会互动比较消极，这个分数在已经用这种方法评估的30种皮肤病中是最高的（表明生活质量下降更明显）。在另一项研究中，主要调查的是汗腺炎对性行为的影响，58例女性患者中有26例（45%）认为疾病影响了她们的性功能。

### （五）银屑病

全世界银屑病的发病率为1%～2.5%，该病可以发生于任何年龄，发病高峰在青年期。在斑块状银屑病中，红色斑块常常见于膝盖、肘关节伸侧、头部、脐周及臀裂处。皮损在外生殖器也较常见，发生于20%～30%的中度或重度银屑病患者。指甲和趾甲常常出现营养不良，偶尔也会出现轻度或中重度关节炎。遗传因素和自身免疫功能紊乱是主要的致病因素，局部外用中、强效糖皮质激素制剂是主要的治疗方法，也可加用外用异维A酸类药物、钙泊三醇软膏及钙调磷酸酶抑制剂（他克莫司和吡美莫司）。采用自然光或紫外线照射，特别是口服补骨脂素和紫外线疗法结合应用较广泛，且疗效较好。重度银屑病患者可能需要口服氨甲蝶呤、环孢素或其他免疫抑制剂。

银屑病的皮损常发生于头皮、双手、生殖器等敏感区域。这些区域皮损处出现较多脱落的鳞屑，触诊时较粗糙，甚至有恶臭味，因此银屑病患者生活质量一般较差。

已经发表了一些有关银屑病患者生活质量评估的文献，它们都包含一些相同的观点：①在这些有关银屑病患者生活质量的文献中，皮肤病生活质量指数比任何其他皮肤病都高，这反映出研究范围的广泛性及银屑病影响的严重性。在这些研究中，平均分数12分，银屑病被认为是生活质量损害最严重的常见的两三种皮肤问题之一。②在研究中采用了SF-36调查量表，发现银屑病患者与癌症、关节炎、高血压、糖尿病和抑郁症患者相比，生活质量下降的程度相近。对于大多数皮肤病来说，女性患者较男性患者生活质量的损害更严重，但是银屑病似乎对男女的影响程度差不多。

一系列研究已经发现了银屑病对性功能的影响。在1988年，Ramsay和O'Reagan对104例患者进行了调查，发现50%的受访者肯定地回答了这样的问题"你认为银屑病影响了你的性关系吗"。值得注意的是，与35%的认为性功能没有受影响的患者相比，65%的性功能障碍患者生殖器区域可见皮损。1989年，Ginsburg和Link调查发现，100例成年银屑病患者中，70%的患者"同意"或者"强烈同意"："当我的银屑病较严重时，我没有性吸引力。"此外，46%的患者"同意"或者"强烈同意"："当银屑病很严重时，我因为太害羞而无法进行性行为。"Finlay和Coles收集了369份调查问卷，其中的问题有"在过去4周你因为银屑病引起性生活困难吗"，30%的银屑病患者回答"非常"或者"有一点"。Gupta收集了有关120例患有中度或重度银屑病且住院患者的调查问卷，其中，41例患者就"你是否相信，自从患银屑病，性活动次数就明显减少了"这一问题做出了肯定的回答。在这些认为性活动次数下降的患者中，43%认为减少的原因是性冲动减少，而只有15%的患者认为性活动减少的原因是伴侣的性冲动减少。2001年，问卷调查了至少4万名银屑病基金会会员，其中27%的参与者认为性活动受到了负面影响。最后，一项599例患者参与的调查显示，银屑病对性功能的影响直接关系到患者自己感知的疾病严重程度，尤其是从0（一点也不）到10（非常）这个范围内，轻度、中度或重度疾病对性行为的影响指数分别是1.2、1.9、3.7。

### （六）特应性皮炎

特应性皮炎（特异性湿疹和神经性皮炎）患病率约10%，男女发病率相近。该病的临床表现是瘙痒，通常比较严重，夜间搔抓尤其令人厌烦。疾病较轻时表现为小水疱（1～2mm）、红斑，但是搔抓后通常出现抓痕、渗出、结痂。患者摩擦导致抓伤会发展成苔藓样变（皮肤明显增厚，皮嵴隆起）。

在儿童和青少年中，皮损通常见于肘前和腘窝。在成年人中，男性患者皮损常见于足背部，女性患者常见于手背部及枕部。肛门和生殖器区域男女均可见，遗传因素、炎症的扩散和环境中的致敏原是重要的致病原因。心理因素有时对疾病的发生和加重起到了辅助作用。

特应性皮炎较轻时使用润滑剂和糖皮质激素制剂足以治疗。外用钙调磷酸酶抑制剂（他克莫司和吡美莫司）主要用于治疗面部、肛门-生殖器病变。镇静型的抗组胺药（羟嗪和多塞平）可以用来控制夜间的搔抓现象。短期使用糖皮质激素或环孢素对于病情严重的患者来说可能有必要。

有六项研究分别报道了特应性皮炎患者皮肤病生活质量指数得分，分别是4.1、5.5、6.6、7.3、11.0和12.5。另一项研究主要调查了更严重的住院患者，其皮肤病生活质量指数得分是16.2。有三项研究比较了银屑病患者和特应性皮炎患者的皮肤病生活质量指数得分，结果表明生活质量指数得分更高的是特应性皮炎。另外两项研究采用的是调查问卷，而不是皮肤病生活质量指数来评估：其中有一项指出，特应性皮炎患者的焦虑水平更高；另一项使用的是SF-36调查问卷，发现特应性皮炎患者与高血压、2型糖尿病及银屑病患者相比，精神障碍更明显。

一些研究对性问题也进行了报道。皮肤病生活质量指数调查中的第9个问题"在上周，有多少次因皮肤问题导致性行为困难"，回答的范围是从0（没有）到4（非常多次），在三项研究中，这个问题的平均得分是0.05、0.4和0.5，提示只有轻微的影响。然而，Drake等指出，接近40%的患者对于问题9的肯定回答提示至少有一些性功能障碍。Linnet和Jemec指出，在有性行为障碍的特应性皮炎患者中，性行为障碍与焦虑程度有关，这并不是由医生对其疾病严重程度的评估。在两项研究中把特应性皮炎患者和银屑病患者分在一组：Van Dorssen等在这组患者中发现1/3伴随性行为障碍；Niemeier等认为这组人群有明显的性功能障碍。

### 三、总结

通过常识和对生活质量进行研究，我们可以得出结论：皮肤问题通常会损害自我形象，并且患者常常伴有焦虑和沮丧。反过来，这种不利影响减少了异性吸引力、性冲动，导致了非常严重的性功能紊乱。因为有些皮肤病很易显现，且有难闻味道，往往伴有鳞屑和结痂，很可能会影响性功能，较其他器官性疾病对性功能的影响更严重，且更频繁。因为人们通常比较在意女性的外表，女性皮肤病对性行为的影响可能比男性更突出。皮肤病的严重程度一般由医生判断，但医生并不能很好地评估生活质量降低的程度。此外，医学上对疾病严重程度的改善通常只能部分恢复患者最初的生活质量。由于这个原因，患者自己对生活质量下降的感知是至关重要的。不幸的是，患者对其自身疾病及性功能降低的感知很少被认为需要提供医疗健康服务，这就导致低估了皮肤病对生活质量的影响，以及没有充分进行心理和性功能方面的咨询。这种疏忽对于患者来说是一种严重伤害。

## 第三节  癌  症

性顾虑在癌症患者的诊断、治疗和恢复阶段是普遍存在的。当患者摆脱急性期的疾病困扰，性功能健康是重建其常态和幸福感觉的一个重要步骤。大约一半的乳房或妇科恶性肿瘤患者存在严重和持久的性问题。Anderson指出，被诊断患有癌症的女性中多达

90%都存在性功能障碍。另有报道指出癌症治疗后性功能障碍的发生率为30%～100%。大多数情况下，这些患者报告患有性欲降低和（或）性交痛。

很多的生理和心理因素对肿瘤患者都有影响，如手术、骨盆辐射、更年期症状、发病前的性功能障碍。此外，外形担忧也是造成性亲密和性欲望心理障碍的原因。性伙伴间的冲突和亲人间的误解都会使患者的心理变得脆弱。

医学技术的进步已经改变了临床医生对癌症的观点，现在癌症通常被视为慢性疾病。医学界正致力于提高癌症存活率、减少副作用的治疗方法。在许多情况下，癌症已经成了一种慢性病而不是致死性疾病。生存计划现已成为很多癌症机构和政府项目的关键，既往的治疗资源和性健康计划也是生存计划不可或缺的部分。

性功能被认为是评价癌症幸存者生活质量的重要组成部分。一般来说，性功能问题有急性发作的特点，治疗结束后不久出现或性交时就已恢复。研究调查，性功能负性自我概念的女性更有可能出现大的性功能问题。许多患者阐述，性经验中出现的悲伤和痛苦，使她们更容易受到性功能障碍和性欲下降的影响。性功能障碍可能威胁女性健全的关系，而她们在最需要帮助的时候往往缺乏社会支持。有健康的性生活，患者的人际关系可以更亲密、更有浪漫意义，可以以更大的热情投入生活。

## 一、乳腺癌

乳腺癌是女性最常见的恶性肿瘤之一。2004年，估计有215 990例女性乳腺癌新发病例，其中约40 110例死亡。25%的新发病例处于绝经前，15%发生在45岁之前。被诊断为乳腺癌的女性经常受到手术切除、化疗、放疗、内分泌治疗的影响。

患者的年龄及治疗持续时间、治疗剂量和肿瘤类型，会对其是否将面临卵巢功能早衰，以及提前进入更年期产生影响。更年期症状（盗汗、睡眠障碍、阴道萎缩和情绪变化）会影响性反应周期，并对患者的性功能产生重大影响。

手术可使器官的组织结构发生改变，破坏神经而对性兴奋造成不利影响，手术切除器官或组织也会影响患者自我形象感和自尊感。几项关于乳房手术影响的科学研究得出结论，保守的手术及乳房再造在影响性功能的因素中扮演的是次要角色。经历乳房保留手术的患者，较行乳房切除术的女性更有可能接受乳房爱抚，并且两组性交的频率、不容易达到性高潮的比例，或整体的性满意度存在差异。接受乳房全切的女性，经常存在身体形象改变的相关问题，可能产生负面的自我形象感。一些女性抱怨乳房抚摸减少，而另一些人则表示喜欢抚摸自己手术切口的感觉。令人痛苦不安的淋巴水肿、手臂的疼痛、皮肤敏感、肿胀和僵硬等症状会限制运动，影响性体位。

*BRCA1*和*BRCA2*基因是一类肿瘤抑制基因，就像许多其他肿瘤的抑制基因一样，它们通过维持细胞增长，调节细胞分裂，尤其是它们能够将癌症细胞限制在乳腺导管内，并抑制细胞的生长。10%的乳腺癌患者可能有遗传倾向，其中多数（55%～70%）是由*BRCA1*或*BRCA2*突变引起，亦能增加卵巢癌的风险。一些女性如果发现卵巢癌的风险增加，可以选择接受双侧输卵管-卵巢切除术来降低风险。Ostrom等最近的一项研究表明，24岁女性进行双侧输卵管-卵巢切除术会对性欲和身体幻想产生负面影响，除了手术诱导的绝经期症状，也可能出现其他症状。

除了行双侧输卵管-卵巢切除术，许多女性也会选择乳房切除以防止受乳腺癌的侵害。而有些女性会选择乳房再造，再造的乳房组织对于形体美感的优化、性的作用是不可低估的。

## （一）放疗

放疗经常会引起皮肤的损伤和改变，如疲劳、脱发、腹泻、恶心、呕吐。许多放疗诱导的症状表现为全身不适，可能会影响到性反应周期，最常受影响的是性欲。乳房处的皮肤增厚和变色会影响自尊和性功能。此外，乳腺癌腋部的瘢痕和纤维化的皮肤会导致淋巴水肿，限制运动幅度和范围。

## （二）化疗

许多化疗药物会引起恶心、腹泻、黏膜刺激、潮热、阴道萎缩，头发、眉毛、睫毛、阴毛等的脱落也很常见，还可能导致自尊感和性吸引力的变化。

放疗和化疗均可以导致卵巢功能早衰。一名35岁女性可能由于化疗提前进入更年期。超过40%的女性在40岁接受化疗时可能出现闭经，这可能会导致更年期症状，如性交痛、潮热、阴道萎缩。这种综合征归结于雌激素或雄激素水平的改变。阴道黏膜变薄，失去柔性和弹性，会导致性交痛。性欲下降的患者也可能抱怨她们已经提前进入更年期。潮热会影响情绪，导致睡眠障碍和易怒，并最终影响性反应周期。

因为乳腺癌细胞常常存在雌激素和孕激素受体，对激素敏感，所以全身激素疗法治疗更年期乳腺癌患者性功能障碍是禁忌的。使用替代药物，包括选择性5-羟色胺再摄取抑制剂、抗高血压药物，以及自我调节（有节奏地呼吸、避免辛辣食物、饮酒和吸烟）可帮助减轻更年期症状的严重程度已越来越得到广泛的认可。潜在的卵巢衰竭和停经会导致心理压力，使生殖能力缺失。不应低估失去生殖能力对一名女性的影响，当患者意识到她将不能再孕育孩子时会产生严重的焦虑和情绪变化。

## （三）激素治疗

选择性雌激素受体调节剂和芳香化酶抑制剂可以加重更年期症状。他莫昔芬是一种选择性雌激素受体调节剂，可以抑制乳腺癌细胞与雌激素受体结合，但它也充当子宫内膜雌激素受体激动剂。有关报道称，他莫昔芬会导致阴道干涩、阴道分泌物过多、阴道疼痛、高潮延迟和性欲的改变。研究事实证明，他莫昔芬对性功能的影响不确定。根据乳腺癌双盲试验，服用他莫昔芬的女性与那些没有服用的女性在性功能方面只有细微的差别。相比之下，Mortimer等指出服用他莫昔芬的患者性欲、性唤起或者性高潮都没有改变。然而，超过50%的患者叙述尽管持续使用阴道润滑剂，仍然存在阴道不适和性交困难。Day等报道称，30名服用他莫昔芬的女性阴道分泌物增加，与生殖器瘙痒有关。

## （四）应用芳香化酶抑制剂

芳香化酶抑制剂可介入类固醇生成的路径，阻止睾酮转化为雌激素，从而降低雌激素循环水平。其可在不同阶段的女性乳腺癌患者中使用。尽管芳香化酶抑制剂是一种理想的肿瘤治疗药物，但它可能加重更年期后遗症和骨质流失。关于其影响性功能和生活质量的其他参数，仅有少量的数据可用。

### （五）心理安慰

女性乳腺癌幸存者的心理调整已经得到广泛研究。有研究表明，许多女性了解自身的疾病诊断后心理适应状况良好。然而，其中大部分女性都表示存在继续焦虑、抑郁症状，以及关于身体形象的痛苦、对复发的担忧、创伤后的应激障碍，甚至治疗后和疾病治愈后仍然存在的性问题。

有时，不良的性经验史可能与癌症和（或）其复发有关。过去的性行为（包括滥交、婚外情）可能被错误地认为与癌症发生相关。抑郁、身体形象的变化和压力可以导致女性性问题。化疗和激素作用引起的体重增加也可能是一个重要的决定因素，并与女性吸引力密切相关。Goodwin等指出在接受化疗的新诊断为乳腺癌的患者中，平均体重增加2.5kg，而服用他莫西芬的患者增加1.3kg，两者比较，化疗组平均体重较服用他莫西芬组多增加1.6kg。这不归因于能量摄入量的增加或体力活动的减少。

不断变化的关系可以改变癌症诊断和治疗的状况。女性可能不得不花时间照顾别人，并维持工资收入；而她们的伴侣往往承担更多的或不同的责任。角色的变化可改变夫妻的婚姻关系和经济紧张局势。担心被伴侣抛弃和性排斥会影响和阻碍亲密人际关系的发展。单身女性乳腺癌幸存者也可能面临其他的压力，如发展新的关系、决定何时披露关于所患疾病的敏感医疗信息。其他形式的困境包括对复发的担忧、早期死亡和身体缺陷，以及金融、就业和保险问题。

## 二、妇科癌症和性功能

妇科癌症占女性癌症的13.4%。女性生殖系统肿瘤包括外阴癌、阴道癌、宫颈癌、子宫内膜癌、输卵管癌和卵巢癌。女性癌症导致的死亡有10%可以归因于妇科恶性肿瘤，而其中更以卵巢癌占比最大。妇科癌症治疗的不良反应可能包括内分泌紊乱、不孕不育、性功能障碍发病率增高、肠道和膀胱的病变，以及潜在的情感关系改变。阴道和外阴等生殖器官是女性身份的关键部分。这些组织及其功能可以影响性欲和性反应。除实际的生育史外，女性认为自己的生殖状态也是其身份的核心。治疗后的继发性卵巢衰竭意味着生殖缺失和更年期的到来，具有深刻意义，包括会产生一系列的症状。

患妇科癌症的女性可能需要经过多种治疗，通常按顺序治疗。肠切除和妇科恶性肿瘤根治术可能导致肠穿孔，需行结肠造瘘，所有这些都会影响女性身体形象，对性反应周期产生潜在的负面影响。许多癌症医疗机构往往指定专职护士于造瘘术后帮助有肠穿孔或携带造瘘装置的患者保持清洁，并提供相关的技术以使这些造瘘装置不会妨碍患者的性活动。

癌症手术切除了全部或部分生殖器官，可能在几个方面影响女性的生育能力。高剂量烷基化药物化疗和（或）放疗，可能导致永久卵巢衰竭。在过去的十几年中，医生已提供很多的癌症治疗方法，同时还试图减轻长期的负面影响。经阴道子宫颈切除术、腹腔镜盆腔淋巴结清扫术治疗早期宫颈癌可以有效保存生育能力。腹腔镜子宫颈切除术后女性的总体复发率约3%，与子宫切除术明显不同。为保留性功能，通常优先考虑较少切除范围的改良根治性手术。然而，性功能障碍发生率比预想的高。根治手术后，女性身体形象和女性的身份变化较大。在一些研究报告中，行盆腔清除术的女性会出现严重的性功能缺失，许多女性失去了性欲或达到高潮的能力，这归因于性反应组织的损失。

关于放疗和性功能障碍之间的关联也有文献报道，如女性由于盆腔和阴道放疗后瘢痕导致阴道狭窄、不能润滑引起性交痛。直接、强烈的阴道放疗可以引起阴道组织严重纤维化、失去弹性、柔软度降低和阴道炎症。女性因为害怕性生活出血和疼痛而引发的担忧并不少见，这些症状可能与早期诊断有关。

化疗也可以影响性功能。接受化疗的乳腺癌患者较雌激素缺乏的更年期女性，可能更容易出现更年期症状。这些症状可以导致性生活困难和生活质量下降。

### 三、性的康复和治疗

#### （一）性评估和（或）提供咨询

在肿瘤治疗中很少提供性评估和性咨询，这其中有多种原因——时间的限制、需要优先考虑的关键问题和复杂的治疗问题，并且医生与患者发起关于"性功能"这一主题的谈话往往会引起不适或尴尬。然而，探索妇科癌症治疗后性功能的一项研究发现，78%的女性想要讨论性问题，但由于害怕被拒绝或环境不恰当而没有提问。评估性问题很重要，包括女性前期的性功能及其现在的性功能，这将有助于确定癌症患者性功能障碍的程度，同时注意患者与她性伴侣的关系也非常重要。

癌症患者的评估包括详细的病史、体检，在适当的时候要进行心理学测试，也包括评估性状态、性取向和过去的性体验。鼓励患者到妇科医生和心理医生处进行评估和跟踪监测。斯隆-凯特琳癌症中心开展了一个帮助诊断和治疗期间或之后的女性癌症患者应对性问题的综合多学科项目，对患者的性精神和心理方面进行测评，包括妇科体检和心理医生的性心理评估。一旦完成综合评价，就制订管理方案，一些问题应该会得到解决。

#### （二）治疗系统性疾病

癌症患者往往存在影响性健康的其他潜在医疗问题。详细的病史和体格检查可以发现在癌症治疗中被忽略的问题。评估和治疗慢性疾病，如贫血、不易控制的高血压、高胆固醇血症、潜在的甲状腺功能障碍，可确定可能会影响性功能的综合因素。治疗慢性疾病也可以提高幸福指数，从而改善性生活。

#### （三）药物的选择

癌症患者往往服用多种药物，其中一些可能直接影响性反应周期，导致性功能障碍。抗抑郁药和抗高血压药可以改变性欲、性兴奋和性高潮反应。医生和护士应该详细查看药物指南，了解药物使用禁忌。如果可能，使用针对性的药物可以治疗与性功能相关的副作用，如口服选择性磷酸二酯酶V型抑制剂，可以按照规定与抗抑郁药物和抗高血压药合用。

#### （四）行为改变

鼓励癌症患者调整既往的生活方式，提高生活质量，鼓励平衡营养、积极锻炼，禁止吸烟，减少饮酒。同样，常常给性功能障碍患者特定结构化任务以解决特定的性抱怨，包括知觉图像的注意力引导、放松技巧和性幻想。放疗导致的疲劳是很多患者的问题，鼓励在充足休息和疲劳度最小时进行频繁小睡和有计划的性亲密。替代形式的性行为，包括口头表达情色幻想、相互按摩、亲密的爱抚，或自慰、手指刺激、口交等。鼓励患者和她们的性伙伴在可能的情况下变换性交位置，传统体位可能是阴道紧缩患者最不舒服的性姿势，左、右侧位或者女上位可以限制盆腔抽插深度，使性交不适程度降到最低。

### （五）疼痛的治疗

慢性疼痛会影响女性的性反应，降低她对性的兴趣。当疼痛和疲劳程度最小时，应该鼓励性行为，鼓励和帮助患者放松紧张的肌肉，也可以通过图像引导、冥想、深层肌肉放松，并避免昏睡。如有疼痛症状应咨询治疗专家，调整或减少阿片类药物治疗方案，添加辅助镇痛药，更改药物剂量以便在缓解疼痛的同时减少疲劳和嗜睡。

### （六）教育

患者应该了解她们的性器官，以及癌症的诊断和治疗如何影响其性功能。由训练有素的专业人员对长期存在的性困惑进行解释也是教育过程的一个重要部分。实际的物品，如小册子、书籍、数码光盘、录像和其他视觉辅助材料，可以提供参考，如美国癌症协会的《癌症病人和性》就是一个很好的参考指南。

### （七）心理疗法

经认证的性治疗师可处理癌症患者与她们身体形象变化有关的问题，如性行为、自尊和情绪。存在性健康问题的患者提供婚姻、个人及夫妻双方的信息后，由受过训练的治疗师集体治疗。一般来说，大多数患者可以受益于短暂的性心理干预措施，包括教育、咨询服务、支持、症状处理。Robinson实施了一项通过阴道扩张增加其柔软度的干预措施，这是放疗后保持阴道健康和良好性功能的一个公认方法，这项干预措施包括心理团队提供相关信息和支持有效使用扩张器及润滑剂。参加干预的女性较对照组更有可能接受阴道扩张的建议，而与国家组织、癌症治疗师、性教育和生殖中心联合起来也可提供很好的帮助。

### （八）药物干预

激素治疗的副作用在乳腺癌和妇科癌症患者中很常见。一方面，生活方式的改变（避免辛辣食物，减少咖啡因和酒精摄入，保持平静）和非激素的治疗药物（选择性5-羟色胺再摄取抑制剂、可乐定和醋酸甲地孕酮）可以用来帮助系统性应用雌激素存在禁忌或雌激素水平下降的患者减少全身潮热。雌激素敏感型的肿瘤患者很少采用激素治疗，可能与激素治疗会增加癌症的风险有关。另一方面，一些患者可能选择周期性雌激素和孕激素，从而在短时间内减轻更年期症状。

使用阴道润滑剂或维生素E栓剂，可以缓解阴道萎缩，建议患者每周使用这些药物2～3次。对比阴道保护品和雌激素的随机试验证明，阴道保湿霜具有改善阴道环境的作用。一些患者要求在使用维生素E栓剂时垫卫生薄垫，因为栓剂可能会污染内衣。也鼓励使用水性阴道润滑剂。然而，润滑剂和保湿霜都含有微生物制剂，如香精、色素、香料，这些添加剂会刺激阴道黏膜，所以并不鼓励多用。肿瘤患者常被指导局部使用雌激素以改善阴道萎缩。许多临床医生选择使用17β-雌二醇片，因为它被吸收入体循环量少。有研究提示，雌二醇片较易使用，不像膏剂那样黏稠，更容易塞入阴道，且目前几个机构的进一步研究证实其在乳腺癌人群中使用安全。其他局部制剂包括阴道乳膏、环、凝胶、乳液。

至今还没有充分研究雄激素治疗乳腺癌的安全性。有人担心雄激素会中和雌激素，可能进一步激活或促进肿瘤的生长。许多乳腺癌细胞为雄激素受体。睾酮经皮贴剂实验已经被证明治疗性欲问题有效，然而，仍需大样本的进一步随机对照、安全可控性试验的数据支持。

### （九）性用具

患者行盆腔手术或放疗，可能引起阴道缩短、缩小和产生瘢痕组织，往往阻碍腺体分泌，导致性交困难。阴道扩张器与水或含激素的润滑剂可以帮助松弛瘢痕组织和扩大阴道，减轻阴道性交的痛苦和不适。持续常规行为疗法是有帮助的。扩张器的使用方案通常是个性化的，一些可使患者从短时间（5分钟）的日常使用中获益，也有一些扩张器是每周使用3次，每次15分钟。扩张器应该用温和的肥皂水彻底冲洗，在使用间隙应低温保存。扩张设备，如厄洛斯（EROS）阴蒂刺激器，可供宫颈癌患者或其他盆腔肿瘤、直肠和阴道肿瘤患者等使用。Schroder等在2003年国际社会女性性健康研究年会上提出的初步数据显示，该设备可能有助于改善宫颈癌治疗引起的性交困难。应该鼓励性活跃的幸存者了解如何预防性传播疾病和使用避孕套。

### （十）替代和补充医学

许多采用非医用药物的疗法在缓解性功能障碍方面无科学依据，有令人担忧潜在有害的副作用。例如，有患者尝试使用巧克力、人参、牡蛎、黑芝麻等增强性欲，但缺乏随机对照的临床试验。替代和补充疗法需要确保治疗的安全性和有效性，且副作用小。

### （十一）咨询

医学顾问的意见可能对某些临床情况适用，这些顾问包括肿瘤科医生、社会服务提供者、营养师、运动治疗师和精神科医生。对性问题敏感的临床医生和辅助工作人员应随时参与患者的性健康项目交流。此外，疼痛和姑息治疗提供者需要安抚患者及她们的性伴侣，即使在生命的尽头已不能性交，也应该维系情感上的亲密关系。

## 四、总结

生存及生活质量问题对临床医生和患者都很重要。恶性肿瘤的诊断和治疗是非常复杂的。癌症患者遭受的生理变化和心理问题也很复杂。癌症治疗期间或之后患者可能存在性问题和性功能障碍。健康评估和治疗的目标是促进性健康，促进沟通，先行提供指导，体验常态性感受和维持夫妻感情。由性医疗专业团队创建和实施的个人治疗计划可教育患者和幸存者，以使其在癌症治疗期间及之后享受与伴侣之间充分和舒适的性生活。

# 第四节　脊髓损伤

我们认为脊髓损伤对女性的性反应及性行为的影响远远大于其他身体问题，事实上，对于女性性功能障碍与脊髓损伤之间关系的研究仍处于起步阶段，且对这个群体性功能障碍的治疗能力也未被证明。本节的目标是回顾女性性反应及性行为相关脊髓损伤史，讨论在女性脊髓损伤人群中性功能障碍的诊断、可能的治疗方法及目前的评估手段。

## 一、脊髓损伤的影响

在讨论脊髓损伤对女性性反应的影响之前，我们必须了解脊髓损伤的影响。脊髓损伤可以发生在脊髓的任何层面，产生不同程度的神经系统紊乱。根据损伤发生的部位，人们可能会四肢瘫痪，即手足都丧失某些功能；或截瘫，即只有腿和部分躯干丧失神经功能。脊髓损伤可根据国际标准分类，这些标准允许我们确定某种特殊类型的神经损伤。运动和感觉的失调程度、神经损伤的模式可以通过体格检查来确定。

## 二、脊髓损伤对女性性行为的影响

已有许多问卷调查分析了脊髓损伤对女性性行为的影响，尽管这一群体的神经损伤各不相同，但收集的数据在性活动的频率、模式、满意度问题上仍然非常有用，这些数据提示女性在脊髓损伤后性活动的频率下降，性满意度也下降，但在性行为方面没有显著的改变。最近更多未被公布的数据揭露了比例非常低的脊髓损伤女性有自慰现象，因此制订一个针对脊髓损伤女性性问题的治疗方案是非常重要的。

## 三、脊髓损伤的检查方式

采用国际标准进行详细的神经系统评估对于准确评价脊髓损伤对女性性反应的影响是至关重要的，尤其是通过是否存在直肠的主观收缩或感觉判断是否为完全性脊髓损伤。非完全性脊髓损伤患者往往有一种或两种脊髓功能存在，完全性脊髓损伤患者则没有这些功能。同时，使用国际标准，还应确定胸11到腰2范围内皮肤的针刺感觉及轻触觉是否存在，以及确定存在多少功能。以该区域每个节段维持针刺及轻触觉的总分是2分算，其中没有感觉0分，存在部分感觉1分，正常感觉2分，身体两侧分别测试得分。

脊髓损伤对骶区反射功能的影响也举足轻重。在这个区域，脊髓损伤可影响上运动神经元（损伤第一神经元，从大脑到脊髓），或导致下运动神经元功能障碍（损伤第二神经元，直接到肌肉），影响骶段的损伤类型可以通过测试球海绵体肌反射来确定，即把手指插入直肠，然后抚摸阴部或者刺激阴蒂。上运动神经元损伤的女性表现为一次围绕检查者手指的直肠快速收缩，没有神经损伤的女性也表现为一次收缩，而下运动神经元损伤的女性没有任何收缩反射。无论本质上是上运动神经元损伤还是下运动神经元损伤，非完全损伤的患者都保留了一些直肠收缩功能。

需要注意的是，这些标准不包括脊髓损伤对自主神经功能影响的描述。因此，即使患者有完全损伤，肛周区域的感觉及运动能力缺失，但是仍然保留内在的、自主神经支配的感觉，如痛经、神经痛，有时也会有模糊的肠蠕动感觉。除了对外部神经功能的影响，脊髓损伤还会对内脏系统造成很多影响，如无论是上运动神经元还是下运动神经元的脊髓损伤患者都可能会有肠道和膀胱的功能障碍。

## 四、脊髓损伤对女性性反应的影响

大量的实验研究确定了脊髓损伤对女性性反应的影响。性反应的神经控制依赖于两条分开的途径：心理途径和反射途径。因此，脊髓损伤对性反应的影响取决于哪条途径被影响。为了更清楚地了解并治疗这种功能障碍，应该考虑个人与损伤的具体方式。

某实验室通过阴道脉冲振幅来记录生殖器充血，研究各类水平的脊髓损伤女性心理途径的性唤起。研究显示，在各个水平损伤的女性接受心理途径的性唤起与胸11到腰2范围内皮肤的针刺感觉及轻触觉存在相关性。那些总分为24～32分的女性明显比9～23分的女性更可能出现生殖器充血，并且9～23分的女性比0～8分的女性更容易出现心理途径性唤起的生殖器充血。尤其需要说明的是，这些皮区包括脐部与大腿的中部，因此这些皮区比较敏感的脊髓损伤女性更容易通过心理途径获得性唤起。

有研究者对反射途径性唤起的控制也进行了实验室的研究。脊髓损伤的女性先接受心理刺激再接受手刺激，相比于同水平脊髓损伤仅仅接受手刺激的女性，无论是否伴随同水平主观性冲动的增加，均表现出明显增加的生殖器唤醒，这被认为是上运动神经元损伤影响骶部脊髓节段的女性维持反射途径的性唤起的证据。进一步的研究对比了在心理刺激的同时增加手刺激对脊髓节段的上运动神经元及下运动神经元损伤女性的影响，结果提示在上运动神经元损伤的群体中，阴道脉冲振幅及生殖道充血有显著增加，但这些差异没有统计学意义。有研究验证了影响脊髓节段的上运动神经元损伤女性是否保留反射性阴道润滑的能力，下运动神经元不完全损伤女性是否仍部分保留反射性阴道润滑能力，所有的心理、生理学数据结论倾向于只有下运动神经元完全损伤的女性失去了反射性阴道润滑的可能。

脊髓损伤的女性获得性高潮的能力也通过调查问卷及试验进行了评估，到目前为止，大量的实验基础数据表明，影响骶部脊髓节段的完全性下运动神经元损伤女性获得性高潮的能力明显降低，对照组女性较其他任何程度或水平的脊髓损伤女性都更容易获得性高潮。相对于100%获得性高潮的对照组，55%的脊髓损伤女性被记录具有获得性高潮的能力。在另一项试验中，相对于100%获得性高潮的对照组，仅44%的脊髓损伤女性被记录具有获得性高潮的能力。这些结果表明性高潮的发生依赖于一个完整的骶反射弧。

研究者也指出，当调查者被要求标记对象对性高潮的描述时，他们无法区分这个人到底是脊髓部分损伤、完全损伤还是对照者。综上所述，可以提出一个假说，即性高潮是一种可以被中枢神经系统促进或抑制的自主神经的反射行为。

其他最近的研究指出，性高潮也许与脊髓的模式发生器相关。这个理论源自雄鼠脊髓内存在一个射精发生器。这些调查者也记录到雄鼠（而非雌鼠）性交后一组腰椎脊髓丘脑神经元被激活。这一在雄鼠中的发现和在胸9以上麻醉的动物脊束中存在的泌尿生殖反射相似（包括下腹部、骨盆和阴部运动神经的节律性发射），这也和脊髓损伤的女性性高潮方式相似。当泌尿生殖反射强烈时，周围激活延迟，就像是人类阴道、子宫和肛门括约肌在泌尿生殖反射及性高潮时发生节律性收缩，且均对性腺激素不敏感。

对于100%获得性高潮的对照组，尽管目前报道非生殖器的刺激经常成为获得性高潮的方式，但是在这项研究中，仅有一位女性选择非生殖器刺激和生殖器刺激相结合。脊髓损伤的女性获得性高潮的平均时间明显长于100%获得性高潮的对照组（26分钟比16分钟），脊髓损伤组及对照组在性高潮中的心率、收缩压和呼吸频率较平时都显著增加，两组舒张压均无明显变化。

研究者假设一个截瘫的女性具有获得性高潮将近50%的神经潜能，那么不能获得性高潮的女性必定存在其他因素阻止其获得性高潮，缺乏教育及心理问题的干预可能是其中的原因，而且在医学文献中，已经存在全面否定"截瘫女性的性功能障碍不能治疗"的观念，因此对于脊髓损伤的女性，更长时间及更大强度的生殖器刺激是其获得性高潮的必要条件，且未来对其性高潮障碍的治疗是必要的。

### 五、脊髓损伤女性性功能障碍的证实

上文提供了一些方法去阐明脊髓损伤如何影响性反应，但是未提供任何关于女性脊髓损伤后性功能障碍的治疗信息。根据女性性功能障碍的相关研究，患者如果有性功能障碍，她必定会诉说这种痛苦，因此，如果脊髓损伤女性在性反应方面有改变，但是没有诉说这种痛苦，一般来说不存在性功能障碍。此外，脊髓损伤女性如果没有因为损伤而造成性反应障碍，却仍在承受性方面的痛苦，说明她存在性功能障碍。为了改善这种情况，提出了女性脊髓损伤后的性功能分类标准。该分类标准建立在目前确定的脊髓损伤后性功能的四个分类研究上，阐述了脊髓损伤后性功能障碍的存在、相关特性，以及确定相应反应神经系统检查方法。神经系统的检查及病史，可以预测损伤对性反应的影响，也可以说明是否存在性功能障碍。临床研究中，脊髓损伤后性功能障碍的开始治疗时间非常重要。女性性功能调查问卷目前被用于评估脊髓损伤和多发性硬化症女性的性功能，以及脊髓损伤女性是否存在性功能障碍。

普里西特治疗（PLISSIT）模型描述了性咨询许可的过程、限制信息、特殊意见和强化咨询治疗。这个实用的模型描述了如何和脊髓损伤女性开展关于性的讨论，强调了性教育对于改变脊髓损伤后性反应及性能力的重要性。脊髓损伤对性反应影响的教育是首要的，提高脊髓损伤女性的性反应是最重要的。为了达到这个目的，有些研究者还制作出了脊髓损伤对女性性反应影响的视频。教育在一定程度上帮助了一些脊髓损伤女性提高性反应，但是还有一些女性需要更多的治疗。现在有很多关于脊髓损伤女性性反应的研究，尽管相关的药物研究是基于男性患者用药的效果，但这些研究主要用于正常女性。

一些研究描述了心理方面的影响。假阳性的反馈是心理层面的治疗在实验研究中提高了脊髓损伤女性的性唤起水平，但是这些女性是否存在性功能障碍是不确定的。在这项研究中，假阳性反馈在脊髓完全损伤和不完全损伤的女性中都增加了心理途径

的性唤起，而实际上只有脊髓不完全损伤、在胸11到腰2范围内存在感觉功能的女性增强了生殖器唤醒。这个研究证明了心理层面的治疗可以帮助脊髓损伤的女性提高性功能。

另一项研究探讨了惊悚影片对性唤起的影响，受试者观看两组影片，一组观看正常的影片，另一组观看惊悚影片，生殖器反应受损的受试者（胸11到腰2脊髓损伤相关得分低于23分）在观看惊悚影片时，生殖器反应高于观看正常影片。而其他有着正常反应的受试者（脊髓损伤得分高于23分或者正常人）观看惊悚影片时的生殖器反应低于观看正常影片。研究者总结：对于生殖器反应受损者，交感神经系统潜在的支配未缺失，仍能实现生殖道充血。除此之外，研究者还指出，这些数据是交感神经系统对生殖器唤醒具有调节作用的有力证据。

一项关于脊髓损伤女性性反应治疗药物疗效的双盲、交叉对比试验被公布，在该研究中两组分别口服50mg西地那非或安慰剂，在实验室基础上，对比阴道脉冲振幅、主观性唤起和自主功能，受试者接受了78分钟的伴有自慰行为的视频情色刺激，除了性刺激外，使用药物的患者性唤起显著增加，但在阴道脉冲振幅方面增加不显著，增加最明显的是心率（平均增加5次/分）和血压（平均增加4mmHg）。

尽管上述研究开始提出一些脊髓损伤女性性功能障碍的可能治疗方法，但数据仍然是初步的，且刚刚进入临床试验研究。其他研究目前的进展在于检验交感神经系统对性反应的影响。睾酮贴片作为新的药物，在脊髓损伤后的性欲及性唤起障碍方面的影响将会被评估。

对于脊髓损伤后的性高潮障碍，目前尚无临床研究。性高潮是自主神经系统的反射反应，如果脊髓发生器存在，训练发生器将成为可能。这个概念相当于步行训练，它是测试EROS理论效应的基础，而振动刺激是目前正在采用的方法。相关理论均指出刺激反射反应可以用来治疗脊髓损伤女性的性功能障碍，且这些理论都可以作为脊髓损伤和性功能障碍女性性教育的补充。

有学者开始研究脊髓多发性硬化的女性，来明确脊髓多发性硬化造成的脊髓病变对性反应的影响是否和脊髓损伤相似。希望脊髓损伤对女性性反应影响的相关研究，可以促进除脊髓多发性硬化外的其他神经失调对女性性反应影响的研究。

# 第五节　神经系统紊乱

神经系统紊乱引起女性性功能障碍的机制有三种：第一，和性生理直接相关区域的神经系统损伤导致的障碍；第二，损害了认知、行为和交流的神经系统损伤导致的障碍；第三，涉及心理、社会和文化问题的紊乱。从下文可以看到，在众多神经系统损伤中，这些机制的作用方式完全不同。

神经系统紊乱可能是先天性的，会导致性解剖及性生理的异常发育，在某些病例中，神经系统紊乱在青春期之前发病，可能会推迟青春期发育或者导致不发育。解剖结构的不完善和激素的不足也可能导致涉及性生理的神经组织、系统缺乏。

评估患者的性功能是否存在障碍，需要考虑吸引力和朋友关系等问题，性功能障碍的诊断经常高度依赖于既往史，即在受创伤或者患病之前患者的性功能和性行为。

引起女性性唤起的刺激包括①视觉刺激：通过眼和视神经到大脑；②嗅觉刺激（信息素）：通过鼻和嗅神经到大脑的嗅脑；③乳房刺激：感觉冲动通过周围神经节和脊髓的胸段到大脑；④阴蒂刺激：感觉冲动由阴部神经通过脊髓的马尾到大脑；⑤阴道刺激：感觉冲动由盆腔神经通过脊髓到大脑，也可能通过迷走神经到脑干。女性的性反应机制如下。

1. 从脑干通过脊髓

（1）通过交感神经系统下传到腹下神经和盆腔神经丛、阴道血管，导致阴道润滑。

（2）通过骶副交感神经下传到盆腔神经丛、海绵体神经，促进阴蒂勃起和增加海绵体组织血流。

（3）通过骶副交感神经下传到盆腔神经丛、周围神经、腺体（尿道旁腺和前庭大腺），导致腺体分泌。

（4）通过脊神经 $S_3$、$S_4$ 到盆腔平滑肌，在高潮时平滑肌收缩。

2. 通过下丘脑

（1）到垂体后叶，导致催产素分泌，子宫收缩。

（2）到垂体前叶，产生激素效应。

## 一、中枢和周围神经系统

从神经学来看，女性的性生理很大程度上依赖于哪种感官刺激是女性性唤起的真正刺激和刺激的类型，这一点对于临床了解女性性功能障碍中很多不同类型的性症状非常重要。

性生理相关的内容很多，但是性兴奋和性活动时，大脑正在进行什么反应、在什么区域，我们了解得非常少。而这依赖于大脑损伤被准确定位的有限的患者数据。也有一些研究利用现在的成像技术，如正电子发射断层成像（PET）和脑的功能性磁共振成像。

## 二、下丘脑-垂体疾病和畸形

对于患有下丘脑-垂体疾病和畸形的女性，闭经和不孕是其就医的主要原因。在 20～60 岁经形态学证实的下丘脑-垂体疾病女性中，2/3 有性欲下降或缺失。这一现象在高血清催乳素女性中更常见。这种女性大部分也有闭经和阴道润滑及（或）性高潮问题。

下丘脑-垂体区域的肿瘤，包括垂体腺瘤，能产生激素或者无功能，也会导致性欲减退、润滑减少和无高潮。肿瘤性疾病中，颅咽管瘤和脑膜瘤对女性的性功能影响最大。

垂体的先天性发育畸形，表现为垂体后叶的异位和（或）蝶鞍的发育不良、嗅觉缺失和性腺发育不良、视隔发育不良和视神经畸形、性腺功能减退，很容易通过 CT 和 MRI 诊断。

一些已知的下丘脑-垂体疾病，如自发性垂体梗死、希恩综合征、外伤性下丘脑出血后遗症、动脉瘤破裂、急性窒息、自发性婴幼儿脑积水、迟发型放射性坏死、脑膜脑炎、结节病、淋巴细胞性垂体炎均会使性腺功能减退，导致性功能障碍。

### 三、小脑疾病

在某些有小脑萎缩和共济失调遗传史的家族中发现，存在由促性腺激素分泌不足导致性功能减退而引起的下丘脑-垂体功能不全，这是下丘脑促性腺激素释放激素缺乏的证据。线粒体病或性染色体异常的原发性卵巢衰竭会导致性腺功能减退，患病女性存在原发性闭经、第二性征的缺乏和性欲缺乏，其发病机制尚属未知。

### 四、脑损伤和脑病

残疾和认知功能损害常发生在外伤性脑损伤后。由脑病变和心理因素导致的性功能损害并不少见，女性性欲增强或者减退都有报道。额叶、颞叶和边缘皮质的损害影响最大。但是，在女性中，内分泌激素异常是性功能障碍最敏感的检测指标。

### 五、脑卒中

在大脑中，脑卒中患者的梗死灶和出血灶的解剖部位通常不与性生理直接相关。因此，脑卒中前性活跃的女性如有高发的性功能障碍，并存在性欲降低，以及性高潮、性活跃的困难，其病变部位通常在大脑顶部。3/4的脑卒中女性有性高潮障碍，性欲、性唤起能力和性满意度的降低主要与偏身感觉障碍的症状有关。性活跃能引起血管病变，如蛛网膜下腔出血或短暂的脑缺血发作，就像暂时性完全失忆症。

### 六、癫痫

癫痫和性行为有很多内在的联系，性活跃可以引起癫痫发作，如性生活中的过度换气本身就可能诱发癫痫。从大脑皮质的对应区域到生殖器的反射机制也可以触发部分癫痫。性幻想和生殖道刺激（手淫或性高潮）是触发该现象的典型例子。

性现象也可能是癫痫发作的一部分，从皮质区域产生的部分性癫痫发作可能是生殖器官感觉的结果。这种感觉被描述为阴蒂的温暖感、阴道内发热、直肠或阴道收缩或穿透的快感，也可能是生殖道的疼痛。其大多数与涉及初级感觉效应器的矢状窦旁神经组织的肿瘤相关。性刺激和性高潮的癫痫感觉也发生在有颞叶癫痫的患者身上。

在癫痫发作间期，癫痫患者的性生活也会发生改变。很多女性癫痫患者诉说她们存在性唤起减少、阴道痉挛和性交痛。在一些患颞叶癫痫的女性中，性唤起刺激导致的生殖器充血并不是伴随自我性刺激的减少而减少。另一些研究显示，癫痫女性的结婚率低于正常人群。已婚的癫痫女性很少生孩子。社会和心理因素非常重要，癫痫患者的心理健康水平较正常人群低。癫痫女性被强奸、被虐待和被诱奸的偏执妄想也是很重要的原因。

抗癫痫药物，尤其是苯妥英钠、苯巴比妥、扑米酮、卡马西平和丙戊酸可以引起激素改变，以及女性性欲、性能力的减退。在月经期癫痫发作尤其常见。很多服用卡马西平、氯硝西泮或丙戊酸的癫痫女孩出现性早熟。一些抗癫痫药物（加巴喷丁、氯硝西泮、丙戊酸）可能影响性高潮的能力。

### 七、发作性睡眠猝倒综合征

发作性睡眠猝倒综合征是一种独特的神经系统疾病，通常没有一个公认的神经病理学病因，主要表现为白天不可抗拒但是短暂发作的睡眠和情绪引起的肌张力丧失。患者通常也有睡眠性麻痹，即人是醒着的，但是却没办法移动和出现睡眠幻觉。性冷淡也是症状的一部分，性活动有时会诱发猝倒。治疗这种疾病的药物可能会影响性功能。

## 八、克莱恩-莱文综合征

克莱恩-莱文综合征是一种罕见的在青春期有典型症状，但是病因及发病机制不明的疾病。嗜睡、贪吃和性欲亢进与月经周期密切相关是其最重要的特征。其性现象以攻击性行为、施虐受虐癖和妄想为特点。

## 九、帕金森病

相对于同等年纪者来说，患有帕金森疾病者膀胱、肠道和性功能紊乱是非常突出的。性功能障碍发生率并不随着障碍程度的增加而增加，研究显示80%的女性帕金森病患者在患病后性生活的频率减低。患病的女性性兴趣和性冲动分别有71%和62%的下降，38%出现阴道干涩，38%没有性高潮。从年龄和婚姻状况上对比帕金森病女性和健康对照组女性，帕金森病女性对她们的性生活更不满意，情绪更加低落。进一步的研究显示，帕金森病女性的配偶被发现存在很高水平的性功能障碍。这些研究表明，在帕金森病女性中，有三种不同机制导致性功能障碍，必须考虑多模式的治疗方式。已证实在很多女性中，服用多巴胺类药物可导致性欲增加。

## 十、多发性硬化症

性功能改变在多发性硬化症发展进程中非常普遍。最近一项关于47名多发性硬化症女性的研究中，有60%的女性性欲下降、阴道干涩，40%的女性在疾病进程中性高潮能力降低，62%的女性生殖器区域存在感觉障碍，77%的女性盆腔肌肉松弛。其他研究表明，29%～86%的多发性硬化症女性性趣降低，29%～86%的女性生殖器区域感觉降低，24%～58%的女性性高潮能力减低，12%～40%的女性阴道干涩，6%～40%的女性性交痛。

性功能障碍也发生在多发性硬化症早期。在一项研究中，25名年龄在20～42岁的低残疾评分的多发性硬化症女性中，一半有性问题（她们在疾病发生之前都没有性问题）；而在这项研究中，对照组为25名患偏头痛的同龄女性，她们的性问题很少，也很轻。

在多发性硬化症女性中，感觉障碍似乎是性问题最重要的原因。因为严重的外部感觉迟钝，一些患者表示在某个特定时期她们不能忍受和配偶直接的生殖道或非生殖道接触。通常在多发性硬化症中，这种迟钝在神经系统症状发作开始就是最大强度的，但是会快速缓解。

大多数多发性硬化症患者表示患病后性欲下降，一些患者的性欲可能短暂下降，而另一些患者性欲持续下降。在某些患者中，也发生过性欲增强的现象，通常是短暂的，并且是在并发新的症状时。这提示性欲增强是一个明显的中枢多发性硬化症的结果，病变位置是不明确的。多发性硬化症女性性功能障碍的另一个典型症状是性高潮能力、强度和质量的退化。在大多数例子中，性高潮感觉是下降的，持续时间变短，强度变低，令人不愉快。这些改变是短暂的，但是也有发现性高潮增强的现象，如性高潮更容易发生，持续时间变长，强度变大，更令人愉快。不同类型的发作在多发性硬化症中很常见，盆腔疼痛也是其中一个类型。

性功能障碍与膀胱及肠道功能紊乱相关，与腿部的感觉和运动功能障碍关系更轻微，与残疾量表、临床过程和疾病持续时间关系很小。性功能障碍与MRI发现的脑桥损伤也有关。MRI显示脑干病变与性冷淡密切相关。

多发性硬化症的很多相关症状，如疲劳、下肢肌肉挛缩、排尿困难和控制失禁、性交触发的阵发性运动和感觉障碍，在性生活及社会和生理改变中间接发挥负面影响，另外抑郁和认知障碍也扮演了重要角色。

神经生理学的数据，如阴蒂背神经和阴部神经的皮质诱发电位，以及阴蒂振动感觉阈值的测量提示阴部的感觉神经支配对一些女性的性刺激（即阴蒂刺激）是必要的。为了补偿这类缺失，更多地直接刺激阴道前壁是必要的。

## 十一、肌萎缩侧索硬化

肌萎缩侧索硬化是一种快速进展的运动系统疾病，导致可几乎全身瘫痪，包括呼吸肌，但是患者没有感觉到自主神经症状，通常可以控制膀胱及肠道功能和性功能。肌萎缩侧索硬化患者没有丧失她们的性欲，最近一项研究发现，对于大部分这类患者来说，性是一个很重要的方面。

## 十二、糖尿病

对于糖尿病女性性功能的研究结果是有矛盾的，在早期研究中，无糖尿病组6%的女性存在性功能障碍，35%的糖尿病女性表示在上一年中存在性高潮障碍。在另一项研究中，胰岛素治疗的糖尿病女性和相同年龄的对照组比较，两者性功能障碍的发生率都是25%。最近的一项结构化的访谈研究中，42名1型糖尿病女性与没有糖尿病及神经系统疾病的同年龄对照组，以及瑞典1986年的全国性调查研究结果相对比，发现26%的1型糖尿病女性性欲下降，22%的女性患者阴道湿润程度下降，10%性高潮能力下降，一些女性还表示有不止一种性功能障碍，性功能障碍的发生率是40%，对照组只有7%表示有某种性功能障碍。

相比之下，1型糖尿病对女性性功能只有少许或者没有影响，而2型糖尿病普遍对性欲、湿润度、性高潮能力、性满意度、性反应和性伴侣的关系有负面影响。

在很多研究中，湿润度不足被视为最重要的性生活问题，糖尿病女性也经常因为白色念珠菌感染导致性交痛。在另一些研究中，性欲丧失是主要问题。阴道湿润度通常被作为主观性唤起的评价指标。相对于无糖尿病的健康对照组，1型糖尿病女性阴道湿润度经常不足或者需要更长时间的刺激。已发表的两项关于糖尿病女性的心理生理学研究中，一项研究发现糖尿病女性和对照组相比性欲无差别，另一项研究称，对于性刺激，相对于对照组，糖尿病女性的生理性唤起显著减少。

相对于无糖尿病的健康对照组，1型糖尿病患者有明显的外阴灵敏度受损，阴蒂的振动感觉阈值显著升高。脚汗减少、味觉性出汗、便秘和尿失禁发生率的增加也与性功能障碍有关。自主神经病变是糖尿病女性性功能障碍中非常重要的作用机制。在一项研究中，17名糖尿病女性死后尸检的组织样本提供了阴蒂神经、血管病变的证据，无糖尿病的对照组没有显示任何神经及血管损害的症状，但是到目前为止，这个研究还无法重复。

糖尿病患者的性功能问题有很多病理生理学机制，包括多发性神经病。在其代谢过程中，血糖的改变、酸中毒和高分子量的糖扮演了重要角色，小血管和大动脉的血管损害会导致阴蒂和其他海绵组织的血流减少。然而，其他类型的内分泌功能不足，如性腺功能减退，在性欲及性唤起方面并不被认为有重要作用。糖尿病并发症越多的女性性功能障碍越多，而女性性功能障碍也较1型糖尿病的其他症状出现早。早期病例控制好血糖至少可以维持正常的性功能。

## 十三、外周多神经和单神经疾病

阴部神经或其神经分支的外周单神经病在女性中不常见，孤立性神经纤维瘤是其中一种。遗传性运动和感觉神经病变的患者，阴部神经可受累。原发性系统性淀粉样变性的多发性神经病，阴部神经和盆腔自主神经的改变可导致性功能障碍和膀胱及肠功能紊乱。在恶性疾病（如浆细胞病）中，多发性自主神经病变引起的神经损害常导致疼痛及性交不适，以至于性交变得不可能或者不愉快。

## 十四、肌病和脑肌病

在一些类型的进行性肌营养不良中，如强直性肌营养不良症，贝克肌营养不良和常染色体显性遗传的进行性眼外肌麻痹，遗传性共济失调-侏儒-智力缺陷综合征，继发性闭经和性功能障碍都有描述。线粒体脑肌病也是如此，如伴破碎红肌纤维的肌痉挛癫痫和伴有乳酸性酸中毒、卒中综合征的线粒体脑肌病。相比于下丘脑-垂体分泌不足的情况，这些病例中的性功能减退是促性腺激素分泌过多型，提示原发性卵巢衰竭。

## 十五、头痛

女性在性反应中可能出现突然的严重头痛，发生在性高潮时或者之后很短的时间内。这种发作很多有偏头痛表现，且通常是反复发作，所有症状可突然消失。相对于蛛网膜下腔出血导致的恶性头痛，这类发作被称为良性的性高潮头痛，与一段可逆性的脑动脉痉挛有关。性生活前使用β受体阻滞剂可以预防这种发作。

## 十六、对精神病类药物的性不良反应

### （一）抗抑郁类药物

性功能障碍，尤其是性欲减退在抑郁症女性中很常见。很多报道指出在抗抑郁治疗过程中性欲可能下降，这与其良好的治疗效果相平行。然而，很难确定这种性欲减退是疾病本身引起的还是药物治疗引起的。相反，性冷淡不是抑郁症的症状，而是抗抑郁类药物——选择性5-羟色胺再摄取抑制剂非常典型的不良反应，在氟西汀、帕罗西汀、舍曲林和西酞普兰中很常见，而氟伏沙明不常见。除了氯米帕明，很少有使用单胺再摄取抑制剂的患者出现性冷淡的报道；药理学上，这类药物更类似于选择性5-羟色胺再摄取抑制剂。在其他类型的抗抑郁类药物中，米安色林、米氮平、萘法唑酮较少有性冷淡的报道，但文拉法辛有相对多的报道。

### （二）抗精神病类药物

抗精神病类药物经常引起性内分泌反应，如闭经、泌乳和高催乳素血症，性欲减退也有被发现，但是女性性唤起障碍及性冷淡的报道非常少。同时，使用抗精神病类药物治疗的患者往往有严重的精神疾病，令这类患者非常难以评估。

## 第六节　子宫切除术和可替代治疗方案

尽管最近出现了一系列有良好对照的评价子宫切除影响的研究，但子宫切除术对性功能的潜在影响仍然不能确定。目前清楚的是，对于许多女性来说，子宫切除术可以增加她们性行为中的愉悦感。然而，之前的研究不断证实一部分女性会因为子宫切除术导致性征受到一定的影响。理解子宫切除术对女性性功能影响（无论结果好坏）的机制，可帮助女性进行治疗决策。随着非手术治疗替代子宫肌瘤和子宫切除术等常见治疗手段，评估这种手术的成本和获益变得尤为重要。多数子宫切除术并非用来治疗危及生命的疾病，而是针对良性疾病进行的紧急手术。

### 一、历史观点

#### （一）子宫的象征意义

子宫作为一个重要器官的观点被许多古代医家和西方的哲学家接受。有趣的是，性高潮在数个世纪以来被当作子宫移位和病变造成的"歇斯底里"女性的一种补偿。最近的理论观点，特别是精神分析的解读，强化了认识：心理健康与子宫存在内在关联。然而，这种观点受到了许多女性的反对，被视为"妇科旗帜下的心理冲突"。因此，在20世纪，女性容易歇斯底里已被视为基于物理的，而不是基于心理的一种认识。

#### （二）子宫切除手术的知情同意

现在公众的注意力已经开始转向子宫切除术对于良性疾病治疗的合理性等问题，如子宫肌瘤和月经紊乱。相比微创手术和药物治疗，子宫切除术侵袭性风险的不可逆性是突出的。一篇专家综述认为，以证据为基础，有相当数量的子宫切除术没有适应证，回应了早先有关手术可能被扩大化的担忧。一些研究者和妇女健康倡导者对推荐子宫切除术提出了尖刻的批评。轶闻诸如患者未经知情同意，或强行手术的事件比比皆是。之前的报道显示，准备接受手术的女性对性的担忧非常普遍。患者缺乏教育、决策自主权和知情同意不充分，给那些希望向患者提供子宫切除术的医生造成了困难，这些困难主要集中在医生无法得到全面而准确的信息。

## 二、对于子宫切除术和性功能的研究

子宫切除术对于性功能的影响是潜在的，且很难准确地进行评估。虽然近年来前瞻性的研究也越来越多，但多数评估性功能的研究建立在回顾性自我报告的基础上。为了评价潜在的相关影响因素，如激素水平和手术技术，最近关于子宫切除术的研究在普遍意义上已经更为精细。然而，迄今为止，相关研究仍利用可靠的、有价值的自我报告、面谈诊断或者性功能指标来进行结果评价。下面介绍了研究中几个重要的设计问题。

### （一）研究时间

通常来讲，前瞻性的研究应比回顾性研究更加可信，因为它们允许评价子宫切除前后性功能的变化。然而，仅仅在子宫切除之前进行性功能评价无法提供一个有效的基线，因为在手术之前性功能的改变会使对其效果评估偏高（尽管这种数量级的影响具有一定的争议）。通常来讲，收集基线数据的时期在子宫切除术前越早越好，而且要在尽可能多的时间点收集数据。

### （二）评价工具

选择适当的评价手段是很重要的。简单的是或不是，或含糊不清，抑或问题过于简单（如你的性生活怎么样）对于性快感的研究是不适当的。通过计算性行为的频率作为结果变量也不可靠，因为它并不能反映性功能的一些特质。

理想情况为研究人员选用的方法应具有良好的内部一致性和重复可信度，也应能够区分性功能正常和障碍的人群。迄今为止，被用于子宫切除术研究的自我报告法很难满足这些条件。当性生理出现感兴趣的结果时，有几种生理心理学评价方法同样适用于研究者。

### （三）变量的控制

子宫切除术操作并不是单一的、统一的流程，因此最好能在个体内部设置对照（如绝经状态和心理状况）及手术适应证本身的变量。这些参照变量是通过研究设计或数据分析完成的，但后者要承担巨大的统计功效成本。组内设计适用于很多子宫切除术和性功能的相关研究。然而，有两项研究提到子宫切除者的性快感与那些没做过妇产科手术的人相近。但目前没有更大的关于性快感的前瞻性研究重复该结果。并且，至今并没有前瞻性研究比较子宫切除术后女性和普通人群的性生活不满意率。因此，从多个研究的结论可以看出，性快感能否反映一个女性是否做过子宫切除术或其他普通手术，或身体状况不佳等其他情况尚不明确。包含没做过手术或没做过妇产科手术的对照组的大规模研究将会帮助明确子宫切除术的特殊影响。

一方面，设计和执行一个能够产生有意义结果的研究是很困难的。实际情况中的局限性常常迫使人们排除一些想要的实验步骤或实验组。另一方面，一个控制过度的实验方法会有很多变量，进而影响实验的有效性。因此，研究者最重要的任务之一就是明确实验目标，在某种程度上需要牺牲方法的严格性和经济性之间的微妙平衡。尽管至今在子宫切除术和性功能的研究领域尚有很大的改进空间，但这些研究中的发现并非完全不可信。

### 三、子宫切除影响性功能的可能机制

评估子宫切除术后的性行为等问题常由于不同研究方法的矛盾而多样化。回顾以往，曾有报道指出17%～27%的女性表示子宫切除后性适应更糟糕，然而22%～77%的女性表示性功能有所提高，但这种回顾性结果很难解释，因为有很多与子宫切除术存在直接联系的影响因子的作用不明确。只有少量文献报道，新增的性生活不满意者是因为子宫切除术。其中2%～7%的患者出现性交痛，9%～21%的患者阴道润滑困难，5%～11%的患者性欲低下，2%～11%的患者难以达到性高潮。虽然这些关联性较低，但她们却代表了大量子宫切除术后效果良好的女性。目前，在影响子宫切除术后的性快感中起重要作用的因素尚不完全清楚，并且其对女性生理和心理都可能造成影响。

#### （一）心理学结果

子宫切除术前的焦虑是很普遍的现象，很多女性对于手术将对其性欲造成的影响表示担心。Dennerstein等发现，那些术前担心影响今后性欲的女性，其术后的性快感会比以前更低，但没有前瞻性研究针对这种可能性做过调查。定性的研究表明，子宫切除后患者的性功能还没有得到医疗工作者的足够重视。因此，在手术之前对患者进行性功能方面的教育，对于改善术后结果可能是一个很好的方法。

过去几十年中，已有大量的研究证实抑郁症与性功能障碍相关，而子宫切除术可能会增加性适应的难度。早期的研究表明，在子宫切除术后，大量患者存在术后抑郁。但是这些研究缺乏完善的设计，并且没有在子宫切除术前考察患者的精神状况。最近的一些研究也无法完全支持子宫切除与抑郁症存在相关性；事实上，这些研究为术后的心理调整提供了重要的启示。在推荐进行子宫切除术之前，是否应当考虑到女性自身的心理损伤程度，是一个有趣但仍未解决的问题。子宫切除术后抑郁症发病率的研究还要考虑到妇科疾病与心理疾病发病率之间的关系。由妇科疾病带来的疼痛或其他症状会引起女性压力增大，同时造成其心理失调。事实上，Ferroni和Deeble注意到，与进行子宫切除术的女性相比，那些长期受到妇科疾病困扰的女性，抑郁症更为严重。因此，子宫切除术能够通过减轻妇科症状、提高健康水平改善患者的心理状况。心理调整的改善很大程度上还依赖于性功能的改善。值得注意的是，对于在子宫切除术前健康问题严重的女性，子宫切除术后性功能的改善效果最好。子宫切除术后的心理调整对性功能的作用还受到其他因素影响，包括女性特质、生育能力丧失，以及性吸引力等。一些女性在子宫切除术后将自己看作不完整的女性，男性配偶可能也会受到这一观念的影响。而腹部子宫切除术后留下的瘢痕可能造成身体形象的问题，很多患者可以通过阴道或腹腔镜手术等方式来解决这一问题。术后激素水平的改变也会影响身体形象和健康相关的生活质量，因此在术前就应当考虑这些问题。

#### （二）生理结果

子宫在性反应过程中的作用目前还不十分清楚，早期Kinsey等的研究表明，子宫收缩与性唤起过程相关，而Msters和Johnson后来的研究表明，子宫收缩仅仅与性高潮相

关。在性刺激过程中客观测定子宫张力的研究较为缺乏，同时子宫活动对性体验的客观影响也仅仅是推测。研究性反应必须注意子宫切除术对自主神经通路的作用。下腹神经丛可能介导自主神经纤维下传生殖器官，传统的子宫切除术可能会破坏这种结构。子宫切除术切除了子宫颈，将子宫与支持韧带分离，可能破坏了骨盆自主神经通路。虽然一些研究表明手术会造成长期的副作用，但目前关于子宫切除术后尿道、骨盆和性功能影响的研究还很少。通过使用阴道激光多普勒血流仪，Richaman 和 Sarrel 发现子宫切除术前后，患者休息时阴道血流没有变化，这表明阴道组织的血管没有受到明显的破坏，但是自主神经通路的不平衡可能影响性唤起过程中阴道血管的血液流动。有三项研究通过引导成像技术来测定性刺激引起的生理学反应。对比进行和未进行子宫切除术的女性，Bellerose 和 Binik 发现，女性对性爱电影的反应，无论是阴道脉冲振幅还是阴道血流量均没有显著性差异。相反，Meston 发现与行子宫切除术治疗子宫肌瘤的患者相比，那些没有进行子宫切除术的子宫肌瘤患者在观看性爱电影时阴道脉冲振幅反应明显偏低。Mass 将进行单纯子宫切除术和放疗的患者与相同年龄的正常对照组进行对比，发现根治性子宫切除术后患者的阴道脉冲振幅反应最弱，而单纯子宫切除术后患者的阴道脉冲振幅介于对照组和根治性子宫切除组之间，但是实验数据的差异并没有统计学意义。这三项研究共同的缺点是仅采用回顾性研究对比阴道脉冲振幅反应。而为了减少心理生理学对每个不同个体的变异性，需要通过客观的前瞻性实验设计来研究子宫切除术对性唤起的影响。

## 四、子宫切除术后性调节器

早期的研究注重子宫切除术后可能影响性功能的一些关键因素，考虑到很多矛盾的内容，以及过去许多研究的质量和范围，目前很难对这些潜在的调节器达成共识，但是未来应该针对这些因素进行认真研究。

## 五、根治性子宫切除术

对于妇科肿瘤的治疗，根治性子宫切除术与单纯子宫切除术相比会带来更多的术后排尿、排便、性功能障碍等问题，因而受到越来越多的关注。由于根治性子宫切除术需要切除更多的组织，因此与单纯子宫切除术相比会造成更大的损伤。在研究术后效果时，需要将这两种手术分开进行研究。比较根治性子宫切除术和单纯子宫切除术后的性功能，还需要考虑到心理因素，因为根治性子宫切除术是为了治疗致命的疾病，而单纯子宫切除术通常用于治疗较轻的疾病。一些研究直接将两种手术术后的性功能进行比较，Mass 发现，与进行单纯子宫切除术的患者相比，根治性子宫切除术后患者对性刺激产生的阴道脉冲振幅反应明显降低。研究者预测，与单纯子宫切除术相比，根治性子宫切除术可能造成了更严重的神经系统损害，进而减弱了血管充血反应。这种假设也得到了子宫及其支持韧带解剖学的支持。Butler-Manuel 发现，在主韧带和宫骶韧带中含有大量的自主神经（特别是交感神经）及神经中枢，与下腹下丛神经相连，这些各自区域的韧带（根治性子宫切除术）与子宫内的连接处（单纯子宫切除术）相比，造成的神经损伤更为严重。已有研究设计开发减少神经损伤的根治性子宫切除技术，但没有与传统的技术进行严格的对照实验。

## 六、手术方法

大部分子宫切除术采取阴道或腹部切口，并配合腹腔镜来完成。虽然一项回顾性研究表明，与其他方法相比，采取腹部切口会对性功能造成更加不利的影响，但是大部分研究并没有发现不同手术方式对性功能造成不同的影响。

### （一）切除子宫颈

在临床实践中，通常在子宫切除术中切除子宫颈，但是子宫颈在性反应过程中的作用现在受到了越来越多的关注。Hansson研究显示子宫颈受到自主神经和感觉神经的支配，而子宫颈的刺激可能会促进性唤起和性高潮。由于子宫颈对性反应起到有利的作用，因此切除子宫颈可能会导致性舒适程度的降低。这种假设得到了Kilkku等的支持，他们的研究发现，不完全切除子宫能够改善性交痛和性高潮。最新的研究表明，通过对比完全子宫切除和不完全子宫切除，发现性功能没有明显区别。这些研究可能表明，子宫颈在性反应中的作用可能在不同女性个体之间存在差异。

### （二）切除卵巢

虽然长期的激素治疗可能存在安全风险，但目前的子宫切除术通常与卵巢切除术共同进行。对于绝经前女性，这一过程会造成"手术性闭经"，同时伴随雌激素、睾酮及其他性激素水平显著下降。这些激素的缺乏会影响性功能，特别是雌激素的缺乏会导致阴道润滑不足，而睾酮的缺乏会导致性欲减退，影响主观的性唤起过程。回顾性研究发现，与卵巢切除术后的女性（包括进行激素治疗者）相比，保留卵巢的女性具有更好的性功能。但是，不同研究之间的结果并不完全一致，卵巢对性功能特定方面的影响还需要进一步地研究。

## 七、子宫切除术前精神疾病的发病率

前瞻性研究表明，子宫切除术是精神疾病的风险因素，同时表明，患者术前的精神状态可能影响术后的心理和性功能。Rhode报道术前的抑郁会对术后的性欲、阴道润滑、性高潮和性交痛造成负面影响，而Helstrom发现精神病史对性功能不造成影响。这些不一致的发现可能是对精神疾病的定义不同造成的，在未来的研究中需要考虑到精神疾病的可变性因素。

## 八、子宫切除术前性功能的评估

在目前的研究中，子宫切除术后性功能障碍最为稳定的预测指标是手术前的性功能低下。在这种趋势中，一个值得注意的例外是子宫切除术前的性交痛，其通常在切除子宫组织后得到改善。

## 九、与伴侣的关系

一些研究称性伴侣的情感支持对子宫切除术后性生活的质量有显著的影响。性伴侣的态度和对子宫切除术的观念可潜在地、极大地影响子宫切除后女性的性生活。Lalo报道称许多解剖学及流产相关的流言，来源于将要进行子宫切除术女性的男性伴侣。对于术后性伴侣如何影响其性体验仍然不够明确。然而，性伴侣对子宫切除术和性影响的无知可能会给女性患者造成忧虑。

### 十、子宫切除术的可替代治疗方案

许多替代方案已经用于治疗良性妇科疾病。迄今为止，很少有研究直接将子宫切除术后的性功能和替代的治疗方案进行对比。然而，一些最近的临床试验表明，替代子宫切除的治疗方案并不一定能改善患者的性功能。

### 十一、子宫内膜消融术

在子宫内膜消融术与阴道子宫切除的随机试验中，两组患者之间的性功能不存在差异。同样，回顾性研究比较了经腹子宫切除术患者和子宫内膜滚球消融患者，发现两者在性功能方面没有显著性差异。

### 十二、疗效评价

Hurskainen等对使用左炔诺孕酮宫内缓释系统和子宫切除术治疗月经过多后5年的女性随访结果进行了比较。两组对性生活满意度、性生活问题和性伴侣满意度的评分变化是最小的，没有显著性差异。Kupperman研究了一组患者，她们因为非正常的子宫出血等原因对自己目前的治疗效果不满，一些患者接受了子宫切除术，另一些则进行了较为激进的医疗措施。此项研究更加灵活，且可以在其他治疗手段不成功的情况下采取子宫切除术。结果显示，接受了子宫切除术的女性在术后2～6年性满足感有明显的改善。但这些研究没有综合评估性功能，因此这些结果必须被谨慎地推演。基于研究样本的局限性及缺乏对照组等原因，对性功能的评估尚缺乏数据支持，提示非常有必要进一步研究，尤其是进行针对替代疗法的研究，否则不能轻易就它们对性功能的影响下结论。

### 十三、结论和建议

针对子宫切除术的微创替代方案并非对所有患者适用，一部分女性最终会就是否进行子宫切除术做出抉择。尽管许多研究都表明，性功能是否改变的证据相互冲突，许多女性在术后产生了"并非所愿"的性功能改变，但初步研究表明，这种改变可能有其生理基础（虽然心理因素也可能参与其中）。针对个体进行术后性功能的风险评估是一件困难的任务，建议进行协作并制订协商性的治疗计划，以帮助女性在充分了解之后决定接受或拒绝手术。应该在手术前讨论相关的替代治疗方案，并得到性伴侣的允许。

另外，应该意识到，在根除疾病方面，不要过分考虑对性功能的负面影响。最优的方案是，健康保险提供者应该对此问题保持一种敏感的态度。手术前针对性功能的讨论可能对治疗方案和消除相关的顾虑至关重要。例如，对于一名子宫肌瘤并继发性交痛的女性，其术后体验可能与那些仅仅子宫出血的女性有很大不同。

最后，考虑到患者心理健康，术前的心理评估是一项重要的但又经常被忽略的临床问题。术前就已存在的心理问题可能会因为手术发生改变，因此必须重点监控。心理支持可能在术后的调整期起到至关重要的作用。将性伴侣的影响纳入讨论应该是合理的。来自性伴侣、朋友、家人、社区和其他形式的社会支持对患者的术后健康和性功能的影响都是潜在的、至关重要的。

## 第七节　阴蒂异常勃起及持续性性兴奋综合征

许多器官和组织参与了女性性兴奋和性高潮的生理调节。生理性性活动需要综合关键脑区、中枢及外周神经系统、性类固醇激素的一体化行动。血液循环系统和生殖器组织之间健全的信息传递和反馈对于引起性兴奋中性激素的变化是十分必要的。性兴奋依赖于功能完整的生殖器和组织，包括阴蒂、海绵体、前庭大腺、尿道口、尿道旁腺、阴道、子宫颈、G点和盆底肌中多种类型的组织（如平滑肌、结缔组织、内皮细胞、上皮细胞、神经组织）。

目前，外周性性兴奋和性高潮确切的复杂生理调节机制及路径仍不明了。现在已知的是，在性兴奋过程中，生殖器的血管内外平滑肌会产生非基线收缩，正因为如此，平滑肌的松弛会导致生殖器官组织的充血肿胀。随着性兴奋和性高潮的到来，生殖器的生理变化会进入血管收缩阶段，血管平滑肌恢复基线收缩。

本节主要介绍两种罕见的女性性健康问题——阴蒂异常勃起和持续性性兴奋综合征。这两种疾病都非常罕见，并会使患者非常痛苦，可表现为：尽管没有性欲或性刺激，但是会出现持续数小时或者数天的生理性外周性兴奋。尤其是持续性性兴奋综合征患者，持续性性兴奋症状出现时，达到性高潮后只能稍微缓解一小段时间，但在没有性欲或性刺激，或是在明显的似乎称不上性刺激（如行车过程中的振动）的刺激下，性兴奋又会被重新唤起。目前在流行病学、病理生理学、诊断和治疗方面，基于证据的这两种疾病的数据非常有限。

### 一、与阴茎异常勃起的相似处

女性性功能障碍是普遍的、复杂的和多方面的，其病理生理可能包括中枢神经系统异常、激素内环境异常或血管系统异常。而引起其病理生理学变化的因素包括药物，如抗抑郁药，对性功能有不利影响。阴蒂异常勃起和持续性性兴奋综合征在因性问题求诊的患者中并不常见（常见的有性欲缺乏、性高潮缺乏、无法享受性乐趣、润滑困难和性交痛）。问题的关键是，如何将阴蒂异常勃起和持续性性兴奋综合征与这些更为常见并互相关联的病症区别开来。

对于阴蒂异常勃起和持续性性兴奋综合征与男性阴茎异常勃起的相似程度仍不清楚。男性阴茎持续勃起被定义为：持续的、无法控制的或在无性刺激下呈现出持续性外周性兴奋的病理表现。关于阴茎异常勃起有三个公认类型：缺血性、低血流性阴茎持续勃起；动脉性、高血流性阴茎持续勃起；间歇性或复发性阴茎持续勃起。阴蒂异常勃起最符合缺血性、低血流阴茎持续勃起的普遍定义，而持续性性兴奋综合征更接近动脉性、高血流性阴茎持续勃起和（或）间断性或复发性阴茎持续勃起的情况。

## 二、阴蒂异常勃起

阴蒂由一对海绵体组成，海绵体中间融合为中隔，通过悬韧带附着于耻骨上。阴蒂脚固定于骨盆耻骨支和坐骨支上。海绵体最末端下降部分，是从悬韧带向远端的突出部分。每侧海绵体由纤维鞘包裹而成，外膜由血窦和周围的平滑肌组成的海绵体组织包裹，而阴蒂头来自于这对阴蒂海绵体。

过去关于阴蒂充血/勃起基础生理方面的研究少之又少。如今，大多数研究者认为阴蒂勃起是在刺激盆腔神经后，交感神经和阴蒂海绵体内皮细胞释放细胞因子引起的。在某项动物研究中，阴蒂勃起时平均阴蒂海绵体内压为6mmHg，阴部内动脉平均血流为5ml/min。刺激阴蒂海绵体神经，可引起阴蒂海绵体内压平均升高至10mmHg，并导致阴部内动脉血流速度达13ml/min。刺激阴部神经，可引起平均阴蒂海绵体内压升高至24mmHg，但无阴部内动脉血流增加。据此推断，阴蒂海绵体内压的增加，为感觉神经丰富的阴蒂头勃起提供了有力的保障。

在阴蒂充血勃起过程中，降低海绵体内静脉流出阻力或者改善静脉闭塞的作用是有限的。性兴奋过程中任意时刻的阴蒂海绵体内压，是海绵体动脉灌注压力和被压缩的小静脉血流阻力之间平衡后的结果。通过刺激阴蒂处的海绵体神经，平均阴蒂海绵体内压较阴蒂疲软状态下升高约2倍。此外，停止刺激阴蒂海绵体后数秒，平均阴蒂海绵体内压迅速降低到基础内压。由此可以推断出，如果没有明显的阴蒂海绵体动脉疾病，那么阴蒂海绵体内静脉闭塞的可能性也很小，这十分符合整个阴蒂的功能；也就是说，肿胀/充血的小动脉，即突出部分，也参与反应，并促进阴蒂头的暴露。

如果阴蒂海绵体中通畅的微静脉被阻塞，则和缺血性、低血流性阴茎持续勃起的情况相同。尽管这类情况在男性阴茎持续勃起中最常见，但在女性并非如此。男性/女性的缺血性、低血流性阴茎/阴蒂持续勃起，与血液无法从海绵体中流出有关。这种情况可能发生在血管外区域，可为药物诱发，导致海绵体平滑肌持续性松弛。阴蒂持续异常勃起可以发生在口服精神类药物后，如曲唑酮、西酞普兰、萘法唑酮和奥氮平。

阴蒂异常勃起曾在口服几种药物后被观察到，溴隐亭曾被记录到可以在数分钟内诱发反复的阴蒂勃起，而这种情况仅发生在站立姿势时。氟西汀是一种双环丙胺类抗抑郁药，能够有效阻止5-羟色胺的再摄取，研究观察到其可以在打哈欠和妊娠时诱发反复性、暂时性、无痛性阴蒂充血，使患者自发地达到性高潮。

缺血性、低血流性阴茎持续勃起的发生可能是血管内机制，如通畅的微静脉发生机械性阻塞。临床上与血管内机制相关的疾病包括转移性浸润癌。

缺血性、低血流性阴蒂持续勃起表现为急性阴蒂疼痛，是一种真性内科急症，属于密闭筋膜室综合征的一种，伴随潜在的不可逆转的生殖器组织损伤。

## 三、持续性性兴奋综合征

持续性性兴奋综合征并非是一种伴有阴蒂急性疼痛的阴蒂异常勃起症的急性状态。它具有慢性和复发性的特点，并且基于目前对其有限的病理生理的理解，是不可能治愈的。对大部分女性来说，持续性性兴奋状态不是她们所寻求的，且极大影响了其生活质量。根据经验，受这种状态影响，女性会频繁想要自杀，会受到社会排斥、被孤立，感到沮丧、痛苦、尴尬和极度的羞辱。

然而，持续性性兴奋综合征与男性阴茎持续勃起的另外两种公认的类型更相似：一种是动脉性、高血流性阴茎持续勃起，它是由于生理性动脉血流入阴茎海绵体内后无法进行调节。临床上持续动脉血流形成的原因包括与交感神经交错形成的小动脉网、在会阴部钝挫伤或穿透伤后形成的动脉瘘，或者形成了盆底动静脉畸形。对高血流性阴茎持续勃起，异常勃起的性兴奋状态是持续的、无疼痛的，这种持续性性兴奋不符合患者意愿，是一种强制性、与性欲无关的感受。另一种是间歇性或复发性阴茎持续勃起。这种情况的特点是，非患者意愿的性兴奋反复发作，这可能不一定继发典型缺血性、低血流性阴茎持续勃起。有研究报道男性的间断性阴茎持续勃起出现在镰状细胞病患者，以及那些存在复发性、自发性的长时间勃起的患者中。初步数据表明，缺氧可能会抑制磷酸二酯酶Ⅴa激活因子对刺激的反应，这意味着间歇性或复发性阴茎持续勃起会损害磷酸二酯酶Ⅴa激活因子的功能。这类患者不能有效代谢第二信使环鸟苷酸，从而导致生殖器平滑肌的持续松弛。缺氧、血碳酸过多及严重酸中毒造成的生殖器组织损伤，致使发生缺血性、低血流性阴茎持续勃起，通常会导致永久性的勃起功能障碍。然而曾有报道提及，在某些情况下，缺血性、低血流性阴茎持续勃起会导致间歇性或复发性阴茎持续勃起。对于这种组织局部缺血损伤后不常见的后遗症，用一个假设来解释就是，这种损害会干扰平滑肌收缩的生化变化，诱发复发性兴奋发生。遗憾的是，现今很少有人研究这一问题。

无论是动脉性、高血流性阴茎持续勃起，还是间歇性或复发性阴茎持续勃起，这个异常的兴奋状态都是长期的、持续的、自发的，并且与性兴趣无关，严重影响患者的生活质量；在女性中，持续性性兴奋综合征与这两种类型的阴茎异常勃起似乎有很多相似之处。

## 四、分类

女性性功能障碍的定义和分类，尤其是性兴奋及性高潮障碍，最近已经被重新审议，其中持续性性兴奋综合征也有所提及，但阴蒂异常勃起并未被提及。学者们建议采用如下定义。

阴蒂异常勃起是一种病态的阴蒂充血或勃起，常伴有疼痛，并且持续、无法控制，与性刺激无关。阴蒂异常勃起是一种重要的医学疾病，它需要评估，甚至可能需要急症治疗，其潜在的后果是不可逆的海绵体纤维化和永久性性功能障碍。

持续性性兴奋综合征是一种持续性、反复性或继发不由自主地感到性兴奋状态，长久以来令人十分痛苦。它可以表现为患者自觉兴奋不已，或是表现为生殖器过度兴奋（如生殖器的润滑、肿胀、充血）或其他躯体部分的过度兴奋。如果一名患有持续性性兴奋综合征的女性发生多重性高潮，那么另一种病态情况也会出现，即持续性性高潮障碍。持续性性高潮障碍可认为是在很小甚至没有性刺激和性兴奋情况下，持续性的、反复的或者连续渴望达到性高潮，使患者十分痛苦。

## 五、流行病学

关于阴蒂异常勃起的报道非常少，而持续性性兴奋综合征曾有一些报道。一份关于女性因持续性性兴奋综合征苦恼的相关网络调查已经建立。有来自世界各地的女性申请注册加入这个群体，这可能提示出现该疾病症状的情况比之前所想的更加普遍。

## 六、案例

以下案例中患者都已经被确诊为阴蒂异常勃起和持续性性兴奋综合征。

### （一）阴蒂异常勃起

患者，女性，34岁，有酗酒和吸毒史、抑郁症家族史。该患者被确诊患有焦虑情绪调节障碍和重度抑郁，曾按处方每日服用氟西汀40mg，这是一种针对抑郁症临床疗效显著的合成药物，患者已经服药10个月。其因为药物性失眠，最初两个晚上每晚服用盐酸曲唑酮25mg。后来氟西汀逐渐减少到每天20mg，盐酸曲唑酮的量增加到每晚50mg。服用曲唑酮5天后，该患者开始出现阴蒂周围的疼痛和瘙痒不适。4天后，患者从睡梦中醒来后，发现阴道前庭部分发生了明显的变化，伴有剧烈的疼痛，这种疼痛与其过去所经受过的所有疼痛都不同。患者否认有任何的阴道口外伤史，否认患有血液性疾病和恶性肿瘤病史。当天就诊，妇科医生查体后证实了阴道前庭发生的变化符合阴蒂异常勃起，包括阴蒂勃起、肿胀变红、变脆变硬，并伴有疼痛。其治疗方案包括：停止服用所有精神类药物（氟西汀和曲唑酮），并每日2次服用苯丙醇胺，可有效缓解阴蒂异常勃起，并避免长期的性后遗症。

### （二）持续性性兴奋综合征

#### 案例一

患者，女性，68岁，自述有许多持续性性高潮医学问题。其有通过手淫和口交而达到高潮的经历，从未出现过问题。患者在进行脑部动静脉畸形手术不久后，开始感觉到阴蒂和阴道悸动及颤动，接着是多重性高潮。在没有手淫的情况下，每天可以达到100～200次性高潮。有时坐位可能导致压力性性高潮，因此就座成为一件难以忍受的事情，因为有时会产生压迫感，从而达到性高潮，导致其乘汽车去旅游变成一种折磨。这样发生的性高潮活动可以持续一整天，患者只有在站立时才能缓解。在阴蒂、外阴唇右侧壁和G点都有这种感觉。查体发现，在没有性刺激的情况下阴蒂头肿大。仅仅触摸阴道口就可达到高潮。患者的丈夫对其困境一直非常同情，所以无论何时，只要患者有要求都会帮其缓解。医生试图开药方，用帕罗西汀进行治疗，但没有效果。68岁却拥有一个活跃的性生活可能有益，但是这个症状使患者感到痛苦。

#### 案例二

患者，女性，43岁，曾患有颈部疾病1年，诊断患有焦虑症和恐惧症后，开始按处方服用舍曲林。之后患者颈部疼痛加重，辅以穴位按压、物理治疗、肌内注射甲丙氨酯和氢可酮。两个月内，患者发现其性欲增加，达到性高潮的渴望从过去的每周1次变为每天1～2次。过去患者由于慢性颈痛和剧烈头痛，和丈夫很少有性生活。行外科手术后，其颈部活动恢复自如，并且从慢性疼痛和使人变得衰弱的头痛中解脱出来，但阴蒂处出现搏动感，并且经常渴望性高潮。其妇科医生发现患者的激素水平在正常范围内，并曾试过用几类药物进行治疗，包括双丙戊酸钠、西酞普兰、丙米嗪和氟西汀，但这些药不仅没有降低患者的性欲，反而使其更易达到性高潮，为了摆脱性欲的控制，患者停止服用这些药物。

### 案例三

本案例的患者与案例二有着类似的症状，不同的是，其还存在性虐待的后遗症。因为这些症状，患者一直睡眠不好，并感觉自己的性唤起水平一直在升高，且性高潮对于缓解这种感觉的作用逐渐变小。该患者过去曾诊断患有尿道脱垂，导致尿道-阴蒂神经过度活跃。通过局部使用雌二醇软膏（2次/天）、哌甲酯治疗，并进行脱垂修复手术，其几天甚至几周都没有再出现上述症状，但患者现在不敢与丈夫过性生活，因为害怕会复发持续性性兴奋。实际上，在治疗后，患者的性兴奋依旧会持续到性交后的第二天。然而，这样的情况正随着时间而逐渐好转，直到最后性兴奋会在性交后1小时左右消退。

### 案例四

"我经常会有非常强烈的性兴奋感觉，这种感觉单纯只是肉体上的，并非伴随着浪漫或者性幻想出现。"本案例的患者需要反复地达到性高潮，但性高潮仅能稍微减轻这种感受。其感觉永远都得不到满足，而这种不断涌现的感受使患者觉得自己的世界"糟透了"。该患者由莱姆病致残，其觉得与其夜以继日不断地手淫来减轻这种感觉，不如选择自杀。口服避孕药可以减轻其持续性性唤起症状，但会引起丛集性偏头痛。醋酸那法瑞林鼻喷剂可稍缓解持续性性唤起的症状，但也降低了患者达到性高潮的能力。在服用曲唑酮治疗失眠几年后，该患者通过规律生活来控制曲唑酮的摄入量，如此其持续性性兴奋综合征症状减轻了80%。

### 案例五

"它一直控制着我的生活，我总要围绕身体的疼痛和不适来计划我的工作和个人生活。我很难集中注意力，去关注一些事，或者处理一些工作上和家庭上的事情。它导致新的抑郁情绪和极易愤怒，影响了我的人际关系。我开始考虑自杀，因为我无法想象余下的人生这样度过。"本案例的患者在12岁时，曾因会阴外伤导致出血2周。在青少年时期，其感觉腹股沟处有极重的压迫感。到了十八九岁，阴蒂处严重的压迫感和肿胀感使其变得性活跃，总会每2～3天就有性高潮。然而，在子宫切除术后，达到性高潮对其来说变得困难。该患者开始偶尔感觉到腹股沟处有剧烈的疼痛，持续长达10分钟，与任何活动无关，躺下才觉得缓解一些。在进行性刺激时，肠管和膀胱的压迫感会影响其如厕，这进一步造成了患者的痛苦，导致性乐趣减少。之后患者仍很难达到性高潮，正常的性功能和人际关系都变得越来越糟糕。尽管其阴蒂肿胀疼痛，但却没有性欲。降低激素水平和使用冰袋在一定程度上可缓解其症状，但其症状仍渐渐开始恶化，致使患者常想要自杀。其最终被诊断为盆腔动静脉畸形。经过多处栓塞治疗后，该患者的症状有了很大的好转。

案例六

患者，女性，47岁，卫生保健人员，婚龄24年，有很长的抑郁症病史，一直在服用多种抗抑郁药。尽管如此，其性生活很正常，并且能够达到多重性高潮。自从两年前开始服用拉莫三嗪（乐命达）治疗抑郁症后，患者开始出现持续性性兴奋的症状。这些症状主要是阴蒂和外阴经常持续性充血（一整天甚至一周），从未缓解过。另外，尽管一直有充血的感觉，但患者已经有两年不能轻松达到性高潮："我从未想过这种极其厌恶、可怕的事情会发生在自己身上。"

患者曾是一名疯狂的古董钱币收藏者，但现在这种狂热已经渐渐远去。患者曾尝试长时间单独躺在床上，以缓解低落的抑郁感觉，但作用不大。其每天去上班，经常一连工作好几天，睡眠很少。

患者曾去过多学科性医学门诊，也找过精神科医师。之后开始每天服用丙戊酸（丙戊酸钠）125mg，服用1周后，每周增加125mg，一直增加到每天服用1000mg后维持治疗。尽管开始服用这种药物时有恶心的不适感，但其一直坚持服用。服用这种药物后，有时能短暂地缓解抑郁症状，但每增加丙戊酸的剂量，就会使患者持续性性兴奋的症状加重。当服用丙戊酸使持续性外阴充血超过了可忍受的阈值，这种药物就完全不能缓解情绪了。

检查发现，该患者包括游离睾酮、总睾酮、硫酸脱氢表雄酮、雄烯二酮在内的激素水平都很低，性激素结合蛋白稍有升高。患者诉有轻微的性交困难，查体见有轻度的阴蒂及外阴唇萎缩，阴蒂包皮稍长。其曾口服脱氢表雄酮，涂擦雄激素凝胶，于阴道前庭和阴道内局部应用雌二醇。用药后能短暂得到快感，生活质量有所改善。随后，患者比先前容易达到性高潮。据患者描述，达不到性高潮的持续性性兴奋比达到性高潮后无法释放的持续性性兴奋更糟糕。

服用丙戊酸6个月后，患者对药物产生了依赖性，增重约20.4kg。鉴于长久的抑郁情绪、低落和自杀倾向，同时还有持续性性兴奋的症状，医生向患者建议电击这种极端疗法。最后，持续性性兴奋症状持续3年后，患者同意了这样的疗法。

经过19个电击治疗疗程后的3个月，患者持续性性兴奋症状完全消失。患者说从未想过自己能够再次恢复正常生活，感觉自己重获新生。现在，患者再也没有出现持续性性兴奋症状，而且也不用继续服用抗抑郁药物，而仍在服用性激素药物。据患者所述，其现在性欲旺盛，包括性欲、性唤起、性高潮在内的性功能都恢复了正常。

## 七、病理生理学

阴蒂异常勃起的病理生理似乎比较明了，根据所研究病例可分成两类：一种是平滑肌药源性、持续性松弛类；另一种是浸润性恶性肿瘤类。本节余下部分将会分别从神经病学、血管、药理学机制、原发性及激素内分泌学方面，集中描述持续性性兴奋综合征的病理生理内容。

### （一）神经病学——中枢和（或）外周生殖器官

关于中枢神经系统如何调控女性性功能方面的研究几乎没有成果。参与调节女性性兴奋的中枢解剖结构或网状结构主要包括前额叶皮质、海马回、杏仁核、下丘脑、中脑、脑桥和延髓。直接投射到女性性兴奋脊髓中心的神经核群包括室旁核、蓝斑、胞旁核、椎旁网状结构、中缝核、肾上腺素能受体细胞群和巴林顿核。而女性性兴奋的脊髓中枢及反射路径解剖结构可以依据功能进行类推。

据推断，始发系统是在脊髓。会阴部、盆腔和下腹部的传入神经冲动可以刺激这个始发系统。脊髓始发系统受下传的抑制性或兴奋性神经冲动调节控制。上行通路通过脊髓丘脑束和脊髓网状束到达脑干、下丘脑和调节神经活动水平的大脑区域。上行和下行通路通过脊髓外侧束和背侧束中间神经元，调节脊髓始发系统。

总之，由大量的脊髓反射组成的性兴奋神经系统调节，几乎都是由阴部传入神经引发的。理论上来说，中枢或外周神经系统紊乱，可以导致自主神经持续的神经性刺激或易化（这些自主神经是控制阴蒂、外阴唇、阴道平滑肌运动的），会导致小动脉的平滑肌持续迟缓、阴蒂和海绵体松弛，从而使阴蒂和阴唇充血。此外，还导致阴道壁黏膜固有层血流增加、阴道肌层松弛，从而使阴道充血，最后演变成持续性性兴奋综合征。

有四例患持续性性兴奋综合征的患者，其疾病继发于中枢神经的病理生理学改变。其中一例是因脑部动静脉畸形行神经外科手术后发生的持续性性兴奋综合征。另外两例是在脑血管意外症状发展过程中出现的，一例是在停用雌激素之后，而另一例是停用降胆固醇药物之后。还有一例是因严重颈部疼痛行神经外科手术治疗后开始出现持续性性兴奋症状。最后一例可能继发于外周神经的病理生理学变化。这名患者是在行尿道脱垂手术后出现持续性性兴奋综合征的相关症状，猜测这可能是尿道周围的炎症刺激了局部的尿道-阴蒂神经和（或）尿道-外阴唇神经，引起脊髓反射，从而导致持续性性兴奋。

### （二）血管

供给外阴部的主要动脉来自髂腹下-会阴部动脉网。阴部内动脉是髂动脉的最后分支。在远端，阴部内动脉穿过阿尔科克管，在管内与坐耻骨分支并行。阴部内动脉末端分为直肠动脉和会阴动脉，主要供给外阴唇。阴蒂动脉主干继续供给阴蒂。这个动脉分叉成阴蒂背动脉和阴蒂海绵体动脉。

供应阴道的动脉围绕阴道各个面形成一个广阔的血管网。髂内动脉前分支继续发出分支，这些分支与新生的血管围绕盆腔延续下去，在某种程度上每个分支都会供应阴道。在分出闭孔动脉分支后，中央动脉和中直肠动脉又分别分出到上行支和下行支。子宫动脉在中央动脉和中直肠动脉分支之间分出，进一步分出阴道动脉。阴部内动脉和阴部副动脉也发出一个分支。最终，阴蒂动脉主干发出分支供应阴道肌层。

动脉血流经髂腹下-阴部-海绵体血管床，或者通过髂内-闭孔肌-阴道血管床。血流大小受动脉弹性阻力的影响，由交感神经系统调控。盆腔动静脉畸形可能不遵循小动脉分布规律，并形成不规则的动脉网，当血流进入阴蒂、外阴唇、阴道，会导致阴蒂和海绵体整个器官的持续充血。此外，可能是由于进入阴道壁黏膜固有层的血流增多，导致阴道充血肿胀。最终发展结果与持续性性兴奋综合征一致。

一名患有终身持续性性兴奋综合征的女性患者，在行阴蒂超声检查中发现其存在高基线动脉血流。随后经选择性阴部动脉造影，显示出其供给阴蒂海绵体的多个血管分支形成的盆腔动静脉畸形。患者经过一系列栓塞治疗后，病情有所改善。

### （三）药理学机制

关于女性性反应中的性兴奋期，生理学和药理学方面的研究很大程度上是针对多个局部调节机制，这些调节机制是关于阴蒂和阴蒂海绵体勃起组织，以及阴道肌层上的平滑肌张力效应的。免疫组化研究发现，人类阴道上存在含有神经肽Y的神经纤维，包括血管活性肠肽、一氧化氮合酶、降钙素基因相关肽和P物质。目前正在研究性激素对生殖器平滑肌收缩的作用。阴蒂、外阴唇及阴道上的平滑肌处在肌张力阶段，这决定着性兴奋所在的时期。当平滑肌松弛时就会出现充血肿胀。正是阴蒂、阴唇、阴道平滑肌的松弛，使阴蒂和海绵体整个器官持续充血肿胀。而药理学机制包括抑制平滑肌收缩和加强舒张，并使阴道壁黏膜固有层血流增加。这些症状与持续性性兴奋综合征的症状是一致的。

男性服用曲唑酮可导致长时间的阴茎勃起，尤其是夜间勃起。其中的机制仍未明确，但已证实部分与α受体阻滞活动和5-羟色胺阻断活动有关，导致无法诱发勃起组织平滑肌收缩，使平滑肌持续性松弛。文献报道曲唑酮会诱发阴蒂异常勃起，长期服用曲唑酮与持续性性兴奋有关。有两名患持续性性兴奋综合征的女性患者，在采集病史过程中发现她们长期服用曲唑酮。在所有的病例中，停用曲唑酮可以改善持续性性兴奋症状。还有一名患者自认为是在服用拉莫三嗪后开始出现持续性性兴奋症状的。尽管停用了这种药物，但患者的症状仍无改善。

### （四）原发性

有些患者没有明确的中枢或外周神经系统病理生理学变化病史，没有动静脉畸形证据，也没有精神类药物或曲唑酮的药物服用史，而表现为一种原发性的持续性性兴奋综合征。似乎大部分患者都归于这一类型，因为大多很难清楚地找出该综合征的确切病因。

原发性持续性性兴奋综合征的病理生理依据通常来源于患者自身对疾病初始发作的描述，诱发因素被归于亚类中。曾有报道提及，当有压力施加在生殖器上时，如骑自行车或骑马时；或是振动传递到生殖器区（尤其在乘车时），感官刺激增加会诱发症状。性刺激情况下如性交、性前戏、手淫可以激发持续性性兴奋的反应。性激素水平改变的情况，如妊娠、经期前综合征、饮食中摄入大量大豆、更年期和激素治疗的初始阶段或者中止阶段，都可以诱发症状。这些诱发因素都有一个共同的潜在倾向：使生殖器平滑肌开始舒张，抑制生殖器平滑肌收缩。

原发性持续性性兴奋综合征的病理生理学的其他线索来自对"使发作终止的事情"的关注。几乎所有持续性性兴奋综合征患者都能在不同时期通过手淫达到高潮，以缓解症状，从而中止一次持续性性兴奋的发作。从疼痛中转移注意力、参加体育运动、冰块外敷生殖器可以暂时缓解持续性性兴奋症状。性高潮、疼痛、低温能激活交感神经系统。这些能够缓解持续性性兴奋的因素有一个共同点：都倾向于引发生殖器平滑肌的收缩，抑制生殖器平滑肌的舒张。

　　原发性持续性性兴奋综合征的一致特点是什么呢？笔者推测，这些患者生殖器组织存在异常，在此基础上，这些组织的生理变化更易受影响，致使发生持续性性兴奋综合征。理论上，原发性持续性性兴奋综合征患者生殖器平滑肌一旦进入松弛状态，就无法诱发生殖器平滑肌的收缩。更确切地说，持续性性兴奋综合征与间歇性或复发性阴茎持续勃起有很多共同之处。如果平滑肌松弛后不能再收缩，性兴奋状态就会一直持续。

　　当生殖器组织松弛时，公认的调控生殖器平滑肌收缩的生化机制是什么呢？血管内和血管外平滑肌收缩是在数个机制的控制下进行的。某项研究指出，这主要归因于 $\alpha$ 肾上腺素受体的活化作用，它由自主神经系统释放的去甲肾上腺素作用于受体产生。肾上腺素活化包括 $\alpha$ 受体、游离 G 蛋白受体亚基、磷脂酶 C 的活化，肌醇三磷酸和二酰甘油的合成，蛋白激酶 C 的活化。活化结果是细胞内钙离子水平升高，促使肌球蛋白轻链磷酸化，肌动蛋白和肌球蛋白发生收缩。

　　诱发血管内外平滑肌收缩的第二种机制是由生殖器组织内皮细胞分泌的内皮素-1 诱发的。内皮素-1 与内皮素 A 受体结合，引起细胞内钙离子水平升高。内皮素诱发生殖器组织收缩的重要性仍有待研究。

　　诱发血管内外平滑肌收缩的第三种机制是通过 RhoA 及 Rho 激酶系统。RhoA/Rho 激酶系统引发的收缩作用是由 Rho 激酶介导的，通过肌球整合蛋白亚基的磷酸化抑制肌球蛋白轻链磷酸酶。其后果是肌球蛋白轻链持续磷酸化，促进肌动蛋白和肌球蛋白的整合作用，导致平滑肌收缩。

　　另一种促进机制是通过活化磷酸二酯酶 V 型来促进终止性刺激后生殖器平滑肌的舒张。磷酸二酯酶 V 型的作用是水解第二信使环鸟苷酸。由于细胞内高浓度的环鸟苷酸可以促进钙离子从细胞内流出，从而减少细胞内钙离子量，并促进钙离子结合到肌浆网中。通过磷酸二酯酶 V 型的水解作用，环鸟苷酸的量逐渐减少，促使细胞内钙离子浓度增加，诱发生殖器平滑肌收缩。

　　理论上，促进细胞内钙离子增加，引起生殖器平滑肌收缩的四种机制中，任意部分或整体发生了变动、修饰或变异，都可以使人陷入持续性性兴奋综合征的风险中。在这种情况下，一旦生殖器平滑肌舒张了，这些理论上的生化改变会使诱发平滑肌收缩变得困难，因此就抑制了进一步的勃起。

　　另一种理论是，在某些持续性性兴奋综合征患者中，有相当量的"癫痫小发作"，兴奋性中枢神经元不受控制地不间断放电，激活了外周性性兴奋。对于这些带有未被抑制的兴奋性神经元的患者，抗癫痫类药物可能在某些方面有抑制作用。至少有一个病例证明，电击疗法使"癫痫小发作样"症状明显改善后，持续性性兴奋症状也随之消失。

　　心理因素在持续性性兴奋综合征病理生理学方面的作用仍未明了。过去曾报道，引起持续性性兴奋的因素中，归于心理方面的因素包括神经质、忧虑、焦躁、烦恼、压力和紧张。至于紧张、焦虑的心理因素怎样参与到突如其来的生殖器平滑肌松弛作用中，目前还不清楚。可能只是因为心理因素与诱发持续性性兴奋的关系还不明确。一旦生殖器平滑肌开始松弛，持续性性兴奋症状出现，患者就会发怒、尴尬、窘迫、心事重重。无论患者变得如何心烦意乱，这些症状还是会继续在其身上发生，到最后也难以摆脱。这与一项以生化为基础的研究成果一致。对持续性性兴奋综合征而言，心理因素可能在其病理生理学方面作用不大，但在治疗方面扮演着很重要的角色。心理治疗对于患有持续性性兴奋综合征的女性来说是非常必要的主要辅助治疗，可以帮助女性患者处理心理后遗症，尤其是那些对这个疾病十分无助的患者。

### （五）激素内分泌学

应该从激素病理生理学方面尝试讨论持续性性兴奋综合征的病理生理学，如高雄激素和高雌激素的状态。从理论上讲，这可能导致持续性性兴奋状态，但至今持续性性兴奋综合征女性患者血液中的性类固醇激素检测结果，没有显示异常的高类固醇激素水平。促黄体素释放素兴奋剂，如醋酸亮丙瑞林，曾用于几名患有持续性性兴奋综合征的女性患者上，但是其症状没有任何好转。然而对于出现激素异常的生理病理学变化，但还没诊断为持续性性兴奋综合征的患者，应在疾病早期不断监测血液中的激素值。

## 八、处理范例

阴蒂异常勃起的处理方案基于药理学基础。在这种生理病理状态下，应停用所有可能导致疾病发生的药物（如精神类药物、α受体阻滞剂）。此外，α受体激动剂必须口服摄入。如果这些治疗失败，可以考虑阴蒂海绵体内注射α受体激动剂（去氧肾上腺素，100mg）。

持续性性兴奋综合征的治疗方法还需不断深入研究，因为其病理生理学还没有被比较完整地阐明。以下各种生物治疗是根据提出的分类系统叙述的，利用这个系统，治疗持续性性兴奋综合征患者获得了不同程度的成功。

### （一）中枢神经系统

（1）刺激性中枢神经系统病变的治疗方法：神经外科手术切除脑刺激性占位性病变；物理治疗（尤其针对伴有宫颈病变者）；穴位按摩；镇痛药；肌松药。

（2）使用稳定神经传输的药物（理论上可以减弱性兴奋反射的诱发）：双丙戊酸、西酞普兰、加巴喷丁、氯硝西泮、丙米嗪、氟西汀、帕罗西汀、奥氮平和劳拉西泮。

（3）局部使用表面麻醉剂、冰敷。

（4）恢复性类固醇激素内环境正常，从而改善性高潮，因为协调地释放高潮可以使患者暂时缓解症状。

### （二）外生殖器

（1）刺激性损伤的内科治疗，尤其是于生殖器上外用雌激素，可以减轻感觉神经的局部炎症。

（2）局部使用表面麻醉剂、冰敷。

（3）使用神经甾体药物（重复使用）。

（4）恢复性类固醇激素环境正常，从而改善性高潮功能，因为协调地释放性高潮可以使患者暂时缓解症状。

（5）外科手术切除损伤组织。

### （三）药理学

停用致使疾病发生的药物。

### （四）动脉血管

（1）动静脉畸形栓塞术。
（2）动静脉畸形切除术。

### （五）其他

对所有不能缓解症状的患者，应该考虑进行心理治疗，从而减轻持续性性兴奋综合征带来的慢性的负面影响。根据经验，持续性性兴奋综合征是因人而异的。最初的痛苦包括困惑、羞耻、孤立，经常由于缺乏卫生保健意识而混合交织起来，就诊的绝大多数女性患者都有抑郁症的表现。工作、家庭和人际关系都因此发生了严重改变，经常看到患者由于无法集中注意力，或者没有很好地管理时间而失业。孩子们也经常意识到这种变化。例如，一个母亲为了控制其持续性性兴奋症状，必须要把自己锁在房间里整整一个下午。

女性与其伴侣之间的关系会受到不利影响。因为患者症状缓解不确定，常常感到挫败和孤立，伴侣也会感到无助和困惑。不仅女性患者的生活质量下降，其家庭也会因此受到影响。

对一些患者来说，持续性性兴奋综合征本来是长期的、可控制的，但通常由于老龄化或内科疾病，如雄激素不足，很难发生新的性高潮，这些症状就变得无法控制。例如，夫妻双方本来可通过频繁的性交来缓解症状，但女方突然开始对性活动变得不满意，觉得极端不适和沮丧。这时夫妻均须向专业人士寻求帮助，以通过治疗缓解症状。

性治疗师的会诊应当规范化，可以在医生的办公室里，或是转诊到附近的一个能够理解这一诊断结果的诊所。应该明确的是，当患者正在求诊或未进行治疗时，相关医生应展开会诊，且不应将之考虑为诊断心理疾病的依据。

（万丽琴 吴意光 王小榕 彭越 何淑明 曾淑梅 纪晓丹

李美灵 黎金颜 朱佳敏 朱婷婷 张豪莉）

# 第七章
# 女性性功能障碍的临床诊断

## 第一节　女性性功能障碍的诊断及分类

诊断性行为是正常还是存在功能障碍往往不太容易，这不仅仅受制于不同的社会和文化对性行为的预期，还被更多更复杂的科学知识、性心理生理和临床实践所影响。因此，目前性功能障碍的分类有些随意、不精确甚至多变就不足为奇了。

事实上，性功能障碍的分类和诊断是一项具有挑战性的工作。某些曾经被认为不正常的行为现在已被广泛接受，如同性恋；而那些曾经被认为是正常的，如女性缺乏性热情或者性兴趣现在多被认为是功能障碍。一个世纪前，如果女性表现出过多的性兴趣，就会被看作女色情狂，并会成为医疗照顾和关心的对象；而现在，性欲减退取代了性欲增强成为最常见的女性性功能障碍。

目前性功能障碍的分类有些随意、不精确，在不同的专业机构甚至分类标准不同，但分类却是必要的。因为分类有利于整理相关知识和理解性行为，还可以帮助医生了解关于性的各种主诉，如区分是短暂一时性的性功能失调，还是持续性性功能障碍造成了真正的个人痛苦。

全面的诊断可以使性功能障碍患者得到专业的健康干预，准确的诊断还可以促进研究和治疗的进展，因为无论是从药理学还是心理学范畴，明确性问题的诊断标准可促进评估手段的发展和帮助患者确定最终的治疗方案；此外，被广泛接受的诊断性术语还能为卫生保健专业人员在解决性功能障碍问题时提供便于交流的共同语言。近年来，专业人员已充分认识到：准确、可靠、有效的诊断对于激素的使用、新药物开发、精神干预治疗的临床试验研究得出结论或者推论非常关键。

### 一、历史回顾

在过去50年里，性功能障碍的定义在不断改进，美国精神病学会《精神疾病诊断与统计手册》（DSM）里的定义是一个良好的开端。在1952年出版的DSM第一版（DSM-Ⅰ）中，虽然有章节介绍性变态，但没有包括性功能障碍的诊断术语。1968年DSM第二版（DSM-Ⅱ）在心理生理障碍的章节中出现了两个性功能障碍的诊断术语，它们被包括在器官系统疾病内，如与月经、尿频相关的两种性功能障碍即性交困难（性交痛）、阳痿（获得或维持勃起困难）等；而对涉及性冲动、性高潮、早泄或射精延迟这些可能出现的症状却没有明确的认识。尽管DSM-Ⅰ和DSM-Ⅱ都基于精神分析理论，但基础的假设指导术语仍然是基于相信这些问题主要与本质的心理生理学相关，故这种精神疾病诊断方法在1980年出版的DSM-Ⅲ中被废除。

## 二、女性性功能与性功能障碍的研究、诊断与治疗

女性性功能障碍的命名随着Master 和 Johnson 1966年《人类的性反应》（*Human Sexual Response*）和1970年《人类性功能失调》（*Human Sexual Inadequacy*）的出版而发生了翻天覆地的变化，Master 和 Johnson描述了两性人群在性周期特征性的反应，具体包括性周期可以分为四个阶段即兴奋期、平台期、高潮期和消退期。在他们描述性反应周期不久后，Helen Singer Kaplan在1977年修改了性反应周期，认为还应该包括强烈性欲期。随后性功能障碍就与各个分期相连，并成为DSM-Ⅲ（1980）中性心理诊断的基础，性欲抑制和正常性反应周期所表现出的心理生理改变也被认为是病理状态，并且性心理障碍被认为主要是由机体因素所致；而器质性疾病、服药后的影响或轴Ⅰ障碍在诊断时要加以重视。

DSM-Ⅲ列出了性心理障碍的5个专业术语：性欲抑制（inhibited sexual desire）、性唤起抑制（inhibited sexual excitement）、男性性高潮抑制（inhibited male orgasm）、早泄（premature ejaculation）、功能性性交痛（functional dyspareunia）和功能性阴道痉挛（functional vaginismus），诊断时需检查是否存在器质性病变。

一个显著的变化发生在1987年DSM第三版的修订版（DSM-Ⅲ-R）中。前一版提及的性心理障碍（psychosexual dysfunction）在第三版被称为性功能障碍（sexual dysfunction），但诊断的一个基本特征就是保持了业界已普遍认可的原则，即基本的功能障碍往往是由心理抑制作用所致，有趣的是DSM-Ⅲ-R的观点中没有证明人格特质和性功能障碍之间有关联，但显而易见的是焦虑者自身对性表现的高要求，以及对性伴侣真实和想象的性排斥更易于患性功能障碍。

DSM-Ⅲ-R包含了对主观诊断相关经验更多的认知，如女性性唤起障碍的诊断为"持久或反复地在性活动中缺乏性唤起和性愉悦的主观感觉"，然而，性高潮障碍的定义依然保留"抑制"一词，强调其存在潜在的心理病因。

随着DSM-Ⅳ（1994）出版，很多理念都发生了显著的改变，其中针对性功能障碍的诊断单独设了一个章节，认为"心理抑制会干扰自身体验性高潮的能力"这一观点没有循证文献支持，因此性高潮障碍的诊断有所改变，"精神病理障碍主要是由心理抑制所致"这种观念也被废除，性心理障碍则被描述为在性欲望和性周期中心理、生理的改变导致其极度苦恼和人际交往困难。

新的观点认为，不应试图将特定频率的性行为或活动界定为正常或异常，相反，临床医生需要把很多因素考虑进去，包括年龄、个人经历、症状发生的频率及时间长短、个人主观困扰的程度，以及对其他领域的功能影响来确保诊断的正确性。此外，临床医生还应该考虑到个人的宗教、文化、种族和社会背景，因为这些都有可能影响到性欲望、性期待和对待性能力的态度。

随着整体医疗水平认知能力的增长和各种影响性功能因素的增多，DSM-Ⅳ诊断中也包括了由药物和其他物质引起的性功能障碍，这种性功能障碍必须具备一个特征，即需要先假设性功能障碍是药物和其他物质使用后直接引起的一种生理改变，因此必须要在病史、体征及实验室检查中找到充分证据。

　　现在大家普遍认为，从心理病因中区分哪些是由器质性病变引起的性功能障碍几乎是不可能的，而且若有重叠则需要认真考虑，事实上，在大多数的病例中，性功能障碍确切的发病机制至今仍未明确，需要考虑复杂的精神心理、人际关系和器质性病变等。

### 三、女性性功能障碍的新进展

　　女性性功能障碍的新进展基于一些临床医生和研究者对 DSM-Ⅳ 中女性性功能问题的诊断感到不满意，如他们反对蔑视同性恋的异性恋主义者、性行为中的男权主义模式，坚信把男性和女性的性功能障碍平行呈现出来是不精确的，事实上女性对性唤起和疼痛障碍的体验与男性完全不同。

　　此外，部分学者认为：对于性功能障碍患者，尤其重要的是缺乏在性交流中情感和人际关系方面的认知，可能性行为的发生通常有一个包括性伴侣在内的人际关系背景及适当的刺激环境背景，这应该可作为评估性功能是否正常的重要指标。

　　但随着学术的发展，学者们认为 DSM-Ⅳ 诊断依然存在各种缺陷，为此，1998 年美国泌尿疾病基金会（American Foundation for Urologic Disease）通过性功能健康委员会举办了第一届共识会议来总结和更新女性性功能障碍的诊断，其学术和临床专家组成的多学科组根据已知数据建议修正了 DSM-Ⅳ 中女性性功能障碍的定义和分类。尽管文件最后的结果仍然延续传统的性反射模式，但重要的是修正了每个疾病的定义，其中包括在 DSM-Ⅳ 的性欲减退的诊断中，强调接受内在的性渴望同样重要。在 DSM-Ⅳ 中，性欲减退被定义为：持续或反复的缺乏性幻想和（或）欲望；在共识会议上，性欲减退被重新定义为：持续或反复的缺乏性幻想和（或）欲望，或若接受性行为会导致个人忧虑。此外，修改后的性高潮障碍定义强调了足够的性刺激和性唤起对诊断性高潮障碍的重要性，如果性唤起无效或者刺激不足，兴奋性障碍的诊断可能更合适。其次，性交痛障碍倾向于包括疼痛的三个分类，即性交痛、非性交痛、认识到性活动时女性就能体验到疼痛（而不仅仅是性交过程中）。在共识中，学者们也讨论到很难正确描述女性性功能障碍中性唤起障碍，因为根据以前的诊断很少能单独诊断出性欲障碍或者性高潮障碍，一旦出现阴道润滑就是性唤起的标志，但一项大型的心理生理研究强调的事实是女性阴道湿润或者血管充血与女性自身的性唤起感觉并不一致。

　　因此，女性性唤起障碍的新定义被认为是，因为持续或复发性维持有效的性唤起而对个人生活造成困扰。每个特殊的性功能障碍都必须伴随女性的个人困扰作为主诉，强调这一点有助于避免女性性反应中病理标准的改变，并强调一个事实，即女性性生活经历的变化有时不是个人的痛苦，同时也会导致性伴侣的痛苦。性功能障碍的病因通常是未知的，但可以区分为器质性的、心理性的、混合性的或者是病因不明的，希望这个"病因不明"的分类可以刺激新的创造性的研究。

### 四、遗留的诊断问题

　　虽然这些改变是有价值的，但已修订的诊断中仍然存在令人不满意的部分，在某种程度上，问题的根源在于仍然依赖女性性周期中一个无效的模型。在 1966 年，Master 和 Johnson 描述了传统的模型，即固有的线性和连续阶段，包括欲望、兴奋和高潮；而 Basson 等大胆地提出一个假设，就是性的欲望发生在性唤起之前，性唤起似乎引发很多女性的性感受和性欲，此外，各种性唤起问题的陈述由于缺乏相关特征性而被认为是有疑问的，因为性唤起障碍通常有不同的原因，而不仅仅是主观的缺乏或者心理的兴奋缺乏。

由于上述不足，2003年美国泌尿疾病基金会通过性功能健康委员会举办了第二届共识会议，该组织对现有定义的支持证据或反驳观点进行了全面审查，并被邀请进行第二个共识修订。很多研究女性性功能障碍的专家被招募来参与修订第二个共识，会议经过全面的学术数据循证，随后修正了女性性功能障碍的诊断术语。

性欲减退症（hypoactive sexual desire disorder）被重新命名为女性性兴趣/性欲障碍（women's sexual interest/desire disorder），并被定义为性兴趣和欲望缺失或减弱的感受，缺乏性的想法或幻想和缺少性反应的欲念，试图兴奋性欲的动机（在这里被定义为原因/刺激）很薄弱甚至缺乏。新的诊断认识到性欲会随着年龄的增长、生理周期，以及当前情景持续时间等因素而发生变化，缺乏性欲有标准可循，其适应性取决于女性的生活环境。此外，经过会议商议后不再强调将性兴趣和（或）幻想作为性欲的标志，因为很多女性尽管有良好的性唤起和性感受，但仍然会说完全没有性思想和（或）幻想，新的定义认为性爱中持续缺乏性的欲望和动机，伴随个人是否受到困扰是非常重要的。

性唤起的诊断也发生了相当大的改变，为了强调经过反复观察证明的主观性唤起不总是和生殖器充血息息相关，女性性唤起障碍的诊断被分为三种类型：主观型、生殖器型和混合型，新的诊断定义如下。

（1）主观型性唤起障碍：任何类型的性刺激均不能产生性唤起（或性愉悦），或者性唤起感觉逐渐减弱，阴道润滑或其他生理反应依然存在。

（2）生殖器型性唤起障碍：以缺乏或受损的生殖器兴奋障碍为主诉，自诉任何类型的性刺激均会引起小阴唇微小膨胀并产生阴道润滑作用，但是生殖器爱抚时性感受会减少，主观的性唤起仍然来自于除性生殖器以外的其他刺激。

（3）混合型性唤起障碍：任何类型的性刺激均无法导致性唤起（或性愉悦），或者性唤起明显减少，并以缺乏或受损的生殖器兴奋障碍为主诉（包括小阴唇膨胀，阴道润滑等）。

在某些特定女性中以生殖器型和混合型性唤起障碍为主诉相当普遍，如那些手术后绝经而又没有进行激素替代治疗的、接受化疗的或者自主神经持续受损的女性，那些抱怨缺乏心理兴奋和主观性唤起的女性常常会诉说不存在阴道润滑的问题，事实上，其有足够的血管收缩，只是缺乏心理兴奋感和缺乏被"打开"的感觉，因此，治疗这些缺乏心理兴奋的女性与治疗生殖器兴奋障碍完全不同，主观型性唤起障碍患者可能从治疗中受益，治疗可以帮助其更好地实现性兴奋和克服现有的罪恶感、性压抑感，或者帮助其从过去及现在的境遇中脱离出来，而生殖器型和混合型性唤起障碍患者或许可以从激素治疗或者药物治疗中获得更多的益处。混合型性唤起障碍是最常见的，常常与性欲缺乏和缺乏性兴趣共存，因此应该一起治疗。最后，一种新的女性性唤起障碍类型被描述并建议临时加入到修订诊断系统内，被命名为持续性性唤起综合征（persistent sexual arousal syndrome）。该综合征基于很多临床医师接诊过的一些女性抱怨在没有性需求时却出现持续的、过度的阴道和阴蒂性刺激。生殖器型性唤起障碍的感觉被描述为侵入性的，而且没有一个正常的性高潮消退。因此，持续性性唤起综合征被定义为，在缺乏性兴趣和性欲时出现自发的、侵入性的、多余的生殖器兴奋（如刺痛、搏动痛、脉动痛）。

女性性高潮障碍的修正诊断指出，尽管女性自诉有性唤起，但仍然可能会缺乏性高潮，尤其是性高潮感觉强度的明显减弱，或者是任何形式的性刺激后性高潮推迟出现。性高潮障碍的定义变得明晰是为了强调足够的性唤起必须在诊断之前表现出来，因为在过去"足够的性唤起"这个标准常常被忽略。为此，能为这种疾病拟定一个确切的定义，研究其病因、流行病学，对治疗持续性性唤起综合征会起到良好的促进作用。

性交痛和阴道痉挛的定义也得到了更新和修正。性交痛被定义为，在尝试或者完全进入阴道时和（或）阴茎阴道性交时产生持续或者反复发作的疼痛。该定义避免了强调性交时疼痛的必要性，因为有时候插入阴道的任何尝试都可能使患者产生疼痛体验，甚至只要想起过去的经历都会引起阴道疼痛。阴道痉挛新的定义是，阴茎、手指和（或）任何物体插入阴道均出现困难或持续性疼痛，伴随多变的无意识的盆底肌肉痉挛（恐惧症），诊断中需要首先排除女性盆底结构或者其他的生理异常。新的定义避免了强调阴道痉挛是不能耐受阴道插入而导致，即使是阴道能容纳插入物，也要诊断是否有阴道痉挛。

于是，可得到以下各项定义。

（1）女性性欲减退：在性行为中出现持续的或者周期性性幻想与性欲望的不足（或者缺乏），这种障碍可导致严重的困扰或者人际关系的困境，而且不是由某种专门物质所导致的直接生理效应（如某种药物滥用、某种药物治疗或者某种普通的医疗状况）。

（2）性厌恶症：持续或者反复发作的极端的性厌恶和逃避与一个性伴侣所有的生殖器官接触，这种紊乱会导致严重困扰及人际关系的困难。

病因学的相关说明：专家们相信，与病情相关的重要背景和人际关系有可能帮助明确诊断，并可提供更多相关的和合理的治疗干预措施，当诊断一个疾病时建议遵循以下三个分级说明或者描述。

1）消极的成长过程/失败/创伤（身体、性、情感）、过去的人际关系、文化/宗教的限制。

2）目前人际关系困难、伴侣性功能障碍、不充分的刺激、不满意当前的性生活和情感。

3）医疗情况：精神疾病、药物治疗和滥用药物。

对于很多女性，上诉三种要素与问题的发生和持续进展是有关联的，失败、创伤或抑制的发展过程，令人不满意的性伴侣关系及影响性欲或者性冲动的药物等在疾病诊断中都应该加以重视。

（3）女性性唤起障碍：持续性或者反复发作不能完成良好性行为，对性唤起无法做出充分的阴道润滑-膨胀回应或者其他躯体反应，此障碍会引起严重的困扰或人际关系的困境。

（4）生殖器所致性唤起障碍：缺乏或者受损的生殖器性唤起，无论何种类型的性刺激只能导致最小程度的外阴膨胀或者阴道润滑，爱抚生殖器时性感受是减弱的，而生殖器之外的其他性刺激时自觉仍然存在性唤起。

（5）结合生殖器和主观性唤起障碍：性唤起的感觉（性唤起及性愉悦）缺乏或者明显减弱，无论是何种类型的性刺激均会发生，并且抱怨生殖器缺乏外阴膨胀和湿润。

（6）持续性唤起障碍：自发的、侵入的和多余的生殖器兴奋（如刺痛、颤动的、搏动的）在缺乏性兴趣与性欲望时可随时发生，这种持续性唤起不会通过一次或者多次性高潮而减轻，而且兴奋的感觉将持续数小时或数天，从而令人不安。

（7）女性性高潮障碍：在获得足够的性刺激和性兴奋之后持续出现或反复发作的性高潮延迟和缺乏，并导致个人困扰；表现出触发性高潮的刺激类型或刺激强度均存在很大的可变性。

（8）性疼痛疾病：包括性交痛、非性交痛障碍和阴道痉挛。

1）性交痛：在性行为中，尝试或完整的阴道插入阴茎或其他物体时，持续或反复发作的阴道疼痛，导致个人的困扰或人际交往困难。

2）非性交痛障碍：反复发作或者持续的由非性交的性刺激诱发的生殖器疼痛。

3）阴道痉挛：性交时在排除盆底结构性或其他器质性病变后，反复发作或持续的阴道外1/3肌肉无意识强力收缩，导致个人困扰或人际交往困难。

## 五、评估情绪困境

鉴于女性性功能障碍的主诉通常伴随不同程度的心理困扰，因此与心理困扰相关的症状已被建议应该视为诊断的一部分；个人的心理困扰分级评估对于治疗动机和结果会有重要的影响。在最简单的层面，建议分为无等级、轻度、中度和重度的心理困扰，因为这部分是基于女性的自诉，明确的心理困扰测量应该更加合理。女性性困扰量表和女性性生活满意度量表都包含了测量个体的和人际关系受到的困扰情况。

## 六、总结

从以上简要的回顾可以看到：女性性反应周期和女性性功能障碍定义的变化是显著的，合理并准确地诊断女性性功能障碍是一项具有挑战性的任务，随着对更复杂的生物学、神经病学、心理学、人际关系和文化影响女性性功能的深入了解，将会需要更多的诊断修正。

最近修正的女性性功能障碍的定义与之前的相比较有明显改善和提高，定义的确定是基于一个能够更加精确描述女性实际性功能的性反应周期模型，并以更多密切相关的循证医学研究作为基础，修订后的定义为诊断各种女性性唤起障碍提供了更大的特异性并且更精细化，这将有助于指导研究和临床干预。现有的诊断与之前相比更具特异性和精细化，能反映出女性性行为的复杂性，并指导目前诊断的标准化。

虽然这些诊断命名仍未被DSM或者世界卫生组织的国际疾病分类作为官方名称使用，当前女性性功能障碍领域仍旧沿用已被大家广泛接受的DSM-Ⅳ所记录的诊断命名，但笔者仍然建议使用修正后的诊断命名。

这些定义必然将继续演变。随着研究和临床数据的更新，解剖学、神经病学、生理、心理、人际关系和文化对女性性功能障碍的影响将进一步被阐明。

## 第二节 女性性功能障碍的病史采集

性功能障碍的诊断主要通过病史及临床表现、体格检查、辅助检查来完成。病史是对患者健康的全面概述，包括促使患者就医的具体症状的详细信息，这主要是从患者本身及其过去的医疗记录中获得的。病史的采集按照一定的逻辑顺序，一般包括主诉、现病史、妇科病史、生育史、既往病史、手术史、过敏史、个人史、社会史、家族史和系统回顾，妇科病史还应该包括月经史、性生活史、避孕情况、妇科感染病史、宫颈刮片史、妇科手术史、泌尿系统病史和妇产科疾病症状回顾等。

### 一、病史采集的一般准则

病史采集应该在一个能保护患者隐私并使患者感觉舒服的空间内进行，医务人员进入之前应该先敲门，进去时应该与患者有眼神交流。医务人员在开始采集病史之前应向患者及所有陪同人员进行自我介绍，查明陪伴患者的所有人员与患者之间的关系，并始终礼貌和专业地对待患者，询问中要使用恰当的语言与患者交流，虽然有时有一定的困难但必须努力做到，且问诊过程中，医务人员需尽量放松自己，以便让患者也能放松。

病史采集应该从试探性方式开始，使用开放性问题使患者自如地使用自己的语言来表达感受，这会使患者自己提出需要让人关注的和更严重的问题，同时也为病史采集者提供机会发现患者其他的重要病症，仔细与专注的倾听会传达给患者这样的信息：医生对其问题感兴趣并且关心，从而使得病史采集更精确、完整。

随后，需要进一步了解患者就诊的原因，可以直接询问与现存病症相关的病史。此外，医疗专业人员应该尽量避免问那些回答只能为"是"或"否"的问题，应谨慎地询问一些对答案有诱导性的提问，这样可能会引导患者说出他认为医生想要听到的回答。如果有语言障碍，力求选择一个独立的、专业的翻译，如果患者已经自带了翻译，需注意翻译和患者的关系，因为这种关系将影响病史采集的准确性和完整性，尤其是需要讨论敏感问题的时候。需要注意的是，有无其他影响病史采集的障碍，如滥用药物、家庭暴力问题等，若患者在病史采集中不配合，可能会影响到病史的准确性和完整性。

病史采集期间，尽可能和患者保持眼神交流，同时精简地记录（现在很多办公人员已经使用电子病历记录系统）。当患者说话时，医务人员不看电脑屏幕并停止打字依然是必要的，应该选择患者易懂的词汇和语言，尽量避免不必要的、复杂的医学术语，避免选择侮辱性的词汇及指导性的措辞，因为患者会认为医生自视高人一等。

最后，医务人员应该尝试向患者概括已经理解的情况，并给予患者对可能遗漏的情况进行补充说明的机会，即"你觉得还有什么重要的事情需要让我知道吗"，结束时，可以向患者解释说明根据所采集的病史，将会安排做哪些体格检查。

采集一份完整的病史包括以下几方面。

## （一）主诉

主诉就是患者就诊原因的简单概括，而且是用患者自己的语言，医疗专业人员应该使用开放性的问题以便获得患者就诊的主要目的，如"是什么问题让你今天来门诊呢""你今天来的原因是什么"，鼓励并允许患者完整地表达而不打断其说话，其他有意义的次要问题也应引出，并进行深入的探讨，使医生对患者疾病有一个初步认识及假设。

## （二）现病史

应该让患者详细地描述现病史，与主诉相关的信息包括病程开始时间、持续情况、症状的主要特点和发展过程。按时间顺序来组织获得的信息是了解问题本质的合理方式，这部分的目的是希望发现导致疾病的因素，在这一部分，医生也可以询问一些具体的问题来进一步验证之前拟定的假设。

## （三）妇科病史

获得全面的妇科病史对于评估女性性功能障碍是十分必要的，对于某些患者而言，妇科病史是一个敏感的话题，可能会引起尴尬和羞愧感，面谈时医生应该可以感觉到患者的不安，故应采用客观、正规、实事求是的方式，并使用患者能听懂的语言来提问，使患者在谈论一些敏感话题时感觉舒服和放松。

## （四）月经史

医务人员首先应该询问患者末次月经的日期，记录月经周期是否规律、持续时间及出血特点等与月经相关的症状，如有无痛经，痛经严重程度如何，是否不能正常工作和学习，是否经常痛经及最近有无加重，月经时有无腹泻、大汗淋漓或者偏头痛，使用卫生巾的量是多少；患者是否有经前期综合征，如果有，有何症状，出现在月经周期的什么时间，月经来潮后症状有无改善；此外，还需要知道患者初潮的年龄，如果月经初潮延迟，应该检查患者第二性征开始的时间和了解是否有第二性征出现。

## （五）性生活史

性生活史将会在本章第四节进行详细介绍。

## （六）避孕情况

需要询问患者采取的避孕措施，且是否出现过与避孕方法有关的并发症和不良反应；如患者最近没有避孕，要询问患者是否希望开始采用某些避孕方式；如果不愿避孕，患者是否正在服用孕前的复合维生素。

## （七）妇科感染病史

需要采集患者既往阴道感染病史和具体治疗用药，以及其他治疗方法，分析这些感染有无诱发因素，且这些感染与性生活是否有关联。患者使用的肥皂、洗涤剂和香水种类及患者平常有无阴道灌洗的习惯对病史往往也有影响。此外，还需要询问患者既往有无性传播疾病病史，若有，使用过何种药物治疗，有无完成治疗疗程，性伴侣是否同时治疗。对每名患者都应该询问是否检测过人类免疫缺陷病毒（HIV），甚至在适当的情况下提供一次测试。

### （八）宫颈刮片史

应该仔细查问患者既往完整的宫颈刮片检查历史，如果既往有不正常的涂片结果，阴道镜检查的详细内容和治疗都应该记录下来，还需明确询问患者有无生殖道疣的病史。

### （九）妇科手术史

需要了解患者既往是否有妇科手术史，如有，则进一步了解有关手术的详细信息、精确的手术步骤、并发症等，并仔细地记录。

### （十）泌尿系统病史

泌尿系统的病史也应该完整地采集，尿失禁、反复发作的尿道感染、肾盂肾炎、血尿和肾结石均应详细记录，患者既往因泌尿系统疾病接受过的治疗方案，包括手术治疗的详细信息也应该记录在案。

### （十一）妇产科疾病症状回顾

在妇科病史采集的最后进行妇产科疾病症状回顾是一个可以获取更多相关问题的有效方法，对于女性性功能障碍患者尤为重要。患者会被询问有无盆腔痛，以及盆腔痛与月经、排尿、排便及性交有无关系，有无异常子宫出血病史，特别注意出血发生与月经周期、性生活的关系，出血持续的时间长短、发作频率和性质，另需询问患者有无异常的阴道流液、不孕史。特别是老年女性和经产妇还需要了解有无盆底松弛症状，如大小便失禁、阴道松弛和排便困难等问题。

### （十二）生育史

患者就诊之前所有妊娠的情况均需记录，包括每次分娩日期、分娩时孕周、分娩方式、结果和并发症、助产的适应证，以及是否采用产钳、胎头吸引术等；若既往有剖宫产史，则需要了解是急诊还是择期手术，应查明子宫的瘢痕类型，尽管手术记录需要从以前的病历获得，但许多患者的切口部位会提供一定的线索。

对于流产史，需要记录患者每次自然流产的孕周，是否完全排空宫腔内容物，是否行清宫术。若患者既往有多次流产史，需询问任何能导致复发性流产的可能原因，如既往人工流产的病史，需记录妊娠时日期、孕周，是手术流产还是药物流产，流产后有无并发症等。

### （十三）医疗和外科手术史

这部分医疗病史可用来全面评估患者的健康状况，病史是由一般情况、既往病史和手术史组成的，询问患者一般情况时，可以给患者用一句话概括其目前对自己健康感觉的机会，如"我总体感觉非常好"，既往病史应该包括其儿童时期和成年后所有疾病的病史，仔细记录患者对于过去疾病治疗的所有细节、治疗的情况、治疗时的心理状态等；手术史需要记录所有的手术，甚至是牙科手术，包括手术时间、并发症甚至是麻醉的并发症等。

关于药物史、过敏史、个人史及社会史，患者正在服用的所有药物都应该记录，包括剂量和实际服用情况，此外非处方药物和家庭秘方也应被记录，以了解患者正在服用的药物情况。

所有过敏史都要详细、认真记录，过敏史不应该只局限于药物过敏史，还需要包括食物和环境的过敏因素，要试图了解患者的免疫接种史，尽管很多患者都不记得细节或提供不完整，如只能提供最后一次接种结核杆菌疫苗、破伤风疫苗和肝炎疫苗的时间。

在社会史中获取患者个人信息非常重要，这些信息包括患者的出生地、现住址和一起居住的人群等，这是一个极好的机会询问是否有家庭暴力，以及了解患者在家是否有安全感，有无宗教信仰。

对医务人员来说，查明患者的个人生活习惯是非常重要的，若最近有使用烟草，需要注意种类（吸烟还是咀嚼）、开始时间、每天使用的数量等，小心地引出既往烟草使用史，询问患者最近有无医疗或药物的戒烟援助，或者已经戒断，另外家人中是否有人抽烟也需了解。

要询问患者是否饮酒及饮酒量，以此了解有无酗酒史，筛检与酒精相关的问题，此外还需要询问患者现在或过去是否使用过违禁药品，使用药物的类型和用药途径都需要记录，明确使用期限，以及患者使用处方药物或有无过度使用处方药物的情况，包括有无滥用处方药物的情况。

每名患者都要被问及是否运动及运动的频率和类型，以及日常饮食、有无饮食限制及饮用含咖啡因饮料。患者的职业史应该包含患者现在的职业环境中有无潜在的致病物质、工作压力和失业后有无压力等。

### （十四）家族史

医护人员很有必要了解患者家庭成员的一般情况，包括年龄、去世家庭成员的死因，如果有遗传病史，则家族史就应该扩展到祖父母、伯父、伯母和表兄弟等；在特定的环境中，画一个家族谱系图很有用，可以在家族史中确定患者的种族，特定的族群似乎更加多见某些疾病。

### （十五）系统回顾

系统回顾应该按照机体的系统来进行，许多与现病史和既往病史相关的症状史也需在这里呈现，此外按照系统来询问，并不表示每名患者的每个系统的所有方面都需要了解，医护人员只需要每个系统问几个问题，就可以根据结果推断受影响的其他机体系统，或者应考虑在患者来访前让其完成一个调查问卷。

## 二、总结

总之，获得一个"好"的病史对于患者的管理非常重要，尤其是性医学方面，一般来说，女性性健康的病史采集应该包括详尽的性生活、药物和心理社会史。以下为进行全面系统回顾时常见症状的询问内容。

（1）一般情况：体重改变、虚弱、疲乏、不明原因发热、寒战、萎靡。

（2）皮肤：皮疹、色素沉着、肿块、隆起物、脱发、多毛症。

（3）头部：头痛、眩晕、头晕眼花。

（4）眼部：视力改变及强度、复视、视物模糊、青光眼、白内障。

（5）耳部：听力损失、耳鸣、眩晕、疼痛。

（6）鼻：鼻塞、流涕、鼻息肉、鼻出血、嗅觉丧失。

（7）口腔及咽喉：口腔病变、口臭、咽喉痛、牙龈出血、出血点、牙齿问题、口感下降。

（8）颈部：淋巴结肿大、甲状腺肿。

（9）乳房：疼痛、肿块、附件包块、乳头溢液、不对称。

（10）肺部：咳嗽、呼吸困难、咯血、哮喘、咳痰。

（11）心脏：心绞痛、呼吸困难、劳力性呼吸困难、心悸、端坐呼吸、夜间阵发性呼吸困难、水肿。

（12）胃肠道：胃灼热感、肠胃不适、过度打嗝、腹胀、恶心、呕吐、腹泻、便秘、腹痛（注意频率及位置）、食物耐受不良、过度排气、黄疸。

（13）泌尿系统：尿失禁、尿潴留、血尿、排尿困难、多尿症、尿流减少、尿流细线、尿液深色、柏油样便、粪便粗细改变、痔疮、排便习惯改变。

（14）骨骼肌肉：关节痛、肌无力、小腿抽筋、静脉曲张、血栓史、关节炎、痛风、僵硬、腰背痛。

（15）神经系统：晕厥、癫痫、麻痹、瘫痪、震颤。

（16）血液系统：贫血、出血或淤伤、输血史（年份和地点）。

（17）内分泌病史：畏寒或怕热、多汗症、甲状腺病史、烦渴、多尿症、食欲增强、多毛症。

（18）精神病学：抑郁症、情绪、焦虑、记忆力改变、注意力难以集中。

# 第三节　女性性功能障碍的社会心理因素评估

女性性功能障碍的病因通常是多方面的，医务人员在诊断治疗时除了必须考虑到心理、社会、文化及行为方面的因素，还需考虑器质性病因和其他危险因素，现有的规范已使医务人员意识到器质性和心因性因素在女性性功能障碍的起病、发展、维持和逆转中都起到同样重要的作用。

女性性功能障碍尽管存在器质性病因，且开始时与体质、疾病和治疗相关，但在排除了器质性病变后，总是伴随着心因性因素。本节主要评估女性精神心理因素对性生活的影响。

目前对这方面的评估采用的方法称为"康奈尔模型"（Cornell model），这一方法来自 Helen S. Kaplan 的著作，该心理访谈可以被理解为医务人员以女性生活历史为背景，广泛了解患者当前性经历的一个过程以确立"性状态"（sex status），从中可以快速识别许多女性性功能障碍常见的、持续的病因（如不刺激充分、抑郁症等），从而发现诱因和其他发病因素。

理想的病史应该是经过整合的、可以不断被重新评估的。作为理论调查，对初始药物治疗和行为处方后的效应评估是社会心理评估过程的关键环节，故评估女性性功能障碍需要全面综合医学、心理学概念和诊断程序。

在此过程中，医务人员需要收集一些特殊的数据资料来解答以下三个与病因、诊断和治疗有关的主要问题，以保证治疗效果。

（1）患者已经确诊性功能障碍了吗？应该与哪些疾病鉴别诊断？

（2）有哪些潜在的器质性和（或）社会心理因素？

1）有哪些器质性因素？

2）有什么直接的持续社会心理因素（如当前的认知能力、情绪和行为）？

3）潜在的更深层社会心理因素有哪些（倾向性、诱因）？

（3）患者是否需要治疗？潜在的器质性和社会心理因素是否严重到需要直接治疗？治疗可以间接进行还是同时进行？这些治疗方案是动态的，还是需要在治疗过程中反复评估？

评估以上问题应该把焦点放在整合患者的性心理和医学因素上，灵活应用方法。例如，初级护理医师可以与患者进行7分钟的面谈，也可以由理疗师与患者进行45分钟的面谈。一旦掌握此方法，就能获得所有必需的数据（可能需要多次会诊来完成这个过程）。医务人员应当以不妨害与患者关系的方式获得必需的信息来回答上述三个问题，首先可尝试制订针对器质性和社会心理因素的预设对症方案，一旦确诊女性性功能障碍，需尽快开始相应治疗，且在治疗过程中需反复评估患者的反应及治疗效果，并需要考虑巩固治疗效果、防止复发等问题。对社会心理问题更全面的理解能够优化患者的反应，减少患者复发的可能。

病史询问模式能对性功能障碍的直接原因和间接原因做出快速的判断。该模式在与患者维持关系的同时，运用人类性反应的四个阶段（欲望、兴奋、高潮和消退）进行，成为指导评估的启发式方法。这个模式不需要是线性的，并且原因可以成为结果。例如，性快感缺失可能会降低性欲。但是，一般而言，性功能障碍会在这四个阶段中任何一个阶段出现问题和（或）导致性疼痛和肌肉紊乱。此外，这些功能障碍会单个出现，也经常会一起出现。

总之，病史是评估女性性功能最重要的工具。完整的信息、合理的治疗计划是目标所在，医务人员在采集病史过程中需要有同情心，并与患者相处融洽，从而创建和维护良好的医患关系，获得患者的信任，这样才可达到良好的治疗效果。

在女性性功能障碍患者的诊治过程中，人们已意识到医务人员培训的重要性，故有许多医学继续教育已经开设了相关课程，包括鼓励医务人员接触并讨论性话题，强调性功能障碍作为疾病的生物学标记的重要性，并教导医务人员与患者接触时的谈话技巧，即开始时应当采用直接询问的方式，以中立的态度客观地筛选问题，追求细节时必须平衡患者焦虑、敏感的情绪，医务人员可以按照预先设定的问题清单来进行指引，鼓励患者畅所欲言，以了解患者的性经历及相关因素。很多患者乐于与平易近人、知识渊博的医生分享她的经历，但是讨论细节时仍然可能会犹豫不决，即便临床医生问诊中态度温和，患者的焦虑也可能会增加，如果需要，医务人员可以安抚患者使其放松，并鼓励其继续谈话。在从事性行为分析时，医务人员需要关注言谈中其是否能给患者最大的信心，增强其可信度。

评估和治疗的方式可以是多样的，大部分患者都可能愿意单独就诊，如果是已婚或者在恋爱关系中的女性，医务人员应该鼓励让其伴侣积极参与，因为很多重要的信息可从患者的性伴侣处获得。性功能障碍治疗方案中，心理治疗占重要部分，而性伴侣的合作，无疑可以极大地促进治疗的开展。

社会心理史的采集就如金字塔，主诉在塔顶，向下扩展的病史采集是塔身，挖掘并深入了解女性性功能障碍的病因是塔底，其中充分采集患者目前的病历信息是尤其重要的。

## 一、方法

诊断女性性功能障碍在于发现潜在的器质性病变和特定的社会心理因素。首先，对于正在接受性功能障碍评估的患者均应进行简单的精神病理学筛选，并制订合适的治疗方案。其次，医务人员应该对大多数的生理学和药物学的危险因素，以及这些因素对女性性功能的影响有一个总体的认识。医疗状况评估中也必须含有患者是否患有某种疾病或服用可能会造成症状的药物的内容。

必要的评估步骤和程序包括对生殖系统的体格检查和实验室检查，医务人员不应该将社会心理史/性生活史与病史分开，一个完整的病史和性生活史应该包括女性性健康和性关系各个方面的重要信息，医务人员必须找出哪些变量与认识、理解主诉的病因最相关，从而在病史采集中相应地重点关注。

医务人员还应该获得患者清晰、详细的性症状描述，以及发病初始和症状进展中的信息，发病时身体和情绪的细节对于评估身体和心理病因都很重要，如果患者不主动提供，则必须引出这些问题的细节，应该查明在不同类型的性行为时患者的感受，因为精神因素能够改变正常的性唤起，并影响药物治疗效果；对医务人员而言，尤其重要的能力是，当开始与患者讨论性行为时，能从其最近的性经历描述中全面了解性功能障碍的症状，擅长从一个问题发掘隐形的病因，发现哪些心理社会因素维持着目前的患者心理结构，导致产生各种心烦意乱的想法并降低性兴奋及性唤起，理解患者为什么会有沮丧想法的倾向性和认识其完整的社会心理学病史。

医务人员还应当重点询问相关问题，如性欲望、性幻想、性交频次、药物和酒精的影响。特殊的自慰方式也可能是女性性功能障碍的隐匿病因，女性自慰中的性幻想和现实中与伴侣性行为的差异也应该被查明，这些差异可以有各种形式（如体型、体位、性行为的表现等），医务人员应该从各个角度了解患者的性期望。

下一步是性功能状态的检查，详细描述患者当前性经验，分析患者的性行为及其与性伴侣之间的性爱互动有助于排除器质性病因，由医务人员操作的性功能状态检测是最重要的诊断工具。

对于性功能障碍的评估，医务人员还需要鉴别是原发性的还是继发性的，即这些改变是发生在重大的生活压力变大之前（如家庭结构的改变、自己或伴侣失业），还是同时发生，患者会引导医务人员查出具体原因，或者医务人员需要调查性功能障碍出现变化的时间段，以查找存在因果关系的线索。

对于那些存在已久的原发性性功能障碍病例，寻找诱因的重点应该放在是什么导致当前性功能障碍持续未愈，如第一次性生活时是否出现外伤或者疼痛，或患者现在是否仍然担心性交时会疼痛，或害怕尝试时肌肉收缩引起的疼痛。性交痛对于处女来说比较普遍，但关键的区别是持续疼痛、恐惧和这些与当前性功能障碍的关系。大量的研究表明，如果随后的性体验是正常的，就没必要详细了解第一次性生活的情况，医务人员需要确定问题开始出现的时间，了解其来源。

如果是继发性性功能障碍，则更有价值的是生活境遇的改变及随之而来的性功能变化，医务人员不仅要清楚认识当前的情况，还需要充分、正确了解之前发生了什么，而患者是如何应对改变的。

对于性功能障碍的治疗，首先，医务人员需根据病史采集中获得的性行为信息预判患者是否愿意治疗和接受外科手术，无论是否属于特定的女性性功能障碍，矫正直接的精神心理因素都可能会减少所需的药物用量。一般来说，医生会选择药物治疗及简单的性行为指导，包括马上解决直接原因（如性刺激不足），间接地治疗间接病因（如性伴侣异常），但很少关注更深层次的问题（如性虐待），这就存在治疗的不足。医务人员还需通过治疗性幻想来改善预后，并指导患者更好地练习自慰或与性伴侣重新开始性生活。

对于某些特殊患者，讨论最后的性体验和详细阐述当前性功能时，会不可避免地同时追问患者既往曾经尝试过的治疗方法。许多女性尝试过各种不同的方法，包括草药疗法、民间疗法和专业的治疗，需要对这些治疗的作用进行评估。此外，既往针对心理问题（如抑郁症）的治疗、早期性体验和进展问题、使用或者滥用精神性药物、伴侣的问题等都应该由患者进行描述，医务人员应当能辨别出哪部分资料对于了解患者性功能障碍的病因可能是最重要的。

### （一）筛选有精神疾病的患者

医务人员应该能简单地筛选出伴随明显精神问题的患者，如果有精神疾病，需区别性功能障碍是原因还是结果，经验丰富的医务人员会对患者及其性伴侣进行观察并与他们交流互动，通过外在表现、谈吐及行为举止判断他们的精神情况，如果精神疾病问题严重，那么医务人员在治疗性功能障碍之前应该为患者寻求精神科的帮助，然而，即使患者和（或）其伴侣表面上看起来心理健康，医务人员也可从以下四个问题中寻取答案：①她的情感和精神疾病的经历有何关联？②如果患者曾经接受心理治疗，是什么原因？从中获得了什么？③她曾经因为情感或者精神疾病入院治疗吗？④她曾经服用什么精神药物吗？统计表明，女性性功能障碍患者抑郁症的发病率显著升高，如果患者有抑郁症，则应该确认抑郁症的严重程度。此外，重度抑郁的患者应当接受自杀风险评估，治疗女性性功能障碍能够改善轻度反应性抑郁症，然而抑郁症的症状也可能改变女性性功能障碍的治疗效果，因此分析两者的因果关系极其重要。此外，不满意的性行为常常与恐惧症发作有关联，故对每名患者都应该询问有无恐惧症或者有无恐惧症发作的经历。

如果患者是乐观的，那么可以排除严重的精神心理问题，但如果患者有未确诊或者未知的精神情绪障碍，表现出各种精神病理状态（如紧张、恐惧症、人格障碍等），在评估时不断抱怨，医务人员必须注意患者的情感冲突是否太剧烈以至于不能专注于性问题的治疗，就要考虑是否需要同时进行情绪困扰的治疗，如果精神问题特别严重，则应先治疗精神、心理疾病。也就是说，活跃的精神病患者即便有真实的性问题，也不能首先接受性功能障碍治疗，但对于很多被严重精神疾病困扰而现正处于精神疾病代偿期的女性来说，这种情况并不是性功能障碍治疗的禁忌证，很多类似这样的个体已经成功地进行了性治疗，且治疗对她们的整体心理健康也大有裨益。此外，更多细微的个性因素，如脆弱的自尊和害怕别人的负面评价，常常普遍存在于有性问题的女性中，尤其是那些性欲低下的女性，但通常这些不是导致推迟性问题治疗的指征。

特殊人群，如有毒瘾或者酗酒的患者不是治疗的合适人选，对于这些患者，需在戒掉酒瘾和离开毒品后才开始治疗。很多存在智力障碍的个体，尤其是那些有轻至中度智力障碍的患者，她们身体正常，并有正常的性冲动，但有不适当的性表达和意外妊娠，恐惧与性相关的问题，缺乏相关的性知识，对于她们的治疗，需采取个体化方案。

了解性心理和家族史可以帮助医务人员深入了解患者性功能障碍的更深层原因，甚至以此进一步揭示相关问题的起源，这些起源来自过去的不利因素，包括精神创伤、消极的两性关系和人际关系等，还可以包括患者的文化和宗教限制。

医务人员应该获得患者家庭背景和性发育的资料，包括患者在成长过程中接收到的性信息等潜在的发病诱因，如创伤性性经历（如性虐待、被强奸等）、身体形象和性别的认同问题（首先通过询问对月经初潮的反应来评估），这些信息只有在患者神志清醒并能明确无误地回答相关问题时才会被深入全面地捕捉到，故在询问过程中，医务人员应该坚持不懈，但是同时也需小心慎重，充分获得患者的信任。

医务人员需要获得当前患者与性伴侣关系的概况，应当了解女性患者的婚姻状况、生活和约会的安排、相关的情景因素，包括当前人际关系的困难，伴侣是否合并性功能障碍等，在与患者性伴侣第一次面谈时应掌握他们性活动时是如何互动的，仍然有待明确的是，性伴侣关系中更深层次的性问题可能决定了患者的疾病严重程度。在此过程中，必须询问的问题包括与当前性伴侣的性关系以前满意吗，现在又怎样；如有改变，患者认为原因是什么。很多与性伴侣相关的性心理问题可能对患者造成不利的影响，安慰和询问可能会有所帮助，当患者在描述时可以评估其不同的情感（如是愤怒、怨恨、痛苦，还是悲伤或生活挫败情感）。另外，对于所有的女性患者，需要明确其疾病与性伴侣是否相关，如果有关，医务人员需要查明具体问题所在，如性技巧不足、缺乏交流、不相容的性体验或者性幻想、没有身体吸引力、权利斗争、移情关系、性伴侣精神心理疾病，这些隐私问题是难以捉摸的，而且可能会影响性问题的解决。

评估女性性欲减退这一点特别重要，如果患者的性伴侣在之前的性生活中很少对她的感受有兴趣，那么该患者肯定会经常选择"关闭"性欲望。女性有多种原因希望拥有性爱，欲望可能只是众多情绪经验中的一种，需要评估的是，这种情况是否严重到必须启动女性性功能障碍的治疗，当然性伴侣也需同时治疗。

### （二）随访

治疗后的患者应该继续随访，尤其是首次治疗失败的患者，随访包括监控治疗的副作用，评估成功率，考虑是否需要更改药物剂量和治疗方案，其中与患者持续的交流是关键，这将更有利于治疗的成功并预防复发。需要认真考虑以下几个不服从治疗的心理因素，包括担心医疗并发症，年龄带来的改变，对慢性疾病和损害的反应，与药物、酒精、吸烟相关的变化，以及治疗与生活压力相关的改变等。对于治疗失败的患者，重新开始新的治疗模式有助于增加继续治疗成功的概率，即早期的失败可以进一步积累治疗经验并取得最终成功。

治疗前应该判断性伴侣是否合作，并在跟踪随访时加以确认，如果性伴侣不合作，则需要重视患者与性伴侣的接触，如性伴侣抵触或不配合，则需同期对他进行治疗。

处于单身状态的性功能障碍患者也须按照同样的方式进行评估，因为患者的性症状与其人际关系的困境可能有关联，这些患者在出现性功能障碍并就医时，首次干预治疗非常重要。此外患者的嗜好、特殊的生活习惯和极端的情感、对事物的敏感性、性取向等都会决定患者治疗的效果。

调查问卷对实践和研究都很必要，在实践方面，调查问卷可为女性性功能障碍的诊断和治疗评估提供依据；在研究方面，调查问卷可以使诊断数据收集规范化和一致性。

最后需要强调的是，在治疗过程中，不让患者产生不切实际的期望是非常重要的，应该注意患者潜在的对其性能力理想化的观念和对临床医师理想化的治疗期望，某些情况下，转诊或者拒绝治疗患者也是恰当的。

## 二、总结

女性性功能障碍需要联合治疗，包括精神心理治疗、药物治疗甚至手术，患者及其性伴侣都应该参与，治疗后无论效果如何，都应跟踪随访。需要重视的是，性是一个由生物、文化、社会发展水平和当前人际关系心理学相互作用的复合体，性功能障碍的生物、心理、社会模型会为综合化性治疗和药物应用提供一个令人信服的理由，无论是一个医生还是多学科综合治疗团队，恢复持久的和令人满意的性功能均需要多维度理解所有可能的致病因素，并认真评估，这样不管使用哪种方法患者都可以得到最好的治疗。

# 第四节　性生活史的采集

本节的目的：一是鼓励医务人员在与患者讨论性问题时克服她们可能感到的尴尬或者难堪；二是强调获取详细性生活史的重要性；三是明确如何完整采集病史。本节也意味着治疗的开始。

性功能障碍不是绝对的，不同的文化领域、时代特点对性功能障碍的理解是不同的，况且每名患者在她人生不同的阶段都会有自己个体化的性标准，因此任何性功能障碍都不可避免地会呈现出个体化的不同理解。

在患者诉说性问题时，该问题往往已经困扰了其很长的时间，且她需要克服相当大的心理障碍才敢于就诊，因此医生在与患者讨论有关性的问题时，与讨论她的血压、心脏健康和骨科问题迥然不同，与患者进行性讨论时一定要审视自己的专业水准，在讨论性健康时须将个人感情抛开。

与患者讨论性问题对于很多医生来说也是一种挑战，专业医生应该认识到：性功能障碍通常使患者感觉自己不完整，并存在严重的缺陷，比起其他疾病，它会更深入地影响患者的自我形象。专业医生需要让患者知道，她不是唯一一个有这样问题的人，了解这一点，对患者是一种极大的解脱，可使其更好地理解自己的境况，并配合治疗。这一点极其重要，因为许多患者可能已经就诊于多个医生，从咨询到见心理医师到精神治疗医师，无数次讨论这些问题，结果可能只能听到放松、喝杯水，或者只是等待适当的性伴侣这些建议，从而觉得十分沮丧，断定以后的治疗也是徒劳、无效的。

性问题的存在会导致各种各样的症状，如果患者不预约进行有关性问题的谈话，医生就应该避免主动提及。应该使用什么策略来与患者讨论性问题呢？例如，一名妇科医生与患者进行口服避孕药的谈话，当她正要离开房间时，患者说"噢，顺便说说，我没有性高潮"，那么医生应建议患者进行合适的检查，完成后，医生在发现患者无器质性疾病时，可以这样表达"你提到这个问题很好，这是需要我们处理的"，然后与患者预约下一次会面。

性健康交谈最困难的通常只是开始的部分，很多研究表明，许多患者表示她们愿意医生提这样的问题，如"顺便说说，我只是想说，如果你发现自己有任何性方面问题，这是我们应该谈论的内容"；另一种直接的方法就是，像这样的提问"你的性生活怎样"，而得到的回复常常是一切都很好，即使这可能不是真的。数据表明，患者更愿意接受第一种方式；对于患者的回答，如果她是"好吧，是的，我确实存在问题"，你可能会说"告诉我存在什么问题"，这样的回答，已能让治疗得到保证。但很多患者，尤其是年纪大者，尽管她们希望得到治疗，却羞于谈论性问题，因此会回避。专业医生的责任就是引导她们说出来，因为这个问题一旦被提出，下次就诊时她们就可以轻松地谈论它而不再觉得尴尬，且意识到这种谈话是有可能帮助到她的，这不仅会使患者谈话轻松，也可使临床医生获得详细的性生活史。

谈论性问题时使用的具体方式非常重要，患者应当明白谈话的目的是要了解这个问题和这对她来说意味着什么，这样医务人员才能够做出明确的诊断和推荐有效的治疗方法。例如，很多患者的主诉是她们无法达到性高潮，似乎存在普通的性高潮障碍，但进一步探讨此事，结果可能是患者没有试图获得性高潮的实践体验，或者说她的尝试是不正确的，因此呈现出来的是缺乏经历、体验而不是功能障碍。

一名年长的女性可能需要很大的勇气提及她的性高潮问题，她需要得到医生的鼓励以正确地描述她过往做了些什么尝试来达到性高潮，具体的问题可能会有帮助，如"你曾经检查过阴道吗""你看过自己的阴唇吗""你曾经看过你的阴蒂吗""你曾经触摸过这些位置吗""你有抚摸过它们吗""你尝试过在手指上吐唾沫然后自慰吗"，通常结果是那些不能达到性高潮的女性几乎没有做过上述行为，患者可能只是尝试过性交而已。类似的情况属于女性性欲障碍的案例，一般来说，当患者说她没有欲望的时候，对"你最近有过性想法或者性幻想吗"这类问题，她的回答通常是"没有"；但问到"请花多点时间仔细想想，你最近几周有过任何性想法吗"，她的回答可能是"确实有"；当问到患者有无自慰时，回答常常是肯定的；然而当被问到"你最近被其他男性或者女性吸引吗"，回答可能是"没有，当然没有"。显然，患者的反应符合她自身的症状，当患者表达时，关注点只放在她们思想中最活跃的部分，而没有注意到例外情况，往往有必要说"请再想想，确保你的表达准确完全"，在这种情况下，可以引出患者的回应"噢，是的，派对上的一个男人"，即如果没有仔细的追问，患者不会让其进入自己的脑海里，想念这个男子让患者感到内疚，而她还会否认自己对他的吸引力，这种吸引力可能是轻微的，但如果医务人员按照这种方式进行的话，情况会更明确些。

常见的一些性欲不足的病例中，患者会觉得她对性伴侣还存在一定的性吸引力，仔细询问还发现许多患者可能还存在性幻想和不时会有自慰，这种情况下，不宜用药物进行治疗。

获得患者性问题的具体细节只是解决性问题的一半，重要的是这些事实对患者来说意味着什么，它是否是导致患者问题的症结，医生可能在患者没有受到困扰之前就能发现问题。鉴于这个原因，一个完整的性生活史应当包含正在讨论中的每个症状的意义和重要性，甚至可能这些根本不是医生的预期，因此症状的意义在于深入了解细节相关的事实情况。

## 一、关于性生活史的详细问题

性生活史的诊断包括相互作用的各种实际情况，这些问题由下面几个基本要素组成。

### （一）功能方面

（1）问题是什么？它是什么时候开始的？

（2）这些症状多久发生一次？当症状出现时，发作的次数或者发作频率如何？

（3）什么情况下症状会出现？什么情况下它不会出现？

（4）怎样的行为或者技巧会引发症状？怎样的行为或者技巧不会引发症状？

（5）它在哪种类型的关系中出现？它在哪种类型的关系中不会出现？

（6）多长时间你会有一次性欲望、性唤起、性高潮或性满足？

（7）你有时会自慰吗？如果有，多久一次呢？采用什么方法？

### （二）意义

（1）这些症状对于你来说意味着什么？

（2）这会让你感到羞耻或者沮丧吗？

（3）你会因为自己的期望没有被满足而感到焦虑吗？

（4）你觉得自己的性能力在某些方面缺乏吗？

（5）如果症状消失了对你来说意味着什么呢？会有什么不同吗？

### （三）人际关系

（1）这个症状对你的性伴侣来说意味着什么？

（2）你觉得你和性伴侣遭受了什么样的痛苦？谁遭受的痛苦更多？

（3）你与性伴侣谈论性的话题吗？

（4）你有没有与性伴侣分开？如有，是谁提出的，你还是你的性伴侣？是情感问题、性的问题还是两者都有呢？

（5）你有这些症状，性伴侣在某种程度上感到有责任和内疚吗？

（6）你认为你的性伴侣在没有满足你的期望时会感到焦虑吗？

（7）如果症状消失了，对你的人际关系意味着什么呢？

（8）有时候这些症状可以保护双方，因为他们必须处理另外一些问题，如果是这样，你觉得对于你和你的性伴侣来说会怎样呢？

### （四）既往性体验

（1）你的第一次性行为的体验是什么？

（2）你父母对性行为的态度是什么？

（3）你还记得你的第一次自慰经历吗？

（4）你是如何经历青少年时期的？

（5）你与性伴侣的第一次性体验是什么时候？

（6）你曾有过自己究竟更吸引男性还是女性这样的疑问吗？

（7）你的第一次性交经历是什么时候？

（8）你早期的经验是怎样的呢？

（9）你曾怀孕吗？你有过人工流产吗？你怎样进行避孕？

（10）你有孩子吗？你曾经想要孩子吗？

（11）你有过非传统的性经历吗（其他人可能会觉得不寻常或者奇怪）？你期望过拥有这样的经历吗？

（12）你遭受过性暴力或者不正当性行为吗？

## 二、沟通技巧

掌握询问的技巧将会有助于双方的沟通，执业医生如果熟悉以下几点将会更加轻松。

（1）不要太专注于寻找一个解决方案，性问题可能非常复杂，如它们可能包含人际关系问题，然而有时候简单地摆出问题就可能使患者获得一定程度的人际关系的缓和。

（2）不要觉得讨论性健康问题一定比采集其他健康问题需要花费更多时间。

（3）不要在与患者交谈时表现得特别紧张，因为你的压力可能会影响患者的表达。

## 三、话疗

询问具体的问题可能对诊断有明确的价值，同样对患者也会大有益处，患者有机会问各种各样的问题，如"我是因为完全没有性欲望而被困扰吗""我的性高潮正常吗"

或者"我72岁了还需要性爱，可以吗"，类似的问题可能已经长时间压在患者的心头，而往往可以在简单的对话中轻松解决。此外，回顾老年女性性冷淡的病史，原因可能仅仅是未能使用有效性技巧，完全不需要性治疗，部分患者更愿意得到如何达到性高潮的指导。

诊断性谈话的治疗价值在于常常可以进一步展示患者的观点。此外，医生开展与患者性伴侣的谈话也很重要，这样有可能获得对患者性问题更加全面的认识。然而一般来说，首次谈话时最好是与患者单独进行，这样让她有机会说出那些她在性伴侣面前不便启齿的问题，如过去的性虐待或者有其他性伴侣等。在与性伴侣双方进行谈话时，女性缺乏性欲可能被看作她的问题，但也可能会暴露出双方之间更多的互动或者沟通的问题。

采集性生活史通常被看作通向成功治疗性问题的必经之路，是诊断的第一步，有关患者性生活史的谈话的确是治疗的开始。患者的反馈表明，她们如果意识到将被问及一些私密的问题，可能永远不会有勇气就诊，但真正经谈话发现有性功能问题时，她们会说"我很高兴我们进行了这次谈话"。故当下次就诊时，患者会将谈话看作一种良好并且可行的模式，所以有关性健康的谈话对她们来说是合适的，因为她们已经从过去的停滞不前迈出了第一步，许多患者使用与医生交谈的方式作为模板，与她们的性伴侣、亲密的朋友、姐妹进行交流，然后在下次回访时把结果告诉医务人员，这就是治疗的开始。

### 四、总结

本节提倡收集精确、详细的性生活史，可以为进一步的治疗提供明确的基础，对于医护人员来说，可以全方位地了解患者的情况，且实践证明这是十分有效的。

## 第五节　女性性功能障碍的体格检查

当一个女性鼓足勇气说出自身的性功能障碍时，这个问题就不太可能是短时间内出现的。充分的病史采集和适当的体格检查有助于解决她们的问题，而其中体格检查是识别器质性病变相关女性性功能障碍的关键点。

### 一、影响体格检查的病史因素

体格检查应该根据主诉做出调整，以排除身体原因引起的性欲障碍、性唤起障碍、性高潮障碍等，并查找身体原因所致的刺激症状或者疼痛，体格检查的重点应该放在现病史阐述的某些特定部分。例如，如果皮肤瘙痒妨碍性功能，应细致地检查评估皮肤；如果主诉是深部性交痛，则应该仔细地检查腹壁和双合诊评估盆腔内脏器情况；在采集病史的最后，临床医生应该对患者的可能诊断有合理的推断。因此，将时间花在详细采集病史上是非常重要的。

可以通过与患者的沟通来定位体格检查的病变部位，当患者在沟通时表达"里面"有困难时，检查应该从外阴前庭到阴道内或者骨盆内。当疼痛导致性功能障碍时，表7-1所包含的病史资料将有助于指导体格检查。

表7-1　疼痛导致性功能障碍的病史问题与对应的病史采集、临床诊断

| 病史问题 | 病史采集 | 临床诊断 |
| --- | --- | --- |
| 你何时感到疼痛 | 性交痛的时机 | |
| | 性唤起：疼痛在血流增加时 | 前庭炎，阴蒂疼痛，外阴疼痛 |
| | 性前戏：疼痛在抚触时 | 前庭炎，外阴疼痛，白念珠菌感染 |
| | 进入：疼痛在进入时 | 前庭炎，扁平苔藓，硬化萎缩性苔藓 |
| | 全部：疼痛从开始至结束的混合 | 外阴阴道疾病，前庭炎与外阴疼痛 |
| | 性交后：瘙痒、灼热及刺痛感 | 白念珠菌感染，接触物过敏 |
| | 疼痛、水肿在性交后加重 | 精浆过敏，皮炎，前庭炎，外阴疼痛 |
| 你感觉哪里疼痛（可能需要患者在检查过程中标示位置） | 确认不适的位置 | 盆腔疼痛与生殖器更低位置疼痛的对比 |
| | 腹壁 | 来自于腹腔内疾病的疼痛触发点，腹壁肌肉 |
| | 子宫、附件 | 盆腔：子宫内膜炎，子宫腺肌症，子宫巨大后壁肌瘤，盆腔炎性疾病，子宫内膜异位症，附件病变 |
| | 阴蒂、阴唇及会阴 | 下生殖道：阴蒂疼痛，阴蒂病变，皮炎等皮肤疾病，外阴疼痛 |
| | 会阴前庭 | 下生殖道：前庭炎，皮炎，外阴硬化性苔藓，外阴扁平苔藓，病损，前庭大腺病变，萎缩症 |
| | 阴道 | 下生殖道：阴道炎，扁平苔藓，病损，肛提肌张力过高，外阴疼痛，萎缩症 |
| 是怎样的不适 | 瘙痒 | 插入或者射精后精浆过敏，使用避孕套乳胶过敏，白念珠菌感染，慢性单纯性苔藓 |
| | 有被物体撞击感 | 如厕时脱肛，盆底肌肉张力过高，宫颈接触 |
| | 锐痛，开裂感 | 前庭炎，硬化萎缩性苔藓粘连，扁平苔藓，皮肤裂隙 |
| 疼痛不适发生在其他时间吗 | 只在性交时出现疼痛 | 前庭炎 |
| | 症状在其他时间出现 | 外阴疾病，阴道炎，外阴疼痛 |
| 你尝试过怎样的治疗方法 | 在病理显示无恶性疾病时，可采用局部药物治疗 | 雌激素减轻萎缩症状，局部类固醇治疗皮炎，抑制及控制治疗反复发作的真菌皮肤病及念珠菌病 |

## 二、影响体格检查的特殊病史因素

50岁以下的女性，表浅性性交痛的主要病因是会阴前庭疼痛；50岁以上的女性，56%是因为器官萎缩经历性交痛。然而，性交痛也可发生于10多岁到40岁之间任何年龄的卵巢早衰患者。了解性交痛持续时间很重要，如果性交痛从性生活一开始时就出现，而且持续时间很长，临床医生必须考虑先天性畸形可能性、女性割礼术后、会阴前庭疼痛。此外，还需考虑性心理问题，后天获得的性交痛存在多种病因，周期性的性交痛提示念珠菌感染或子宫内膜异位症；精浆过敏时会在插入或者射精后马上出现外阴瘙痒及灼热感。性交不适与特定的性伴侣有关时，表明问题可能来自性伴侣（尽管无法排除器质性病因）。这些不同的表现需要临床医生留意性交痛出现的时间。

性交不适可能位于组织的表面或者深部，表面的疼痛一般提示皮肤炎症或者皮肤疾病、阴道感染或者外阴疼痛，深部的性交痛呈现出来的疼痛焦点可能在腹壁、盆腔或者宫颈。

### 三、体格检查

体格检查要认真细致，并避免月经期，如果性功能障碍发生在特定的时间点，如性交痛发生在月经周期中段，检查应该安排在那个时间段；如果患者的主诉是性交后不适，那么体格检查应该安排在性交之后；另外，患者应当被告知在体格检查之前的24小时避免性交及阴道灌洗，检查前2周停止所有外阴局部用药和所有口服或者局部的抗真菌药物。

体格检查包括一般的检查，重点集中在下腹部特定的检查点，详细的盆腔检查包括直肠阴道检查和任何能够帮助诊断的细致检测。

如果这是女性第一次盆腔检查，医生或者其他医务人员不要忘记检查前给予适当解释，由于部分女性曾经有过负面的盆腔检查经历，或者因为性心理问题而不能够耐受检查，故询问之前此种检查的经历并采取措施减轻患者的焦虑和不适十分重要；另外，检查前可与患者约定，如果感觉不适，可以提出立刻终止检查；对于特殊的患者，可以使用儿科型号的窥器，这样可能会使患者配合更充分，从而能完整地评估；极少数情况下，盆腔检查可能需要预约在麻醉下进行。

按照规定的步骤检查非常重要，省略步骤或者改变顺序可能导致漏诊，或者掩盖线索。器质性病变所致性交痛的鉴别诊断见表7-2。

表7-2　器质性病变所致性交痛的鉴别诊断

| 病变部位 | 特定病情 | 重要病史 | 性交痛原因 | 解释与说明 |
|---|---|---|---|---|
| 会阴及前庭 | 皮炎（湿疹） | 遗传过敏史，其他湿疹 | 红斑、皮肤剥脱、开裂 | 查找念珠菌感染 |
| | 皮肤病：萎缩性、硬化性苔藓 | 瘙痒，最近的或终身的疼痛，可能无症状 | 皮肤开裂，溃疡瘢痕形成 | 查找念珠菌感染 |
| | 皮肤病：扁平苔藓 溃疡性疾病：单纯性疱疹或带状疱疹，软下疳，胃肠的小溃疡，白塞病 | 瘙痒，刺激性，烧灼感阵发性发作 | 腐蚀、溃疡，瘢痕形成，大小不等的溃烂，敏感 | 许多药物可以使病情恶化，白塞病罕见，包括口腔、葡萄膜炎、其他部位溃疡 |
| | 阴唇肥厚 | 刺激伴身体活动 | 阴唇延长 | 查找前庭炎 |
| | 女性割礼 | 种族和原国籍 | 缺乏阴蒂及阴蒂包皮，阴唇融合 | |
| | 广义感觉迟钝（外阴痛） | 阵发性或几乎不间断的烧灼感，剧烈疼痛刺激，刺痛 | 未能发现，或皮肤红斑及水肿，区域反应过敏及迟钝 | 长时间的尿路感染病史，念珠菌病，细菌性阴道病治疗 |
| | 放疗 | 妇科及泌尿系统肿瘤病史 | 皮肤苍白，秃头症，失去弹性 | |
| 尿道及膀胱 | 尿路感染 | 排尿困难，尿频，尿急 | 膀胱压痛 | 症状与阴性微生物培养提示外阴疼痛 |
| | 尿道憩室 | 排尿困难，尿淋漓不尽，性交插入时疼痛 | 尿道压痛，包块 | |

续表

| 病变部位 | 特定病情 | 重要病史 | 性交痛原因 | 解释与说明 |
|---|---|---|---|---|
| | 间质性膀胱炎 | 盆腔痛，排尿困难，尿急，尿频，夜尿症 | 膀胱压痛，沿着阴道前壁 | 查找前庭炎 |
| 会阴前庭与阴道 | 萎缩：雌激素过低或缺乏 | 干燥，刺激，母乳喂养，月经少或闭经，低雌激素/高雄激素，口服避孕药，甲羟孕酮（安宫黄体酮）；神经性厌食症，缺乏运动，化疗，放疗，双侧输卵管切除术，围绝经期，使用他莫昔芬、芳香化酶抑制剂 | 阴唇体积缩小，黏膜颜色及组织改变，裂开，阴道pH，即将萎缩的信号 | 可发生在任何年龄 |
| | 外阴阴道炎：白念珠菌感染 | 使用抗生素，类固醇，雌激素，免疫抑制剂 | 瘙痒，皮肤红斑，水肿，分泌物排泄，裂纹，或几乎无症状 | 查找合并症 |
| | 皮肤剥脱感染 | 刺激性症状，阴道分泌物过多 | 皮肤红斑，表面覆盖白细胞 | 非典型宫颈刮片，查找前庭炎 |
| | 外阴阴道炎：滴虫感染 | 瘙痒的症状，分泌物排泄，或者几乎无症状 | 活动的阴道滴虫，培养阳性 | |
| | 前庭大腺囊肿或脓肿 | 肿胀与疼痛 | 囊性肿块在前庭基底部 | |
| | 精浆过敏 | 瘙痒发生在进入或者射精后 | 性交后水肿及皮肤红斑 | 避孕套实验有助于诊断 |
| | 皮肤病：硬化萎缩性苔藓 | 瘙痒或者无症状 | 裂纹，瘢痕环绕阴道口 | 念珠菌病，外阴疼痛 |
| | 皮肤病：扁平苔藓 | 瘙痒，烧灼感，分泌物增多 | 遭侵蚀，溃疡，瘢痕形成 | 同上，不典型的宫颈刮片 |
| | 润滑不足，干燥 | 性技巧不足，性功能障碍，干燥综合征，口服避孕药，药物使用，前庭炎 | 干燥，敏感 | 无好的方式测试润滑程度，根据检查很难判断重要的既往病史 |
| | 放疗 | 妇科及泌尿系统肿瘤病史 | 苍白，失去弹性，瘢痕形成 | |
| 前庭区域 | 前庭炎 | 疼痛主要发生在进入时，使用卫生棉条或窥器时 | 接触或加压时疼痛，皮肤红斑 | 不进行棉签试验易漏诊 |
| 会阴与肛门 | 会阴切开术 | 阴道分娩伴会阴切开术 | 切口未痊愈，疼痛 | |
| | 皮炎（湿疹） | 瘙痒，刺激性 | 红斑，水肿，开裂 | 查找念珠菌感染 |
| | 炎性肠病：克罗恩病 | 腹泻，出血，疼痛 | 水肿，潮热，开裂 | 可能先于肠道症状 |
| 直肠 | 脱肛 | 阴道梗阻感 | 粪便填充直肠前突 | |
| 阴道 | 盆底肌肉张力过高 | 酸痛，阴道痉挛 | 触诊时肛提肌痉挛 | |
| | 先天畸形，阴道发育不全，处女膜闭锁 | 不能够被插入 | 无阴道，无处女膜 | |
| 骨盆 | 子宫后倾或者脱垂 | 用力插入时疼痛 | 子宫后倾或者下垂 | |
| | 平滑肌瘤 | 用力插入时疼痛 | 子宫包块压痛 | 罕见引起疼痛 |
| | 子宫内膜异位症 | 痉挛，深部性交痛 | 无 | |

### 第一步：一般检查

临床医生需要寻找某些可能导致性功能障碍疾病的体征，每名新患者都应该按照下述的系统进行检查。

1. 全身疾病

（1）糖尿病的体重减轻或增加。

（2）伴随血管性疾病或者慢性念珠菌病（性唤起障碍、性冷淡或性交痛）。

（3）抑郁症（性欲低下，服用降低性欲药物）。

（4）神经性厌食症（闭经、低雌激素）、甲状腺疾病（性欲低下）。

2. 口腔疾病

（1）白色丝网状病损，牙龈樱桃红色的溃疡来自扁平苔藓（性交痛）。

（2）口腔溃疡（在外阴也可发现）。

（3）唇疱疹［单纯疱疹病毒1（HSV-1），也可以传染到外阴］。

3. 皮肤疾病

（1）痤疮，红斑痤疮：使用抗生素治疗引起念珠菌感染（性交痛）。

（2）肢端银屑病：常伴有外阴病灶。

（3）紫色多边形斑块：扁平癣病变可能出现在外阴阴道伴随齿龈红肿、糜烂的扁平苔藓（性交痛）。

（4）外阴白斑：外阴硬化萎缩性苔藓。

（5）鳞屑性斑块：皮肤湿疹（外阴常见）。

（6）蜘蛛痣、手掌红斑：酒精中毒（性欲低下、性冷淡）。

4. 心血管系统和呼吸系统疾病

（1）高血压、心脏功能障碍：心血管疾病（药物影响性功能）。

（2）呼吸困难、呼吸音减弱：哮喘，经常使用抗生素或类固醇激素引起念珠菌病（性交痛）；慢性阻塞性肺疾病；疲劳（性欲低下）。

5. 肝脏病变　蜘蛛痣、肝掌、肝大：酒精性肝硬化（性欲低下）。

6. 乳房病变　乳腺肿瘤切除术或者乳腺切除术：乳腺癌，体型改变，化疗导致卵巢功能衰竭，低雌激素（性欲低下、性交痛）；他莫昔芬可以使阴道雌激素化和导致慢性念珠菌病（性交痛）。

7. 肾脏病变　肾衰竭：透析（性冷淡）。

8. 内分泌疾病

（1）血管异常、疼痛性神经病变：糖尿病（念珠菌病、性冷淡、性交痛）。

（2）甲状腺肿：甲状腺功能减退（性欲低下、性高潮障碍）。

（3）心动过速、眼球突出症：甲状腺功能亢进（性欲低下）。

（4）皮肤色素改变：慢性肾上腺皮质功能减退症（性高潮障碍）。

（5）向心性肥胖、水牛背、紫纹：库欣综合征（性高潮障碍、性交痛）。

（6）身材矮小、颈蹼、卵巢衰竭：特纳综合征（性高潮障碍、性交痛）。

（7）闭经、萎缩：卵巢早衰、低雌激素血症（性欲低下、性交痛）。

（8）溢乳：高催乳素血症（性欲低下）。

9.神经系统疾病

（1）惊厥：癫痫症（药物抑制性欲）。

（2）截瘫、偏瘫、痛性痉挛：脑血管意外（器质性性交困难）。

（3）乏力、瘫痪：多发性硬化症（可能伴随外阴疼痛）。

10.结缔组织病变

（1）关节炎症反应：关节炎（疼痛限制活动）。

（2）干眼、口干：干燥综合征（阴道干燥）。

（3）皮肤、肌肉、关节异常：狼疮（外阴病损、类固醇加重念珠菌病）。

### 第二步：腹部检查

医生在触诊腹壁时要留意患者指出的任何压痛点，这样的压痛点代表肌筋膜损伤，或者腹腔、盆腔内疾病引起的牵涉痛的扳机点，如果在患者弯曲腹壁肌肉触诊这些区域时仍然是疼痛的（让患者的双侧肩膀抬离桌面），那么病变可能来源于肌肉本身。

为了鉴别深部压痛、包块或者膀胱压痛，应该进行下腹部更低象限的深部触诊。

### 第三步：盆腔检查

盆腔检查包括内、外生殖器的系统评估，包含下述步骤：首先对阴阜、大阴唇和会阴部进行视诊和触诊，其次为小阴唇、阴蒂包皮和阴蒂检查，再次检查尿道、前庭和阴道口，最后医护人员应该进行棉签试验。该试验应该单只手指完成，然后，医生进行阴道窥器检查并收集标本，行双合诊检查，随后进行直肠阴道检查。

1.外阴检查　外阴尤其是阴蒂包皮和小阴唇疾病既可以无症状，又可以导致局部病损。只有认真地检查才有可能发现小阴唇前联合和后联合的粘连，粘连会使阴道口缩窄，导致插入时疼痛，阴蒂包皮融合后会包埋阴蒂头，有时会降低性反应，尽管这些在发生时通常都没有症状。在检查时，使用一面大的镜子是一个很好的方法，能告知患者正常的解剖和异常的发现。

医生应该轻柔地触诊以确认阴蒂头或者阴蒂包皮有无弹性回缩。阴蒂头被瘢痕覆盖或者包绕（阴蒂包皮）是硬化萎缩性苔藓及扁平苔藓的典型症状（罕有天疱疮病例），应迅速检查外阴其他部位有无病变，阴蒂包皮及其附近的皮肤要注意有无扁平苔藓细微的白色丝网状病损。

当阴蒂包皮缓慢回缩时，应当检查阴蒂头有无包块、硬化萎缩性苔藓的病损及阴蒂头下方的扁平苔藓。医生应该通过覆盖阴蒂头的皮肤皱襞触诊阴蒂头的情况，这个区域要检查阴蒂旁皮肤裂纹或者一些小糜烂面，外阴痛可以引起阴蒂或者阴蒂周围疼痛且不伴随病理体征，阴蒂肥大（直径＞1cm）提示应检查雄激素分泌是否过多，但雄激素分泌过多通常不会引起疼痛。

必须确认两侧的小阴唇存在，小阴唇变扁平、回缩和向后部分缺失通常提示存在硬化萎缩性苔藓或者扁平苔藓。小阴唇肥大（直径＞5cm），可能是性交痛的器质性病因。

临床医生还需要检查确认患者的阴道口无异常，以排除增厚的、无弹性处女膜或者罕见的先天性无阴道，排除由于小阴唇前联合和后联合粘连导致的开口狭窄，扁平苔藓或硬化性苔藓的患者在插入时因小阴唇向下回缩或者皮肤开裂而引起疼痛。

女性割礼会极大改变生殖器的解剖（取决于割礼的类型）；与萎缩相关的是任何年龄的卵巢早衰都可以引起阴唇变扁平、薄及组织干燥，即幼稚的解剖形态。

应该检查外阴皮肤的颜色和特性，正常应该是粉红色、柔软且有弹性，薄而干燥的皮肤是萎缩或者干燥综合征的特征性表现。表皮变白和增厚、苔藓化的皮肤可能意味着慢性单纯性苔藓、肥厚性扁平苔藓或者硬化萎缩性苔藓。如果皮肤变白、变薄，组织弹性变差，可能是辐射导致的特征性改变；皮肤红斑无特异性，而处女膜边缘的微小红斑可能是前庭痛残留症状；湿度和润滑情况没有准确的测试方法，仔细检查可以发现萎缩，但是只有仔细询问病史才能提供有关润滑的信息。皮肤应该完整，任何皮肤表面的裂隙或者是沿着解剖边缘的裂隙都提示念珠菌感染、疱疹感染、皮炎（湿疹），或者皮肤病（扁平苔藓、硬化萎缩性苔藓或者慢性单纯性苔藓）。皮肤剥脱是皮肤湿疹的特征表现，在湿润的外阴很少见到，但可见于大阴唇。丘疹、脓疱和小水疱可以见于各种不同的疾病中。糜烂是扁平苔藓的典型表现，在前庭处可见，常伴有玻璃状红疹和表皮的剥蚀，这些往往有一个白色的线性或者丝带状、网状的边界（Wickham纹）。念珠菌和疱疹是小溃疡的主要病因，也可以发现口腔溃疡，EB病毒感染的溃疡与白塞病的溃疡容易混淆，这些溃疡都很少见，并总是合并其他部位，通常是口腔或眼部的病变。

2.外阴的触诊　触诊应该全面检查外阴，包括阴蒂的区域和会阴的位置，医生应该准备一个湿润的棉签，然后轻轻地接触外阴的表面，用来排除压痛点。进行上述检查时，外阴萎缩、疼痛的女性会诉说刺痛，或磨损得像砂纸但并不疼痛，临床医生应使用指尖轻柔地触摸阴蒂区以排除疼痛点和包块，并检查阴蒂头的回缩功能；在会阴切开术的位置形成的疼痛性瘢痕可能是性交痛的原因，应当仔细触诊。如果医生没有评估前庭而直接使用窥器检查，就会很容易漏掉外阴前庭的压痛，女性常会指出会阴部是疼痛来源的区域，但实际上是来源于前庭。评估前庭疼痛，需要轻轻地分开小阴唇，然后用湿润的棉签在12点的方向开始，沿着前庭区域的钟面在前庭边缘（Hart线）内、处女膜痕的后面进行，压痛可能是弥散的或者局限的。前庭大腺管的位置和前庭6点钟处的上皮组织常常是疼痛的焦点。

进行单指触诊时，医生应该轻柔地滑动单个手指到阴道口，轻轻按压球海绵体肌，寻找紧张（痉挛）和疼痛的位置，先从中间开始，然后是两边，为了避免刺激引起前庭疼痛，应轻柔、缓慢地将手指准确插入阴道口的中央以避免刺激前庭区域，然后进行评估，弯曲手指以便用指尖来触摸肌肉。

阴道检查应当评估有无足够的雌激素水平，有无炎症、裂纹、糜烂、溃疡和包块。萎缩初期可表现为红斑，然后是阴道皱襞变白和扁平，偶尔还会见到出血点。扁平苔藓（与罕见的天疱疮）可引起阴道瘢痕形成，最终导致阴道壁缩短甚至闭塞。

窥器检查应该确定pH和收集标本：窥器打开后，把pH试纸放到阴道壁上1/3处，就在窥器里面。正常的pH（≤4.5）可以排除阴道念珠菌感染；如果阴道pH升高（>4.5）则是非特异性的，可以提示感染、萎缩、近期有过性生活或者阴道出血。

应该要注意阴道分泌物的位置、数量、颜色和黏稠度，由于肉眼观察分泌物非常不可靠，不应该作为诊断的基础，测量分泌物的pH和显微镜镜检，还有其他的诊断性研究都是必要的。

医务人员应收集阴道分泌物标本做湿涂片，并在沙氏培养基中进行酵母菌培养；宫颈拭子可以送去做淋病、衣原体和疱疹病毒的检查。阴道细菌可能培养出正常生长的阴道菌群，呈非特异性，因此并不推荐。正常的pH和湿涂片，以阴道乳酸杆菌为优势菌群。排除感染后，在退出窥器之前，医生还应该轻轻地旋转窥器从而完整地观察阴道各壁和处女膜环，处女膜上细微的、疼痛的裂纹只有以这种方式才可以发现。

原发性或者继发性阴道痉挛患者在窥器检查时就会诉说不适，双合诊引起的疼痛足以使检查过早终止，原发性阴道痉挛患者多由心理原因导致，并在检查时表现出极度的焦虑和不配合，导致评估不能进行；继发性阴道痉挛患者大多是反复外阴前庭疼痛引起，通常表现为轻微的焦虑和紧张，可以完成检查和评估。

触诊：双手触诊法评估骨盆底。

骨盆底疼痛扳机点的检查对于评估性交痛是必不可少的，对诊断十分重要。扳机点可表现为压痛、绷紧区域疼痛放射至阴道和会阴，可以通过轻柔的钳形触诊法检查环绕阴道口肌肉疼痛的扳机点。另外，检查患者球海绵体肌及肛提肌环绕阴道口部分时，可让患者收缩挤压插入阴道口的手指来轻松鉴定；检查坐骨海绵体肌可以从阴道末端倚靠的耻骨弓边缘处直接向侧面按压；简单评估肛提肌和底层闭孔内肌的方法就是将两个手指放在闭孔膜上，刚刚超过耻骨弓内侧缘的骨盆侧壁，上面的手指放在闭孔内肌的前部，下面的手指触诊肛提肌和闭孔肌底层的后部，触诊时要注意肌纤维疼痛扳机点、肛提肌和闭孔内肌的扳机点都可以引起阴道疼痛。

阴道穹和阴道侧壁的检查，包括是否存在包块、结节或者压痛，膀胱压痛可以通过向上触诊阴道壁、耻骨处向下按压来评估，通过触诊阴道前壁可以触及尿道沿线的疼痛，子宫和双附件检查时要注意有无包块、压痛和活动度。

外阴疼痛的规范化诊断流程见图7-1。

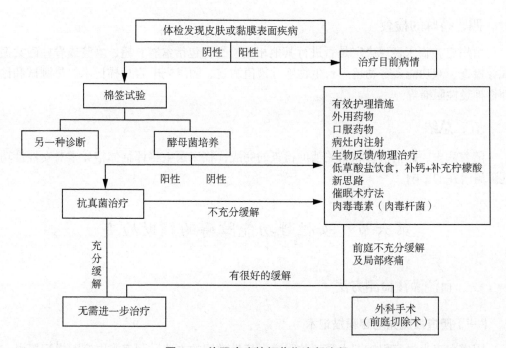

**图7-1 外阴疼痛的规范化诊断流程**

3.直肠、阴道检查　医生应该评估肛门括约肌的张力和直肠阴道隔的情况，因为肛门括约肌痉挛可能与盆底功能障碍相关；直肠阴道隔触及结节可能合并子宫内膜异位症；若直肠膨出且充满粪便会导致性交困难。

### 第四步：辅助检查

1.湿涂片　对于湿涂片，首先在阴道分泌物上滴数滴生理盐水，然后在显微镜下检查，检查者应该要寻找特征性的上皮细胞、病原体和白细胞的相关特征。

上皮细胞较大、呈直线、边界清晰；表皮细胞核较小；大细胞核的小卵圆细胞所显示的副基底细胞代表萎缩或炎症；边界不规则的细胞（如线索细胞）提示细菌性阴道病；背景菌群中乳酸杆菌是阴道内活跃的杆状细胞；滴虫应该是活动性的；在分泌物上滴加氢氧化钾可减少部分细胞以便更好地查找念珠菌。此外，还要注意观察有无病原体；当白细胞与上皮细胞的比例超过1∶1时即形成倍数白细胞，这种发现不具有特异性，能够表示阴道酵母菌或滴虫感染、阴道炎症反应，或扁平苔藓、宫颈炎、淋病、疱疹、衣原体感染、瘘管或上生殖道感染，并且可能是过敏症。

2.培养　培养所需要的标本材料都应该在窥器检查时收集。

3.活组织检查　为了排除皮炎、皮肤病、上皮内瘤样病变、肿瘤等，活检可以是一种重要的诊断方式，由皮肤病理医生核实病理结果非常有必要。如果女性患者外阴色素减退和（或）瘢痕形成、组织结构紊乱、有硬化萎缩性苔藓或者扁平苔藓而活检呈阴性，很有可能需要随访和治疗。

4.血清学检查　激素异常是性功能障碍常见的病因，因此需要制订一系列的血液检验，基础的检查可能包含血糖、糖化血红蛋白，进行与病情相关的血清学检验，如疱疹血清学检查对于排除由病毒感染引起的刺激性症状非常重要。

## 四、特殊的检查

由病史和临床表现决定是否进行其他相关检查，包括盆腔B超、盆腔或脊柱磁共振成像检查、双功能多普勒超声、生物感觉阈值测定、阴道光电容积描记术、热测试和诊断性神经性阻滞等。

## 五、总结

随着病史、体格检查和相关辅助检查的完成，临床医生将评估体格异常对女性性功能障碍潜在的影响。

# 第六节　女性性功能障碍的辅助检查

## 一、血流灌注检测方法

### （一）阴道血流光电容积描记术

阴道血流光电容积描记术是评估阴道血流量常用的方法。阴道光电容积描记器由一个形状如月经棉条的光源设备和光电晶体管组成，前者发出的光照射至阴道上皮下的毛细血管丛，后者可以接受从阴道上皮反射回来的光线；阴道壁的血流越多，反射回来的光线也就会越多，其变化值是以毫伏（mV）为单位的基础变化值。阴道光电容积描记器可以由操作者自己来放置，并且通常用戊二醛消毒剂来清洗。

阴道光电容积描记器光度计的读数由两个信号值来表示，一个称为直接血流信号，也被称为阴道血容量，表示阴道壁内血流容量的变化值；另一个称为交替血流信号，或者阴道脉冲振幅，表示阴道壁内血管壁的压力变化。阴道光电容积描记器的信号净化是通过减少高频噪声和消除伪像得以实现的。当使用者在移动（诸如自慰、阴蒂振动和高潮等）时阴道光电容积描记器获得的数据并不可靠，特别是对阴道血流容量来说，是一种敏感性较弱的检测手段，因此在性唤起过程中，阴道光电容积描记器主要用来测定阴道血流脉冲振幅。

阴道血流脉冲振幅表示的是交感与副交感神经间调节的复杂关系，代表多个生理过程，并且是总循环与阴道血压之间相互作用的结果。当用阴道光电容积描记器来测量阴道脉冲振幅时，基本假设之一是阴道脉冲振幅仅反映生殖区的血流事件，此外由于缺乏绝对的参考指标，也没有公认的标准，对阴道血流振幅的解释也比较困难，所以在性唤起过程中以阴道脉冲振幅为指标时要谨慎下结论。

因此，在性的心理生理研究中，阴道血流描记器虽然是一种非常有用的设备，但其也有相当多的限制，最主要的问题是研究人员对于阴道血流描记器反映的阴道生理过程知之甚少，这就意味着阴道血流描记器只能提供一种相对的参考尺度，限制了研究人员在研究不同对象时得到确切的结论。除了对阴道血流描记器检测理论认识有限，各实验室的信号采样过程也存在巨大差异。

### （二）阴唇温度夹和阴唇光电容积描记器

阴唇温度夹与阴道光电容积描记器总反应模式和反应振幅具有相似的可靠性，但阴唇温度夹在两种参数中一致性是最高的；主观性唤起与阴道脉冲振幅及阴唇温度都具有很高的相关性。虽然对于阴道光电容积描记器来说，阴唇温度夹的优点为其具有绝对的测量规格，对人为因素具有更弱的敏感性，并且在月经期间更容易操作，但阴唇温度夹在使用过程中需要控制周围环境温度，并且不能使它们回到相同的基准温度。

阴唇光电容积描记器是另一种与阴道光电容积描记器相似的测量生殖区反应的新工具，是一种小型的可以贴附在小阴唇上的塑料夹。它与阴道光电容积描记器在测试受试人员观看普通、情色、性恐惧、恐怖等不同类型影片时的性反应方面，都有良好的特异性，并且与患者自主性唤起高度一致。阴唇光电容积描记器在放置过程中虽然有点困难，也不是很舒适，但其较阴道光电容积描记器具有更少的人为干扰因素，考虑到人为因素对阴道光电容积描记器数据的巨大影响，阴唇光电容积描记器具有更好的发展前景。

### （三）热氧电极测定阴道血流

热氧电极既是一种测定温度的设备，又是电加热器，可以设定加热皮肤的深度为3mm，电极通常通过一种特殊的胶夹固定在皮肤上，设定电极温度高于血流温度，以保证底层的组织可以达到最大限度的血管扩张，使得快速流动的毛细血管血液与动脉血相似，且血液中持续溢出并扩散到周围组织的氧气可以充分反映动脉氧分压。

热氧电极通过置于阴道固定器带槽的吸边固定在阴道壁上，带槽的边缘与真空泵相连，使电极即使在性高潮阴道收缩时也能有效地固定在阴道黏膜上。

热氧电极作为检测阴道血流的设备优势在于：①热能和阴道脉冲幅度记录的同步技术可以矫正每一名受试者的阴道脉冲幅度数值（通常用任一单位来测量），并且逐步将阴道脉冲幅度信号转变成量化的、可转移的数据，它不同于光电容积描记中的阴道脉冲振幅，是以毫升／（100克组织×分钟）为单位对阴道血流进行定量测量的，并且这些数据是完全可转移的；不同女性的阴道血流量，即使在一个月或一年中的不同时间，或者使用不同的药物和剂量，都可以进行直接的、定量的相互比较。②它不受运动的影响，可以应用在整个性兴奋期，即使是已达到性高潮时。③其测量的基础（组织的热损失）合理、易懂。④尽管它是侵入性的（置于体腔），但不是侵蚀性的（并不穿过皮肤表面）。⑤相对安全和便宜。⑥通过加热及电极冷却后再加热，可对同一个受试者进行重复性测量。⑦在阴道表面清洗过、没有血的情况下，即使在经期也可应用（如果阴道内有游离血，光电容积描记器不能应用）。它的主要缺点在于：①需要被置于受试者的阴道表面，尽管有女性实验员及护士来操作，并且满足大多数伦理委员会的要求，但在某些文化体系中仍是有障碍的。②不能黏附在阴道壁上超过2～3小时。③测量单位（mW）是间接的，不是直接描述流动的单位［毫升／（100克组织×分钟）］。④由于热电极技术是需要收集长度达3～5分钟的温度冷却过程中记录的数据，故不能被用来观察阴道血流的快速变化，从而不能被直接用于研究性高潮，研究性高潮时需用双记录方法，即利用性高潮过程中测到的阴道脉冲振幅记录来定量监测血流，实现对性高潮的研究。

## 二、磁共振成像与脑成像在女性性唤起中的应用

生殖器官与盆底组织内血流灌注的增多与性唤起密切相关，并且在性唤起中起主要作用，但实际工作中很难用非创伤性的检测手段去观察女性生殖区的血流变化，定量其血流变化就更加困难。近几年，磁共振成像已作为测量女性性唤起过程中生殖区血流信号强度变化的一种新的检测手段，这些血流信号直接反映了局部血流灌注及血容量，同时磁共振成像技术也被用来观察患者在性唤起过程中大脑的活动。

前面提及的方法如温度探测器、阴道光电容积描记器、超声等监测盆底血管内血流，只能提供有限的信息，并且很难重现，动态磁共振成像可以提供可重现的定量信息，所以可用来比较同一研究对象在不同时间点的动态变化过程。目前评估性反应水平的磁共振技术包括高分辨率、三维及$T_2$加权像等技术，$T_2$加权像的脂肪抑制现象还可以提供生殖结构准确的解剖细节。此外，在性唤起过程中，动态磁共振成像也可以用来观察阴蒂充血的影像变化，如计算阴蒂血容量，并且通过这种定量的手段可以比较不同时间点或不同个体间的性唤起水平。

在性唤起过程中，磁共振图像显示了生殖器部位随着充血而表现出的特征性变化，这些变化在阴蒂中表现得更为明显，尤其是阴蒂体和阴蒂脚；在性唤起过程中，这些组织结构会明显增大，使得在影像图片中很容易观察到其信号强度的变化；其中前庭球

可表现出相似的变化，尽管稍弱一点，但经过仔细辨别还是可以看出大、小阴唇稍微增大一点，但阴道壁和阴道黏膜并没有表现出明显的变化，这可能是因为阴道黏膜的细胞层厚度低于磁共振影像技术的分辨率。因此在性唤起过程中主要是比较性刺激产生的性唤起前、中、后三个阶段的阴蒂血容量变化，用高细节（高分辨率和高信号噪声比）磁共振成像技术获取阴蒂磁共振成像图像后，通过透视技术可计算出阴蒂血容量的具体值，然后列出每个人在各时间点的阴蒂结构；在非性唤起期间，阴蒂的血容量为 1.5～5.5ml，随着性唤起血容量开始增加，最大值约10ml。

到目前为止，在性唤起过程中阴蒂的磁共振图像数据主要来自于健康、自愿且没有性功能障碍的绝经前和绝经后女性；而在评估特定类型性唤起障碍的女性性功能障碍方面才刚刚起步，但由于它的先进性及可操作性，这项技术有望为将来监测某一治疗的疗效提供理论基础，同时可在检测药物或其他治疗手段的有效性中发挥重要作用。

功能性脑成像技术最基本的特点是应用快速，脑的动态磁共振是观察研究对象完成某一特定任务时大脑各区域的活动情况，这种技术是一种探索脑功能的理想手段，其对探索脑功能与情感吸引力、愉悦感受甚至性唤起中特定区域的活动情况有特殊的效果，其成像技术是基于血氧水平变化导致的血流变化。

既往应用功能性脑成像技术去评估患者性反应及情感反应的研究是使用情色和非情色交替的视频，通过研究发现，受视觉性刺激的女性与性唤起有关的大脑区域，包括额下叶、扣带下回、脑岛、胼胝体、丘脑、尾核、苍白球、颞下叶被激活，这意味着这项技术可以确定大脑与性唤起有关的一系列中枢区域，通过与其他功能性磁共振研究的对比，可以开始建立一个正常中枢性唤起及其相关区域的模型；更重要的是，这些技术可以帮助分析治疗方法，证实药物或心理治疗的疗效，同时可以探索药物或心理治疗是通过激活大脑哪些部位发挥作用的，此外，功能性磁共振技术还可以帮助确定性唤起期间大脑活跃区是否正常。

当然功能性脑成像技术也存在一些不足之处，最大的问题就是头颅活动产生的伪影。每个立体像素都要在不同的时间点进行比较，因此在采集功能性脑成像图片时，即使头颅很小的一点活动（1～2mm）都会造成严重而无法解释的伪影，此外，相对于大脑组织，空气具有较高的磁敏感性，因此邻近鼻腔的颅底区域会受到空气的干扰，这会使图像上产生局部的信号排空，同样会造成无法解释的结果。

大脑是一个非常复杂的器官，它可通过多种不同的反应方式来发挥功能，因此单纯把某一功能孤立出来，而不去考虑其他自主活动对其的干扰是不合理的。

总之，磁共振技术是一个强大的工具，可以采集生殖区和大脑的信息，提供其他手段无法提供的信息，由于其较高的敏感性和完全无创性，使得它可以用于大样本的研究，并且可以进行重复试验；在性唤起过程中，人们逐渐掌握了更多的盆底生殖区和大脑性反应区域的性反应知识，这最终都能帮助人们更好地理解女性性唤起的生理过程；同时也可以有利于发掘性功能障碍新的治疗手段，并对新手段的有效性进行评估。

### 三、血流量：双向多普勒超声

部分女性的性唤起功能障碍是动脉血管不能提供充分的血液灌注所致，与髂腹部血管阻塞密切相关，双向多普勒超声对髂腹部血管血流的评估对女性性功能障碍的诊断具有重要的意义，尤其是对于那些有性唤起障碍的女性，然而具有血管疾病的患者并不意味着有器质性性功能障碍，因此需要更多的研究来解释两者之间的关系。

多普勒超声可以用来测量性唤起过程中阴道、阴蒂及阴唇的血流变化，配备有高频外置探头的双向多普勒超声仪可以提供连续实时的动脉和勃起组织的影像，以记录这些组织的基础血容量水平和通过情色视频刺激后的水平。在性唤起过程中，可以用双向多普勒超声测量左、右两侧阴蒂海绵体和阴唇动脉的收缩期峰值流速（cm/s），也可以用来评估性唤起过程中阴蒂和阴唇半径的变化，阴道探头还可以用来测量左、右阴道动脉、髂动脉、子宫动脉的收缩期峰值流速。

对于存在性健康隐患的患者，双向多普勒超声一般采取灰阶双向模式来测量患者性唤起过程中生殖区形态、血容量及血流动力学变化，因为灰阶超声技术可以提供相对多的临床信息：①阴蒂体及相关的疏松勃起组织的完整性；②性刺激前后阴蒂及阴蒂体海绵体的直径。

性功能障碍女性在接受性刺激前后的组织血容量和血流动力学的变化程度，阴蒂强于阴蒂体海绵体组织，这可能与血管腔的大小和勃起组织的特点不同相关，因此目前为了简化血容量或形态方面数据的收集，缩短血管评估的时间，一般只测量阴蒂体的直径及同侧阴蒂体海绵体动脉的血流动力学。

研究证实双向多普勒超声可以应用于性功能障碍的女性，但在超声成为评估的标准前还需要注意几个事项：①目前还没有正常女性的血容量和血流动力学数据。②人为视频设备提供的性刺激并不能使生殖区的平滑肌完全放松，这就导致了较差的血管反应性。③为了使生殖区平滑肌完全放松，达到最好的血管反应性，可以对接受或没接受性刺激的女性使用血管活性药物，以保证较好的血管反应性。最后是技术相关的注意事项，如探头的规格、超声的频率，这都需要进一步具体描述。

### 四、定量感觉测试

目前已采用定量感觉测试研究女性生殖器官的感觉，并建立了一套振动感觉和热感觉年龄校正后的正常阈值。在女性神经病变患者中，定量感觉测试能够高特异性地识别异常感觉状态，有助于诊断神经源性女性性功能障碍，定量感觉测试既往是神经生理研究者在实验室用来评估神经系统疾病（如疼痛性疾病、外周神经炎、中毒性神经病变、尿毒症性神经病变等）感觉功能的普通测试，近年才被改进并应用到女性生殖器感觉功能的评估中。从本质上来说，这个测试是基于施加可控的量化刺激（如热力或振动）来进行的，受试者通过口头方式或电子途径（如按下按钮）来决定感觉阈值，并通过所收集的数据与正常组阈值的比较来判断是否存在感觉超敏性或低敏性。

现应用于阴道和阴蒂区域的热力/振动感觉分析系统（TSA-3000和VSA-3000）是特别设计用来定量测量女性生殖器感觉的，设备包括一个配有合适探头支架的可调节手臂，以保证与受刺激的区域之间平稳、持续的联系，可调节的探头支架使得测试者可以自己控制施加的压力，两种特殊的探头均是从解剖学水平专门为用于阴道及阴蒂设计的，一个用于振动刺激，另一个用于热刺激，两个探头共享一个圆柱形主体，探针大的部分用于阴道区域，末端的部分用于阴蒂区域，探针在两个热表面的工作温度为0～50℃，阴道和阴蒂组件的振动频率均被固定在100Hz，振幅波动在0～130μm，这种设计减少了多次重新放置探头的繁琐，对患者有益，避免了不必要的不适。

这个测试是主观性的，故患者需要熟悉整个过程，测试开始前，应给予患者正确的指导，且让患者熟悉所施加刺激的类型非常重要；测试开始时，先让患者以仰卧位舒服地躺下，继以加热或振动刺激测试。

热探针被插入热电极与远侧的一个阴道壁的接触点（阴道前壁或后壁，或者同时在阴道前后壁实施）产生热刺激，然后逐渐增加或减弱强度，患者从开始感知到感觉时按下按钮，重复4次，并对4个记录的测量值取平均值进行计算，以便确定平均阈值，在获得了每个刺激的平均阈值之后，把它们绘制在列线图上。

使用阴道振动探头时，将探头全部插入阴道，而不对阴道壁产生压力，患者在探头置入后感到舒服时开始，然后锁定可调节支架，使探头保持在原位，在这个阶段给予刺激，并进行测量。

定量感觉测试并不是完全客观的，因为它依赖于患者的主观感觉和按下按钮前的个体反应时间，虽然这种方法有一定的缺陷，但是由于结果的可重复性，故可以作为评估女性生殖器区域感觉状态的一个有效工具。也就是说用定量感觉测试检测出的振动阈值代表大的有髓A-β感觉纤维及它们的中心连接功能，这些阈值较其他形式具有更好的可重复性，表示其在诊断性功能障碍方面具有更高的灵敏度和特异性，故对于疑有神经系统病因的性功能障碍女性，应该进行生殖器感觉测试。

定量感觉测试除了在病因学评估中的应用外，还可以用来评估手术治疗（主要是盆腔手术如子宫切除术及阴道分娩）的患者术前和术后的生殖器感觉状态；此外，定量感觉测试也可以用来评估未来新出现的疑似会影响外生殖器感觉的药物可能的副作用。

（李　环　胡　艳　马　喆　周灿坤）

# 第八章
# 女性性功能障碍的治疗

## 第一节　性治疗概述

### 一、性治疗的概念

性治疗（sex therapy）就是运用心理治疗的基本理论、基本技术解决性功能和性心理方面的问题。

美国《性治疗原则与实践》（*The Principle and Practice of Sex Therapy*）一书中对性治疗给出的定义是由心理医师、临床医师和社会工作者等共同参与，以个体和性伴侣之间在性方面的心理问题、婚姻问题、性心理障碍和功能障碍为治疗对象，主要采用心理咨询与心理治疗方法（包括性健康教育和婚姻指导），结合生化医学和物理治疗的多学科合作模式，整合出来的综合性治疗手段。我国性学家胡佩诚、郝树伟认为，性治疗是指在心理分析和行为矫正治疗的理论上发展起来的，针对性功能障碍和部分性心理障碍进行的心理治疗方法和手段的总称。依据他们的观点，药物治疗、外科治疗和物理治疗等不属于性治疗的范畴。陶林认为，"性治疗"这个术语使用的重点是指治疗所针对的症状，而不是指治疗所包含的技术手段。这一观点与胡佩诚等的观念一致。陶林主张为针对婚姻、性及其功能障碍，以心理治疗为主要方法的治疗。婚姻治疗的形式还包括个人心理治疗、夫妻共同心理治疗、家庭心理治疗、团体婚姻治疗等。

在临床实践中，性与婚姻问题往往交互影响，其影响因素除生物学因素之外，还包括伴侣各自的性心理发展、性认知、人格特征、心理健康水平和对方的性功能表现、伴侣依恋关系、处理冲突模式。因此，结合上述性治疗概念，广义的性治疗是指针对性功能障碍和部分性心理障碍，包括个体和伴侣在性方面的心理问题、婚姻问题、性功能障碍的性心理障碍，以心理咨询与治疗方法为核心，遵循"生物-心理-社会"模式的跨学科合作的整合治疗方法。

#### 对性治疗概念的争议

性治疗实际上是按治疗的症状对象来命名的，而不是按照独特的理论基础命名。也就是说，性治疗的对象是与性相关的症状，如性交恐惧、生殖器体像障碍、性唤起异常等，而不是因为有了性治疗，便创造出来一个针对性的心理治疗新流派。临床所有常用心理治疗的手段、流派，如认知-行为、精神分析、人本主义等，都可以引入性治疗。从这个角度来衡量，一些心理治疗师并不认为性治疗自成一派，而仅仅是心理治疗方法在性领域的应用而已。

## 二、性治疗的适应证

性治疗的适应证：①各种性功能障碍、性心理障碍。②由性功能障碍、性心理障碍继发的人际（特别是婚姻）关系障碍。③导致性功能障碍、性心理障碍的非生物学病因，如人格障碍、适应能力不强、焦虑、抑郁、环境压力、社会文化因素等。④各种伴有心理因素的器质性性功能障碍，即对需要接受医学治疗的性功能障碍（如精索静脉曲张、前列腺癌等）患者，在接受特殊对因治疗的过程中也应接受性治疗，以减轻患者的心理压力，保证治疗的成功。除了上述适应证外，一些没有满足诊断标准、动态失衡的心理过程，也经常成为性治疗的适应证。例如，主要由于感情或子女教育分歧引起的夫妻性生活不和谐；由于近期应激事件引起的性生活不满意；境遇性（仅在某种特殊情景下）性功能障碍等。

性治疗的对象除了上述适应证的患者，常常需要其性伴侣共同参加，如果是已婚者，更需要夫妻共同参与。例如，对早泄（premature ejaculation，PE）患者进行性治疗时，即使测定患者射精潜伏期处于正常可以接受的时长范围内（不满足早泄的诊断），但他仍然表现出会使情况恶化的心理反应，因为他不能满足伴侣的性需求，伴侣的态度给了他压力。这时，必须建议患者及伴侣一同进行性治疗，寻求一种使两个人都能满意的性生活。

## 三、性治疗的历史

性治疗的鼻祖也就是精神病学的鼻祖弗洛伊德（Sigmund Freud）。弗洛伊德最早于1895年提出性对人类心理的决定性作用，创立了精神分析学派，迄今已有100多年的历史。而现代意义上的性治疗始于20世纪60年代马斯特斯（William Howell Masters）和约翰逊（Virginia Eshelman Johnson）的研究与实践，后被卡普兰（Helen Singer Kaplan）整合发展成为今天包括婚姻家庭治疗在内的各学派并存的整合心理治疗方法。

### （一）性治疗创立前的历史——以心理分析为主的心理治疗

1895年弗洛伊德与布雷尔（Josef Breuer）合作出版了《关于歇斯底里的研究》（*Studien Über Hysterie*），在此书中明确强调性的作用：弗洛伊德确信，性欲在神经官能症中起支配作用。他在临床治疗中观察到，他的大多数患者所报告的关于儿童时代的创伤性经验，常常涉及他们的亲属成员，于是他终于相信，有正常性生活的人不会患有神经官能症。他在一篇重要的论文报告中，以实例提出，儿童期的性创伤是引发成年时神经症行为的原因。

精神分析理论大致可以分为经典精神分析（classical theory）、客体关系（object relation）与自体心理学（self psychology）。经典精神分析是精神分析理论的基础；客体关系是经典精神分析理论的演化和发展，其核心人物是英国的Klein、Winnicott等；自体心理学的发展，是建立在客体关系理论与美国文化嫁接背景上的，其核心人物是美国的Kohut。

### （二）性治疗的创立

马斯特斯和约翰逊在1970年出版的《人类性缺陷》（*Human Sexual Inadequacy*）中阐述了性感集中训练方法，这标志着性治疗的诞生。他们在1976年发表的文献中把性感集中训练明确为"一个针对人类性功能障碍的心理治疗方面的临床研究项目"，R. C. Kolodny在回顾马斯特斯和约翰逊提出的研究报告时才正式将其归纳为"性治疗"一词。性感集中训练强调采用心理教育、一定时限的干预、布置性行为技巧的家庭作业及伴侣沟通训练来直接治疗性功能障碍。这些方法的目的在于减少性行为的"操作焦虑"并恢复自然的性反应。这一方法与当时以精神分析疗法为主的传统治疗方法截然不同，针对性功能障碍的传统方法主要着眼于患者的内心冲突而非性方面的症状。马斯特斯和约翰逊甚至成为《时代周刊》（*Time*）的封面人物，他们的研究被视为继弗洛伊德（提出性本能）和霭理士（Havelock Ellis）[撰写《性心理学》（*Psychology of Sex*）]、金赛（Alfred Charles Kinsey）之后的开创性工作。在《人类性缺陷》发表之前，马斯特斯和约翰逊基于对312名男性和383名女性的实验室观察记录，提出了四个阶段的性反应周期理论，按出现的时间顺序依次为兴奋期、平台期、高潮期和消退期，每个阶段均经历生殖器血管充血和躯体肌肉紧张的变化，女性性反应模式较男性有更大的可变性；并于1966年出版了轰动世界的《人类性反应》（*Human Sexual Response*）（该书于1989年由马晓年等翻译并在我国出版）。

### （三）性治疗的发展

卡普兰（Helen Singer Kaplan）是美国著名女精神病学家和性治疗专家，于1974年根据自己的性治疗工作经验提出了性反应周期的双相和三相模式，即性反应不是一个连续的过程，而是两个相对独立的时期或阶段——首先是生殖器的血管充血，然后是高潮期反射性的肌肉收缩。她把性反应划分为三个独立的时期：性欲期、充血期和收缩期，即在马斯特斯和约翰逊的四阶段理论基础上增加了性欲期，并把四个阶段压缩为两个时期。

卡普兰于1974年发表了《新的性治疗学》（*The New Sex Therapy*）。基于她提出的导致性功能障碍的直接病因和间接病因，发展出了分别针对不同病因的整合治疗方法。她提出了"性心理治疗"的整合治疗方法。治疗的目标限于缓解患者的性症状，而不更多涉及内心冲突和人际问题，只有当心理动力学问题成为治疗性功能障碍的阻碍时才给予适当处理。新的性治疗首先强调的是具体的近因冲突，特别是此时此刻削弱性功能行为的特定的抑制性障碍。患者通过治疗作业中的体验，改善其受抑制的性活动方式，使其性行为和性反应能自由发展；通过直接干预，解决损伤性反应自然发展的内心冲突。如果可以就不必解决那些造成性功能障碍的较深远原因，如无意识的冲突。

较以前的性心理治疗方法，新的性治疗的独特性在于治疗目标范围的缩小和治疗方法的整合。新的治疗主要局限于缓解患者的性症状；把倾向于行为治疗的性感集中训练与心理动力学、伴侣治疗整合并应用到性治疗中。其重大意义在于：为其他非"认知-行为"治疗模式在性治疗领域的应用铺平了道路，包括系统治疗、鲍恩的家庭治疗、客体关系治疗、催眠、药物治疗和艾里克森的方法。

### （四）我国现代性治疗的发展

20世纪80年代末，随着思想解放大潮的推进，中国性学会（筹）成立并在全国开展工作。20世纪90年代初，我国公立医院内成立了性医学门诊的有电子工业部402医院（现更名为清华大学玉泉医院，马晓年）、重庆市第五人民医院（关仁龙）、北京回龙观医院（邸晓兰）、深圳市康宁医院（陶林）等，开始把性治疗的理念引入中国临床实践。直接开展性感集中训练的性治疗实践第一人是重庆第五人民医院的性医学和男科学专家关仁龙，他被马晓年誉为"中国性治疗开山鼻祖""性感集中训练第一人"。他于1994年1月组建了"重庆市性医学保健治疗中心"，在开展不育不孕和男女性功能障碍等多项临床研究工作基础上，率先在中国正式成立"性感集中训练室"，用行为疗法和女性性功能障碍进行了系统的治疗实践。关仁龙教授不幸意外去世后，重庆市性学会与重庆计划生育研究所附属医院合作成立了性医学专家会诊中心，汇集了重庆知名性医学专家徐晓阳、刘云等人，并多次承办中国性学会会议和性治疗高级培训班，从而将关仁龙教授开拓的性治疗事业继承并发展下去。

# 第二节　性功能障碍的心理治疗学派

自从以精神分析为主要代表的心理治疗创立至今，各心理治疗学派已发展为抽象复杂、深入精细的理论体系。要深入理解、掌握和运用这些学派的治疗方法，还需要专门阅读相关书籍和文献，更重要的是大量实践经验的积累与技能培训和督导，需要一个较为漫长的理论联系实践的过程。

在此仅介绍各心理治疗学派的基本假设和病理学理论，具体治疗技术则放在性治疗的操作技术中详细介绍。

## 一、精神分析

### （一）精神分析学派基本理论

1. 三个"决定论"

（1）潜意识决定论：弗洛伊德认为，人的可见的心理活动只是冰山露出水面的一角，而大部分决定性的心理活动潜伏在内心的"冰山"深处，不被人意识所觉察，这部分不被人的意识所察觉的心理活动称为潜意识。人的行为和情感从根本上是由潜意识所左右的，即本质上人的意识并不是人的主人，意识是潜意识的奴隶。"人既不是宇宙的主宰，也不是生物界的主宰，甚至不是自己的主宰，人只是被看不见的潜意识暗流推动着的、不知道会去向何方的一叶小舟。"

（2）童年决定论：是对潜意识的引申。童年决定论认为潜意识的功能是一些本能的和（或）早年（5岁前）形成的自动情感与行为反应模式，这种模式一旦形成就基本固定下来，在以后的生活中遇到与童年相似的情感情景时，就会迅速激发出相应的模式。可以这样说，人们的爱与恨发生在现在，但起源于童年。

（3）性决定论：是精神分析理论中的可"进化论"。在弗洛伊德的理论体系中，性是人们内心世界一切活动的起源和最核心的根本动力，又称为内驱力、原欲、力比多（libido）、生本能和爱本能。比较科普的解读是性即生存本能，是爱的需要，是人的基本需要或最根本的需要，它推动着人从童年起就无意识地寻求满足，以及为了满足而发展自己。人的一切行为及情感，无一不是围绕着性、生存和爱而进行的，人一切行为和情感都是"性"的衍生物或变形物，无不渗透和体现着爱与关系。要正确理解弗洛伊德性决定论的内涵，这里的"性"并非指人的一切行为和动机都是为了性爱或"做爱"，也并非指具体的性交行为。性交只是一个交配动作，但不见得就是爱，也不代表关系的远近，它只是人际关系的一个表象而已。而精神分析理论中常用口腔、肛门、生殖器来比喻和象征爱或关系的发展，是一种更生动表达复杂情感与关系的隐喻性表达方式。

2.意识层次理论　弗洛伊德把人的心理结构分为三个层面：意识（conscious）、前意识（preconscious）、潜意识（unconscious）。这些意识层次好像深浅不同的地壳层次。意识是指我们可以觉察的思想、情感和对外在环境的感觉。前意识是在我们注意力高度集中时，才能被个人觉察的精神活动。它的基本功能是监督和防备那些会引起焦虑的潜意识内容侵入我们的意识中。前意识就像是潜意识的"守门人"，要么完全阻挡潜意识，不让它进入意识层面而被人觉察；要么将潜意识内容改头换面后再予以放行。潜意识是无法触及的思想、本能冲动、情感及幻想等，是即使注意力高度集中也无法觉察的。

不同意识层面的心理活动以不同的方式或程序进行。弗洛伊德将这些不同的程序分为初级思考程序和次级思考程序。潜意识活动属于初级思考程序，它不尊重逻辑因果关系，没有时空、人物的区别，不合逻辑也不合情理，是一个为所欲为的精神世界。人的情感世界遵循初级思考程序，而意识层面的思维与情感活动却要遵循次级思考程序，遵循现实原则，受时间、地点、人物、可能性、逻辑、推理和道理的限制，它是我们生活的表层意识。理性要求人们按次级思考程序生活。精神分析疗法的目的则是通过自由联想、梦的分析、移情与反移情的处理和解释，使潜意识意识化，扩大意识疆域，最终实现修通，促进情感反应和行为的改变。

3.自我结构理论　弗洛伊德在意识层次的理论基础上发展出自我结构理论，即人格结构分为本我（id）、自我（ego）、超我（superego）。这仅是一个理论假设，并非代表对应的神经解剖结构的存在。本我是生而有之的最原始的生命冲动和力量，是一切心理能量之源，追求趋利避害，接受快乐原则。当本我与现实环境接触后，就受到了节制和制约，不得不与现实和外界他人（或超我）的要求妥协，这时自我就被发展出来，以便协调本我需要与超我的限制及环境限制，所以自我是本我需要的现实执行者，也是本我、超我、环境之间的协调者，遵循现实原则。有人用猪八戒、孙悟空和唐僧分别代表本我、自我和超我，而这三人在西天取经时一个都不能少，因此人格假设只是便于我们对人格结构和功能进行理解，人格实际上是一个联合运作的动态统一体。当此三者处于协调状态时，人格表现出一种健康的状况；当三者发生冲突无法解决时，就会导致心理疾病。

4.性心理发育假设　弗洛伊德把以性欲为基础的种族保存的本能驱力称为力比多。力比多驱使人们追求快感的满足。性生活则是力比多的功能。而力比多的功能不再是狭义概念上的性或性生活，它扩展为包括与生命延续和发展有关的广泛内容，在力比多的推动下，个体不仅趋向于身体快感的满足，也趋向于有利于其生存和其他快感的满足。人的发展即性心理的发展。心理发育主要划分为五个阶段：①口唇期（0～1岁）；②肛门期（1～3岁）；③俄狄浦斯期（3～5岁）；④潜伏期（6～12岁）；⑤生殖器期（12～19岁）。个体从各阶段所获得的快乐和满足象征着爱或关系的发展。性心理的发展如不能顺利进行，停滞在某一发展阶段，即使进入成年期，仍表现出所停滞阶段的儿童心理和行为特征，称为心理发展固着；或个体在受到挫折后从高级的发展阶段倒退到某一低级阶段，即产生了心理退行，表现为神经症和精神疾病的异常心理。性发育各阶段的特点请参考本书第四章。

5.移情、心理防御与抗拒现象　精神分析治疗、解决女性性功能或性心理障碍，主要是运用相关理论和方法，帮助患者认识到当前症状是童年情感压抑所致，应处理好潜意识中被压抑的情感，使其意识化，并得到处理。采用精神分析治疗时，需要按照心理动力学理论，掌握以下治疗技术。

（1）移情：精神分析理论认为每个人的潜意识里都埋藏着童年期与别人关系和情感的记忆，在成年后，她会带着这样的记忆与现实中的人或事相处，成为她"现在的"情感特征与行为模式。移情就是将童年的过去的情感转移到现在的某个人身上的过程和现象。爱与恨情感的根本理由主要不取决于现在，而取决于现存在于潜意识里的过去的反应，现在的人或事只不过是对潜意识的诱发。当精神分析治疗进行到一定程度时，来访者/患者常常会潜意识地把儿时对重要人物的体验移植到目前的治疗师身上，这种以往体验的重现称为移情反应。移情反应也往往伴随着来访者过去没有处理好的情感关系。

（2）心理防御：依据弗洛伊德的人格理论，自我协调着外部世界、超我和本我。如果自我无法协调三者关系、难以忍受其压力，就会产生焦虑反应。而焦虑的产生促使自我发展出一种心理防御功能以调解冲突。由于大多数心理防御机制是一种无意识的儿童式的反应，它阻碍了个体采取现实适应行为而获得的心理发展。选择性地采用某些机制可能使人格结构中的自我固定下来。心理防御机制主要包括压抑、投射、否认、退行、固着、升华、置换、抵消和反向形成，其中升华是较为建设性的防御方式，它是把社会、超我所不能接受、容许的冲动的能量转化为建设性的活动能量，如将攻击欲望转化为体育竞技的拼搏。

（3）抗拒：与防御机制具有相同的功能，只是所针对的对象有所不同。抗拒是指患者对于治疗师的分析采取一种抵抗的态度或情绪，一方面患者希望治疗师解开自己的潜意识之谜，另一方面患者又表现出不配合甚至破坏治疗师对潜意识的探索。患者这种矛盾的态度是由抗拒所构成的，其目的与防御机制相同，即抗拒自己和治疗师对潜意识的发现。

### （二）经典精神分析在性治疗中的应用

经典精神分析治疗主要涉及的治疗对象是癔症（即分离转换障碍）、强迫症、恐惧症这三种类型。精神分析理论认为焦虑是上述病症的关键所在。焦虑是一种弥漫性的恐惧体验，是自我先预感到了某种危险的存在而产生的。由于焦虑体验者无法意识到其恐惧的具体对象，因此焦虑常被称为"无因恐惧"。患者为防止焦虑的发展，而对性本能即力比多实行压抑，导致各种性症状出现。在自我足够强大时，采用心理防御机制中

330 330 330

的压抑能够获得成功。但当自我力量减弱时，压抑未能成功，即产生神经症性的心理冲突。神经症症状是被压抑到无意识中的欲望寻求满足的曲折的表现，是压抑与被压抑的两种势力相妥协的结果。被压抑的欲望既然不能得到真正的表达，则以症状的形式得到某种替代性的满足；而由于症状不是本能欲望赤裸裸的再现，因此超我亦不再干涉。由于患者本身并不能意识到症状的真实意义，是无意识的，因此必须通过长时间的自由联想和分析，患者才能意识到。

## 二、客体关系

经典精神分析的奠基人弗洛伊德的理论灵感来自成年患者个案的临床观察，是从成年男性的视角猜测童年的精神世界，他个人的男性性别和生活经验使其某些观点带着男性父亲的视角，而客体关系的创始人是已婚、有儿有女、有养育经验的Klein女士。可以说，她是第一位从母性视角、直接从对婴幼儿细腻精致的观察中获得灵感的分析师。她的研究则成为"通过观察儿童，建立儿童经历与成年精神世界的关系"的过程。除了Klein，为客体关系理论的创立和发展做出重要贡献的精神分析家还包括Winnicott、Fairbairn、Mahler、Jacobson、Kernberg等。

### （一）客体关系基本理论

客体关系理论仍以经典精神分析为基本框架，但它与经典精神分析理论的区别有两点：①经典精神分析注重孩子与父母的俄狄浦斯冲突（3～5岁），但客体关系理论重点关心俄狄浦斯冲突前期和更早的母婴关系；②经典精神分析较重视生物的性的本能，而客体关系更重视后天养育发展环境，更重视相互关系。相互关系是客体关系的核心。客体关系理论的发展，意味着精神分析从先天生物本能因素向后天养育环境和关系的伟大转移，在"严父"（经典精神分析）和"慈母"（客体关系）的哺育下茁壮成长。

1.客体关系的重要概念

（1）客体：客体最初是由弗洛伊德提出的一个专业名词。客体是指对某人（主体）而言，有特别意义的感情或内驱力的外界目标。客体是发出情感的主体所渴望的人或直接的活动。性驱力的客体是有性吸引的人。对婴儿而言，第一个存在的客体是母亲的乳房，然后是母亲，最后是使婴儿满足的其他人或事物。

（2）客体表象：或称客体意象，是外部真实客体（如现实中的人或事物）在主体内心呈现或感觉到的心理意象。客体表象代表着主体内心对客体的体验、感觉和判断。客体表象未必都真实反映了外部客体，它是经加工被内化到主体内心世界的记忆性心理意象，包含着主体与外部客体关系的情感记忆。

（3）外部客体和内部客体：外部客体是指外部现实世界中真实的人（如父母、兄弟姐妹）或事物。内部客体指的就是客体表象。内部客体象征性地代表着外部客体，但不一定准确地反映了现实中的客体，也不一定准确地反映了主体与外部客体的现实关系，但一定反映了主体对与外部客体关系的记忆和体验。

（4）自体表象：是主体本人在其内心的自我意象，是一个人关于自己的评价、感觉和记忆，代表着"内心的自己"。我们有一个在别人眼里的、外部现实的表面自己（如社会身份、角色、地位），还有一个体验内在感觉和评价的内部自己。内部自己不一定与现实中的自己一致，但主体确信内部的自体表象就是真实的自己。自体表象是一个人自己内心世界的表达，它形成于童年期与重要人物的关系的体验中。

2.客体关系的理论假设　客体关系注重客体表象与自体表象的及不同客体表象的内部关系。客体关系的精神分析师会更多地将现实的关系视为内部客体关系在外部现实关系中的呈现，而外部客体则是进入内部客体关系的桥梁和工具，借以提示内部世界的真相。客体关系认为潜意识的冲突不只是冲动与防御之间的挣扎，也是两种相反的内在客体关系（好与坏）之间的冲突。

3.客体关系形成过程　子宫中的婴儿处于"无"的混沌状态，然后进入了"唯我独尊"、与母亲浑然一体的"天堂中"的绝对自恋状态，出生后的挫折内化使得婴儿将自己与母亲和外部世界区分开来。内部的客体关系会变成：首先，在自己与别人分离、界限清楚的同时，自己与别人又是相互依存的，即分离与依存对立又统一。然后，可以接纳自己的好坏和别人的好坏，好与坏达到对立统一。最后，真实自体与自体表象的统一，真实客体与客体表象的统一。当我们建立好真与假、内与外、好与坏的统一，就构成了一个健康的内心世界。

### （二）客体关系在性心理治疗中的应用

精神分析家Mitchell认为，婴幼儿期所体验的某些关系冲突的早期困扰，会在成人期的冲突中再现、整合与分离、依赖与独立，这些都是贯穿人类一生的体验，因此可以将患者视为"带有受损的内部心理婴儿的意象"。有问题的性关系冲突，如限制和剥夺对方的性权利，很可能会在生命的各个阶段中持续，并泛化到性关系之外的人际关系领域。因此，通过理解患者的过去，就可获得患者现在为什么用限制和剥夺的方式处理两性关系的模式线索。Mitchell还认为，我们都是持续性地在从事物的前后关系中创造意义，我们存在于这种前后关系中，通过"别人"，我们学会了成为"自己"，而一个真正的自体是会随着时间的变化而变化的。

在当代精神分析中，关键的问题似乎是个人体验和自体表达的真实性与意义。自发的、富有活力的自我表达是真实体验的基础。而一些患者正是由于难以冒险与别人分享某些体验，因此常常通过动物般的、儿童般的或恶魔般的模式来表达，比如恋物癖、窥阴癖、性交恐惧、施虐症等。

受到伤害的自体模式，意味着受到创伤、残害、失去亲人、情感受挫或内心世界通过某些方式而被掏空。这些体验自己的方式反映了一种过去与现在的特殊关系。患者将自己体验为深深受伤害的人，需要照顾、同情，或受侮辱；或是需要以各种方式将别人看成是受伤害的，以便照顾别人或者为别人感到屈辱。受伤害的模式以心理发育受阻、自我缺陷的形式表现出来，在连接自己的过去与现在、自己和别人的心理结构时，以"赤字"的形式表现出来，即客体关系表现为病态的"不适应"模式。

Winnicott把治疗情景视为曾经缺失的双亲功能的关键性发育环境的再现与满足。治疗师提供一种患者童年期没有的容纳性环境，随着关键性自我需要得到满足，患者被冻结中断了的自体得以唤醒、继续发育、活力复活。客体关系治疗家认为，好的治疗不是强加于别人身上，而是互动的倾听过程。在此过程中，允许患者的观点发展、形成，将注意力转向对患者有意义的事件、患者怎样以对自己有意义的方式体验。将治疗的重点放在患者自体体验的改造和复苏，帮助其曾经被剥夺的、紊乱的主观性恢复正常。患者需要的是在人文环境的改善和促进的氛围中，产生一种真实感觉和有意义的体验，发展出比较真实的认同感和自我感。治疗师很少重视理性的理解、领悟和解析，而更加重视接受、容纳，反映和包容患者的主观心理现实。其治疗目的不在于对症状的清晰理解，而是使患者产生某些体验的能力，因此用客体关系对存在性问题的患者做心理治疗是一种互动的过程，在此过程中患者与作为"好客体"的治疗师建立起新关系后，患者可以向不健康的旧关系挑战。治疗师帮助患者冲破不健康关系所形成的封闭系统，使其放弃与那些不健康的关系模式的联系，对新的、丰富的关系开放，以建立丰富的、成熟的、善良的、比较复杂的成人水平的亲密关系。

### 三、依恋

Bowlby于1969年正式提出依恋的概念。依恋是指婴儿与特定的人保持亲近，并且当他（或他们）在场时感到更为安全，这一倾向称为依恋。研究认为依恋是抚养者与孩子之间一种特殊的情感连接，在维持婴儿的安全和生存方面具有直接意义，其重要性不亚于控制饮食和繁殖的行为系统。国内依恋理论的研究者李同归（2006）对依恋的定义是在婴儿时期与父母行为交互作用的过程中发展起来的对他人和自我的一种心理表征。

依恋研究已扩展到成人的依恋表征（attachment representation）与婚恋依恋（romantic attachment）。依恋表征是成人对其早期依恋经验的回忆和重构。婚恋依恋是成人对情侣间建立的依恋情感联结。Bartholomew 和 Horowitz（1991）与 Griffin 和 Bartholomew（1994）编制了四种类型（安全型、倾注型、轻视型、害怕型）的关系问卷（relationship questionnaire，RQ）来评估一个人的依恋程度及性质。

Brennan等（1998）认为成人依恋是指寻求和保持在生理上和心理上提供稳定安全感的依恋对象的一种个体倾向，他们通过因素分析法发现了婚恋依恋存在两个基本维度：焦虑程度（测量个体对可能与情侣的分离或者被情侣抛弃的担心程度）及回避程度（测量个体所选择的与情侣的亲密程度及个体在心理和情感上的独立程度），在这两个维度上的得分高低决定了成人婚恋依恋的不同类型。他们还编制了一个标准的成人依恋量表，将其命名为"亲密关系经历量表"（ECR）。

李同归（2006）认为成人依恋与儿童依恋有许多重要的差异：①儿童依恋通常是互补的，即依恋对象提供但不接受照顾，婴儿寻求但不提供安全性，而成人依恋则是互惠的，双方都提供和接受照顾。②在成人依恋中，依恋对象通常是一个异性同伴，因为成人寻求亲近的动机之一就是性的吸引。典型的成人依恋通常综合了三种行为系统：依恋、照顾和性行为。

Stephenson和Meston（2010）对Texas大学心理系200名女大学生进行了关于成人依恋、亲密关系与女性性功能表现、女性性满意的回归预测研究，研究结果发现：依恋焦虑和亲密关系调节了性功能表现和性痛苦。相对于高亲密关系，低亲密水平者的性功能表现如润滑度和性交痛与性痛苦相关性更强，但这种情况仅发生于高度依恋焦虑的女性。Costa和Brody（2011）的研究结果也显示：不能达到阴道高潮群体与焦虑依恋模型、较差的身体健康状况有关。依恋焦虑模式的女性与稳定的阴道高潮的相关性较小，但常常频繁使用振动器，口交时易达到高潮。回避依恋模型的群体也常常使用振动器来达到高潮。这两种模型的女性性功能表现都与她们一生中所经历的阴茎插入性交的伴侣人数不相关。

周旭和郑涌（2014）通过网络发放问卷的方式收集了来自全国11个省和直辖市的429位女性的数据，进行了"依恋类型、知觉压力与女性性满意的相关研究"，研究结果发现：相比女性对自己的性担忧，女性对伴侣关系的担忧与其自身性功能表现的相关度更为显著。阴道润滑和依恋焦虑对个人的性痛苦存在影响。

## 四、行为主义

行为主义创立的标志为20世纪初巴甫洛夫的经典条件反射生理实验的提出，之后各国医学心理学家对这一实验不断发展完善，使其成为现代性治疗中使用较多的治疗技术。

### （一）行为主义的基本假设和行为治疗的共同特点

1.行为主义的基本假设　①如同适应性行为一样，非适应性行为也是习得的，即个体是通过学习获得了不适应的行为，但要注意并非所有行为变化都是由学习引起的。②个体可以通过学习消除那些习得的不良或不适应行为，也可通过学习获得所缺少的适应性行为。因此所谓行为治疗，就是要"利用通过各种实验而确立的有关学习的原理和范型去克服不适应的行为习惯"。

2.行为治疗的共同特点　①治疗只针对当前来访者有关问题进行，而提示问题历史根源、自知力和领悟通常被认为不重要。②治疗是特殊的行为目标，这种行为可以是外显的，也可以是内在的。那些改变了的行为通常被看作症状的表现。③治疗的技术通常都是从实验中发展而来的，即以实验为基础。④对于每个来访者，治疗者根据其问题和本人的有关情况，利用适当的经典条件作用、操作性条件作用、观察学习或其他行为治疗技术进行治疗。

### （二）行为主义理论及其在性治疗中的应用

1.巴甫洛夫的经典条件反射作用理论　20世纪初，俄国生理学家巴甫洛夫在研究犬的消化腺分泌反应的实验中发现了条件反射现象。条件反射是指条件刺激与无条件刺激多次重复呈现给有机体之后，在单独呈现条件刺激的情况下，也能引起有机体做出原来由无条件刺激才能引起的反应。巴甫洛夫认为，条件反射的形成就是在中枢神经系统内形成"暂时性神经联系"，条件反射实际上是一种普遍的学习现象，学习就是暂时神经联系的形成，学习过程就是对条件刺激产生泛化、分化和消退的过程。

（1）刺激泛化：是指人和动物一旦学会对某一特定的条件刺激做出条件反应后，其他与该条件刺激相类似的刺激也能诱发其条件反应。例如，在某种情景下曾偶然出现过性功能障碍，那么，今后遇到类似的情景可能再次诱发类似的性功能障碍。

（2）刺激分化：是指人通过选择性强化和消退，使有机体学会对条件刺激和与条件刺激类似的刺激做出不同的反应。例如，有些人痴迷于网络性爱视频，用视频诱导下的自慰获得的快感替代了夫妻间的性享受，使夫妻感情严重被损。

（3）高级条件作用：在条件作用形成后，条件刺激可以像无条件刺激一样诱发出有机体的反应。这种由一个已经条件化了的刺激来使另外一个中性刺激条件化的过程，称为高级条件作用。在高级条件作用中，条件作用的发生不再需要具有生物力量的无条件刺激的帮助，因而它极大地拓宽了经典条件作用的领域。高级条件作用可以帮助我们理解许多复杂的人类行为。例如，有丰富性幻想能力的人，很容易通过联想、回忆创造浪漫，感动配偶和自己，使性生活永远富于情趣。如果缺乏性启蒙和性教育，压抑了无条件反射（性的生理本能），难以形成条件反射，就无法形成更高级的条件反射。

（4）消退：条件反射建立以后，如果条件刺激重复出现多次而没有无条件刺激相伴随，则条件反应会变得越来越弱，并最终消失。例如，巴甫洛夫经典实验中的犬，在建立起食物与铃声的条件反射后，长时间地只给予铃声，不给予食物，它的胃液分泌就越来越少，即对铃声建立起来的条件反射消退了。这种消退可以用于恋物癖等性心理障碍的治疗。治疗的前提是患者有意愿。如果患者每次性欲唤起都需要抚触丝袜，那就要在其抚触丝袜获得性欲望后，控制其自慰或性交行为，通过一段时期的训练，慢慢地把患者曾经建立起来的条件反射模式——丝袜＋性满足打破，让丝袜引起的性欲消退。当然，同时需要帮患者建立起新的、常态的性唤起。

2.沃尔普的交互抑制原理和系统脱敏原理　沃尔普于1947年进行了有关猫的神经官能症实验，发现实验性神经官能症实际上是个体在特定情景中通过条件作用形成的强烈的焦虑反应。例如，对关在笼内的猫进行电击，猫就产生了焦虑反应，诸如愤怒或拒绝进食。猫一旦形成焦虑反应，即使没有惩罚性的刺激，在其他与实验情景相似的情景中，也会产生同样的焦虑情绪和行为症状。因此，他认为猫的焦虑症状可能与"抑制进食"发生联系。他推论：在不同的情境中，进食或许可以抑制焦虑反应，即"进食"与"焦虑"两项反应或许会形成相互抑制，这就是交互抑制原理。

由于交互抑制不能治疗所有的焦虑症，沃尔普又想出了另一套方法：逐步把猫引入与原实验室相似度由低到高的实验室，先在最不相似的房间进食，后过渡到最相似的房间进食，一旦猫再在与实验情境最相似的房间进食，那么它的大部分焦虑症状便会消失。这一方法就是今天广泛采用的系统脱敏疗法。借用这样的手段，可以治疗性交恐惧的患者。

3.斯金纳的操作性条件反射理论　斯金纳根据他特制的白鼠箱的一系列实验发现，有机体做出的反应与其随后出现的刺激条件之间的关系对行为起着控制作用，它能影响以后行为反应发生的概率。他的理论主要包括操作性条件作用理论和强化理论。他认为所有行为都可分为两类：应答性行为和操作性行为。应答性行为是由已知的刺激引起的，而操作性行为是由有机体自身发出的。相应地，他把条件反射也分为两类：经典条件反射和操作性条件反射。斯金纳认为经典条件作用与操作性条件作用不同。经典条件作用是刺激（S）-反应（R）的联结，认为反应是由刺激引起的，而操作性条件作用则是操作（S）-强化（S）的过程，重要的是跟随操作之后的强化（即刺激）。正强化是指在某一情境中增加了某种刺激，有机体反应概率增加，该刺激产生的作用称为正强化；负强化是指某种刺激在有机体做出一个操作反应后消失，反应概率增加，该刺激产生的作用就负强化。它与在一定反应后呈现厌恶刺激使反应概率降低或终止的惩罚不同，负强化是通过厌恶刺激的排除来增加反应发生的概率，而惩罚则是通过厌恶刺激的呈现来降低反应发生的概率。他的强化理论可概括为，有机体行为的结果（刺激）提高了该行为以后发生概率的过程。例如，老师对学习好的同学的考试成绩给予展示并褒奖，该学生之后考试成绩优秀的概率会增大（正强化）；老师对不认真听课、嬉笑打闹学生不予理睬，该学生以后认真听课的行为概率会增加（负强化）；如果老师对学生上课时嬉笑打闹的行为当面训斥（惩罚），使得该学生认真听课的行为概率增大，则不是负强化，而是厌恶治疗。在使用行为治疗改善性功能障碍患者的不适应行为时，经常性地肯定患者的进步和弱化患者困难状态的做法，就是对斯金纳操作性条件反射的运用。

4.班杜拉的观察学习理论　班杜拉提出了行动、环境、个体（包括认知和动机）三者的交互决定论，并在他及其合作者所进行的大量实验基础上，提出了观察学习理论。观察学习就是人们通过观察他人的行为及行为的后果而间接地进行学习。由于观察学习理论主要关注的是个体对行为的习得和个体社会化的历程，因此这一理论也被称为社会学习理论。

（1）观察学习的过程。①注意过程：注重榜样行为的重要特征，加以正确知觉与选择。②保持过程：把榜样的示范行为象征化，以言语符号的形式保存在记忆中。③动作再现过程：把象征性表象转化为行为的过程。④动机作用过程：通过强化激发和维持行为，增强行为的动机。强化分为外部强化、替代强化和自我强化三种。外部强化是对学习行为的一种直接强化；替代强化是一种榜样替代的强化；自我强化是依据自我评价的个人标准对自己的行为进行的自我肯定或自我批判。

（2）影响到观察学习的因素。①被观察者的特征；被观察者（榜样）与观察者越相似，则观察学习其行为的可能性就更大；模型的知名度越高，观察学习就越可能发生。②观察者的特征；观察者依赖性越强，越缺乏安全感，越容易去模仿他人的行为，观察学习就越易于发生。③观察者的参与程度；主动观察模仿的人行为更容易改变。

## 五、认知行为治疗

在行为治疗技术应用于心理治疗及性治疗后的几十年，多数心理专家更加认同将认知治疗与行为治疗相结合，认为这种"认知行为治疗"更有积极和长期的疗效。

### （一）认知行为治疗的基本理论假设

认知治疗（cognitive therapy）是指根据认知过程影响情绪和行为的理论假设，通过认知技术来改变当事人不良情绪和行为的心理治疗方法的总称。其理论框架与认知心理学、信息过程理论和社会心理学有关。其治疗以信息处理模型为基础，治疗的形式是积极主动、定式、限时和短程的。

所谓认知（cognition），一般是指认识活动或认知过程，包括信念和信念体系、思维和想象。认知过程（cognitive processes）一般由三部分组成：①接受和评价信息的过程；②产生应对和处理问题的方法的过程；③预测和估计结果的过程。

认知治疗有三条基本原理：①认知是情感和行为反应的中介，引起人们情绪和行为问题的原因——不明事件本身是人们对事件的解释。②认知和情感、行为相互联系、相互影响。负性认知和情感、行为障碍相互加强，形成恶性循环，是情感、行为障碍迁延不愈的重要原因，因此打破恶性循环是治疗的一个关键。③情感障碍患者往往存在重大的认知曲解，这些认知曲解是患者痛苦的真正原因，一旦认知曲解得到识别和矫正，患者的情绪障碍必将获得迅速改善。

认知行为治疗与传统的行为治疗不同，它反对行为治疗中忽视思维在治疗中重要性的机械倾向，认知治疗不仅重视适应不良的行为或情绪问题，而且更重视改变适应不良的认知方式，以达到认知、情感和行为三者的协调；认知治疗也与重视既往创伤经历的传统精神分析不同，它重视患者目前、此时此地的认知对其心身的影响，即意识中的事件，而不仅是潜意识。

### （二）认知行为治疗原理

认知治疗就是通过对患者不良认知（假设和信念）的识别、检验和矫正，让患者学会对目前的境遇进行符合实际的思考和行动，从而减轻症状、改善行为。治疗的策略是言语交谈与行为技术相结合。因为其包含了行为技术，亦被称为认知行为治疗。认知行为治疗因其理论简明、疗程短、操作性强等一系列特点，在临床中得到了广泛应用。

（1）艾里斯的理性情绪行为疗法（REBT）：是美国著名心理咨询学者艾里斯（A. Ellis）在20世纪50年代创立的。该方法重视不合理信念对情绪和行为的影响，贝克（A. T. Back）也吸收了更改情绪行为疗法的若干原则，可以说艾里斯的理性情绪行为疗法是贝克认知治疗的重要理论基础。理性情绪行为疗法的核心理论是ABC理论，即对诱发事件（activation event，A）所持有的不合理信念（belief，B）是导致情绪和行为问题等结果（consequence，C）的主要原因。因此，治疗的主要方法是通过认知技术、情绪技术和行为技术使当事人的不合理信念得到改变，从而消除其情绪和行为问题，达到"无条件地接纳自己"（unconditional self-acceptance）的治疗目标。

艾里斯对人性的看法是中性的（既是理性的，也是非理性的）、偏向乐观的（人的思考观念、情绪及行为都是可以改变的）；认为人们具有自我对话、自我评价及自我支持的特性；主张用生理-心理-社会模式来解释人类的感知、思维和行为，认为人们的情绪问题应综合考虑生物、心理和社会三方面因素。

（2）贝克情绪障碍的认知理论：认知行为治疗的杰出代表是贝克。他于20世纪60年代提出的情绪障碍的认知理论，成为这一疗法的理论基础。他发现，人们在认知过程中常见的认知歪曲形式主要有任意推断、选择性概括、过度引申、夸大或缩小、极端思维五种基本形式。贝克的理论被广泛用于焦虑障碍、恐惧障碍、偏执状态、药物滥用、性功能障碍和神经性厌食症等。

## 六、婚姻与家庭治疗

家庭就像生物一样，有其诞生、成长、成熟和消亡等一系列过程。包括家庭不同成员如同人体各生理系统一样，各司其职、各有边界，又相互协调、衔接。家庭内有等级地位、权力分配、责任分工和彼此界限，只有这些结构性元素间既协调一致，又各有区别，才能良好运作。许多家庭问题往往是家庭成员在权力分配上未达到一致、责任分工不明确或界限不够分明而产生的，特别是当家庭发展处于变革时期，一些问题的出现往往会激化过去的矛盾，导致家庭不稳定或家庭成员出现心理问题，而组建家庭的夫妻是家庭核心成员，家庭结构的核心包含性关系的伴侣关系。

继精神分析、行为主义和人本主义之后，家庭治疗被称为心理学和心理治疗学领域的"第四思潮"。家庭治疗出现于西方国家工业化、都市化进程加快及战争遗留的社会问题、青少年对传统价值观的挑战和抗争、婚姻和家庭问题增多的时代背景下。20世纪50年代，系统论、控制论、信息论及对策论、通信理论和交流理论研究动态的、可以自我调整的系统如何通过改变寻求稳定状态，最后达到有效生存，这对家庭治疗的诞生起到了极好的启发和促进作用。

Kurt Lewin于20世纪40年代提出"场理论"，强调"整体大于部分之和"，认为解决个体的问题必须从影响其所在的群体着手。1930年Paul Popenoe在洛杉矶开设了第一家婚姻咨询机构——美国家庭关系研究所，家庭医生、律师、精神分析师、社工共同开展联合式的婚姻咨询与治疗。Don Jackson和Jay Haley在沟通理念的框架下阐述了婚姻治疗内容，但不少心理治疗师并没有严格区分婚姻治疗和家庭治疗，在他们看来，婚姻只是家庭特定的亚系统。

### （一）家庭治疗的基本理论

1.控制论（cybernetics）　由数学家Nobert Wiener于20世纪40年代提出，是研究自我管理的系统中，如何通过信息反馈保持系统稳定性的科学。控制论来自对机器的研究。在机械系统中，正反馈圈会造成破坏性的结果，使机器瘫痪，而负反馈圈能够保持系统的动态平衡。生命系统与家庭系统中的反馈和控制与机械系统极为相似。

控制论的核心是反馈圈（feedback loop），这是系统获得必要信息以维持稳定的过程。反馈圈可以是正向或负向的，区别在于对稳定状态作用的方向不同。整体上讲，负反馈有利于系统稳定，而正反馈会破坏这种稳定。在家庭中，意义也是相对的；负反馈会令系统僵化、缺乏改变，而正反馈会挑战权威和规则，可能促使家庭建立不会危及自身生存，且更加开放和具有包容性的规则。例如，虽然家庭中有冲突、压力，但家庭持续表现为紧密的整体，而当家庭不能调整关系以顺应家庭中某一成员的成长和改变时，一味地抵制改变也并非好事。家庭控制论聚焦在家庭的反馈圈，即沟通的模式，它是家庭功能障碍的基础。

控制论运用于家庭时，聚焦在以下几个现象：①家规（family rule），这掌控着家庭系统可以容忍的行为范围（家庭的平衡范围）。②处理违规的人际等级次序（反馈环路）。③负反馈机制的内容（耻感、惩罚手段、症状等）。④正反馈机制的内容（系统崩溃的形式和内容）。

2.系统论　20世纪40年代，理论家们开始尝试建构机械、生物系统、人脑等复杂事物的组成和运作方式。奥地利生物学家 Ludwig von Bertalanffy 提出了解释生命系统的"通用系统论"。他用有机体来比喻社会团体，有机体是一个有别于机械系统、与环境不停互动的开放系统，生命系统会主动地与其所生存的环境交换资源以维持生存，并谋求自身的繁荣昌盛，而不是机械地对刺激做出反应。

一般系统理论宣称提供一种针对多因素现象的理论范式。一个系统论的治疗师应避免将自己的观点强加给患者，而应努力理解人们对自身问题的看法，治疗师应更多地关注自己的价值观和假设。其观点可归纳如下：①系统大于部分之和。②强调系统内部的互动而非简化。③人类系统是一个生态有机体而非机械物。④殊途同归的概念。⑤动态平衡反应与自发行为。⑥信念和价值观具有生态重要性。

Bateson 及其同事发现，系统论是用来说明家庭的组织性、整体性的完善工具。按系统论观点，每个人都是家庭内的一个子系统，家庭则是社会文化的亚系统。家庭具有复杂系统的许多特征：由多个成员组成，有角色划分和权力分配，成员间的相互关系和游戏规则对其整体性特征具有很大影响——整体大于部分之和。Bateson 的团队注重观察和研究在家庭系统中，除了可见的"硬件"，即家庭成员之外，那些看不见的"软件"，即相互关系和相互作用的游戏规则，以及由此引发的反应，是如何影响和控制家庭系统运作的。需要考虑的其他重要的理论要素包括内稳态、维持系统的自我调节程序、一个要素影响另一个要素变化的含义。系统理论为性与婚姻治疗家提供了可能有助于伴侣相互理解的框架，并能整合到认知行为治疗方法中。

3. 依恋理论（attachment theory）　精神分析学派的依恋理论也用于家庭治疗，对于研究夫妻关系尤其有用。依恋理论可以把夫妻中一方的批评和抱怨解释为对依恋纽带的保护，因为唠叨者可能只有不安全感而不是愤怒。如果成年人在其幼年阶段时，对看护者的有效性有足够的信心，那么他们以后在与外界交往的过程中也会非常自信。反之，如果幼年期与母亲分离，则多半会经过"反抗""绝望""超然"等阶段。这些早年经历对处理友情、亲情、爱情等人际关系的方式会产生直接的影响。如果把恐惧和愤怒与依恋理论联系起来，就能帮助夫妻理解愤怒和防御行为所隐藏的与依恋有关的恐惧和脆弱。

Blowley 列举出治疗师的五个与依恋相关的任务：①提供一个安全的治疗基础。②探索现存的关系。③探索治疗中的关系。④回顾现有的关系模式可能如何反映过去的经验。⑤认识来自过去关系的形象是否适应现在的关系。

治疗师必须保护家庭成员在探索担心的情形时不受攻击，使其有足够的安全感去面对冲突和体验新的互动方法。治疗师可运用依恋理论来说明，丈夫的回避可能归因于矛盾的依恋模式，妻子的仇恨可能是焦虑依恋的表达。治疗师一方面要避免被牵扯到治疗关系中，扮演家庭所缺乏的角色；另一方面要运用依恋理论，向夫妻指出这一现象是家庭成员需要被安全地关怀。在安抚焦虑或抑郁的配偶的同时，将责任放在另一方肩上，鼓励夫妻之间少些防卫，多些同情和支持。

4. 建构主义（constructionism）和社会建构论　"建构"（construction）与"建筑或建造"（build）、"生产或生成"（product）、"结构或构造"（structure）、"构成或制定"（constitute）意思相近。"建构"包含一个隐喻：自然事物的构成或结构本身是可以人为地加工改变或重新安排的。"建构主义"没有统一的定义，因为给一个事物下定义本身就不符合建构主义的思想原则，其要摒弃的正是一种实在论的描述。建构主义将自身看作被建构的，而不是被描述的。

Stepher Cole 把建构主义的基本特征概括为三个方面：第一，所有建构者都反对把科学仅仅看成理性活动这一传统的科学观；第二，几乎所有的建构论者都采取了相对主义的立场，强调科学问题的解决方案是不完全决定的，削弱甚至完全否定经验世界在限定科学知识发展方面的重要性；第三，所有建构论者认为，自然科学知识的实际认识内容只能被看作社会发展过程的结果。杨立龙（2004）从三个方面概括了建构主义的基本主张：①人们知识的形成是主动建构产生的，而非被动接受产生。②人们的知识并非说明世界的真理，而是个人经验的合理化。③人们的知识有其发展性、演化性，并非一成不变。

社会建构论（social constructionism）是活跃于西方心理学领域的一股重要学术思潮，是后现代心理学的元理论基础。其基本主张有下列几方面：第一，知识不是经验归纳的产物。所有的知识都是一种社会建构，是植根于特定历史和文化的人们协商、对话的结果，是人们在社会交往中的"发明"而非"客观发现"。第二，实在（reality）是社会建构的结果。所谓心理现象（认知、情绪、意志）是一种社会文化的、语言的建构。心理现象并非存在于人的内部，而是存在于人与人之间，是人际互动和社会建构的产物。第三，语言并不是具有确定意义的透明的媒介，也不是表达思维内容的中性工具。我们用以理解社会和自身的语言系统与描绘的对象之间并不是一一对应关系。语言为我们认识世界和自己提供了范畴和分类方式，并用来解释新的经验。语言不是表达思维而是规定思维。

社会建构论的心理咨询与治疗的基本立场如下。

（1）视心理治疗为社会建构：如现代心理治疗将建立自尊和自信、增强个人的独立性作为咨询与治疗目标，但这反映的是西方文化的个人主义价值观，未必适合集体主义价值观占主导的东方文化。建构主义认为，所谓"心理失常"是被现代心理治疗话语借助某些合法程序制造出来的。社会建构论中的"心理失常"是指个体的意义系统与主流的或强势的意义系统之间出现矛盾或不协调，心理咨询与治疗的目的在于通过心理治疗专家与来访者的互动，以一种新的意义建构消除既有矛盾，帮助来访者恢复或达到某种理想的心理平衡状态。

（2）将"意义"作为治疗焦点：社会建构主义承认纯粹的、存在于人之外的世界，那些对人产生影响的只能是经验中的事物而非客观事物本身，任何事物只有被人经验化才有意义。因此，社会建构论的心理治疗并不是心理医生作为"知者"给"无知者"灌输某种现成意义，心理治疗的重点在于理解某种特定的意义是怎样被建构起来的，治疗师首先要做的是对所掌握的一切专业知识的让渡，以一种"不知""好奇"的心态与委托者对话和协商，理解委托者的意义语汇，在与后者的交流中联合建构新的意义。

（3）重视"关系"的建构性与治疗作用："意义总是形成于关系之内"，社会建构论的心理咨询与治疗重视"关系"对意义的建构性与治疗作用。关系的改变即预示着某种意义的改变。医患关系由控制与被控制转变为平等互动，由意义强加转变成意义共享、意义共建。

建构主义不再专注于家庭互动模式，而将重点转移至探索和重新评价存在问题的人如何看待问题，使意义本身成为主要的目标，专注于个体如何创造他们的现实。

例如，丈夫有恋足的性癖好，在性生活时喜欢抚摸妻子的足部获得很强的性兴奋，但妻子视丈夫的恋足为变态而非常反感，希望医生能治好丈夫的恋足偏好。依据建构主义的心理治疗方法，如果这对夫妻能建立良好的伴侣关系，妻子可以抛开文化所建构的"恋足癖"，将丈夫的恋足接纳为多元的性互动方式，则此个案就由对恋足问题的矫正转化为伴侣关系的治疗。

5. 多代传递过程（multigenerational transmission process）与派遣理论　Murry Bown 认为，在家庭生活中，个体内心的焦虑是影响家庭格局和成员间关系的主要因素之一。受自身焦虑和长辈的影响，父母会以强硬或过度照顾的方式对待子女，代替子女进行选择和行动。子女受这些焦虑和关系模式的影响越深，就越倾向于与家庭纠结而难以实现自我的分化，并且会在自己的家庭和生活中延续这种模式。派遣（delegation）是 Helm Stierlin 提出的词汇，指亲代会把自己未了的心愿寄托给下一代，希望他们代替自己来完成这些心愿。这种寄托会给孩子的发展造成很大的障碍，使他们在选择独立自主的生活还是忠实于父母的愿望之间莫衷一是、进退两难。Stierlin 认为，如果父母给孩子恰当的养育，寄予一定的而不是过分高的期望，并尽可能让孩子自己选择生活道路，那么他们出现心理问题或症状的机会就会小很多。

例如，一名因射精障碍求诊的男性，其婚姻由父母一手操办，婚后也与父母同住，生活起居仍由父母照顾，在计划妊娠之前与妻子性生活正常。当父母希望他们生个"龙子"后，他就开始出现症状：在性交过程中，当一出现要在妻子阴道内射精、使妻子妊娠的念头时，阴茎就变得疲软，无法实现射精。依据上述理论解释，该男子成长过程中一直未能实现与原生父母的分化，因此父母的过度照顾阻碍了患者正常的性心理发展。计划妊娠一事则意味着他将面临成为独立自主的父亲与仍然做忠实于父母的儿子的心理冲突，但是由于这一冲突无法在现实中表达，因此被压抑到潜意识，就以无意识的勃起消失来表达。

6. 家庭生活周期　家庭的发展历程与人的生命过程一样，有一定的时间顺序，既有相对稳定的连续性，也会随着家庭成员的成长和关系的改变，呈现一些阶段性的变化。20 世纪 40 年代，社会学家 Evelyn Duvall 和 Rueben Hill 将发展框架运用于家庭中，按家庭阶段性的任务，把家庭发展划分为几个阶段。首先将"生活周期"概念引入家庭治疗领域的是 Jay Haley，他认为，所谓的"问题"常常出现在家庭生活周期发生变化，或由一个阶段向下一个阶段过渡时，家庭在克服某一新阶段的任务时遇到了麻烦。

家庭治疗师 Betty Carter 和 Monica McGoldrick 不断深化完善相关内容，加入了代际视角。按他们的见解，借鉴陈向一的说法（2001），家庭生活周期大致可分为六个阶段。这一理论的意义在于：当家庭面临阶段性改变的挑战时，这些变化既影响子女与父母的关系，也同样影响夫妻关系。如果家庭未能做出调整以顺应改变，就会出现问题，或者说，家庭的发展卡在了其发展周期的某个转折关头。如果前一阶段的问题没有解决，组建家庭的两个新人不能与原生家庭分离或情感阻断，就会给夫妻关系带来很多压力。例如，在性治疗临床中，常常遇到因妊娠、生育影响夫妻性生活的案例，不仅仅是生理上的影响，更多的是因为夫妻从相对轻松自由的两人生活陷入为养育婴幼儿的繁杂琐碎的操劳中，精疲力尽，再加上双方父母在抚养孩子上的介入，无暇顾及情感交流或沟通减少，使得夫妻性生活频率或性生活质量显著下降。在子女因外地就学或就业离家后，夫妻重新恢复两人世界的生活，双方的性满意度上升，但也很可能不得不面临之前未解决的矛盾，关系反而下降。中年男性因家庭周期所加重的经济负担会影响性功能。家庭生活阶段及相关原则见表 8-1。

表8-1　家庭生活阶段及相关原则

| 家庭生活阶段 | 关键原则 | 需要家庭做出的调整 |
|---|---|---|
| 独立成人阶段 | 情感独立，经济独立 | 1.接受分离<br>2.发展家庭外的伙伴关系<br>3.开始工作并建立自我形象 |
| 结婚成家阶段 | 为小家庭承担责任 | 1.建立自己的婚姻家庭系统<br>2.在接纳配偶的背景下重新调整与原生家庭、朋友和同伴的关系 |
| 养育新人阶段 | 纳入和养育孩子 | 1.调整婚姻关系，为孩子留出空间<br>2.共同养育孩子，承担经济责任和家务<br>3.共同构建三代人的关系 |
| 子女成长阶段 | 灵活、随机应变 | 1.调整亲子关系，允许孩子独立<br>2.关注和调整夫妻关系，以及各自的事业发展<br>3.照顾老人 |
| 家庭空巢阶段 | 接受子女离家和独立 | 1.学习与子女建立起"成人-成人"的关系<br>2.重新面对配偶关系和矛盾<br>3.接纳新成员进入家庭和自己成为祖辈的可能 |
| 晚景夕阳阶段 | 接受代际角色转换 | 1.为自己在家庭和婚姻中的角色重新定位<br>2.维护家庭中间一代人的核心地位<br>3.处理长辈和配偶可能的病痛和亡故<br>4.诠释自己的一生 |

### （二）家庭治疗的主要流派

1.系统式家庭治疗（systemic family therapy）　是家庭治疗领域出现较早的学派。早期以Murray Bowen的理念为代表。根据Bowen的理论，家庭成员之间彼此相处的许多模式都和几代人有关系，或影响到几代人。他认为家庭中最主要的问题是纠结，因此治疗最主要的目标就是分化。他提醒大家关注情感在人际关系和家庭关系中的力量，关注三角关系这一稳定人际关系的最小单位是以怎样的方式发挥作用。他建议治疗师在治疗过程中多提问、少建议，帮助对方通过自己的思考看清自己家庭的运作方式和问题形成的过程，从而自己去寻找解决问题的办法。在Bowen及其弟子的治疗中，运用家谱图进行家庭评估，分析家庭内和治疗中的三角关系，用提问而不是解释、用新的尝试代替旧的方法来进行治疗。

系统式家庭治疗认为在家庭中个体之间的关系及家庭以外的大系统制约着个人的行为及内在的心理过程；个体之间及个体与环境之间的基本联系机制是信息反馈机制（包括言语及非言语机制），因此个人的病态行为可以破坏家庭系统的内稳态，造成不良的变化。为了促进家庭系统的建设性变化，系统式家庭治疗利用一切可以产生和传递信息的有效手段，包括灵活运用各种心理治疗学派的方法，认为治疗师既是参与者，又是保持中立的观察者和良好关系的推动者，以最大限度地促进和调整整个家庭系统的平衡。系统式家庭治疗适用于神经症、心身疾病、少年儿童心理行为障碍、精神病（如精神分裂和情感障碍）和药物依赖的康复治疗，以及普通人群中的婚姻、教育辅导、组织管理等。

2.结构式家庭治疗（structural family therapy） 创始人是 Sarvador Minuchin。这一模式强调当前的家庭结构，认为家庭功能的失调、精神症状的产生都与家庭结构失衡有着直接的关系。这种结构失衡主要表现为家庭成员的等级地位或界限的混乱，以及家庭对发展和环境的变化适应不良。结构式家庭治疗认为治疗的主要目标是调整家庭结构，使家庭成员间形成更为清晰、灵活的界限，产生新的、更为有效的家庭结构。

### 七、PLISSIT 模型

PLISSIT 模型是由美国性学家 Jack Annon 等于 1974 年提出的。几十年来该模型不仅在美国为性治疗师所遵循使用，也是国际范围内广泛推荐的一种梯级治疗模式。PLISSIT 模型的最大意义在于：在长久以来将谈论性话题视为禁忌的社会文化背景下，治疗师对"性生活"受到影响的患者给予充分理解，提供一个讨论性话题的安全、尊重、温暖的氛围，给予患者自由谈论性问题的权利，这一操作本身就具有缓解性焦虑的心理治疗意义。

#### （一）PLISSIT 模型的内涵

PLISSIT 模型是由四个英文结构词的首字母缩写组合而成的，代表由初级干预到复杂干预的四种性治疗水平。

P：permission-giving，是指治疗师对"医患间进行关于性问题的讨论"这一行为的"允许"。

LI：limited-information，即给予求治者一些围绕其性问题的有关特定信息。

SS：specific-suggestion，即给求治者一些针对其性问题、有助于解决其性问题的特殊建议。

IT：intense-therapy，给予强而有效的特定性治疗（或称密集治疗）。

Annon 认为，对于大多数经历性问题的人们来说，如果允许他们有性活动、渴望性活动并讨论性方面的事，获得关于性方面的有限信息及针对性问题的特别建议，他们的性问题就会得到解决。随着干预水平的提高，就要求更多的知识、训练和技能。实践者如果意识到他们对提高患者的性功能缺乏必要的自信或胜任力，就应该把患者转介给其他能够满足这一特殊需要的人，而转介建议则应包含在第三阶段（SS 阶段）中。

#### （二）PLISSIT 模型的应用

PLISSIT 模型不仅用于性治疗的操作中，也广泛用于由于其他慢性疾病而影响到性生活患者的临床护理中。对于有后天残疾或慢性疾病的个体来说，与性生活有关的问题可能包括对生活的失控和角色改变所带来的自卑。患者可能不能恢复性活动，或者可能感到没有吸引力、不被伴侣所爱，或在现处关系或正尝试建立的新关系中颇为艰难，又不能公开谈论自己的感受。PLISSIT 模型可提供有助于防治性问题的、充分谈论性话题的安全温暖的人际环境，并提供性咨询和指导及深度治疗。

Bridget Taylor 和 Sally Davis 于 2007 年提出了扩展的 PLISSIT（Ex-PLISSIT）模型（EXP），他们认为"给予允许"（permission-giving）是四个水平的核心，强调"给予允

许"在所有步骤中所发挥的重要作用。EXP模型的每个步骤都以给予允许为核心。所有干预很明确地给予允许、给予个体提问或提出他们的担忧的机会，这是EXP模型操作的关键所在。但四个水平也并非刻板地依次操作，而是一个根据反馈信息不断调整的循环操作。而且，对于不同水平的实践者，尤其是具有第四水平（intense-therapy）资质的治疗师，在对患者做出快速的评估诊断后，未必都刻板地依次操作四个水平，而是可以直接进行更高水平的干预。

## 第三节　跨学科合作的整合的性治疗模式

### 一、性文化和社会经济的发展促进了性治疗的繁荣

经过近半个世纪的发展，性主题已引起了大众广泛的兴趣。电影或书籍展示着性伴侣关系，推销新型性治疗药物或消除性问题和恢复性功能的广告时常可见，网络充斥着大量的性玩具、润滑剂及各式各样的避孕套的说明和描述。当前的文化氛围鼓励人们对性方面的积极兴趣，以至于引起了某些社会和政治力量对性自由的限制和压抑。大多数人希望享受性快乐，当其性生活出现问题时，常常愿意去寻求治疗，性治疗的实践也因此如性医药学一样繁荣兴盛地发展起来。

性治疗在早期受到很多传统心理治疗者们的批评（认为它仅仅是心理治疗的应用领域而不是治疗方法的创新），但它还是很快建立起来了。在创立后的15年，它获得了相当大的成长和扩张，源源不断地有专家选择这个专业进行临床实践。在1974年之前，还没有明确使用"性治疗"一词的研究文献。但到了2008年，美国医学索引有300篇以"性治疗"为标题或出现在论文摘要里的文献，涉及性治疗方法的文章有几千篇。第一版《性治疗原则与实践》于1980年出版，第四版于2007年出版，此书由来自不同国家（主要来自美国、加拿大和欧洲国家）的专家学者组成的跨学科小组所撰写，这一跨学科小组成员在男女性别方面分布均匀，不同专业领域（以内科医师和临床心理医生、医学博士或哲学博士为主，还有少量社会工作者）对此书的贡献均衡。经30多年的实践摸索、传承和发展，逐渐形成了跨学科合作的、整合的性治疗模式。

### 二、整合的性治疗模式成为关注焦点

从整合的性治疗观点出发，性问题不再被视为人类某一年龄阶段所特有的心理缺陷，而更被理解为在人生剧本中的长期主题。19世纪，聚焦于把性行为分为正常或病态的判断。20世纪聚焦于采用调查和实验研究来消除偏见和使其非神秘化。21世纪则聚焦于更充分理解随着年龄增长和更长寿命的正常的性功能，即多数人所做的、所经历的是什么。性治疗师们把性功能发展变化理解为个体不同发展阶段所导致的不同的背景和人际环境中性兴趣及性反应的改变，还包括急性和慢性疾病所伴随的性功能改变、促进或改善性功能的新药物及现有药物的长期副作用。严格来说，是聚焦于跨越漫长人生和长期关系中的性欲维持和满意的性生活的躯体及心理因素。

### 三、对以"认知-行为"为特征的心理治疗的继承

尽管治疗性障碍的药物和医疗技术取得了显著进步，但性治疗对性功能障碍的干预在最近几十年内并没有实质性的变化。多数治疗专家仍采用以"认知-行为"为特征的治疗方法，包括（但不局限于）性教育、性允许、沟通训练、自信训练、伴侣咨询、无要求的愉悦、身体意识和情趣练习；对可能造成、维持当前性问题的创伤或消极事件的探究；对伴随的诸如抑郁或焦虑障碍的精神病学状况的系统干预等。整合的性治疗模式注重更有创造性、更灵活地将性治疗干预整合到个体或伴侣治疗中，更加关注影响性问题的多样成因、性治疗干预对个体和伴侣的微妙心理影响，包括何时及怎样引入性治疗干预；对性的探索和试验的抵抗及焦虑发生在何时，是如何被克服的；用于促进伴侣沟通、合作及情感亲密的特殊干预技巧在何时和怎样被应用。性治疗实践要求精通各种心理学和药物学的方法。

### 四、整合的性治疗模式的转变

第四版《性治疗原则与实践》所提出的整合的性治疗观，有以下几方面的转变。

#### （一）对性治疗疗效的期待更理性、更重视心理因素

在早期性治疗实践中，医患双方都企图快速解决存在已久的性问题，这导致了对治疗结果的过高承诺和期待。但自20世纪90年代后，人们对性治疗疗效的期待逐渐缓和、理性，"我们意识到，短期的方法仅对于某些患者、某些问题，以及仅在某些时候是适合的"。一些干预可能适用于某些患者，但是某些干预对于不同的访客和夫妻来说只有极小的影响。通过深度研究个案治疗成功或失败的因素，发现还存在针对某些特殊问题的其他心理治疗方法，尤其是心理学和人际因素。同时也意识到，即使我们重视神经递质和药物对性反应的解剖学和生理功能方面的作用，以及对性唤起期间的大脑功能调查有相当先进的理解，仍必须具有丰富临床经验的心理学知识。总之，必须重视患者生活的心理现象和关系现实，以及它们的复杂冲突。

#### （二）男女性功能的差异

马斯特斯和约翰逊主张男性和女性性反应本质上是类似的，但越来越多的从事性治疗的专家意识到并承认男女在性功能方面存在很大差异，这可能是过去40多年在性治疗概念和理论方法上的最重要改变。这些差异包括：①男女的性兴趣、性动机和对性行为的价值观不同，引发的性唤起和性体验也十分不同。②女性在主观唤起和生殖器血管充血之间缺乏显著的一致性，许多女性的生殖器性唤起先于主观性唤起（即对性唤起感觉的主观意识）。③Basson认为女性的性反应周期趋向于循环和相互作用，伴随唤起和欲望引发及被引发之间的相互作用。④引发女性生殖器反应的刺激较男性更不明确、更具非特异性。因此，女性的性方面较男性更具可塑性和弹性、更容易发动（和关闭）性事。

#### （三）生物-心理-社会的跨学科合作的整合治疗

自从1998年西地那非（sildenafil，Viagra或称万艾可，俗称伟哥）和其他两种

PDE5抑制剂——他达拉非（tadalafil，或称Cialis，希爱力）及伐地那非（vardenafil，或称Levitra，艾力达）获得批准后，勃起功能障碍（ED）的临床治疗发生了重大改变。这三个标志性药物的获准，极大地提高了男性寻求治疗的人数，并显著改变了治疗这一障碍的医学和心理学现状。

Rosen于2008年指出，在过去10年间，医疗模式已发生了戏剧性的改变。在历史上，男性性功能障碍是由泌尿科医师和性治疗师治疗，现在ED主要由初级护理实践者治疗。昂贵的和侵入性的诊断方法，诸如阴茎海绵体造影术和阴茎海绵体测压，曾经是泌尿科医师评估ED的主要手段，如今已很少采用。夜间勃起功能测试（NPT），作为20世纪80年代和90年代常见的方法，现在也很少推荐了。取而代之的是，新的治疗指南强调的病史、体检和标准的实验室检查，以排除糖尿病、血脂异常和性腺功能衰退。特殊的诊断方法只在那些更复杂和治疗效果不佳的个案中应用。实际上，大多数患有ED的中年男性都接受少量的西地那非、他达拉非和伐地那非治疗，却极少或没有接受心理评估。进一步的诊断方法常常针对那些在最初的试验中对PDE5抑制剂没有反应的患者。

尽管PDE5抑制剂有效、整体上安全，但不断增长的证据表明，相当高比例患有ED的男性中断治疗或没有寻求治疗。一项近期对8个国家超过25 000名男性的大样本、跨国研究（MALES）发现，58%有勃起问题的男性与健康专家讨论了他们的性问题，虽然其中不到一半的人接受了西地那非或其他药物，但仅有16%的患者在研究中持续使用。研究者们用多种原因来解释这一高比例的中断现象，包括缺乏教育或较少咨询医生、害怕副作用、对伴侣的担忧及对药物不信任。失败的预期可能是患者放弃药物治疗的重要原因，因为许多男性或他们的伴侣对其性关系质量方面缺乏改变已经感到失望。鉴于这些原因，研究者强调联合药物和心理学治疗的方法，即虽然PDE5抑制剂的药物干预彻底改革了ED的治疗，但最成功之处可能是产生了一个整合的治疗方法。这一类型药物的出现不仅没有因此取代性治疗，反而证明了单独治疗不可能带来长期的成功，个体的治疗必须伴随着关系的治疗。

跨学科合作的整合的性治疗模式更突出"生物-心理-社会"模式，即强调心理、生物和人际因素在病理学和治疗中的相互作用。治疗师必须不仅聚焦于患者的生殖器，还应关注生殖器的拥有者——拥有丰富的、不同的和复杂的信仰、经历、希望的前来求治的男性和女性患者。无论其问题是何种特殊病因，性治疗干预、关系的强调及重视对患者及其伴侣心理问题的敏感性等都会带来积极的整体治疗满意度。

### （四）评估和诊断的转变

（1）更重视对求助者伴侣的评估。对伴侣的评估是性治疗的关键组成，决定了治疗方案和疗效，否则就会丢失决定性的信息，治疗效果也会打折扣。

（2）即使激素是促进性欲和性唤起的重要生理条件，但没有研究发现女性激素水平和性功能自我报告之间的显著联系。Dennerstein及其同事发现，在围绝经期女性的性欲和性满意预测中，伴侣关系问题比循环中的激素水平更为重要。

（3）目前的性治疗实践确定了体格检查和实验室评估的重要地位。在生殖器检查时的身体紧张，或情绪反应中躯体的不经意的反应中常常能获得重要信息，综合的体检不仅能够让患者放心，也能使内科医生有所启发。

### （五）治疗目标的转换

第四版《性治疗原则与实践》的编委们认为，性治疗最重要的目标是帮助患者通过最有效和最小代价的手段实现更满意的性关系和提高生活质量，而不是预定的一套客观的性功能表现标准。

### （六）性治疗对象扩展到性少数群体

30多年前性治疗的主要求助者被称为"YAVIS"（指年轻英俊、善于表达、资质聪明、享有社会经济特权的人），而现在的性治疗师更可能看到年长的、不同收入水平的、教育程度或健康状况和文化背景差异很大的个体，包括那些欣然接受多元性取向或性身份的被称为"酷儿"的"男女同性恋"者或一夫多妻的患者。目前的性治疗实践要求治疗师对这些差异抱以真正的欣赏态度，应具备面对各种群体实施特殊治疗干预的适应能力。为提高疗效，治疗师也必须愿意探索患者个人的文化信仰、假设和陈规，以及那些由患者所处的文化所普遍认可的观念。

## 五、一些争议和尚未解决的主题

### （一）关于诊断的争议

如何诊断性紊乱？哪个性主诉被认为是合理的疾病状态？是依据求助的个体还是其伴侣的问题，抑或是依据由谁引起或导致个体及其相互关系的痛苦、不满做出诊断？作为诊断中考虑的因素，个人痛苦的程度有多重要？这些痛苦是否与个体自己对性能力的担忧，或与性困难对关系的影响有关？这些都是在诊断时需要周全考虑的问题。

如何定义女性性唤起？依据生殖器唤起还是主观唤起，或是两种唤起的合并？对女性性主诉的医学、心理、人际及背景的评估方面，需要经验更丰富，并充分考虑到其复杂性。

关于男性早泄的诊断标准也存在争议。对如何定义"正常"射精潜伏期还缺乏共识。在射精潜伏期方面，研究发现存在跨国家的相当大的可变性。例如，在一项研究中，德国男性感知到的平均潜伏期是7分钟，在美国则超过13分钟，而在英国、法国及意大利则为9.6分钟。

### （二）关于疗效的争议

关于疗效存在以下争议：哪种治疗是最有效的，药物治疗、伴侣关系调整还是性咨询？哪种治疗对哪些问题最能发挥作用？与生物医学相对的心理学、联合治疗的正面和负面影响是什么？费用、成本与获益怎样？疗效与副作用如何平衡？治疗是否必须把伴侣包括在内，作为达到成功或长效的疗效指标？对任何治疗的合理期待是什么？谁决定治疗成功，临床医生还是患者？我们如何评价治疗成功，更高的性活动频率、满意感的增加、亲密关系还是快乐？如何评估这些结果，采用日志还是自我报告问卷或临床医师评估？

# 第四节　性激素治疗绝经前女性性功能障碍

女性的性活动是复杂的，涉及生物化学、神经生理学和认知过程。心理状态、过去的性史、接触的人群、身体形象、生活问题、特定的文化和社会阶层使女性性行为更加多元化。本节将重点介绍在排除社会心理因素的影响后，绝经前女性性功能障碍的内分泌治疗。

影响女性性欲的内源性激素包括雌激素、雄激素、孕激素、催乳素、催产素和糖皮质激素，它们与各种各样的神经递质在中枢及周围神经系统相互作用，后者包括血清素、儿茶酚胺、多巴胺、其他神经递质及激素。这些复杂的相互作用的结果还受到其他因素的影响，包括各激素的绝对水平、绝对受体含量和特效的激活及抑制蛋白的水平。这些特效蛋白质能改变转录应答，并能在其他激素作用下调节原有受体水平。雌激素和雄激素影响血管功能，在维护女性生殖道的健康及性唤起和性高潮中有至关重要的作用。我们研究绝经前女性性功能障碍主要是依靠观测数据、体外和体内动物模型及少数已经发表的对照试验，因此没有足够的数据来支持内分泌治疗绝经前女性性功能障碍较其他治疗疗效更好。

## 一、女性的内分泌激素及分泌来源

类固醇激素受体的进化分析表明起始的类固醇受体是雌激素受体，随后是孕酮受体。某些生理过程由雄激素和肾上腺皮质激素具体调控则是一个相对较新的理论，因此在人体中，卵巢雄激素是雌激素生物合成的必要前体，它通过芳香化酶的细胞色素P450酶合成雌激素。雌酮是雄烯二酮芳香化所形成，雌二醇是睾酮芳香化所形成。

在整个育龄期，卵巢在促卵泡激素和抑制素的调控下分泌雌二醇。而女性内分泌激素的性腺外来源主要是肾上腺。以卵巢雄激素为前体合成雌激素亦存在于整个生育期。

绝经前女性体内孕激素主要来自卵巢，虽然也可在大脑中合成，但血清孕酮浓度与其在脑组织中的浓度显著相关，提示血清孕酮为大脑摄取孕酮的主要来源。

雄激素是一种与男性第二性征相关的19碳类固醇激素。在女性体内，雄激素的浓度在纳摩尔至毫摩尔之间，而雌激素浓度则是皮摩尔水平。女性体内的雄激素按血清浓度从高到低排列，主要为硫酸脱氢表雄酮、脱氢睾酮。无论肾上腺还是卵巢合成的雄激素，其活性均以睾酮（基数100）作为参考由高到低依次为双氢睾酮300、雄烯二酮10、脱氢表雄酮和硫酸脱氢表雄酮5。脱氢表雄酮的分泌在肾上腺皮质激素刺激下可急剧增加，但半衰期更长的硫酸脱氢表雄酮则不然。

## 二、性激素变化与月经周期及年龄的关系

对于月经周期正常的绝经前女性，在卵泡晚期及黄体期，雌二醇、睾酮、雄烯二酮均上升。睾酮呈现昼夜变化，早上为高峰期；孕激素在黄体期持续上升；在更年期雌

激素和孕激素水平下降，停止排卵，而总睾酮和游离睾酮水平则在第三至第五个10年持续下降，因此40多岁女性睾酮水平仅为其20多岁时的一半。此外，年龄较大的要求生育的女性，月经中期游离睾酮的缺乏提示其有排卵障碍。硫酸脱氢表雄酮和脱氢表雄酮的水平也随着年龄的增长而下降。因为卵巢合成的睾酮有一半以硫酸脱氢表雄酮为前体，所以脱氢表雄酮水平的下降也会导致游离及总睾酮水平明显下降。

### 三、性激素的作用与代谢

传统意义上，激素作用方式可分为内分泌、旁分泌，且内分泌起主导作用。然而，最近的研究指出这些激素作用机制还更复杂。拉布里等定义了细胞自分泌，即内分泌细胞合成的信息物不排出细胞而原位作用于该内分泌细胞本身。组织对雄激素的敏感性取决于5α-还原酶及芳香化酶的量及其活性变化，当然这也有很大的个体差异，与受体多少也有一定的关系。例如，胞嘧啶、腺嘌呤、鸟嘌呤核苷酸重复序列的数目、CAG重复序列，雄激素受体的DNA分子编码均因个体而异。因此，无论多么灵敏地测定性激素的作用，也只能显示机体中该激素是缺乏或过量，而不提示具体作用于组织的激素量及组织对该激素的灵敏度和反应性，故临床表现应作为疾病主要诊断依据，但是这就限制了性激素与女性性功能障碍之间关系的数据统计与研究。

### 四、性激素结合球蛋白的重要性

许多循环中的性激素与性激素结合球蛋白结合，这决定了其生物利用度。正常育龄女性的性激素结合球蛋白的结合位点中82%是空置的。被占据的结合位点中，雄烯二醇是其主要配体，其次是脱氢表雄酮、睾酮、皮质醇、可的松、双氢睾酮和雄烯二酮。相反，性激素结合球蛋白对这些激素的亲和力由大到小排列为双氢睾酮、睾酮、雄烯二醇、雌酮。性激素结合球蛋白与脱氢表雄酮亦有较弱的亲和力，但与硫酸脱氢表雄酮无亲和力。因为睾酮对性激素结合球蛋白的高亲和力，所以在女性的正常生理状态下只有1%～2%的睾酮是游离的、可利用的。雌二醇升高（如妊娠期时）、甲状腺功能亢进、肝病通常可引起性激素结合球蛋白水平显著升高，而甲状腺功能减退、肥胖、高胰岛素血症可致性激素结合球蛋白水平下降，胃肠外给药的一些化合物一般影响较小。口服避孕药中含有的常规雌激素量可增加性激素结合球蛋白。较低的性激素结合球蛋白水平使睾酮清除率增加，而较高水平的性激素结合球蛋白则与睾酮清除率减小相关。因此，当女性具有较高的性激素结合球蛋白水平时，如口服避孕药，就有较高水平的总睾酮，而性激素结合球蛋白水平低时，即使外源性补充，对睾酮水平影响也不大。由于总睾酮水平并不能提示雄激素的可利用量，只有游离睾酮和未结合性激素结合蛋白的睾酮才是可利用的，因此应先予以治疗，再做检测。此类测定法也并不一定可靠或可用，由于性激素结合球蛋白水平随睾酮增加而下降，底线水平的性激素结合球蛋白可以作为睾酮治疗时雄激素化过度的风险预测指标，因此在做这些治疗前应先完善相关检测。在绝经前女性中，性激素结合球蛋白水平并不随着年龄的增长而改变。

### 五、激素与性欲障碍

由于性行为是多方面的，人类机制研究不能清楚地阐明性功能中激素所起的作用，因此性接受行为的啮齿动物模型已被用于深入了解一些性激素的作用，但是尚无动物模型可用来研究女性性唤起或性高潮和认知因素，如性幻想的影响。阴道体积描记法已被用于人类性行为的研究，但是血流量和性唤起的相关性还不明确。

## 六、雌激素在性功能中的中心作用

雌二醇和睾酮都存在于女性的大脑中，下丘脑和视前区是雌二醇浓度最高的区域，睾酮浓度最高的区域在黑质、下丘脑和视前区。在这些区域睾酮的浓度均比雌二醇高数倍，在睾酮与雌二醇比例最高的下丘脑和视前区也是如此。这种分布与这些区域的高芳香化酶活性是相关的，在这些区域睾酮可芳构化转化为雌二醇，导致高雌激素浓度，从而改变性行为，这在生物学上是可行的。

雌激素受体α和β在灵长类动物大脑中均有表达。在大脑中，雌激素通过其受体和非基因组与许多神经递质系统的相互影响表现出广泛的作用，这些神经递质系统包括儿茶酚胺、5-羟色胺、胆碱和γ-氨基丁酸能系统。切除卵巢的大鼠和小鼠没有脊柱前凸的表现，它们没有雌激素或雄激素，且其肾上腺不分泌19碳类固醇。单纯雌激素治疗对卵巢切除的老鼠恢复脊柱前凸很少甚至没有影响，但雌激素启动后，孕酮可使其恢复前凸。

为了明确各雌激素受体及雌激素在性行为中所起的作用，用雌激素受体缺乏或芳香化酶基因发生突变（如芳香化酶基因被敲除）的小鼠进行研究。在这些模型中，血清睾酮是正常或升高的。性行为变化的评估包括女性的性感受性（脊柱前凸的姿势）、攻击和个体关怀行为。雌激素受体α缺乏的小鼠（雌激素受体基因被敲除）不表现出脊柱前凸行为，攻击性增加。与此相反，雌激素受体β基因被敲除的小鼠表现出正常的性功能。芳香化酶基因被敲除的雌性小鼠，完全缺乏雌激素，脊柱前凸行为显著缺失，但此种小鼠仍有残余脊柱前凸行为，这表明神经通路能以配体非依赖方式被未受损的雌激素受体激活。当雌激素受体α和β都缺失时，尽管有正常睾酮水平，但动物性功能完全丧失。总而言之，这些数据表明，在小鼠模型中，雌激素受体α对于脊柱前凸行为是至关重要的，并且尽管雌激素水平和性参数没有直接相关性，但在研究动物性行为的神经生物学模型中雌二醇和雌激素受体均扮演着不可或缺的角色。

另外，尚无随机临床试验的证据表明，对绝经前女性的雌激素治疗可改善其性功能。

## 七、孕激素的中枢作用

孕激素受体存在两种不同的分子形式，即孕激素受体-A和孕激素受体-B。孕激素受体也存在于大脑中。在大脑中这两种不同亚型的功能和作用尚不明确，用药理学方法使用配体拮抗剂和基因敲除模型也不能区分二者。孕激素（像雌激素一样）在啮齿动物中通过调节下丘脑基因的表达及神经元网络调控女性性行为。雌二醇增加孕酮受体的表达，从而起到与性反应有关的关键协调器的作用。多项研究采用了对敲除孕激素受体基因的小鼠脑内给予孕酮拮抗剂RU486反义核苷酸的方法，结果证明，孕酮可激活神经性孕酮受体的雌二醇诱导基因，孕激素受体通过细胞膜非依赖性多巴胺受体（$D_1$）的配体来促进啮齿类动物的性行为。据此认为，活化的细胞膜受体可引起信号大量转换，从而导致孕酮受体磷酸化或激活下游物，影响神经元。在动物模型中，孕激素促进脊柱前凸的作用还受大麻素的影响。但尚无随机临床试验的证据表明，对绝经前女性的孕激素治疗可以改善性功能。

## 八、肾上腺源性睾酮的作用

脱氢表雄酮可转化为睾酮和雌二醇，因此脱氢表雄酮对于性功能所起的积极作用究竟是脱氢表雄酮本身的作用，还是作为睾酮和（或）雌激素前体的作用，无法分辨。已通过一些随机、安慰剂对照、有不同结论的临床试验来评估口服脱氢表雄酮对于性功能的作用。在对24名肾上腺功能不足的女性进行的交叉研究中，通过4个月的积极治疗（50mg/d），其性欲、性幻想及心理和生理的满足感均有显著提升。并且在这项研究中，通过治疗，受试者血清睾酮也从低于正常值上升到正常低值。而另两项对于艾迪生病女性的研究表明，相同剂量（50mg/d）脱氢表雄酮的治疗对她们的认知及性功能没有明显影响，而其自尊、情绪、疲劳有明显改善。对66名没有肾上腺激素缺乏症的更年期女性进行的安慰剂对照、随机、平行临床试验表明，4个月（50mg/d）的脱氢表雄酮治疗并不能提升她们的性欲。然而，一项对113名有着较低性欲、性兴奋及性高潮能力的健康女性的研究表明，脱氢表雄酮治疗（50mg/d）可改善她们的性欲、性兴奋度、润滑度、性高潮及满足感（$P < 0.05$）。

总之，尚无明确的数据证实补充外源性脱氢表雄酮有助于改善健康女性或肾上腺皮质功能不全女性的性功能。

## 九、睾酮在绝经前女性中的作用

### （一）基础研究和生理学证据

包含雄激素受体mRNA的神经元广泛分布在雌鼠的大脑，密度最大处为下丘脑及端脑的一些提供强大输入信号的区域，如视前区内侧、腹正中核，以及外侧隔核、内侧核、杏仁核的皮质细胞及海马区、终纹床核，它们被认为是激素影响性行为的关键。在成年、雄性食蟹猴中，独立的、含较高密度的芳香化酶P450和雄激素受体mRNA的神经元参与促性腺激素的分泌和生殖行为的监控。所有含芳香化酶P450 mRNA表达细胞的区域中均含有雄激素受体mRNA表达细胞。然而，这些区域并不表达P450芳香化酶mRNA，这说明睾酮通过特定的大脑区域的不同指令起作用，但是没有相应的人类或其他灵长类雌性动物的实验数据来证明该结论。如上所述，在啮齿动物模型中，当雌激素缺乏时，单独的睾酮并不能维持动物的正常性行为。

对于绝经前女性循环内源性睾酮水平与性行为之间关系的研究有不同的结论。一些小型研究表明，性欲低下与低睾酮和硫酸脱氢表雄酮水平相关。相反，另一些研究报道，性欲下降与育龄后期睾酮水平的较大波动有关。卡伍德和班克罗夫特对141名40～60岁非激素疗法的志愿者的研究提示，雄激素与各项性相关指数没有任何关系。

双侧卵巢切除术后的年轻女性循环睾酮浓度将降低大约50%，这为评估低睾酮水平对性功能的影响提供了一种方法。但这种研究有一些干扰因素，如手术处理的影响及手术不良反应的可能性。总体而言，对双侧卵巢切除术后的女性的观察研究表明，降低睾酮水平可能会影响一些女性性功能，但更多报道认为其可改善性健康。

一项关于绝经前女性睾酮治疗的随机临床交叉研究选择了45名性欲低下的绝经前女性，睾酮霜剂经皮给药后其性动力、性幻想、性生活频率、性快感、高潮及满足感均有显著改善。除了对性功能的积极作用，睾酮还显著提高了绝经前女性的个人幸福指数。对于经睾酮治疗后游离睾酮水平的范围并没有正式、明确的规定，一般倾向于略高于年轻女性的上限。

### （二）激素与性兴奋

性敏感器官的血流量减少是性兴奋不足的原因之一。因为有血管危险因素的老年女性会受动脉粥样硬化影响，所以激素的变化可能仅对年轻女性发挥作用。

雌激素影响血管功能，对生殖器解剖、提高末梢血流量和末梢神经功能、改善阴道润滑均有直接影响。

睾酮的突出作用表现为它的血管舒缩效应，可增强阴道血流和润滑。这些效果可能由雄激素直接作用所致，或可能部分来自血管床由睾酮生物合成的雌二醇的作用。细胞学研究表明，阴道组织可表达一种特定的功能非常强大的雄激素——$\Delta$ 5-β雄烯二醇的核受体。

在一项随机、交叉设计的临床试验中，在药理学层面迅速给予睾酮，可以增加正常女性的阴道脉冲振幅，而阴道脉冲振幅和生殖器的激动有很强的统计相关性。在单盲研究中，让12名健康的绝经前女性观看30分钟情色电影后，再迅速给予脱氢表雄酮对其阴道脉冲振幅或主观反应并无显著影响，因为1.5小时内经舌下给予睾酮是没有效果的。若将这种过早的对阴道脉冲振幅的评估结果当作真正的评估结论，导致Ⅰ型误差是完全有可能的。

### （三）激素水平和性交痛

性交痛有很多原因，但缺乏雌激素是常见原因，它与各种原因引起的性交痛相关。据报道，雄烯二酮和睾酮水平与阴道萎缩呈显著负相关，对阴道健康也有一定的作用。局部雌激素疗法可有效用于阴道萎缩治疗。尽管该疗法通常用于绝经后女性，但鉴于有些绝经前女性亦呈现低阴道雌激素水平，所以也可应用。

### （四）导致绝经前女性性激素缺乏的情况

只要女性有规律排卵，雌激素和孕激素水平到更年期前就可维持不变。然而，如上所述，雄激素水平从育龄期开始随年龄增长而下降，也就是说，老龄化促进了雄激素水平的下降。因此，影响循环中性激素合成的因素降低了循环中性激素的水平。这些因素包括体重迅速下降和神经性厌食症，它们使雌激素和孕激素水平下降，但通常可以维持睾酮水平。

无论是病理生理性或医源性高催乳素血症均可导致促性腺激素分泌不足、性腺功能减退、性欲减退等。这些不利的影响被归因于卵巢功能的丧失。Lundberg和Hulter报道，63名患下丘脑-垂体疾病致高催乳素血症的女性中有53人（84.1%）表现出性欲减退，而具有正常血清催乳素水平的46名女性中仅有15人（32.6%）有此症状（$P < 0.001$）。

肾上腺皮质功能减退与硫酸脱氢表雄酮、游离及总睾酮水平降低有关。同样，内源性及外源性糖皮质激素过量，将导致肾上腺抑制和雄激素缺乏症，间接抑制性功能；然而，没有临床数据表明，单独糖皮质激素可用于该疾病的治疗。

口服避孕药可抑制卵巢功能，降低雌激素和孕激素水平，抑制卵巢雄激素的合成，降低垂体促性腺激素水平。此外，口服避孕药中的雌激素会增加性激素结合球蛋白，从而降低游离睾酮水平。通常认为口服避孕药可对性欲产生不利影响，但目前并没有证据支持这一假设。

## 十、影响性行为的其他激素

### （一）催产素

据报道，在人体中当性唤起及性高潮时，循环中的神经肽催产素水平上升，并且其受体水平亦对性行为有影响。将催产素注入经雌激素处理的（有性排斥）的雌鼠大脑，其性活动极大地被激发。雌激素可增加催产素的表达及其在大鼠下丘脑腹内侧的受体水平。但这一发现是否适用于人类，尚不明确。

### （二）多巴胺

阿扑吗啡是一种多巴胺激动剂，多与多巴胺受体$D_1$有较强亲和力，但该受体存在于大脑内，参与性功能调节的多为多巴胺受体$D_2$。据推测，阿扑吗啡是通过中枢机制来提高性兴趣和性兴奋的。

一项单一的随机临床试验中，对睾酮水平正常的、有性唤起及性欲障碍的绝经前女性进行阿扑吗啡舌下给药。与安慰剂组相比，阿扑吗啡可明显改善性欲及性唤起。但这些效应的程度是否与药物通过中枢途径或周边途径起作用有关，还需要进一步研究。

## 十一、绝经前女性呈现性欲低下的激素评估分析

评估性欲减退需要一个敏感的多系统的方法，以评估生理和心理因素。

### （一）病史和检查

病史中女性是否有过愉快的性体验很关键，包括她多久前感受过性幸福感，以及这给她造成何种程度上的困扰。这种性经验及其他心理压力与性功能的特定关系还需要讨论与界定。几乎所有女性都想掩盖抑郁症也可作为女性性功能障碍的主要原因。

一个完整的妇科病史包括缺铁、甲状腺疾病或高催乳素血症的诊断。如有规律的月经周期（每个周期一般为21～35天），则下丘脑-垂体-卵巢轴功能障碍的可能性不大，但不包括雌激素缺乏和高催乳素血症。若40岁以前闭经，则需要全面评估。

一般体格检查应包括甲状腺状况的评估、贫血或溢乳的检查。妇科检查应包括盆腔检查，注意阴道萎缩的迹象、阴道口的大小、分泌物的性状和感染、外阴痛、深压痛的检查。

### （二）实验室评估

女性性欲低下和疲乏者，应该定期测量铁储备（虽然血红蛋白正常，但铁储备可能

是低的）和促甲状腺激素水平，以排除亚临床甲状腺疾病；如临床上有怀疑者，应该对慢性疲劳进行其他检查。雌二醇和促卵泡激素测定用于停经的女性，可协助诊断卵巢早衰。月经稀少、闭经和（或）溢乳者则应测量催乳素。

游离的或可生物利用的睾酮（未与性激素结合球蛋白结合的）测量是评估组织睾酮暴露的最可靠指标。高的性激素浓度不表示高的性欲，然而高于平均水平可以排除雄激素缺乏所致性欲低下的可能。正确的测量时间对于防止低睾酮的误判是至关重要的。由于睾酮的昼夜变化，8点到10点时血中睾酮水平较高，应在此时测量。在早卵泡期，睾酮水平达到最低点，而其余周期仅有少量的波动。因此，应在周期的第8天之后、第20天之前采取标本，且血清样品优于血浆。

许多研究者认为可采用平衡透析的方法测量游离睾酮，但这种方法既昂贵又费力，在临床实践中是不可行的。在总睾酮、白蛋白和性激素结合球蛋白的量已知的前提下，可通过Sodergard方程计算游离睾酮。游离睾酮量通过模拟试验测量是不可靠的，在临床实践中无法使用。游离雄激素指数的计算［总睾酮（nmol/L）×100性激素结合球蛋白（nmol/L）］已被用来替代游离睾酮测量，但当性激素结合球蛋白水平过低时，这一数值也是不可靠的。

性激素结合球蛋白的测定是没有争议的，且相对简单易行，并具有良好的可重复性。

为了解脱氢表雄酮的量，通常测量其硫酸盐形式——硫酸脱氢表雄酮，因为其半衰期长、更稳定。对于低性欲者，硫酸脱氢表雄酮的免疫测定相对稳定且易于操作。硫酸脱氢表雄酮浓度在整个月经周期中没有明显变化，也不受脱氢表雄酮影响。它似乎不受标准剂量雌激素治疗的影响。也有学者提出正常人群脱氢表雄酮随年龄增长而下降的曲线。若发现脱氢表雄酮浓度过低，则应测量清晨皮质醇水平以排除肾上腺皮质功能不全的可能。女性雄激素缺乏综合征典型的临床症状和雌激素缺乏的各种表现见表8-2，女性睾酮低生物活性的原因见表8-3，女性性欲低下的基础生物化学检测见表8-4。

表8-2 女性雄激素缺乏综合征典型的临床症状和雌激素缺乏的各种表现

| 雄激素缺乏综合征 | 雌激素缺乏 |
| --- | --- |
| 临床症状 | 临床症状 |
| 　性欲下降，性接受度、性快感降低 | 　潮热 |
| 　持续性低耗能，不明原因的疲劳 | 　盗汗 |
| 　烦躁不安的情绪 | 　睡眠中断 |
| 　心理幸福感减少 | 　阴道干涩 |
| 　迟钝的动机 | |
| 临床指征 | 临床指征 |
| 　骨密度降低 | 　血管运动性发作 |
| 　肌肉和力量减少 | 　阴道萎缩 |
| 　脂肪组织重新分配 | 　骨密度下降 |
| 　阴毛减少 | |
| 　认知或记忆力改变 | |

表8-3　女性睾酮低生物活性的原因

| 1.正常老化 | 有症状的，睾酮生物活性低的绝经前/后女性 |
|---|---|
| 2.卵巢功能不全 | 单/双侧卵巢切除术 |
| | 子宫切除术 |
| | 卵巢早衰 |
| | 放疗 |
| | 肾上腺皮质功能不全 |
| | 肾上腺衰竭 |
| 3.结合性 | 垂体功能低下 |
| 4.医源性 | 外源性雌激素口服治疗 |
| | 长期糖皮质激素治疗 |

表8-4　女性性欲低下的基础生物化学检测

| 1.一般性 | 促甲状腺激素，铁储存 |
|---|---|
| 2.具体性 | "围绝经期"和闭经 |
| | 雌二醇和促卵泡激素（协助下丘脑性闭经/卵巢早衰的诊断） |
| | 催乳素 |
| | 雄激素关注 |
| | 性激素结合球蛋白（SHBG） |
| | 通过平衡透析测量的游离睾酮（参考标准）或放射免疫法测量的总睾酮（经刻意限制的）和游离雄激素指数的计算：总睾酮（nmol/L）×100 性激素结合球蛋白（nmol/L）（性激素结合球蛋白在正常范围内） |
| | 脱氢表雄酮硫酸盐（DHEA-S） |
| | 清晨皮质醇测量：疑肾上腺皮质功能不全 |

## （三）激素治疗

对有正常排卵周期的绝经前女性，使用雌激素治疗女性性功能障碍是不恰当的。闭经的女性有其潜在的原因，应接受雌激素、孕激素序贯治疗。没有证据表明，口服避孕药治疗痛经或月经过多会对女性性功能产生不利影响，但含有抗雄激素、孕激素的口服避孕药，可能会导致一些女性性欲降低。

尽管睾酮水平随着年龄的增长明显下降，但睾酮治疗绝经前女性的性功能障碍是否有效仍有争议，证明其疗效的证据非常有限。

睾酮治疗的潜在不良影响包括多毛和痤疮、秃顶、语音低沉和阴蒂增大。外源性雄激素过多有关的其他症状还包括月经紊乱和红细胞增多症。在多囊卵巢综合征中，雄激素过多也与糖代谢异常有关。然而胰岛素抵抗可能是该疾病的病因学基础，以简单的雄激素过多来解释其众多代谢是不恰当的。有证据表明，一些肾上腺雄激素过高的女性，如先天性肾上腺增生症患者，均有胰岛素抵抗。尽管口服睾酮疗法如口服甲基睾酮可降低高密度脂蛋白胆固醇水平，但没有证据表明，睾酮治疗会增加心血管疾病风险。大剂量的口服雄激素，如甲基睾酮或十一酸睾酮，可能与肝毒性有关（如肝紫斑病、肝肿瘤及胆汁淤积性黄疸），但是小剂量睾酮治疗是没有问题的。

雄激素可能芳香化子宫内膜局部雌激素而对子宫内膜产生影响。没有任何证据表明，外源性雄激素会增加子宫内膜癌或子宫内膜异位症的风险。

对于育龄女性，睾酮治疗最大的问题是治疗期间妊娠对母亲或胎儿的影响。Wolf等研究了不同剂量丙酸睾酮皮下注射对妊娠的Sprague-Dawley大鼠的影响：0.5mg剂量时有雄性化影响，此时母体睾酮水平升高10倍，而胚胎睾酮水平没有影响；任何剂量对后代存活率都无影响；对胚胎的不良影响包括增加肛门生殖器距离，使前列腺组织减少；0.1mg的剂量估计将使雌性睾酮血清水平增加约2倍，但是不会造成任何不良影响。

对于女性妊娠期间男性化的病例有许多报道，通常与妊娠时的黄体囊肿有关。Fuller等报道了一例肾上腺雄激素腺瘤引起的33岁女性男性化病例，患者还分娩了一个男性化的女胎，其产后的睾酮、硫酸脱氢表雄酮和雄烯二酮水平高于正常值2～5倍。相比之下，有报道表明由各种原因所致的显著产妇男性化与胎儿男性化没有明显相关性。胎儿男性化并不常见，而产妇男性化需要的高雄激素水平与正常妊娠的高雄激素状态是相同的。在孕早期睾酮水平开始上升，游离睾酮峰值出现在正常孕晚期。研究认为，高水平性激素结合球蛋白和孕酮（其可结合雄激素受体），可保护母亲和胎儿，避免其男性化，除非雄激素大幅度升高。

在美国，雄激素口服制剂的前体脱氢表雄酮和α-二酮都可以作为"膳食补充剂"，而非处方药。经阴道局部给予脱氢表雄酮可明显增加女性的睾酮水平。相较而言，在一项研究中经口给予100mg雄烯二酮，有一组女性睾酮水平上升约3.5nmol/L（100ng/dl），另一组则上升超过25nmol/L（720ng/dl），后者相当于男性睾酮水平的正常上限。结果差异与研究中使用的雄烯二酮产品纯度和配方差异有关。口服脱氢表雄酮的安全问题包括痤疮、多毛症、可能的肝毒性、高密度脂蛋白胆固醇和其他肝蛋白（包括性激素结合球蛋白）水平的降低。鉴于雄烯二酮治疗导致的睾酮水平显著超生理水平，女性长期使用过程中男性化风险相当大。

雄激素与雌激素的前体是相同的，因此增加其前体可使睾酮及雌二醇/雌酮水平均升高。没有足够的数据来支持其治疗女性性功能障碍。

任何使用雄激素治疗的绝经前女性都需要就有关避孕和对胎儿不利影响的风险进行全面指导。监测内容应包括对雄激素过多情况的评估、定期的乳房及盆腔检查、血清雄激素水平检测，并在异常出血时行子宫内膜活检。睾酮治疗持续6个月即会使性功能和满意度有不同程度的改善。尽管短期肠外治疗没有发现对血脂有任何不良影响，但对脂肪分布及有家族史的糖尿病或显著肥胖的人群，应该监测空腹胰岛素和葡萄糖水平，还应根据临床的需要检测其他生化指标，如肝功能。

## 十二、总结

虽然激素对维持女性性功能有重要作用，但目前没有足够的证据支持激素用于性功能障碍的绝经前女性的常规治疗。由于绝经前睾酮水平即开始逐年下降，越来越多对绝经后女性的研究数据很容易使人认为使用睾酮治疗女性性功能障碍有效。然而，这种疗法大范围推广前，还需要进一步研究。支持睾酮治疗提高绝经前女性的性欲、性唤起和性高潮方面有效性的初步证据还很缺乏，在长期使用外源性睾酮之前，长期用药的安全性还需要进一步研究。当前证据对于脱氢表雄酮和雄烯二酮用药的有效性亦不明确。

# 第五节　更年期及绝经后女性性功能障碍的治疗

更年期和末次月经之前的围绝经期是从生育年龄向生殖后期自然过渡的一个阶段。所有女性几乎都会经历这一转变，更年期的平均年龄在51岁左右。由于预期寿命已经延长到80多岁，女性基本都会经历她们的更年期。许多女性在卵巢功能衰退后，大约生命的1/3或更长时间使用雌二醇，这导致在更年期后阿尔茨海默病和骨质疏松性骨折等疾病女性分布谱的变化。

随着寿命的延长，更多人期待更年期后维持性功能。由于三个社会现象——一个在围绝经期对性更加公开的时代，媒体和大众对性的重视，以及不断增长的妇女平等意识，这一意愿更加明显。在更年期雌激素水平会出现巨大差异，后文将讨论卵巢功能不稳定的不可预测性。

虽然50%的50岁以上男性、60%的60岁以上男性和70%的70岁以上男性患有一定程度的勃起功能障碍，但是由于卵巢停止产生雌激素，100%的女性在绝经后的一些时间点存在某种程度的生殖器萎缩。卵巢可产生雌激素，绝经后的女性伴随体重的增加，脂肪组织中的雄激素可经芳香化酶的作用不断转化为雌激素。

## 一、泌尿生殖系统的变化对性功能的影响

雌激素需要从血液转移至生殖器官的组织，它也作用于这些器官的雌激素受体，维持阴道上皮细胞的功能，从而保持阴道的弹性和润滑度。在阴道、外阴及尿道的高浓度雌激素受体说明，这些组织中需要雌激素来维持功能，并且这些组织很容易在绝经后由于雌激素减少而萎缩。雌激素水平低使阴道黏膜上皮变薄、阴道平滑肌萎缩和阴道干燥，这反过来又可以导致性交困难。在雌激素减少6～8周可以检测出泌尿生殖系统的萎缩性变化。Sarrel发现，阴道干涩、灼热、性交痛往往发生在雌二醇低于50μg/ml的女性中，而不是那些雌激素更高水平的女性。

阴道衬里有大量的褶皱，其上皮具有独特的微观结构，这是雌激素的作用。细胞每月周期性地反映体内激素水平的变化。阴道上皮没有汗腺，润滑的液体是从宫颈管及前庭大腺产生的。绝经前，阴道内环境由阴道内腔脱落细胞中的糖原分解来维持。糖原水解为葡萄糖，而后者由阴道正常菌群代谢为乳酸。这种酸性环境阻碍了致病菌的增长。

泌尿生殖道萎缩通常也被称为阴道干燥或萎缩性阴道炎，影响了近15%的更年期女性和10%～40%的绝经后女性，萎缩开始于更年期并持续多年。年龄增长还会导致小阴唇萎缩和毛发脱落，大阴唇变平是因为皮下组织脂肪结构的弹性减小。通常女性皮肤和组织发生萎缩时伴随着瘙痒症状。随着雌激素分泌下降，阴道变得苍白，阴道上皮变薄，导致扩张性减弱、分泌物减少。雌激素缺乏的阴道很容易受到创伤而流血。雌激素不足也改变了阴道内环境，使阴道内环境变成碱性，这是由阴道定植的致病菌诱发的。在绝经期，宫颈腺组织产生少量黏蛋白，以致整体阴道干涩，这往往是患者就诊的主要原因。

这些生理的、血管的和激素的变化可引起性交痛。女性开始回避性关系和她们的性伴侣，从而避免对性交痛的恐惧。性交痛可导致患者回避性交，并可能加重阴道萎缩及性交痛。因此，这样的恶性循环最终可导致性焦虑和性欲丧失。

## 二、生殖道萎缩的治疗

### （一）非药物治疗

定期使用阴道润滑剂和增湿剂可治疗泌尿生殖症状如阴道瘙痒、刺激感和性交痛。局部使用阴道润滑剂可以缓解疼痛，并进行成功、无痛苦的性交，可帮助缓解症状，同时可增加阴道血流量，但不是进行根源上的治疗，即解决雌激素不足的问题。然而，它们可以作为第一线治疗，特别是对那些希望避免使用激素的患者。润滑剂应是中性的，从而不改变阴道内环境和定植菌。很多品种的润滑剂可在当地药店或专卖店购买。水基润滑剂很容易被吸收，但硅酮系润滑剂可以使皮肤保持油性的质感。应当注意，一些润滑剂可降低避孕套使用的完整性，特别是以石油为基础的产品和油类润滑剂。

阴道保湿剂可长期用于缓解阴道干涩，而不仅仅作为性交的润滑剂。保湿剂被认为能维持较长时间润滑。生物黏附剂聚卡波聚合物通过阴离子结合作用于黏蛋白和阴道壁的上皮细胞。在聚卡波部分能维系高达60倍重量的水，并维持在阴道上皮表面，直到它脱落，这一过程通常发生在24小时后。在93名围绝经期和绝经后阴道干燥的女性中进行了一项润滑剂双盲、随机、交叉试验。经过5天的日常使用，对比润滑剂，聚卡波聚合物能持续较长的润滑时间，显著降低阴道pH（基线pH 5.6±1.1，聚卡波pH 4.9±1.1，润滑剂pH 5.7±1.0）。有更多的女性报告聚卡波聚合物有产品残留（8%），但总体来说，两组之间副作用相似。

自慰可以增加阴道血流量，有助于保持阴道健康，以便成功进行性交，但是往往需要使用雌激素治疗以恢复性功能。应用雌激素会导致白带增多、阴道pH降低、血流量增加和润滑度提高，并且可恢复阴蒂和阴道的振动及压力阈值。在最近的一项研究中，对激素治疗女性的随访中，15%的女性在5年后阴道干涩，而非激素治疗女性阴道干涩者达30%～40%。因此，激素治疗的患者比非激素治疗者性交困难的程度降低。随着雌激素的使用，女性报告阴道刺激、疼痛、干涩或性交时疼痛减少。这些症状缓解通常可以增加性欲和恢复性功能。

### （二）口服与非口服雌激素

局部雌激素疗法可有效作用于雌激素系统以重建阴道上皮和缓解萎缩。最近关于局部雌激素疗法的研究表明，局部雌激素序法在几个月内可使阴道上皮恢复至其正常状态。局部治疗在过去意味着阴道内使用雌激素软膏。结合雌激素、雌二醇、雌三醇和阴道内给药药膏可以部分或完全在细胞学水平使阴道恢复到绝经前的状态，并改善或治愈泌尿生殖道的萎缩和干燥。然而，乳膏可以被吸收进入体循环，大剂量使用会导致全身性高浓度的雌激素，雌激素乳膏更受不规则应用的时间间隔、丸剂、脂肪基载体的低吸收能力，以及产品的整体影响。

最近，已经开发了其他形式的局部雌激素的载体，如阴道环和片剂，具有更好的疗效，且使用便利。现在有含2mg雌二醇的不透明阴道环，该环可被放置在阴道内3个月，在此期间，它可缓慢释放激素。雌二醇环和雌二醇霜比较显示出同等效力。一项包括165名绝经后萎缩性阴道炎患者的随机、开放研究，比较了雌三醇阴道环和雌三醇霜的持续低剂量雌激素释放效果，结果显示两种治疗对减轻阴道干燥的感觉及改善阴道萎缩同样有效，它们还兼具高效恢复阴道黏膜至雌激素丰富状态的作用。阴道涂片的定量分析表明，两组黏膜壁的基底层、中间表层细胞没有差别。在165名女性中，106名（64%）更愿意选择阴道环，8名（5%）没有偏好，而29名（18%）首选霜剂治疗。雌二醇环更易被患者接受，且并没有引起比现有治疗方法更严重的局部不良事件，因为很少有雌二醇全身循环，其对全身的影响最小。然而，该环必须与个人的阴道相匹配，否则萎缩的阴道没有足够的空间放置圆环。

局部雌激素片也可用于治疗与阴道干燥有关的症状。17β-雌二醇片单次阴道敷贴剂量为25mg，每天给药，治疗2周，然后每周2次应用阴道片剂作为维持治疗。它是局部起效，而不是为了改善更年期的全身症状。

相对于全身使用，雌激素可以分为三组：17β-雌二醇、结合雌激素、雌酮衍生物（其中包括合成的结合雌激素、酯化雌激素和其他的雌激素衍生物）。17β-雌二醇是更年期卵巢大量产生的雌激素。雌酮是绝经后最丰富的雌激素，因为它的主要来源是脂肪中的雄烯二酮和外周其他组织的转化，雌二醇和雌酮可相互转化，但是雌二醇向雌酮的转化占主导地位。雌二醇也可以转化为雌三醇，结合雌激素是从孕马的尿液中提取分离的。

口服给药一直是雌激素疗法的最常见途径，口服雌激素已经应用了很多年，通常有良好的耐受性和成本效益。口服雌激素首先在肝脏代谢，首过代谢的最显著优点是提高了脂质水平，如高密度脂蛋白和低密度脂蛋白胆固醇。

然而，雌激素的口服给药有几个缺点。首过代谢降低了雌二醇的全身有效性，口服给药后减少20%，因为口服的雌二醇大部分代谢为雌酮和偶联物，导致高雌酮/雌二醇水平，这并不反映生理水平。口服雌激素也可增加性激素结合球蛋白、球蛋白结合游离睾酮，从而降低了生物活性睾酮的含量。在口服雌激素治疗中，生物活性睾酮的减少被认为是绝经后女性性欲降低的原因之一。

口服雌激素也与止血因子、血栓的变化和炎症标志物（如C反应蛋白）增加有关。C反应蛋白水平的差异可能是首过效应和C反应蛋白在肝脏中合成的结果。此外，随着口服雌激素疗法的应用，静脉血栓栓塞事件发生的风险增加。雌激素和静脉血栓栓塞风险研究及观察研究表明，口服雌激素较安慰剂发生女性静脉血栓栓塞的风险增大3.5倍[95%可信区间（CI）：1.8～6.8]。

透皮激素治疗提供了更稳定的血液激素水平，这意味着预防了戒断症状。与口服给药相比，通过非口服途径给药可避免产品的肝首过效应，减少了一些与口服雌激素使用相关的不良事件。雌激素和血栓栓塞风险研究显示，静脉血栓栓塞事件的风险与透皮使用雌激素无关，在透皮激素治疗组和安慰剂组之间静脉血栓栓塞事件的发生率无显著差异。

阴道环也可提供全身性雌激素，雌二醇阴道环为灰白色、柔软，可每天释放雌二醇乙酸酯0.05mg或0.10mg。它被置于阴道内，持续90天稳定地局部释放雌二醇。一项持续13周的双盲、安慰剂对照研究评估了两种剂量的雌二醇环的药效：0.05mg/d剂量组的阴道表层细胞平均增加16%，0.10mg/d剂量组增加18.9%，安慰剂组增加1.11%。

　　1995年，美国大约38%的绝经后女性服用激素治疗。1997年激素疗法在美国的使用率达到最高，并以每季度1%的速率增加。在心脏疾病与雌激素/孕激素替代的关系研究发表后，1998年激素使用量首次下跌，每季度跌幅1%。2002年7月的妇女健康倡议停止全身激素治疗。

　　心脏疾病与雌激素/孕激素替代的关系研究于1993年开始，作为一项随机、双盲、安慰剂对照的二级预防试验，纳入2763名女性冠心病患者，平均年龄66.7岁，为绝经后女性，子宫完整，被随机分配接受0.625mg雌激素与2.5mg醋酸甲羟孕酮或安慰剂，平均随访4.1年。虽然这两组之间心肌梗死率没有差异，但观察到的结果有显著的时间趋势，第1年激素治疗组较安慰剂组有更多的心血管事件，在第4年和第5年心血管事件减少，但没有整体受益或损害。激素治疗患者低密度脂蛋白胆固醇显著减少、高密度脂蛋白胆固醇增加，也有一些积极治疗组存在明显更多的静脉血栓栓塞事件和胆囊疾病。

　　妇女健康倡议的目的是开展一级预防研究，主要测定非致死性心肌梗死或心肌梗死死亡率，该研究是一项随机、双盲、安慰剂对照研究，包括50～70岁的健康绝经后女性，平均年龄64岁，平均绝经后12年，她们被分成两组，一组子宫完整，应用雌激素与孕酮，另一组已行子宫切除，只应用雌激素。将雌激素加醋酸甲羟孕酮组与安慰剂比较，而单纯应用雌激素组研究了结合雌激素与安慰剂的对比情况。在平均5.2年的随访后，由于一个治疗组存在更高的乳腺癌风险该研究被终止。只应用雌激素组于2004年3月被终止，因为该组女性患脑卒中的风险较雌孕激素结合治疗组略有增加。数据显示，在北美，平均绝经12年的女性口服全身激素治疗组（有或没有醋酸甲羟孕酮结合雌激素）患冠状动脉心脏疾病的风险比安慰剂组女性高29%（OR＝1.29；95%CI：1.02～1.63），激素治疗组冠状动脉心脏疾病事件的绝对风险每年较安慰剂组增加7/10000。心脏疾病与雌激素/孕激素替代的关系研究显示，1年后患者冠状动脉心脏疾病的风险明显增加（$P＝0.02$）。与此相反，仅应用雌激素组女性，相较于联用醋酸甲羟孕酮的雌激素治疗组，冠状动脉心脏疾病的风险没有增加（OR＝0.91；调整95%CI：0.72～1.15）。

　　虽然妇女健康倡议研究的主要观察指标是心肌梗死的致命性或死亡率，但也分析了一些其他的研究成果，特别是乳腺癌的研究结果，因为它是雌激素/孕激素组停止该项研究的原因。然而，这是一个次要终点，在最后的分析中并没有统计学意义，组间原位乳腺癌发生率无显著性差异。另外，在积极治疗组浸润性乳腺癌发生可能性更大（$P＝0.04$），分期更晚；而在雌激素组，趋势相反，女性患乳腺癌的风险降低不显著（OR＝0.77；调整95%CI：0.57～1.06）。

　　在妇女健康倡议研究中，雌激素/孕激素组女性静脉血栓栓塞事件的风险较安慰剂组增加，这归因于雌激素/孕激素治疗的绝对风险是每年额外增加8/10000的肺栓塞。相比安慰剂组，雌激素/孕激素组也显示女性缺血性脑卒中的发生率增加（OR＝1.44；95%CI：1.09～1.90）。在雌激素组，静脉血栓栓塞事件，包括深静脉血栓和肺栓塞的发病率较安慰剂组女性有所增加。在妇女健康倡议中，比较雌激素和接受安慰剂的女性发现，前者有脑卒中略增加的风险，相当于每年额外增加12/10 000。

妇女健康倡议研究表明，激素治疗可显著降低脊椎、髋部骨折的风险，但女性其他脆性骨折的风险没有增加。

从妇女健康倡议研究的结果来看，对比安慰剂组，治疗组越来越多的女性简易精神状态评分有较小的平均增幅（$P = 0.008$），这项研究有一些方法上的缺陷，调查结果并不令人吃惊，因为该组女性年龄超过65岁，并不是激素治疗的常规开始时间。之后对妇女健康倡议研究的数据进行了5岁一组的年龄组分段，只在75～79岁年龄组中积极治疗的女性阿尔茨海默病的风险增加了。在妇女健康倡议研究中，仅雌激素组没有表现出治疗产生的不利影响。

由于只有1/3的女性年龄小于60岁，50～54岁女性只占13%，最重要的是，只有16%的人在5年之内绝经，妇女健康倡议研究提供不了有关年轻的围绝经期女性的有力证据，而这些女性最有可能应用激素疗法治疗更年期症状。妇女健康倡议研究评价50～54岁亚组女性是有风险的，因为这项研究的目的并不是提供关于在更年期开始激素治疗的获益或有风险的信息。妇女健康倡议研究也只测试了结合雌激素0.625mg/d（在有完整子宫女性中加用醋酸甲羟孕酮2.5mg/d）的药物方案，它提供不了激素治疗的其他剂量、剂型、治疗方案或与疗程有关的信息。

Labo的报告结果来自两个大型、前瞻性、随机对照试验，4000多名平均年龄53.6岁的女性，距末次月经平均4.9年。为了研究年轻、健康的绝经后女性发生冠心病的风险，研究对象比妇女健康倡议研究的女性年轻10岁。结果报告：冠心病或心肌梗死相关的死亡率在治疗组和安慰剂组分别为3.01/1000与0/1000。结合雌激素和醋酸甲羟孕酮的几个方案进行评估，结论是在妇女健康倡议研究中观察到的早期冠心病风险，可能并不存在于健康的使用结合雌激素和醋酸甲羟孕酮的更年期女性中。

专业协会和政府机构发布了激素治疗宣言或修订的实践指南，2003年6月3日美国妇产科学院在其网站上发表了对妇女健康倡议的回应，学院表示："如决定使用激素治疗，需要为每个女性评价其风险和受益，对于目前正在使用激素治疗的女性，非常重要的是评估其使用的原因、潜在的风险、受益和替代方案。如果采取激素治疗女性的血管舒缩症状，应鼓励尽可能缩短治疗时间，并使用最低的有效剂量。"其他机构，如女性健康执业护士协会和北美更年期协会、美国FDA也建议采取最低剂量和最短时间的激素治疗方案，但是没有随机对照临床数据显示出低剂量和较短用药时间的治疗方案一样有效或更安全。事实上，尽管妇女健康倡议和心脏疾病与雌激素/孕激素替代的关系研究显示，第1年冠状动脉心脏疾病的风险更大，但长期使用的实际效果是为避免冠状动脉心脏疾病发生增加了保护功能。

很明显，由于以上研究试验结果的发表，激素疗法的使用已经显著减少，但是尚不清楚如何权衡激素疗法和冠状动脉心脏疾病、静脉血栓栓塞事件、脑卒中，以及可能发生的乳腺癌的利弊，从而显著降低联合疗法的风险。有研究人员设计了一项研究，利用马尔可夫决策分析模型，比较了3组预期寿命不超过20年的女性使用或者不使用联合激素替代疗法的结果，这些女性患乳腺癌、冠状动脉心脏疾病或骨质疏松症的风险有高有低。这项研究表明，与未使用激素疗法的患者比较，激素疗法会降低预期寿命，减少更年期症状。然而，如果缓解更年期症状被认为提高了生活质量，那么5年激素治疗能在生存年龄期间提供同等的生活质量。从本质上看，争论在于是否激素治疗的益处超过了风险，即改善阴道性交痛后，女性是否应继续使用激素。

雌激素使用必须根据每名患者的需求和期望个体化，没有一个适合所有人的配方。女性绝经后持续使用10～20年不能类推到更年期女性。口服雌激素维持治疗形成血栓的潜能，不能类推到非口服全身雌激素或使用阴道雌激素局部治疗。

应用全身性雌激素可显著改善血管舒缩症状，包括潮热、盗汗和睡眠障碍，所有这些都可以影响女性的身体、情绪和性欲。缓解这些症状以提高生活质量，间接促进亲密接触和性活动的研究，还任重道远。

### （三）孕激素

在子宫完整的女性中，雌激素治疗中添加孕激素是必要的，以防止子宫内膜增生和恶性肿瘤。孕激素是类固醇化合物，对有完整子宫的女性，它会下调子宫内膜的雌激素受体，有助于防止子宫内膜增生和癌症。有两种类型的孕激素：天然的和合成的。孕酮是唯一的天然孕激素，但是难以吸收。而微粉化方法可将孕酮制成微小颗粒，通过增加激素的表面积，使之更容易在肠道被溶解、吸收，但是微粉化孕酮的生物利用度仍然受肝脏代谢的影响，因此为了达到治疗水平，通常需要大剂量或每日2次给药。

合成孕激素分为与孕酮相关的或与睾酮相关的两类。有关孕酮的孕激素可以分为对孕烷和19-非孕烷两大组，两者都可以进一步分为乙酰化和非乙酰化衍生物。在美国最广泛使用的孕激素是甲羟孕酮乙酸，它是一种乙酰孕烷衍生物——乙酸甲羟孕酮非专一性羟基化结合到白蛋白的衍生物，药物的半衰期大约为24小时。孕激素的其他主要组成是相关的睾丸激素，该组可以分为两个主要的亚组：炔诺酮和非炔诺酮，前者是疏水基团，包括炔诺酮或非炔诺酮，属于该组的13-疏水基炔诺酮最有效，并且口服有效；后者中的其他化合物是去氧孕烯、诺孕酯和孕二烯酮。

对有完整子宫的女性，应用孕激素与雌激素治疗是必要的，以消除与雌激素有关的子宫内膜癌的危险性。然而，孕激素可通过下调雌激素受体降低女性的情绪和性欲，理想的结果是作用发生在子宫内膜，而不是脑、心脏、骨和外阴，正是这种情绪和性欲的减少可能导致接受孕激素治疗的女性依从性差。最近的双盲交叉研究在使用激素治疗的绝经后女性中对比了醋酸甲羟孕酮和醋酸炔诺酮的不良反应，女性的周期性变化、负面情绪和躯体症状在孕激素后期阶段达到高潮，而积极的情绪只有在应用雌激素阶段表现出，症状随着时间的推移有所下降，可持续约5个月。既往有经前期综合征的女性比那些无经前期综合征病史的女性反应更强烈。

有几项研究报道了孕激素对性功能的不利影响，在48名健康自然绝经女性中，评价单独雌激素或与醋酸甲羟孕酮联合对心理功能和性行为的影响，结果发现雌激素的益处与醋酸甲羟孕酮合用后被削弱。另有报道显示，比较单独使用雌二醇或与炔雌烯醇、19-非甾体联合应用的结果，联合治疗的女性比仅应用雌激素者有更多的负面情绪症状。在另一项研究中，不能接受结合雌激素/醋酸甲羟孕酮方案的女性被转换到结合雌激素和孕激素组，显示出更好的血管舒缩、躯体、心理状态、认知能力和性功能。

在最近的一项动物实验中，针对醋酸甲羟孕酮潜在的拮抗雌二醇作用，对切除卵巢的雌性猪尾猕猴的性行为进行了研究，对6只切除卵巢的猪尾猕猴应用以下药物进行了试验：①安慰剂；②单独应用17β-雌二醇；③雌二醇加孕酮；④雌二醇加醋酸甲羟孕酮。每种激素治疗1周，并至少间隔3周药物洗脱期。结果显示雌性猪尾猕猴性唤起率显著改变（$P < 0.001$）。相对于安慰剂，仅用雌二醇诱发雌性猪尾猕猴的性唤起增加（$P = 0.016$），但雌二醇加孕激素组的性行为率没能超过安慰剂组（$P = 0.181$），加用黄体酮也未能显著减弱雌二醇对雌性猪尾猕猴性唤起的影响（$P = 0.276$）。无论是与仅用雌二醇组对比（$P = 0.001$），还是与雌二醇加孕酮组对比（$P = 0.038$），雌二醇加醋酸甲羟孕酮组的雌性性行为均显著减少。

然而，患者似乎普遍对孕激素产生反应，并且耐受，这表明女性不接受方案可能是由于已切换到另一个有效的方案而改善了症状。Bjorn等的双盲、交叉研究表明，醋酸甲羟孕酮较快诺酮能诱导绝经后女性更多的躯体症状。

在各种治疗方案中，孕激素可以与雌激素联用保护子宫内膜。在联合用药中，患者每日服用雌激素和孕激素，其中也有部分周期性方案，例如，仅在月经周期最后10～14天应用黄体酮，共用3～6个月。一项子宫内膜癌与激素治疗相对风险的荟萃分析发现，连续和间歇方案没有区别，在绝经后雌激素/孕激素干预研究中，以连续或序贯方案接受孕激素治疗者比那些仅应用雌激素者患子宫内膜增生的风险低。

### （四）雄激素

雌激素是否对性欲有直接影响尚不明确，但这一问题已经被广泛研究。从历史上看，已经确定雄激素与男性性功能相关。另外，雄激素不仅对女性的生殖功能和激素的平衡发展是必要的，同时也是生物合成雌激素的直接前体，一个正常的卵巢在整个女性一生中产生的雄激素较雌激素更多。雄激素三个主要的天然存在的类固醇激素是睾酮、脱氢睾酮及其硫酸盐（脱氢表雄酮-双氢睾酮前体）、雄烯二酮。在女性中，外周组织中的雄激素转化成前体，而雄激素也可以经芳香化酶转化为雌激素。

绝经后的卵巢是否产生雄激素仍存在争议，在绝经早期，高价促性腺激素（促卵泡激素、黄体生成素）驱动卵巢的剩余基质组织产生睾酮，但是睾酮水平仍低于绝经前。随着年龄增长，雄激素和肾上腺激素水平显著下降。最早于20世纪20年代中期的研究发现，双侧卵巢切除后约50%的女性睾酮周期性下降，口服雌激素治疗可促进合成性激素结合球蛋白，性激素结合球蛋白优先结合睾酮，但也结合雌激素，由此降低了生物利用激素的水平，因此绝经前口服雌激素（与绝经前口服避孕药）可以降低生物可利用的睾酮水平，可能影响性欲和性唤起，减少生物利用雌激素，导致血管舒缩症状复发。据此，有学者提出，睾酮激素治疗辅助雌激素治疗，对于女性性功能障碍和复发的雌激素戒断症状是有用的。

在Laughlin等对绝经后女性的研究中，不考虑卵巢状态，子宫切除后女性雄烯二酮水平比子宫未切除女性降低约10%（$P = 0.039$）。子宫完整的女性雄烯二酮水平随着年龄增长而下降，绝经超过30年的女性平均下降20%。此外，相较于具有完整子宫的女性，总的生物可利用睾酮水平，在切除子宫的女性和双侧卵巢切除的女性中降低40%（$P < 0.001$），在切除子宫并保留卵巢的女性中降低了29%（$P < 0.001$）。有趣的是，总的睾酮水平（但不是生物利用度）随着年龄增长而上升，第五个10年期间水平稳定增加。

总的生物活性的睾酮水平去势组比完整组女性低40%～50%。

Sarrel等的研究证明了睾酮对性功能的影响，绝经后女性接受1.25mg雌激素和2.5mg甲基睾酮组与单独应用雌激素组、安慰剂组比较，性欲提高（$P < 0.05$），性交频率增加（$P < 0.01$）。其他雌激素/雄激素的组合研究也显示出相似的结果，Shifren等的研究显示，手术绝经后女性接受结合雌激素0.625mg/d和经皮肤睾酮300μg来改善性功能分数、性活动的频率和快乐高潮短暂指数（$P = 0.07$）。

酯化雌激素/甲基睾酮（1.25mg/2.5mg）是已批准的雌激素和雄激素联用的避孕药，用于治疗更年期患者相关的重度血管舒缩症状，而不是单独应用雌激素。通常也应用酯化雌激素/甲基睾酮（0.625mg/1.25mg半强度剂量），虽然它们并没有被批准用于治疗女性性功能障碍，但许多研究都显示这些方法治疗绝经后女性的性功能障碍取得了成功。

Lobo等进行了一项包含218名女性的双盲、随机对照研究，衡量在接受酯化雌激素（0.625mg/1.25mg）女性中性兴趣和欲望的变化，目标人口是健康、绝经女性，以及年龄在40～65岁、性欲减退的绝经后女性。女性被要求更年期来临之前有适当的性兴趣，近期服用雌激素。结果表明，接受酯化雌激素/甲基睾酮的患者生物活性睾酮的平均血药浓度几乎翻了一番（$P < 0.010$），性激素结合球蛋白显著下降（$P < 0.010$），两种疗法的性亲密、性趣/欲望评分均有增加，联合治疗组显示持续16周改进较大，意义深远。

由于在女性中睾酮的半衰期短，非生殖器皮肤含有5α-还原酶和低水平的芳香化酶，口服给药降低了雌二醇的新陈代谢，升高了双氢睾酮水平。从手术后绝经的女性中获得的数据表明，接受睾酮（300μg/d）和透皮雌二醇（0.05～0.10mg/d）或口服雌激素结合睾酮贴剂（0.625mg/d）的女性具有较高的性激素结合球蛋白水平。此外，口服雌激素结合组总睾酮增量为300μg/d，然而所计算出的增量主要为游离睾酮，经皮雌二醇组增量是4.6μg/ml，口服雌激素结合组是3.0μg/ml，这表明对于需要睾丸激素和雌激素的女性，使用雌二醇透皮治疗的女性有更高的游离（生物可利用的）睾酮激素水平。

在美国，微粉化睾酮、凝胶混合剂已在专门的药房销售，复合药物的一大缺点是无法调节产品的剂量和纯度，因此并非所有的批次都是等效的，并且混料配方可能不完全均匀。目前正在开发睾酮透皮贴剂，美国FDA尚未批准将其应用于性欲低下女性，但研究人员得到了预期的结果，研究设计成每天为绝经前女性提供150μg或300μg睾酮，分别约为每日睾酮产生量的50%和100%。

尽管大量数据表明，睾酮替代可以有效治疗女性性功能障碍，和制药公司合作可开发出最好的睾酮输送系统，但是到目前为止，FDA尚未批准在女性中使用雄激素。由于男性睾酮水平高，女性睾酮水平较低，检验时敏感度低，临床医师对于女性睾酮不足的检测也没有充分的把握。此外，没有任何证据表明，游离睾酮或总睾酮的任何特定下限可以作为诊断睾酮不足的标准。目前，在美国，使用雄激素治疗女性性功能障碍大部分是基于患者的临床病史和主诉，而没有睾酮血液水平的验证标准。

由于没有雄激素相关产品被批准用于女性，所以无标签的男性产品常被利用。睾酮产品有许多形式，能从药店得到的口服雄激素有几个品种。口服睾酮通常被认为是安全的，它至少需要每日2次给药，与食物一起服用可以促进吸收，然而因为十七烷基取代可导致肝毒性，需谨慎使用。睾酮也可注射给药，如每2周肌内注射庚酸睾酮或环戊丙酸睾酮200～250mg。目前也可植入睾丸激素，将植入物置入下腹壁或臀部的皮下，其可缓慢释放睾酮4～5个月或更长时间。最近，有两种透皮凝胶已经投放市场，每天用凝胶涂抹皮肤已被证明有效，耐受性好，但价格高昂。皮肤贴剂也有效，但黏合剂可引起刺激。最新开发的口含片也已经投放市场，口含片在维持稳定的睾酮水平方面可媲美凝胶。

脱氢表雄酮是一种微弱的雄激素，在美国不需处方。脱氢表雄酮是由肾上腺和卵巢产生的，如同其他雄激素，其水平在绝经后下降。在绝经后女性中，由肾上腺产生的脱氢表雄酮和脱氢表雄酮硫酸酯（硫酸化的形式）是血清睾酮的主要来源。

1994年，在一项小样本、随机、安慰剂对照、交叉试验中，40～70岁的13名男性和17名女性每晚口服脱氢表雄酮超过6个月。对比安慰剂组，试验组脱氢表雄酮和硫酸脱氢表雄酮血清水平升高 [（1.78±0.17）nmol/L 比（9.27±0.76）nmol/L]；[（7.19±0.5）μmol/L 比（16.13±1.3）μmol/L，$P < 0.001$]，血清双氢睾酮 [（0.32±0.03）nmol/L 比（0.9±0.1）nmol/L，$P < 0.001$] 和血清性激素结合球蛋白浓度 [（105.5±12.3）nmol/L 比（81.2±10.6）nmol/L] 呈现下降的趋势，但没有显著性差异。雌酮 [（256.2±58.5）pmol/L 比（268.2±58.8）pmol/L] 和雌二醇 [（144.7±35.2）pmol/L 比（107.3±20.6）pmol/L] 的血清水平对比安慰剂组没有显著改变，接受脱氢表雄酮的受试者睡眠质量提高，心态更放松，处理压力的能力更强，但是在性欲方面无差异。

最近 Munarriz 等的一个追溯性、开放标签的研究发现，脱氢表雄酮和硫酸脱氢表雄酮平均持续时间如延长（4±2）个月，女性性功能指数的平均得分将从（41.3±18.9）分上升至（67.7±16.1）分，性渴望分数（总分10分）从3.3分上升至5.9分；性唤起评分（总分20分）从6.9分增高至14.3分；润滑度评分（总分20分）从10.0分增高至14.6分；性高潮评分（总分15分）从5.7分提高至11.5分；满意度评分（总分15分）从6.2分增高至12.2分。

关于使用脱氢表雄酮的数据仍然没有定论，脱氢表雄酮治疗的安全性数据明显缺乏。

### （五）替勃龙

替勃龙是一种合成类固醇，目前在欧洲、亚洲和大洋洲被用于治疗绝经后1年以上女性的雌激素缺乏症状，以及预防绝经后骨质疏松症。替勃龙具有雌激素、孕激素和雄激素的性质，替勃龙治疗时不需要辅以孕激素来抵消子宫内膜增生的风险，因为它对子宫内膜有孕激素与雌激素样作用。

在口服给药后，替勃龙被代谢成3α-羟基替勃龙和3β-羟基替勃龙。这些代谢物结合雌激素受体，3β-羟基替勃龙代谢物和替勃龙本身可进一步代谢为替勃龙 Δ-4 异构体，其具有与孕酮和雄激素受体结合的亲和力。此外，替勃龙可降低性激素结合球蛋白水平。替勃龙对性功能的影响，可能是其在降低性激素结合球蛋白和 Δ-4 异构体水平方面的直接影响。

已有研究比较了2.5mg替勃龙、安慰剂和口服雌激素-孕激素的治疗结果，然而这些研究都没有区分替勃龙是直接作用还是性激素结合球蛋白水平降低而导致。在进行对性生活的研究时，替勃龙组与17β-雌二醇2mg加醋酸炔诺酮1mg组比较，在24周及48周，替勃龙在性频率、性满意度和性享受方面的分数更高，差异有统计学意义，但在这项研究中未设置安慰剂组以比较药效。

在替勃龙及联合应用雌激素（0.625mg）、乙酸甲羟孕酮（2.5mg）对绝经后女性性表现效应的研究中，大约有25名女性被随机分配到各组，治疗1年，在研究结束时，人们发现两组主观幸福感均显著提高，血管舒缩、阴道干燥症状改善。替勃龙治疗可增强性欲、提高性交频率（分别为 $P=0.001$、$P=0.014$），两组的不良反应发生率在统计学上没有显著性差异（$P=0.84$）。

2000年，Albertozzi等进行了点对点的研究，调查醋酸炔诺酮（1mg）和戊酸雌二醇（2mg）与替勃龙在记忆力、性欲和情绪方面的效果，结果显示两组人群性欲均提高，由于性欲的增强（$P<0.05$），这两种药物也增加了语义记忆，但对情绪没有影响。

在2001年关于绝经后女性性功能和更年期症状的一项随机、双盲、交叉研究中，38名受试者被分为替勃龙组与安慰剂组，随机接受口服2.5mg替勃龙3个月后改为口服安慰剂3个月的方案，或先口服安慰剂3个月后改为口服2.5mg替勃龙3个月，用阴道光电容积描记术测量受性刺激影响的阴道血流量，从参加者的性功能问卷和日常日记收集性生活满意度数据。结果表明：阴道脉冲幅度水平基线阶段性变化，替勃龙组显著高于安慰剂组（$P<0.001$），这表明替勃龙明显增强阴道血流，接触性幻想的两个周期后，替勃龙组对比安慰剂组，阴道脉冲振幅的增加更为显著（$P<0.05$），情色刺激后阴道润滑度的主观评价更高（$P<0.001$）。基于研究者日常日记的性功能分析表明，在性幻想、性唤起、性欲的平均频率方面，替勃龙组均高于安慰剂组（分别为 $P<0.03$、$P<0.01$、$P<0.08$）。在性交过程中，替勃龙组较安慰剂组阴道润滑显著增多（$P<0.01$），也有人赞成替勃龙减少了性交痛（$P=0.08$），根据格林更年期评分，替勃龙组较安慰剂组血管舒缩症状显著减少（$P<0.0005$）。

### （六）其他药物疗法

近期出于对激素的担忧，许多女性追求草药疗法，因为它们是"自然的"，被认为更安全。在美国，这是一个完全不受管制的、价值数十亿美元的产业。对这些产品，尤其是当它涉及性的改善效果时，往往说法不一。卫生保健提供者应提醒患者谨慎使用这类产品，并警惕其对性功能影响的说法。

## 三、更年期

从正常排卵周期的变化到月经停止前被称为更年期。更年期的特征是卵巢产生雌二醇水平不稳定，在这个过渡期间，女性雌激素水平在任何特定的时间可高、可低或正常。雌激素在血液水平的这种波动可以继续下去，直到卵巢功能完全衰竭。月经周期的长短是由卵泡生长发育的速度和质量决定的，这会改变女性个体的正常周期。在更年期女性中，月经周期可缩短，由卵巢颗粒细胞产生抑制素B的减少导致脑垂体分泌促卵泡激素增加，从而使卵泡加速发展、卵泡期缩短，导致雌二醇水平增高。

激素的这些波动水平可能导致围绝经期女性经历失眠、潮热和情绪变化，由于阴道润滑和弹性降低，她们也开始经历性交痛、睡眠模式和情绪的改变，可能导致性欲丧失。

虽然普及了更年期女性的一线治疗方法，有些人可能最终需要某种激素治疗，但是不同于她们绝经后的治疗，传统的激素替代疗法不是这些女性的最佳选择，低剂量的雌激素替代不抑制卵巢雌激素的波动。适当的激素治疗应先抑制卵巢不正常分泌，然后提供一个稳定的激素水平，以避免卵巢分泌激素的波动并因此出现症状。使用口服避孕药一直是更年期激素治疗的参考标准，而更年期可降低睾丸激素水平，低剂量口服避孕药是性欲降低更主要的"罪魁祸首"。这种疗法可以提高性激素结合球蛋白水平，减少由卵巢产生的生物活性睾酮，从而消除睾酮在排卵期使性欲激增的作用。其他绝经的治疗性干预，如使用抗抑郁疗法，可能对性功能造成负面影响，其中包括降低欲望和性唤起能力。

因此，虽然对存在性功能障碍的绝经后女性与绝经前女性的治疗并非截然不同，但鉴于其独特的病理生理学，针对更年期症状的各种疗法可能对性功能有负面影响。任何性干预治疗，必须考虑到这些变量，并且必要时需要调整治疗方案。

# 第六节　非激素药物治疗女性性功能障碍

性功能障碍近来备受关注，流行病学、病理生理学和药物治疗方面开展了许多新的研究，既往的科学研究确认了磷酸二酯酶 V 型抑制剂口服药物的疗效，更是激起了研究者极大的兴趣，该类药物最初用于心脏病学实验，研究者通过"偶然和意外"的机会发现这类药物的副作用会使男性受试者产生勃起。

选择性磷酸二酯酶 V 型抑制剂在治疗男性勃起功能障碍中的成功提示了类似的药物可能也可以有效治疗女性性功能障碍，在女性性功能障碍领域开展研究和临床工作，其中的一个障碍就是没有明确的诊断方法。基础科学研究知识有限，尤其是性兴奋和性高潮的生物学机制尚未明确，但越来越明显的是，女性性功能障碍可能是一个有器官、组织基础的医疗问题，即使其风险因素可能包括心理和生理的问题。

选择性磷酸二酯酶 V 型抑制剂治疗男性勃起功能障碍的有效性使研究者对女性性功能障碍治疗的研究产生了新的兴趣。这些医学研究将为女性性功能障碍可能的原因及治疗方案提供希望。此外，治疗女性性功能障碍的临床医生已经开始考虑选择性磷酸二酯酶 V 型抑制剂作为治疗女性性唤起障碍的可选药物。

直到20世纪90年代，选择性磷酸二酯酶 V 型抑制剂已经彻底改变了性学。当时，生物疗法在治疗女性性功能方面的尝试有很明显的分歧，虽然这是毫无依据的，但心理治疗方法被广泛认可。

男性和女性治疗方法截然不同可能是基于女性性欲比男性性能力表现力更强，临床上对女性病理生理的认识不足成为其治疗的主要困难。显而易见的是，女性的性欲在心理上显得更复杂，更不易研究。

现如今，在女性性功能障碍治疗方面仍有三个不同的学派，分别主张心理治疗、生物治疗和心理-生物疗法。心理治疗和生物治疗在文化氛围上是相反的，并且经常发生冲突。前者认为，女性性功能障碍的药物治疗是一种过于简单化的治疗方法；相反，后者认为它是一种治疗选择，并缩短了治疗时间，然而心理治疗也总是试图用短程疗法触发行为改变达到治疗目的。

目前，医学和生理因素都被认为是造成女性性功能障碍的原因，包括以往的妇科操作导致阴道和阴蒂血供减少、分娩导致的盆底改变，或内分泌紊乱。磁共振成像结果表明，女性性唤起时主要在阴道前壁及阴蒂发生变化，一般认为，阴蒂起着性唤起过程的功能性作用，所有这些方面提示了药物治疗的途径。

对正常性功能涉及的解剖及年龄变化相关方面的理解，可帮助从业者更好地评估和治疗女性性功能障碍。为了持续深入了解女性正常性功能和性功能障碍，需要在基本的医疗条件和药物治疗方面有更多的教育和研究投入。

性唤起能力很大程度上取决于交感神经系统和非胆碱/胆碱能神经递质，如血管活性肠肽和一氧化氮能参与平滑肌松弛和增强生殖器血流，而各种激素也可能影响女性性功能。

至今尚无批准用于女性性功能障碍治疗的安全、有效的药物，有一些由药物生产公司赞助的研究用于观察激素和非激素制剂对生殖器组织、血管系统及外周和（或）中枢神经系统的安全性及有效性，磷酸二酯酶 V 型抑制剂是一种常用的非激素类药物制剂。

## 一、选择性磷酸二酯酶 V 型抑制剂

治疗男性勃起功能障碍的选择性磷酸二酯酶 V 型抑制剂的推出对理解男性性反应神经血管机制是一个巨大的进步。

在女性阴蒂海绵体，有从非胆碱/胆碱能神经和内皮细胞释放的一氧化氮，通过激活鸟苷酸环化酶，并增加细胞内的环鸟苷酸水平，调节细胞内钙，从而调节平滑肌收缩和勃起功能，磷酸二酯酶 V 型起着调节胞内环核苷酸水平的重要作用。选择性磷酸二酯酶 V 型抑制剂可通过高亲和性、完好细胞的选择性和在人体阴蒂海绵体平滑肌细胞的可溶性抑制环鸟苷酸水解，此外阴蒂和阴道组织也已找到磷酸二酯酶 V 型。

临床试验表明，选择性磷酸二酯酶 V 型抑制剂治疗女性性功能障碍有效。根据基础研究发现：人类阴蒂海绵体平滑肌肌张力可通过一氧化氮合成和释放进行调节，并且该途径依赖于磷酸二酯酶 V 型活性。性学领域的研究人员推测选择性磷酸二酯酶 V 型抑制剂可以对性唤起障碍的女性产生有益的临床效果。

在临床环境中，选择性磷酸二酯酶 V 型抑制剂对存在性唤起障碍的女性有增强阴道和阴蒂血流的作用，在过去几年里已经开展了许多应用选择性磷酸二酯酶 V 型抑制剂的研究，探讨了其对女性性功能的影响，其中包括绝经前或绝经后女性，以及健康的没有性功能障碍的女性和精神因素造成性功能障碍的受试者，这些研究的结果如下。

1. 绝经前研究　一项前瞻性研究对性唤起障碍女性使用选择性磷酸二酯酶 V 型抑制剂西地那非，通过记录其对女性性主观反应和生理参数的影响来确定它的安全性和有效性，生理测量包括记录性刺激基线前后和给予西地那非 100mg 后的生殖器血流量、阴道润滑度、阴道内的压力和生殖器快感。研究显示性刺激后上述生理测量值显著改善，性功能受试者的主要抱怨，包括兴奋减少、欲望降低、性生活满意度降低、难以达到性高潮、阴道润滑降低和性交痛，也都有显著改善。

对排卵周期和类固醇激素正常且无性欲减退的性唤起障碍的绝经前女性的双盲、交叉、安慰剂对照研究的主要结果显示，受试者可能从选择性磷酸二酯酶 V 型抑制剂的治疗中获益，表现为性欲、间接性高潮、性交时的愉悦及频率得到改善，而绝经后女性应用后症状没有明显改善。

2. 绝经后研究　另一项回顾性的非盲、非随机治疗绝经后女性性功能障碍的研究中，总体而言，只有 18.1% 绝经后女性有显著治疗反应，而阴蒂的不适和超敏感反应占

21%，不良反应包括头痛、头晕和消化不良。该数据显示，选择性磷酸二酯酶Ⅴ型抑制剂西地那非同样适用于有性功能障碍的绝经后女性，虽然阴道润滑度和阴蒂敏感度有改变，但总体未显著改善其性功能。必须注意的是，阴道充血不足和阴蒂勃起功能不全的绝经后女性是由内源性激素，如雌激素缺乏，导致血管功能障碍的病理生理变化，重要的是治疗绝经后性唤起障碍的女性时，还需要一定量的睾酮水平才能使其从选择性磷酸二酯酶Ⅴ型抑制剂使用中受益。

一项选择性磷酸二酯酶Ⅴ型抑制剂应用于接受雌激素但没有联合雄激素治疗的绝经后性唤起障碍女性的随机临床试验发现，其性兴奋没有显著改善。为了评估疗效，患者完成了生活满意度量表、性活动的事件日志，以及31项性功能调查问卷。为了评估安全性，不良事件数据均被记录，接受雌激素治疗女性和雌激素缺乏女性被诊断患有女性性唤起障碍，但分别只有46%和50%的女性存在主要症状，提示选择性磷酸二酯酶Ⅴ型抑制剂对生殖器的任何生理影响并不能使接受雌激素治疗或雌激素缺乏的广谱性性功能障碍（包括性唤起障碍）的女性的性反应得到改善。仅根据临床观察有生殖器性唤起障碍和性高潮障碍的过雌化绝经后女性应用选择性磷酸二酯酶Ⅴ型抑制剂无治疗效果，然而，通过光电容积脉冲波描记法检测显示低阴道脉冲响应的女性与有较高响应的女性比较，更能从选择性磷酸二酯酶Ⅴ型抑制剂中受益。因此，确诊为后天生殖器性唤起障碍的过雌化女性可能是一类特异群体，光电容积脉冲波描记法可能对其进一步测量有用，被公认的是雌激素疗法通常可改善绝经后女性的阴道上皮厚度和充血，但也由于抑制了黄体生成素、卵巢间质类固醇激素生成而降低了血清雄激素水平，因此绝经后女性、女性雄激素依赖性和其他原因所致女性性唤起障碍者不大可能通过选择性磷酸二酯酶Ⅴ型抑制剂治疗得到改善。

双盲、安慰剂对照研究证实了选择性磷酸二酯酶Ⅴ型抑制剂对有足够雌二醇和游离睾酮水平，或正在接受雌激素和（或）雄激素治疗的性唤起障碍的绝经后女性有治疗功效。有性唤起障碍、无性欲减退的女性性唤起障碍改善更显著，西地那非组与安慰剂组相比，在性唤起、性高潮和性交的总体满意度方面改善更显著，且未出现女性性欲减退的副作用。

3.健康女性功效研究　为确定选择性磷酸二酯酶Ⅴ型抑制剂对女性性通路的影响，并验证其安全性，开展的正常排卵周期、正常类固醇激素的无症状性功能障碍绝经前女性随机化、双盲交叉、安慰剂对照研究发现，相对于安慰剂，选择性磷酸二酯酶Ⅴ型抑制剂西地那非改善了性唤起、性高潮和性愉悦度。该研究的主要发现是选择性磷酸二酯酶Ⅴ型抑制剂可以改善整体性行为，患者在性欲的定性和定量方面，如多次性高潮，相对于预测基线值都有显著改善。大多数与使用选择性磷酸二酯酶Ⅴ型抑制剂相关的不良事件均存在血管舒张，如头痛或肠道反应、恶心或视觉影响，这些不良事件的发生率随着药物剂量增加而升高。总之，该研究表明，选择性磷酸二酯酶Ⅴ型抑制剂可通过不同的性途径作用于健康女性，改善她们的性体验。

选择性磷酸二酯酶Ⅴ型抑制剂也被发现在性欲刺激条件下对无性功能障碍的健康女性的阴道充血有加强作用，但没有与主观性兴奋相关的效果。无性功能障碍的女性被随机分配接受西地那非或安慰剂，受到性欲刺激后进行性兴奋主观测量的评估，在基线、中性和性欲刺激过程中连续记录阴道血管充血情况，每轮实验结束后，受试者被要求指定哪个治疗她们怀疑已经接受过。与安慰剂相比，选择性磷酸二酯酶V型抑制剂治疗会显著增加阴道血管充血，但患者主观的性兴奋体验没有明显差异，通过分析"疑似接受的治疗"发现显著增强的性兴奋和阴道湿润，被认为是选择性磷酸二酯酶V型抑制剂治疗所致，而不是安慰剂。

最近，有学者对健康、自然绝经的女性单次口服西地那非50mg后的子宫和阴蒂动脉血流进行了研究。通过对口服西地那非之前和服药后1小时的彩色多普勒超声进行对比，发现阴蒂和子宫的血流量在没有情色刺激的条件下也有所改善。

4.西地那非对精神类药物引起的性功能障碍作用的研究　无论精神类药物的类型如何，女性在使用选择性磷酸二酯酶V型抑制剂治疗后性功能显著改善，整体的性生活满意度提高；患者服用5-羟色胺再摄取抑制剂后性唤起、性欲改进及整体性生活满意度相比其他患者改善较少，而服用苯二氮䓬类药物的患者性欲和总体性满意度改善更为明显。

发病前和进展期的性功能障碍，特别是性高潮障碍患者，有或没有其他性功能障碍（即性欲减退、润滑困难或性交痛），使用选择性磷酸二酯酶V型抑制剂治疗，受试者报告抑郁、焦虑或两者兼有的情况改善持续4周以上，并报告其性功能障碍有一个完全或非常显著的逆转，包括性兴奋的有效时间和足够强度的性唤起、润滑度及性高潮。

此外，选择性磷酸二酯酶V型抑制剂似乎对绝经前性唤起障碍女性比绝经后女性更有效，这可以通过性激素在生殖器发挥的重要作用进行说明。西地那非对生殖器性唤起功能障碍的女性最有效（表8-5），这些研究表明，对其他性功能障碍，如性欲障碍，西地那非无明显作用，因此明确特定的性功能障碍类型是治疗的第一步。

表8-5　西地那非治疗女性性功能障碍的研究

| 作者 | 性欲 | 患者人群及数量 | 研究类型 | 测量 | 西地那非剂量（mg） | 女性性反应 |
|---|---|---|---|---|---|---|
| Berman等 | FSAD | 48名绝经后女性 | 前瞻性试验 | 生理 | 100 | 改善 |
| Caruso等 | FSAD | 51名绝经后女性 | 双盲、交叉、安慰剂对照试验 | PEQ | 25或50 | |
| Kaplan等 | 性障碍 | 30名绝经后女性 | 非随机、非盲试验 | FSFI | 50 | 不足 |
| Basson等 | FSAD | 577名雌激素治疗后女性 204名控制绝经后女性 | 随机、安慰剂对照试验 | GEQ和PSQ | 10或50或100 | 无效 |
| Berman等 | FSAD | 202名绝经后女性 | 双盲、安慰剂对照试验 | FIEI | 25或50或100 | 改善 |
| Caruso等 | 健康 | 50名绝经后女性 | 双盲、交叉、安慰剂对照试验 | PEQ | 50 | 改善 |
| Laan等 | 健康 | 12名绝经后女性 | 随机、安慰剂对照试验 | 生理 | 50 | 增强阴道充血 |
| Alatas等 | 健康 | 25名绝经后女性 | 非盲试验 | 彩色多普勒超声扫描 | 50 | 改善阴蒂血流 |

注：FIEI，女性干预疗效指数；FSAD，女性性唤起障碍；GEQ，全球疗效问题；FSFI，女性性功能指数；PEQ，个人经历问卷；PSQ，心理压力调查问卷。

## 二、多巴胺$D_1/D_2$受体激动剂

多巴胺$D_1/D_2$受体激动剂，如阿扑吗啡舌下含服，为勃起功能障碍的治疗提供了多巴胺能系统参与控制性功能的有力证据。用阿扑吗啡治疗勃起功能障碍并不总是有效，因为在人体内多巴胺是否确切参与性启动和生殖器性唤起是未知的，然而，每天摄入阿扑吗啡似乎是有效的，即使多中心和多种族研究需要确认小样本的研究获得的证据。相比之下，实验数据表明，在啮齿类动物交配行为的所有阶段，多巴胺均有意义，阿扑吗啡诱导雌性大鼠性唤起反应和明显的生殖器充血，发情周期中阿扑吗啡诱发反应的频率在大鼠卵巢切除后下降，揭示了其激素依赖性。

腹侧节段性支配区域多巴胺能通路的释放，与雄性大鼠交配或食欲相关。在交配时，视前区、下丘脑多巴胺能通路对突触释放起许可作用。值得注意的是，该多巴胺系统的参与不特定于性行为，反映了多巴胺普遍参与认知、综合和奖励过程的调控。基于其在运动活性的控制作用，黑质纹状体多巴胺能通路的完整性在交配行为中也是必要的，更具体地说，性功能是可能的多巴胺能通路，可能由脊髓内的骶副交感核作用于位于下丘脑的室旁核催产素神经元，触发生殖器唤起。

多巴胺引起的性兴奋在女性中尚未确立，一项双盲、交叉、安慰剂对照研究用以验证多巴胺$D_1/D_2$受体激动剂在性兴奋障碍与性欲障碍的绝经前女性是否有效：女性被随机分配到多巴胺$D_1/D_2$受体激动剂阿扑吗啡2mg或3mg组、药物洗脱组和安慰剂组。与安慰剂组相比，在性觉醒和性欲望的改善方面，每日摄入药物（阿扑吗啡2mg和3mg）是有效的。3mg阿扑吗啡组使患者获得了更好的性高潮，效果明显优于2mg组。多巴胺$D_1/D_2$受体激动剂组与基线和安慰剂组相比，患者在治疗过程中每日性享受和性满意度得分提高，主要不良反应是恶心、呕吐、头晕或头痛，但在安慰剂组中有两名女性的不良反应主要为头痛。

最近，有学者开展了一项随机、双盲、安慰剂对照研究，以评估绝经前性高潮障碍、性功能障碍女性振动器刺激、舌下含服阿扑吗啡3mg或应用安慰剂后的性反应变化。性反应的客观评价方法有多普勒超声、主观自我报告的问卷。结果显示在阴蒂血流动力学变化方面，多巴胺$D_1/D_2$受体激动剂组比安慰剂组高，但性高潮时多巴胺$D_1/D_2$受体激动剂组与安慰剂组无差异，可能是由于混杂因素，如学习情况、缺乏亲切感和单个阿扑吗啡剂量等。

总之，多巴胺$D_1/D_2$受体激动剂可能是性唤起障碍、性欲障碍女性的有效治疗药物。目前，正在研究应用多巴胺$D_1/D_2$受体激动剂的鼻内制剂治疗女性性功能障碍的疗效。多巴胺激动剂可能是一个潜在的治疗女性性功能障碍的有效药物。

## 三、其他药物

已有的药物研究很少关注中枢神经系统靶向作用，安非他酮治疗绝经前女性性欲障碍有益。安非他酮是一种有效的解毒剂，可治疗选择性5-羟色胺再摄取抑制剂诱导的性功能障碍。在安慰剂对照试验中，与安慰剂相比，安非他酮增加了性欲和性活动的频率。各种药物，如L-精氨酸、育亨宾（又称壮阳碱）、酚妥拉明和前列腺素$E_1$对女性性功能障碍的疗效仍在进一步研究中。在一项随机、双盲、三向交叉研究中，口服一氧化

氮前体 L- 精氨酸和 $\alpha_2$ 受体阻滞剂育亨宾组相比安慰剂组，绝经后性唤起障碍女性主观和生理性阴道唤起脉冲增加。

已开始使用海绵体内注射酚妥拉明来治疗勃起功能障碍，它是组合的 $\alpha_1$ 和 $\alpha_2$ 受体阻滞剂。一项单盲、剂量递增设计试验研究的结果指出，在所有测量的性唤起中，口服酚妥拉明有积极作用，患者自我报告阴道润滑和性快感改善明显（所有受试者都接受了单次口服酚妥拉明 40mg 和安慰剂）。为研究依赖变量，评估测量包括阴道脉冲幅度（通过阴道光电容积描记术检测）、性反应的自我报告，并以患者的不良事件为基础，安慰剂组与 40mg 酚妥拉明组女性阴道的光电生理容积显著不同，因此酚妥拉明可能作为使用雌激素治疗的绝经后女性性唤起障碍的治疗药物。

目前，正在研究阴道内使用前列腺素 $E_1$ 治疗女性性功能障碍的疗效。有一项研究对女性性唤起障碍患者局部使用前列腺素 $E_1$ 霜剂的功效进行了评估，每名受试者使用单剂量的阴道内安慰剂后，每间隔 2 周应用 3 个不断加量的阴道活性药物，然而，阴道脉冲幅度的光电容积脉冲测量不能证明其疗效。同样，在一项随机、双盲、安慰剂对照研究中，性唤起障碍女性在性交 6 周前于会阴部和阴道应用 500g、1000g 或 1500g 前列腺素 $E_1$ 或安慰剂霜剂，性唤起成功率在前列腺素 $E_1$ 1000g 组最高、500g 组最低，但 3 种剂量的药物反应与安慰剂相比无差异。然而，局部应用 1g 0.2% 前列腺素 $E_1$ 凝胶后，彩色多普勒超声测量阴蒂血流动力学变化的研究表明，其收缩期峰值速度和舒张末期速度有所增加，阴唇和阴蒂充血。此外，性兴奋和性高潮障碍的女性局部应用前列腺素 $E_1$ 后似乎阴蒂海绵体动脉的血运更充分。女性性功能障碍的药物治疗研究见表 8-6。

表 8-6　女性性功能障碍的药物治疗研究

| 作者 | 性欲 | 研究类型 | 测量评估方法 | 药物 | 女性性反应 |
|---|---|---|---|---|---|
| Caruso 等 | HSDD FSAD | 双盲、交叉对照试验 | PEQ | 阿扑吗啡 | 改善 |
| Bechara 等 | FSOD | 双盲、随机、安慰剂对照试验 | FSFI 和彩色多普勒超声 | 阿扑吗啡 | 改善 |
| Segraves 等 | HSDD | 非盲试验 | 问卷 | 安非他酮 | 改善 |
| Clayton 等 | SSRI 导致的 FSD | 安慰剂对照试验 | 问卷 | 安非他酮 | 改善 |
| Meston 等 | FSAD | 双盲、随机、交叉对照试验 | 光电容积描记术 | 育亨宾和 L- 精氨酸 | 改善 |
| Rosen 等 | FSAD | 单盲、安慰剂对照试验 | 光电容积描记术 | 酚妥拉明 | 改善 |
| Rubio-Aurioles 等 | FSAD | 安慰剂对照试验 | 光电容积描记术 | 酚妥拉明 | 5- 羟色胺受体依赖 |
| Islam 等 | FSAD | 双盲、交叉对照试验 | 光电容积描记术 | 前列地尔 | 无效 |
| Padma-Nathan 等 | FSAD | 双盲、随机、安慰剂对照试验 | FSEP 和 FSFI | 前列地尔 | 剂量效应 |

| 作者 | 性欲 | 研究类型 | 测量评估方法 | 药物 | 女性性反应 |
|---|---|---|---|---|---|
| Becher 等 | 健康 | 非盲试验 | 彩色多普勒超声 | 前列地尔 | 增加阴唇和阴蒂血运 |
| Bechara 等 | FSAD 和 FSOD | 非盲试验 | 彩色多普勒超声 | 前列地尔 | 增加阴蒂血运 |

注：FSAD，女性性唤起障碍；FSD，女性性功能障碍；FSEP，女性性遭遇；FSFI，女性性功能指数；FSOD，女性性高潮障碍；HSDD，性欲减退症；PEQ，个人经历问卷；SSRI，选择性5-羟色胺再摄取抑制剂。

## 四、总结

性功能障碍包含了生理和心理两方面的问题，并且存在多因素的病因。已经进行的选择性磷酸二酯酶Ⅴ型抑制剂和多巴胺$D_1/D_2$受体激动剂的研究显示，这些药物对治疗特定女性性功能障碍可能有用。我们正处在一个治疗女性性功能障碍的新时代，而在这一领域，新药的开发有可能会改善女性性功能障碍的治疗情况。

目前具有潜在治疗作用的女性性功能障碍治疗方案包括激素药物疗法等，性治疗师们发现，整合辅助药物性治疗可以加快治疗进程，改善预后。随着新药的开发和批准应用，医疗和非医疗性治疗的机会将会增加。迄今为止，对接受药物治疗的性功能障碍女性的研究结果不一，这可能是女性性功能障碍病因复杂的结果。药物治疗并不是对所有的性功能障碍都有效，需要进行准确分组，并且人们开始考虑综合治疗性功能障碍，而不只是对症治疗。

# 第七节 性交痛相关前庭病变的处理

据统计，10%～15%的女性受性交痛的困扰，性交痛引起的注意力分散和不满意的性生活严重影响着女性及其伴侣的生活质量。目前有多种关于性交痛的病理生理学假说，相应也有多种治疗手段。性交痛患者经常需要咨询多名医生，经过病史询问和体格检查，接受多种保守的药物治疗或行为指导治疗，但这些治疗均缺乏循证医学证据的支持。文献报道了20多种女性性交痛的治疗手段，包括局部使用激素、干扰素、辣椒素、利多卡因、阿米替林，以及阴道内物理治疗、认知行为治疗、生物反馈治疗、针刺疗法及饮食调整等。已发表的关于这些治疗的安全性和有效性研究，大多数都是小样本、非随机的，且缺乏安慰剂及对照组。

女性性交痛的阶梯治疗是十分必要的。这种阶梯治疗应该首先鼓励创伤最小的方法，如果保守治疗无效，再考虑创伤更大的治疗方法（如手术）。需要注意的是，目前有很多关于手术治疗女性性交痛安全性和有效性的报道，这些报道将为有困惑的患者提供参考信息，帮助她们做出明智的治疗选择。

本节将讨论前庭病变导致的女性性交痛。前庭病变包括阴蒂、阴蒂包皮、阴唇系带、大阴唇、小阴唇、尿道口、前庭大腺、前庭小腺及处女膜的结构或功能障碍。本节旨在为临床医生治疗因前庭病变引起性交痛、经保守治疗失败而考虑选择手术治疗的患者时提供指导。

## 一、前庭的解剖学及胚胎学

外阴前庭是指 Hart 线和处女膜之间的组织。Hart 线是前庭鳞状上皮与小阴唇角质化上皮转变的标志。前庭前界为阴蒂，后界为阴唇系带。

女性生殖器的胚胎学起源十分重要，在胚胎发育的第六周，原始性腺开始分化，形成生殖嵴，中肾管与生殖嵴和副中肾管毗邻。副中肾管底部与对侧的副中肾管融合形成子宫阴道原基。副中肾管上端形成子宫体和子宫颈，副中肾管下端形成阴道的上 4/5，阴道的下 1/5 来源于尿生殖窦。副中肾管最尾端与尿生殖窦相接，形成副中肾结节。尿生殖窦上皮增生，形成的环状薄膜是阴道外口。阴蒂起源于生殖结节。大阴唇起源于生殖隆起。小阴唇起源于生殖褶。

本节重点介绍的前庭起源于尿生殖窦的尾端。前庭的黏膜也起源于尿生殖窦，因此前庭在组织学上与同样起源于尿生殖窦的尿道和膀胱相似，而与由副中肾管分化而来的阴道黏膜不同。同样，前庭在组织学上与由生殖结节分化而来的阴蒂和阴唇也是不同的。

## 二、前庭相关的性交痛

有些性交痛患者是由于存在前庭的器质性病变，这些情况包括阴蒂、阴蒂包皮、阴唇系带、大阴唇、小阴唇、尿道口、前庭大腺、前庭小腺及处女膜在内的前庭区性交痛。

最常见的前庭病变是外阴前庭炎综合征，也被称为前庭痛或前庭腺炎，它被认为是导致绝经期女性性交痛的最常见原因。外阴前庭炎综合征由 Thomas 于 1880 年首次在医学文献中提出："供应外阴某些部位黏膜的神经过度敏感化，病源位于前庭。"1978 年，Friedrich 描述了外阴前庭炎综合征的三个诊断标准：前庭触痛、前庭红斑（常位于前庭大腺和前庭小腺开口处），以及试图将阴茎、窥阴器、棉塞等插入阴道时引起剧烈疼痛。

## 三、外阴前庭炎综合征的病理生理学

尽管有数百万女性受外阴前庭炎综合征的折磨，但是目前关于外阴前庭炎综合征潜在的病理生理学研究非常少。最近，在美国国立卫生研究院的资助下，关于外阴前庭炎综合征病理学机制的研究有了新的进展，并取得了一定的成果。Bohm-Starke 及其团队用 PGP 9.5 免疫组织化学法证明：外阴前庭炎综合征患者的前庭黏膜上皮内神经末梢存在增生。此外，通过检测这些神经末梢内的神经肽，发现这些神经末梢中仅含有降钙素基因相关肽，而降钙素基因相关肽仅存在于 C 纤维伤害感受神经末梢。Bornstein 及其团队证实了以上结论，并通过计算机辅助的自体移植证实：外阴前庭炎综合征患者前庭的神经纤维总数较对照组女性高 10 倍。这些增多的 C 纤维伤害感受神经末梢可能可以解释外阴前庭炎综合征患者在接触前庭时发生的异常性疼痛和痛觉过敏。

## 四、手术治疗外阴前庭炎综合征

Woodruff 于 1983 年首次提出用手术治疗外阴前庭炎综合征，称为"改良的会阴成形术"。此后，已有不同的病例分析报道，这些报道描述了多种不同的手术方式，并在手术切除和重建前庭治疗外阴前庭炎综合征的基础上做了改进。

在早期的手术过程中，Woodruff等沿半圆形切除部分会阴部皮肤、外阴前庭的后部黏膜及后部的处女膜环。随后，出现了一些改良术式，相对减少了手术的创伤。尤其有一种被称为外阴前庭切除术的手术，其后部的手术范围仅为阴唇系带，而不切除会阴部皮肤，拉出3cm的阴道黏膜并与会阴部皮肤缝合。彻底的外阴前庭切除术要切除邻近尿道的黏膜，然而改良的前庭切除术仅切除前庭后部的黏膜。

为了进一步减少外阴前庭炎综合征手术的创伤，一些医生推荐前庭成形术，即切除疼痛的局部前庭黏膜，而不涉及阴道。另外，前庭切除术或会阴成形术需在全身麻醉或手术部位的区域麻醉下进行，而前庭成形术在局部麻醉下即可完成。在手术前，用棉拭子定位前庭的疼痛部位，用笔标记前庭疼痛的范围，局部注射含肾上腺素的1%利多卡因，用手术刀切除表面的黏膜，包括处女膜底部的组织，用4-0微乔线间断缝合切口。

在会阴成形术和前庭切除改良术中，阴道黏膜覆盖前庭大腺开口，因此也增加了术后前庭大腺囊肿的发生率。有些医生推荐会阴成形术或前庭切除术中切除前庭大腺，然而，另一些医生尤其反对预防性地手术切除前庭大腺，因为前庭大腺囊肿发生率仅1%，而术中切除前庭大腺会增加手术出血及瘢痕形成。

有研究提出用激光手术治疗外阴前庭炎综合征。有一项研究应用二氧化碳激光烧灼前庭黏膜，深度为1cm。这种技术成功率有限，且常导致前庭炎加重。最近，出现了一种创伤性更小的激光，具有更少的手术并发症和相对稍高的手术成功率。但总体而言，激光手术相对手术治疗具有较低的成功率。

大多数学者认为没有一种手术技术能适合所有的外阴前庭炎综合征患者，手术医生要根据患者的症状，个体化地选择最适合患者的创伤最小的手术方案。例如，如果患者仅限于前庭某部位疼痛，前庭成形术是最佳的手术方案。然而，如果患者整个前庭存在异常性疼痛，且后部的阴唇系带反复撕裂，会阴成形术则是最正确的选择。

不同的研究和医生采用的缝合方法不同。然而，已采用改良的缝合技术来减少血肿、瘢痕、阴道狭窄和伤口裂开的发生。Mannoff等对前庭切除术做了很多改进，在减少手术并发症的同时增加了手术成功率，特别是将拉伸的阴道皱襞用3-0微乔线经褥式缝合固定于相应位置。褥式缝合能够减小缝合线的张力，进而降低伤口裂开的风险。褥式缝合还应保持从前往后的缝合方向，以防止阴道直径缩小。另外，靠近会阴部的阴道部分要用4-0微乔线间断缝合来预防血肿和切口裂开的发生。

外阴前庭炎综合征手术治疗的成功还依赖于充分的术后护理。手术结束后，用冰袋外敷能够预防肿胀、减轻疼痛。术后数天后坐浴可以帮助减轻术后疼痛并预防感染。术后4～8周是手术伤口愈合期，应避免体力活动，且有效预防切口裂开。鼓励术后密切随访并接受正规医疗机构女性盆底功能障碍的专业治疗。在治疗师和盆底肌电生物反馈的作用下，在手术切口愈合后还可应用阴道扩张器帮助患者恢复正常性功能。

术前要向考虑接受手术治疗的患者充分告知前庭成形术、前庭切除术及会阴成形术的手术并发症（尽管并发症很少发生）。手术风险随手术过程创伤性的增加而加大。手术并发症包括出血、感染、疼痛加重、血肿、切口裂开、阴道狭窄、瘢痕形成、前庭大腺囊肿形成等。恰当的手术技术可以减少这些手术并发症的发生。患者经药物保守治疗、心理治疗或物理治疗失败后，可考虑行手术治疗。

### （一）手术治疗外阴前庭炎综合征的文献回顾

由于缺乏标准术式对照试验，很难评估不同手术策略的风险和益处。本部分回顾了手术治疗外阴前庭炎综合征的33篇英文文献。统计显示，在纳入的33项研究中有29项研究的手术成功率大于80%。然而，这些研究不具有可比性：文中用来描述不同手术过程的技术和术语不尽相同，不同的研究者对完全不同的手术操作冠以相同的手术名称；通常对相同症状患者的手术处理都不同；手术成功的评价标准多未做详细说明，且很少规范地评价手术的成功；对手术成功的评估常常是非盲的，存在偏倚且具有很强的主观性；未提及分组患者的纳入标准，很多研究未区分不同类型的前庭炎（原发性或继发性前庭炎，持续性疼痛或刺激后疼痛）；随访时间差异巨大，甚至同一组患者的随访时间也不同，且鲜有长期随访。因此，也很难评估外阴前庭炎综合征患者术后的复发率。

手术治疗以疾病病理学为基础。有一种关于外阴前庭炎综合征病理生理学的假说认为：此类患者的前庭黏膜内含有增多的神经末梢，导致前庭组织处于极度敏感状态。手术能够消除症状是因为切除了含有增生的神经细胞的前庭黏膜。前庭的胚胎学起源不同于阴道的胚胎学起源，因此用阴道拉伸手术重建前庭后症状复发率极低。

手术治疗外阴前庭炎综合征有效解决了超过一半患者的性交困难问题，此外，剩余患者中近2/3也得到了缓解。手术治疗外阴前庭炎综合征具有较高的患者满意度。

### （二）手术治疗其他前庭相关性交痛

前庭组织结构或功能障碍均可导致性交痛。例如，阴蒂包皮过长可能导致阴蒂腺炎伴性交痛。如果抗真菌药等保守治疗失败，可能需要进行背侧缝合术。阴蒂肿瘤也会引起疼痛。阴蒂包皮内皮脂腺囊肿可引起严重疼痛及包皮肿胀，此时需要行囊肿切除术。

前庭或外阴的皮肤疾病经局部激素保守治疗失败后也可能需要手术治疗。会阴成形术可用来治疗外阴硬化性苔藓和外阴慢性皮肤病变。外阴硬化性苔藓引起的慢性感染常导致后部阴唇系带和会阴部瘢痕，从而破坏外阴的结构。Rouzier等报道了62例患者因外阴硬化性苔藓导致的阴道狭窄，行会阴成形术后90%的患者性功能得到显著改善。会阴成形术还可成功地用于反复特发性后部阴唇系带撕裂患者，手术可扩大阴道口。然而简单地切除反复发生的裂缝可能导致阴道口狭窄。尿道下垂也可能是前庭疼痛的原因。局部雌激素治疗等保守治疗失败后，手术可能是可行的选择。前庭大腺囊肿可表现为前庭疼痛，行袋形缝术可消除前庭疼痛。

## 五、总结

在女性性交痛的分步处理过程中，首先推荐保守治疗。心理治疗、药物和物理治疗失败后，手术是治疗女性性交痛的安全、有效手段。导致女性性交痛的最常见原因之一是外阴前庭炎综合征。手术治疗外阴前庭炎综合征的安全性和有效性数据有限。然而，关于保守治疗（心理治疗、药物、物理治疗）外阴前庭炎综合征的安全性和有效性的研究也很有限。尽管手术有感染、瘢痕形成、疼痛加剧、前庭大腺囊肿形成、结构破坏、术后症状复发等风险，但现有文献显示这些风险的发生率很低。

（杜　梅　吴意光　周　旭　邱晓兰　樊莉琳）

# 第九章
# 不同专业在女性性功能障碍诊疗中的作用

## 第一节　初级保健及内科临床医师的作用

性科学是一个包含了个人才智和情感因素、个人发育水平、社会风俗习惯和生物结构等众多方面的整合体。性影响着人们生活的方方面面，如人的喜怒哀乐、自信心及人际关系。它的研究领域包括伴侣之间的亲热、自慰、宗教与风俗对性的看法及人们对性认知和定位。性的表达需要一些技巧，这些技巧包括一些心理和生理经过复杂整合后的行为。人类性反馈的表现方式多种多样，因此容易出现性功能障碍。人们往往理所当然地认为初级保健医师应当去解决这类复杂的问题，另外患者希望内科临床医师也可以为他们提供帮助。

本节将围绕初级保健及内科临床医师如何探索、评估和处理女性性功能方面的问题进行探讨。在门诊医疗保健中，针对女性性功能障碍的内科和家庭医疗保健应该受到重视。在实际临床工作中，内科医师、妇科医师、泌尿科医师、儿科医师和精神科医师经常处理这类相关问题，并且相关原理和方法都可以被应用到这些医疗机构中去。下文我们将介绍有关性功能障碍筛查和初级医疗保健的方法，包括性生活史、生物-心理-社会模式、体格检查、实验室检查和诊断性试验、分类，以及如何治疗和转诊。

## 一、社区和临床就诊人群中的流行病学研究

社区样本的调查显示，女性人群中存在的性问题相当常见。早在19世纪初，Spector和Carey就经过调查得出结论：在所有年龄段的女性性活跃者中有20%～63%存在性功能障碍。1999年，一项由Lauman等学者进行的"18～59岁成人性行为调查研究"所获得的分析结果显示，43%的女性存在性问题，并且对她们的生活质量造成了消极影响。一项于2001年由Simons和Carey通过整理大量文献发表的综述显示：在社区中有7%～10%的女性存在性高潮障碍，并且其他方面的性功能障碍的当下流行病率很难估计，因为有关这方面的研究在试验设计方法上千差万别。

此外，虽然进行了很多研究，但Simons和Carey没有对性功能障碍和有意义的性功能障碍疾病进行区分。他们将在瑞典进行的一项流行病学调查研究作为例子：在这项研究中，他们对存在性功能障碍的人群与认为性功能障碍是问题的人群进行了对照研究。例如，仅有45%存在性高潮障碍的女性认为性功能障碍的确是个问题，并且给她们带来了心理压力；女性性高潮障碍的年流行病率为22%，但是因性高潮障碍而造成心理压力的女性仅有10%。在2004年的一篇综述中，Lewis等学者报道认为40%～45%的成年

女性存在至少一项性功能障碍，并且性欲低下的发生率从50岁前的10%上升到74岁的47%。其中，8% ～ 28%的女性存在性唤起障碍和生殖道润滑困难，2% ～ 20%的女性存在性交困难。在各年龄段的女性中，至少有25%存在性高潮障碍，并且有报道显示全球有6%的女性存在阴道痉挛。

Simons和Carey的综述中提到，在初级保健门诊和性医学门诊中，性功能障碍的发病率会相对更高一些。然而，这些数据的获取存在方法学问题，而且也没有应用统一的标准。仅有少数人在研究中利用了DSM-Ⅳ中关于性功能障碍疾病的诊疗标准，即性功能障碍导致了人际关系困难或者个人心理压力；不存在另外一种主要疾病、身体状况或者某种物质产生的生理作用。DSM-Ⅳ系统是用来对精神类疾病进行分类和诊断的，它在医疗机构中的应用相当有限。2000年，Basson等共同发表了一篇国际共识声明，其中提出了一个新的诊断女性性功能障碍疾病的统一标准。这一分类系统作为疾病诊断的一个共同组成部分，既可以应用于器质性性功能障碍疾病，也可以应用于心因性性功能障碍疾病。尽管此声明号召研究实验更明确地描述临床端点和得出的结果，然而后续很少有研究应用这些新的分类方法来精确计算临床就诊人群中的发病率，包括Lewis等所做的一些研究也不例外。此外，就连那些经过很好验证的调查表也没有被统一地应用于现有的研究中，如女性性功能指数调查量表、标准生理参数检测和阴道光电容积描记术等。

虽然临床数据的准确性十分有限，但是通过大量的研究还是可以得出结论：女性性功能障碍问题逐渐突出的同时往往伴随着一些特定的内科疾病和社会心理因素。内科和精神方面的风险因素及伴随疾病包括一般健康状况、糖尿病、心血管疾病、泌尿生殖系疾病、乳腺和妇科肿瘤、慢性疾病和精神疾病等。社会因素包括低教育程度、低社会地位、恶化的社会和经济地位及性创伤史等。

## 二、筛查和检出

虽然性功能障碍性疾病非常普遍，但仅有10% ～ 20%受到相关疾病影响的女性主动向临床医师陈述相关病情。由于临床医师也很少筛查性相关疾病，因此此类疾病的检出率也很低。一项在英国大众人群中进行的关于普查性功能障碍疾病的调查分析结果表明，在177名被调查者中，大多数患者（70%）认为性方面的相关问题更适合由全科医师来询问。尽管女性性功能障碍的发病率高达42%，然而仅2%的内科医师记录过性相关问题。确实，优化筛查程序可以改善性功能障碍疾病的识别率。在一项研究中发现，临床医师接受性病史筛查的培训后，其53%的患者会陈述自己存在的性相关问题。大多数患者认为性相关问题应该成为问诊的一部分。这些数据表明了性相关问题的高发病率，通过对临床医师进行性病史采集的训练，性相关疾病的检出率会大大提高，并且患者也很乐意探讨此类问题。

尽管有50%的患者在被询问是否存在性相关问题时的回答是肯定的，但不是所有人都愿意接受治疗。通常，在因性功能障碍而感到压力的女性中只有不到一半的人符合性功能障碍疾病诊断标准，并且需要对其进行临床干预。对于初级保健医疗人员来说，如何去发现已存在的性相关问题、识别哪些问题需要进一步评估及哪些患者可以获益，而不是被动地去解决这些问题，这些仍然是个挑战。

### 三、解决性相关问题困难重重

缺乏相关技能知识、不恰当地使用性相关词汇、担心围绕性问题的探讨可能带来的影响及对于开启"潘多拉魔盒"的恐惧，这些都可能使得医师在采集病史时不愿意探讨性相关问题。青少年患者和成年患者均表示，临床医师在探讨性相关问题时往往表现不自在，并缺乏必要的、有效的交流技巧。Israeli在他的研究中对参与一个家庭及全科医疗研讨会的179名初级保健医师进行调查发现，尽管79%的调查对象认为初级保健医师应该解决大部分性相关问题，但实际上仅有50%或更少的医师对患者存在的性功能障碍进行了治疗。他们认为性功能障碍的患者中仅有12%是女性，并且认为治疗性相关问题的困难关键在于时间不充裕（62%）和相关知识的欠缺（47%）。

医师采集病史时，在保持客观的态度，以及将自身与患者持有的信仰和价值观分开方面也可能遇到重重困难。有可能他们所掌握的性经验也很有限，他们也有未解决的性相关问题或者担心在询问过程中对患者产生性欲冲动。

患者担心医师忽略自己的性相关问题或者这类话题会使医师感到尴尬，因此当医师提起这类话题时患者往往心存感激。患者有可能会忽略一些治疗，或者担心这些治疗的副作用和治疗后可能会出现的不良结局。Gott和Hincliff对一个英国大众医疗机构内老年女性寻求性相关疾病治疗过程中遇到的困难进行了研究，研究结果表明：50～92岁的老年女性在寻求治疗的时候面临的最大障碍是医师对待晚年性相关问题的不端正态度，他们往往将出现的性相关问题归因于机体的"正常老化"、羞愧、尴尬和恐惧，甚至认为这类问题"不要紧"，并且也缺乏处理相关问题的必要知识储备。

医师和患者间谈到性问题的时候不应该感到不适，这个障碍可以随着医患双方教育程度的提高而解除。医师通常没有接受过性医学和采集性生活史的相关必要培训，初级保健医师认为他们有解决这类问题的义务，并且需要更多的培训来弥补知识的匮乏。在处理性相关问题的时候，医师可以通过将日常工作中的性健康问题融入他们的实际诊疗过程中，与同事分享相关案例或者去探索性的相关知识，从而使自己在处理性相关问题时更加从容。

### 四、性功能和性忧虑

患者时常会询问医师自己的性相关问题到底是否为性功能障碍。人的性欲是自发的，并且性行为的表达方式千差万别。世界卫生组织已经从生物、心理和社会三方面对性行为进行了全面的定义。生物方面包括性发展过程的惯常顺序及经历性反应周期的生理能力。心理方面包括性心理的成熟及进行性行为的心理准备。社会因素与性行为的社会准则相关联，因为它是相对于个人的性表达来说的。

性反应周期（包括性欲期、性唤起期、性高潮期和性消退期，相当于一个线性相关模型），对于理解性的生理功能来说是一个标准化框架，然而这个研究途径已经受到了Tiefer、Basson等一些学者的质疑，他们认为这个模型做出了男性和女性具有相同性经历的假设，但是事实并非如此，女性的性反应并不总是遵循这样一个既定顺序来进行的。例如，许多女性只有在受到性刺激并进入到性唤起阶段时才感受到性欲的冲动。一方面，性反应周期模型可能太过"聚焦于生殖器"且存在局限性，它将异性性交定义为标准的性体验，但实际上许多女性是通过其他一些行为来获得性满足和性快感的；另一方面，女性可能并不把性当作使亲密关系获得满足的不可或缺的部分。性反应周期模型可能没有充分考虑多种多样的性表达方式，也没有足够重视交流方式和保护隐私，这两方面都对女性性满足的获得至关重要。内科医师可以通过了解，整合出有关女性性生理的另一种观点，从而提升与女性患者探讨性问题的质量。

尽管传统的性功能障碍疾病十分普遍，但在初级医疗保健中更加常见的是性忧虑。女性可能对于性生活的频率、获得性高潮的方法、自慰及性幻想等方面存在一系列疑问。女性可能会对性交流、性观点或价值系统的不同、性取向及性在她们与性伴侣整体关系中的地位产生担忧。她们可能在青少年时期就缺乏有关性功能问题的知识启蒙；性也会随着年龄、躯体疾病、残疾、药物治疗、妊娠、哺乳或不孕而发生变化。

全科医师可以通过使用医学观点阐释、提供宣教、给予建议和安慰等方法在性相关问题上发挥至关重要的作用。接下来将围绕几个最普遍存在的问题进行详细的阐述。

### （一）自慰

从医学的观点来看，自慰是一种普通被采用的且普遍存在的正常性行为。它具有生理安全性，并且可以提供个人的性体验和性自尊。但若人们将它与负罪感联系在一起，或者强迫应用它来避免性亲密时，它就会是有问题的。

### （二）性生活频率

性生活的频率非常宽泛，可以从每月1次到每日数次不等。性伴侣在频率上需求的不一致可能会导致人际关系的冲突。

### （三）性幻想

只要人们不产生骚扰或侵犯他人等可能引发更深层面的精神心理问题的想法，性幻想就是正常的。

### （四）阴蒂刺激

大多数的女性需要用手或者口给予生殖器直接刺激来达到性高潮。有大约1/3的女性仅仅通过刺激阴蒂即可获得性高潮，而其他部分女性则通过阴道插入来帮助获得性高潮；还有一些女性则同时需要这两种形式的刺激来帮助获得性高潮。

### （五）同性恋

大多数的女同性恋者不希望她们的性取向受到质疑或者被改变，然而一些女性在"走出去的过程"（向同性恋生活方式转变的性别认同的形成和演化过程）中的确需要外界的支持来支撑。这一群体同样具有与普通人群相似的性问题发生率，并且也拥有相当多的性焦虑。有大约1/5的成年人曾经有过至少一次同性恋的遭遇，但这些人可能并不认为自己是同性恋者。

### （六）性随着年龄变化而变化

随着年龄的增长，女性的阴道肌肉张力和伸缩力会下降，阴蒂对外界刺激的反应时间会延长，并且在刺激的过程中乳房体积的增加会逐渐消失，最终的结果是，她们需要更多的生殖器直接刺激和更多的时间来唤醒性欲。随着更年期的到来，性激素水平逐渐下降，这可能是造成生殖器萎缩和性交困难的原因。有针对性地对这些症状进行适当的治疗往往可以恢复性功能。获得性高潮的能力是随年龄增长而降低的，并且阴道紧缩的次数和强度也会随着年龄的增长而下降。对于更年期女性来说，维持性生活最关键的因素是有性伴侣，并且自身身体状况良好。许多女性在70岁以后仍然继续享受性生活的乐趣；随着性生理的改变，她们可能会将关注的焦点从性交逐渐转移到其他形式的身体上的性亲密方式。内科医师可以提供有关如何适应这些生理变化的信息和建议。

### （七）性交困难与性交障碍

如果性相关问题已经导致患者内心的痛苦或者造成了性伴侣间的矛盾冲突，则其就可能演变为性交困难或性交障碍。在社区和初级医疗保健机构的样本中，性交困难比经典的性功能障碍更加常见。1978年，Frank等学者在对婚姻满意度高的夫妻进行调查时发现，63%的女性报告说有性唤起或性高潮障碍，更甚的是其中"性交困难"的比例可高达77%。一项在英国大众就医人群中的调查显示，43%的人存在性功能障碍，这一比例小于感觉"性得不到满足"者的比例，即有68%的女性至少有过一次如性逃避、性频率不足和缺乏交流互动等烦恼。

## 五、多维度入手解决性功能障碍

我们将性反应周期（性欲期、唤醒期和高潮期）及其影响因素（即生物因素、心理因素、社会因素及易感因素、诱发因素、持续因素）分别作为一个单独的相并将其结合在一起组成一个模型，通过这个模型，初级保健医师可以很好地理解性相关问题。这个三维模型为分析性相关问题提供了一个研究框架。如下的一些观点可能会有所助益。

（1）当不存在生理疾病时，心理问题也可以导致性功能障碍。

（2）几乎所有的器质性疾病都会引发心理反应，如表现焦虑和"旁观者"（即在性行为过程中强迫自我观察），这些都不可避免地加重了性功能障碍情况。

（3）正常的性功能和性功能障碍可以成为一种可学习的现象，前提是行为的调控和懂得克制。

特定的表现可能会有助于将器质性病因与心理性病因区分开来，大多数由全科医师处理的性相关问题是多因素导致的，尤其是那些患有复杂内科疾病的老年患者。最好的方法是识别并将注意力集中于那些经得起干预检验的原因和诱因。

### （一）女性性功能障碍的评估

围绕以上提到的诱发原因和影响因素进行详细的探讨，性病史和分类、内科病史、体格检查及生理化验等在相关章节都有描述。有关女性性功能障碍的实用方法的特定建议将会在初级医疗保健机构中被重点强调。

### （二）性生活史的采集

性病史可能暴露出有关女性的许多问题，性相关问题是一项非常重要的议题，但却往往容易被忽视。筛查性相关问题的病史的目的是检出那些造成女性患者焦虑的性功能障碍疾病。性生活史的采集可以包含在内科问诊之中，临床医师认为在问诊的过程中顺其自然地提出这类问题会更妥当。例如，当讨论话题涉及泌尿生殖器官的系统回顾、社会经历或一段社会关系时，提问的机会就来了。临床医师可以通过使用一段征求患者许可的对话来作为询问性相关问题的开场白，并且让人觉得这类问题是普遍被询问的。例如，"请问我可以询问您一些每位患者都会被问到的问题吗"，询问者可以判定一位患者是否与他人保持性关系，并询问性关系的性质类型，如"您是否有真正意义上的性关系""这段性关系是怎样维持的""在这段关系中是否发生过性关系"。有关性功能障碍疾病筛查的问题可能包含"请问您对您的性功能满意吗""请问您的病影响您的性生活吗"。临床医师也可以评估患者对疾病的心理反应，这些心理反应虽然不直接影响性功能，却可起到意义非凡的提示作用。例如，接受乳腺切除术的女性由于感觉自己的外貌受到损毁，可能会觉得羞耻或害怕被抛弃。

在性生活史的采集中，询问者可以将性反应周期作为指导，引导患者通过一个典型的性经历过程来讲述性病史。我们应该学会追溯问题的源头，因为一个阶段中的性功能障碍往往是由另一个阶段的性功能障碍导致的（如阴道干涩可能会导致性交痛，从而使性欲减低），这些问题也会随着时间而演变。询问者应该判断出哪些问题是在特殊情况下出现的，哪些是具有普遍性的，并且应该发现存在于人际关系中的非性相关因素，如生物-心理-社会背景、文化风俗或宗教的影响，以及性伴侣的性功能状况。

相比在基础内科问诊中介绍的内容，以封闭式的问题开场比起开放式的问题更有利于明确性功能障碍的严重程度。例如，"请问您出现过阴道润滑困难吗"或是"请问您与您的性伴侣达到过性高潮吗"，接下来，可以再提出一些开放式的问题，如"请问您能更详细地描述一下吗"。

询问者应该避免对患者的性生活做出假设，也不应认为患者最初提及的性关系就是患者唯一有过的性关系。患者可能有过其他性关系，并且表面上婚姻非常幸福的女性也有可能是同性恋。询问者可以在询问中加入一些"以防万一"的问题，如"请问您在性方面存在什么问题吗""请问您是否有需要让我知道的其他性伴侣"。

询问者应使用清晰、明确，并且双方都能相互理解的语言进行沟通。内科医师应该避免使用极端学术性或者非正式的语言，而应该使用患者易懂并且询问者也感到舒服的语言来进行提问。围绕性进行的探讨可能会带来敏感的话题。询问者可能会揭示一些患者从未与其他人探讨过并需要特殊干预的问题。例如，女性患者可能会充满感情地讲述自己的一段性创伤史，所以这就需要临床医师做好充分的准备，通过随访那些能够得到及时和适当治疗的患者来获取高质量的信息。

### 六、临床评估

在基础医疗保健机构中，在对性相关问题进行分析时，内科病史的采集、体格检查、实验室检查及生理实验都是将可能的生物学原因和女性生理性反应作为引导而进行的。女性性功能指数是一个多维的、自我报告的工具，这个工具现在已经在研究实验中被用来对女性性功能障碍的严重程度进行识别和分类。通过验证过的调查问卷如女性性功能指数调查量表，可以提供详细的信息，但它们在临床机构的例行筛查和评估工具中的应用具有局限性。我们建议对所有患性功能障碍的患者进行详细的内科病史采集和全面的体格检查，尤其需要注意一些常见的内科疾病、抑郁症、服用的药物（如选择性5-羟色胺再摄取抑制剂、抗高血压药）或持续服用处方药引起的副作用。生殖器官检查应该针对具有特殊生理性主诉（如外阴疼痛）的患者，从而进行评估。对于那些终身有性交困难和插入困难的女性，这些检查手段具有诊断和教育的双重意义。详细的神经和血管检查对于具有性唤起障碍、提示有内科病史和性创伤史的女性可能会大有裨益。现在还没有推荐的常规针对性功能障碍者的实验室检查，尤其是那些合并明显精神心理疾病的患者。血液和影像学检查应该在临床上怀疑有内科疾病时进行，如血脂或血糖检验，而怀疑有妇科疾病时则可行宫颈分泌物培养或盆腔超声等检查。在调查研究雄激素治疗时，我们需要进行快速总睾酮和性激素结合蛋白的测定。生理学检验（如阴道光电容积描记术）已经被应用于初级调查研究中，但并没有被常规应用于初级医疗保健对于性相关问题的评估中。

## 七、治疗与建议

初级保健医师可以有效诊断和治疗大量的性相关问题。初级医疗保健机构常常是患者可以获得诊治的唯一医疗场所，尤其是那些居住在城镇及医疗服务水平低下地区的人们。性相关问题专家和性疾病治疗学家等在医疗资源的获取方面可能会受到地理、花费、语言或医疗管理等诸多方面的限制。

使用移情手法的性史采集和性相关问题的描述过程也可以成为治疗手段。患者可以从进一步的交流中获得指导，临床医师也可以在这种交流中同时为患者及其性伴侣提供建议。PLISSIT模型现已被广泛认为是一种阶梯式的针对性相关疾病的治疗手段，它可以提供行为学和心理学技术，并使这两方面易于在全科医学诊疗中相结合，详细介绍如下所示。

1. 许可（permission，P）　允许患者围绕他们存在的性相关问题和感情进行探讨，并且从中探寻解决方案。

2. 限制性信息（limited information，LI）　医疗执业者可以给患者介绍一些性生理方面的知识，或者是为其推荐一些性相关的著作、影像资料等教育资料。

3. 具体建议（specific suggestions，SS）　在给出的特殊建议中可以包括更多用来改善性和情感方面状况的量身定制的交流方案。例如，性感集中训练法，它强调以渐入式的轻松而愉快的性交方式来代替传统的性交方式；凯格尔盆底训练法，即关于性爱姿势的技术性建议；润滑剂和扩张器的使用。

4. 集中治疗（intensive therapy，IT）　可以包含其他专业科室的转诊，有针对个人解决内心深处心理问题的治疗方案，也有针对夫妻双方改善交流方式和解决内部矛盾的治疗方案。

性功能障碍疾病的分类是根据Basson等专家给出的定义进行的，他们指出了初级医疗保健中推荐的干预措施，并对转诊指南进行了概述。转诊咨询的专家可能来自泌尿科、妇科、精神科、性治疗科及理疗科。

目前，美国FDA尚未推荐专门针对女性性功能障碍的药物疗法。然而，全科医师认为在临床研究中使用处方药（如选择性磷酸二酯酶Ⅴ型抑制剂和睾酮）或非处方药都需要慎重考虑。全科医师可以使用药物来治疗妇科疾病（如局部涂抹雌激素来治疗萎缩性阴道炎），并处理药物引起的副作用（如5-羟色胺再摄取抑制剂引起的性冷淡）。

## 八、总结

女性的性相关问题和性功能障碍十分普遍，我们对此往往缺乏充分的认识且常常低估它们。虽然这些功能障碍的临床治疗具有挑战性，但掌握一套临床技能对于初级保健医师来说，可以提高检出率，并且使广大女性的性治疗获得成功。全科医师，即那些能够自然而然地应用全面性、综合性和生物-心理-社会性手段来治疗疾病的医生，可以通过学习如何有效地处理女性性功能障碍疾病而发挥重要的作用。

# 第二节　心理医师的作用

性是一种社会心理现象。性体验和性的表达方式具有无限的延展性，因此受不同的外界压力和人生经历的影响，女性个体之间的性也千差万别。对女性性相关问题的治疗没有单一的目标，也没有一个完善的健康性行为或性功能准则。每位女性获得性成功和性愉悦的"妙方"都是独一无二且复杂的。

本节从心理医师的角度出发，去理解、评估和解释心理、家庭、历史、人际关系及文化等方面对女性性方面的影响；理解她们在性方面独特的弱点、强项和目标；并向患者和医疗团队解释和阐述所有这些信息。心理医师可帮助患者理解医学和心理学有关性的研究成果，从而使其满怀希望。心理医师还可利用自己的专业知识、技能、同情心、创造力和知识来提升患者的性愉悦度和舒适度。

女性性功能障碍的研究前景令人激动。医学知识是不断扩充和变化的，人们对于女性生理解剖的认识也在不断提高，旧的诊断标准正在受到挑战，新型药物制剂、治疗手段及医疗器械正在接受科学的质量评估和测试。新型治疗手段为一部分特殊女性群体带来了希望，这其中包括选择性磷酸二酯酶Ⅴ型抑制剂在抗抑郁药相关性功能障碍疾病治疗中的应用，真空吸引器的应用，选择性磷酸二酯酶Ⅴ型抑制剂和（或）局部血管扩张剂在女性某些特定情况下性唤起障碍治疗中的应用。新的性功能障碍概念提高了我们对女性外阴疼痛的认识。此外，在理解和成功治疗情感、身体和性创伤后遗症方面的新进展是女性性相关问题治疗方面的一项重要创新。

然而，性治疗领域的工作不是一个简单的时间问题。女性患者需要最新的医学治疗手段，并希望得到一个快速的解决方案。考虑到女性性经历的复杂性和情境性，这一领域的医学进展仍无法解决绝大多数女性的性问题。对于许多疾病的诊断，目前还没有统一而可靠的心理治疗准则。在开始任何治疗之前，心理医师必须做好充分准备来应对患者及其性伴侣的高期望、缺乏耐心及没有得到快速治愈后的失望。

### （一）影响女性性感受的非生理性因素

大多数女性性相关问题的病因复杂，其中包含心理因素、人际关系因素、文化因素及生物因素，我们需要对所有这些因素进行评估。Meston警告说，促进男性性唤起的药物可能不会对女性同样奏效，因为对于女性来说，"有证据表明，在性唤起的感受评估中，外部刺激信息（如恋爱、性交时的场景）相比内部的生理信号发挥着更重要的作用"。

已经有研究发现，和谐美满的两性关系是获得满意性生活的最关键因素。Beck发现愤怒会降低女性的性欲，而男性则不会受此影响，因此如何评价女性现在和过去对她的性伴侣的满意度是诊断的关键性难题。

由于女性往往需要兼顾多种角色，所以即使有情爱方面的需要，她们也很难有时间去关注这方面，这就会产生一个恶性循环：满意的性爱的缺乏将会导致积极的性幻想和性回忆的缺乏，从而降低了以后对性的欲望，并使得这一问题持续存在。此外，世俗对于女性的眼光往往聚焦于年轻貌美、外形性感，并且这种观点根深蒂固，这就造成了一些女性对自己的身体外形不满意。有报道显示，体型和相貌较差的女性很少对性生活满意，她们获得高潮的比例也较低，并且普遍有过性功能障碍的经历。

### （二）存在性相关问题的女性在心理上认为自己是患者

接受性相关问题治疗的女性往往感到身心脆弱。她们中的许多人都觉得自己身心有缺陷，无法拥有正常的性关系或是享受正常的性生活，因而感到绝望和恐惧。临床医师对性功能和性史的问题进行询问，在她们看来令人感到畏惧、尴尬和羞耻，甚至有些人认为这是多管闲事且极为不妥。卫生保健人员应认真思考患者是否曾与他人讨论过这类话题，从而增加自己对患者的同情。

一些女性是为了挽救其陷入困境的感情而被迫前来接受治疗，另一些女性则从未感受过性快感，并且认为性快感对于女性来说只是个神话而已。一些接受和重视自己性欲的女性则认为继发性性功能障碍带走了她们生活中的巨大乐趣，因而非常积极地想办法去解决。

患者通常都希望可以通过简单的手段来治愈疾病，但不幸的是，她们必须面对自身性欲受到来自家庭的虐待或忽视的事实。发现自己成为受害者是非常痛苦的事情，标准的体格检查和程序会让曾经有过性虐待史的女性感到异常紧张。Westerlund对性虐待幸存者的研究发现，这些人似乎在看起来与性有关的情况下都会感到不舒服，如在接受阴道超声波或感官测试时，因此心理医师必须为受到过性虐待或身体虐待的患者提供保障。如果发现患者曾有过性虐待史，心理医师应该在获得患者的许可后提醒医疗小组的其他成员。反过来，医生和其他工作人员在接触性虐待幸存者时应该注意改善治疗方案，帮助患者在评估和治疗期间做到自我控制。当医疗协议改变时，需要采取的程序包括提前给患者开具所有可能采取的操作程序的书面描述，详细解说将会发生的每个操作步骤，确认患者在每个描述的过程中是否需要帮助以获得安全感，同时确保没有不必要的人员在场。

## 一、诊断的利与弊

许多患者前来诊疗的目的是寻求明确诊断，希望正确地认识问题所在，从而治愈疾病，有时获得准确的诊断就感觉像取得了胜利，但有时又会感觉像聆听到了死亡的钟声。

内科医师和心理医师的语言及意向可以对患者的性行为、性自我形象和自尊心产生深远的影响。例如，"老年性阴道炎"这样的医学术语会令人感到震惊和沮丧，检验结果可能令人非常失望，应该采取对患者心理影响最小的方式向患者交代。例如，如果多普勒超声显示骨盆神经损伤严重，医生应该温和地告知患者这个结果，并且告诉她治疗小组中的心理医师可以帮助她学会用其他生理和心理的手段来唤醒她的性欲。

### （一）在医生与患者间创造安全的医疗环境

想要了解女性疾病的起源和历史，心理医师必须在医生与患者间创建一个安全的环境。一方面，患者必须对自己的性历史感到好奇；另一方面，患者需要在分享自己的隐私和潜在不安信息时感到安全。由于时间的关系，医疗工作者在向患者提出性相关问题时必须以客观的方式进行。心理医师在与患者进行初次面对面接触时，不应抱有任何目的性且应尽量放松，并同时密切关注女性是否在沟通的过程中感到不适、犹豫、尴尬或羞愧。一旦形成了融洽的关系，心理医师就可以采用标准化的测试、问卷调查和访谈会话等方式来收集数据，提出假设并制订治疗计划。

### （二）评估家庭因素

心理医师的一部分职责是去发现造成患者对性感到抑郁和不适的隐秘而无意识的因素。许多患者从没意识到深层次的性生活和亲密行为的问题是基于早期的童年经历及性发育的历程，如抚摸、同理心、信任和压力。抚摸是性行为的"起点"，性伴侣间在通过爱抚进行良好的沟通后，可以产生一连串愉悦的感觉，这种感觉会使人获得安全感，从而唤起性欲。当孩童时期的女性缺乏被父母抚摸的经历时，即使有心爱的伴侣，其在长大后也将很难在感官上体会到愉悦感，包括熟悉的景象、抚摸、味道和身体亲密接触时产生的体味。此外，是否受到过父母深情的抚摸也会影响女性成年后的身体形象。心理医师必须对女性早期发育过程中体验生理愉悦障碍的问题进行评估和治疗（图9-1）。

一名女性是否会产生获得心理和身体上亲密关系的愿望取决于其童年时期是否有过被信任和感同身受的经历。如果她能够在孩童时期懂得信任她的父母，并认为他们去解

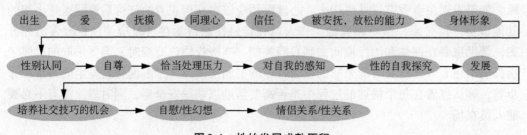

图9-1　性的发展成熟历程

决她的情感和生理需求是安全的，那么现在她将会与伴侣分享内心深处的情感。如果她的父母能够感同身受，并且能够接受她的强烈感情，那么在成年时期，她体会到强烈的发自内心的感觉时可以感受到安全，且可以选择不去刻意控制并体验来自体内深处的性快感。

### （三）以往家庭生活中的性和非性损害事件将导致性功能障碍

前文已阐述了性虐待在女性中惊人的发生率。然而，家庭"性损害"存在许多类型，从而影响了女性健康性行为平台的建立。男性施加于女性的暴力，包括虐待，在国际上普遍存在，这种情况出现于1/5～4/5的家庭，具体比例取决于所涉及的国家。那些本身没有受到虐待却目睹她们的母亲身体和情感遭受虐待的女性，会在触摸、信任、对自身性别的认同及对男性/女性力量的关注方面发生改变，从而很可能会发生各种各样的性功能障碍。

酗酒、药物滥用、虐待儿童和精神疾病是世界各地的家庭普遍存在的问题。因为消极的人际关系极有可能造成性损害和性抑制，所以父母酗酒、身体和情感上遭受虐待、在不负责任的或是有精神疾病的家庭中长大，这些都极有可能在女孩成年后阻碍她们对性亲密的欲望。

### （四）消极的家庭和文化对性的态度

社会的纯女性化和无性的存在是获得性满足的障碍，Amaro等学者针对社会文化的影响进行了研究。心理医师允许患者通过手淫、触摸、性幻想、情色作品（如书籍、电影）和互联网等方式来对性进行探索。然而，有研究表明，消极的家庭和文化对性的态度，就其本身而言，并不会导致成年人的性功能障碍。心理医师为患者提供"性爱许可证"可能仅仅是治疗女性性功能障碍手段的一小部分。如果早期对触摸、信任、同理心和压力的接触是消极的，那么给予患者"性爱许可证"和给她们分配"性爱作业"则是不够成熟的，也不会在临床治疗上获得成功。同样，如果患者曾受到过任何形式的性损害，那么采取适当的阶段性安全措施则是治疗的第一步。

### （五）女性经常在身陷危机时才来寻求帮助

通常，医疗小组对性功能障碍治疗方面存在的困难的识别至关重要，但只依靠医学上的治疗是远远不够的。患者经常是经历了很长一段时间的痛苦之后才来找医师解决性相关问题，却往往一无所获。一些人试图靠自身来解决问题，另一些人则长期忽略性方面的问题，有的甚至长达几十年。性治疗师遇到许多激烈争吵、互相怄气，并且长期性功能失调的夫妻接受了多年的联合治疗。治疗师认为，当这对夫妻奇迹般地恢复性生活的和谐时，其他问题也将逐渐消退。否则，冲突和伤害将会升级。如果女性所面临的心理、人际关系和生物方面的情况更加复杂，那么她将会更早地来寻求治疗。当患者的性自尊、自我形象、性意象和记忆受到损害时，经常会听她们提到觉得自己"不像其他的女人"，或是感到自己"坏掉了"。

如果患者有一名伴侣，那么他们之间关系的不和谐可能源于性爱的缺乏。她的伴侣可能会因性爱要求多次遭受拒绝或性爱成为例行公事且缺乏乐趣而感到不满足或厌烦。

紧张情绪和互相指责导致他们彼此伤害多年。由于缺乏适当的医疗保健，性爱的阻碍甚至可能源于女性的性器官，这种情况需要耐心和技巧来处理，从而增进彼此之间的宽容和信任。

## 二、展望

女性的性行为永远是一种复杂而多维的现象。不论她过去的经历或医疗状况如何，每个患者都可以最大限度地发挥她的性功能并找到获得性快感的独特秘诀，心理医师在其探索这一秘诀的过程中会有很大的助益。只有少数情况下，一些积极寻求治疗的患者或夫妻不能通过心理治疗、资源和教育获得帮助。然而，宣教是必要的，以确保患者可以获得这些信息，教育同行们在心理健康和药物咨询方面给患者和存在性问题的夫妻提供专业性的治疗手段，可以避免其长期忍受痛苦，从而更有效地治疗性相关问题。

互联网可为全球女性提供支持。性是私人问题，如果患者不把它当成一场孤立的斗争，她们就可能得到帮助。存在不同性相关问题（包括性欲低下、先前性虐待的影响、外阴疼痛、性恐惧、性压抑或者由其他疾病引发的对性的不良反应）的女性可以利用保密的、匿名的聊天室或群组进行交流。临床医生应该熟悉这些资源。

耐心和技巧是成功治疗性功能障碍的必备因素。寻求帮助的伴侣往往感到非常紧张，尤其是刚开始接受临床治疗时。双方可能需要通过每周不止一次的治疗来学会控制自己的愤怒情绪并增加积极的互动。身处关系危机的伴侣双方可能需要转诊至另一名有时间和设施且能够更好地满足他们需求的治疗师。如果是这样，心理医师将帮助转诊，并与其他治疗师沟通和协调，从而为这对伴侣制订在性生活和婚姻方面的最佳治疗方案。

心理医师必须随时了解最新的安全而有效的治疗手段的进展，从而为患者提供帮助。疾病和残疾的发生率随着女性生活时间的延长而增加。性医学的发展有可能帮助女性重获失去的性功能，甚至改变她们在40岁、50岁、60岁及年龄更大时的性能力。尽管一些女性随着年龄的增长选择在生活中放弃性生活，但另一些女性则坚持一直保持她们的性能力。最好的情况是，性快感像一直存在于生命中的积极活动一样继续保持下去。

心理医师在性治疗方面应做到以下几点。

（1）良好的沟通技巧：患者认为大多数卫生保健工作者在问诊时都会让人感到不适，且往往缺乏足够的沟通能力。考虑到性相关问题的敏感性，心理医师应为患者营造舒适而轻松的谈话气氛。

（2）专业技能：作为一名具有资格认证的专家，心理医师有为患者提供性相关问题方面的准确信息的责任。心理医师会对患者进行评估，并根据其需要进行分期治疗。如果患者所需要的诊疗是现有的医疗设置无法提供的，那么应向其推荐另一个更适合她诊疗的专家。

（3）同理心：心理医师应把与患者的谈话当作一种非常规的特殊的交流，在讨论性相关问题时应充分意识到其心理上的脆弱。

（4）耐心：心理医师知道，心灵和肉体上的性相关问题都需要时间来修复，同时会让女性和她的性伴侣确立积极的治疗立场，并且告知其要有耐心。

（5）默许：心理医师是解决来自文化风俗和家庭方面压力的"良药"，旧的风俗和家族观念认为患者不应该享受性生活所带来的乐趣，而心理学家则对此给予默许和支持。

（6）提供材料：健康心理学研究表明，社会支持对减轻心理和身体方面压力有好处。因为性问题往往使得患者倾向于独处，所以心理医师应鼓励患者多与社会接触。患者应一直保持与有关社区及能保护隐私的网络支持团体的联系。

（7）给予希望：心理医师对性满足感的定义是宽泛而非线性的，他们掌握了获得性快感的替代路径，并能通过创造性的方法来解决性问题。甚至，当患者面临的是一个令人失望的诊断或预后时，心理医师也会探索增强性快感的途径。

（8）团队成员：心理医师与其他相关专业人士协同工作，他们之间应通过分享信息和交流观点来为患者提供全面的医疗服务。

（9）隐私：心理医师在与他人进行书面的、口头的沟通时应尊重患者的隐私。

# 第三节　精神科医师的作用

造成女性性相关问题的生物、心理和人际关系方面的因素千奇百怪，因此针对她们性相关疾病的鉴别诊断和治疗往往是复杂的。很少有医生能够取得为患有性功能障碍的女性提供医疗服务的执业资格，因为这要求其必备的基础知识已经超越了医学专业的学术范畴。尽管保险覆盖范围的不均匀可能使得多学科联合诊治在许多医疗机构中难以实施，但理想的解决方案仍是由一个多学科医疗团队来对这类疾病进行诊断和治疗。医疗团队中需要有一个可熟练从心理角度评价性行为的医生，因为心理和人际关系对女性性欲的影响可能并不总是能够被来自其他专业的医生充分认识。本节将侧重于从大多数精神科医师（或精神病学家）诊断和治疗性相关疾病的角度来阐释其能够给转诊或前来咨询的患者提供哪些帮助，强调不是所有的精神科医师都对治疗或关于人类性行为的知识感兴趣。精神科医师应该在各种精神疾病和性功能障碍的治疗方面有所专长，同时能够充分认识心理因素对人类行为的影响。

精神科医师的特殊职责是扩充诊断和治疗方法，包括精神和心理的病因及干预措施。特别是，精神科医师应该能够识别和治疗继发于其他精神症状或药物干预的女性性功能障碍疾病，以及与伴侣双方原因和个体精神病理学有关的问题。同样，精神科医师应该能够根据病因来采取针对性的干预，这些干预手段包括更换治疗药物、相关综合征的治疗、夫妻双方心理治疗、个体心理治疗或有针对性的行为疗法。本节将会对精神科医师诊断和治疗女性性功能障碍疾病的过程进行总结。

## 一、诊断性评估

精神科评估中所采取的最主要的方法是精神病学问诊。精神病学问诊是所有精神病医疗、保健的中心，它与其他许多专业学科医生采取的体格检查具有同样举足轻重的地位。对于性功能障碍疾病，多方位、多角度的评估非常重要，每个角度都会有其独特的看待问题的方式，并应采取相应的干预措施。许多性相关疾病都具有多个相互影响的病因，临床医生正在尝试去识别这些最容易被纠正的因素。

第一，在诊断性评估中，最重要的部分是鉴别诊断，它是建立在对患者的主诉、疾病的发生和发展过程、与其他医疗事件的关系及与环境因素的关系详细了解的基础上的。主诉被分为如下几类，如普遍存在的或特定情境下的、终身性的或获得性的。这些亚型有助于临床医师提供初步的假设，来判断这一主诉是否存在起主导作用的生理或心理病因，以及是否由药物引起。如果性相关主诉的出现与主要的精神病综合征有关，那么医师通常会先采取预治疗来判断是否能够解决问题。

第二，评估夫妻双方原因的检测，特别是当病因假设是精神性的时候。我们可以看到，夫妻双方明显的不和谐会使他或她的另一半难以从疾病中恢复过来，这个诊断可以在对性行为的前因和后果进行仔细评估后得出。在这些情况下，关注夫妻双方动因的行为-心理联合疗法为治疗干预手段提供了一种可能的选择。例如，研究者在行为-心理联合治疗中遇到了一名刚刚结婚的女性患者，她以"性欲低下"为主诉入院。患者自述当她体验自我感觉越来越舒适的时候，她与丈夫的感情却越来越疏远。这种感情的疏远抑制了她的性兴趣。一旦治疗师能够帮助丈夫学会与自己妻子的性经历合拍，那么她就能够体会到丈夫对自己性欲关注度的提升。

第三，评估个人的性格特质。如果患者存在人际交往相互信任及自我控制的困难，又由于许多行为在不同的人际关系中表现出一致性，这些问题则很可能会影响她的性体验。解决这些问题可能需要针对性的个体化心理教育治疗和行为干预。在这方面，值得注意的是，幼年期的性虐待经历对女性中年时的影响似乎主要表现在其与性伴侣间关系的质量上，而不是性功能方面。

第四，评估个人的性生活史。患者的性相关叙述会揭示其存在的内在象征意义和文化意义，此信息可用于个体心理治疗或有针对性的行为治疗。

一些性相关疾病常常由精神科医师来治疗，如性欲缺乏、性唤起困难、性高潮障碍、不伴有盆腔痛的阴道痉挛。大多数精神科医师会与妇科医师密切合作，治疗主诉为性交痛的患者。精神科医师可以排除主诉中的精神性因素，为性交痛疾病的综合性评估提供帮助，从而增加患者寻找针对躯体的解决方案的需求。在与内分泌或妇科医师的转诊或协作中，激素治疗或增加体内的雄激素是他们常常关注的问题。

下文将围绕与女性性功能障碍有关的精神疾病、导致性功能障碍的精神类药物、评估治疗的方法及心理治疗方法几点进行综述。

## 二、精神疾病合并女性性功能障碍

对于精神病患者性功能的研究表明，在患有多种精神疾病的女性中，性功能障碍更加常见。我们发现，在患有焦虑性疾病（如强迫症、创伤后应激障碍、神经性厌食症及精神分裂症）的女性中，性欲减退的发病率增高。在许多情况下，对精神疾病进行治疗有时可以解决患者的性功能障碍问题，因此精神科医师对女性性功能障碍的差异性评估是至关重要的。例如，在性生活过程中的恐慌发作所导致的性欲低下可能会被误诊为"性欲减退"。抑郁症作为广义上的快感缺失也可能表现为性欲减退。

人口调查发现，女性性功能障碍患者具有较高的共性，即大多伴有不和睦的人际关系、抑郁和焦虑症状。几十年来，临床医生们认为，性欲减退是抑郁症表现出来的症状的一部分。Kennedy 等在对 79 名未经治疗的抑郁症女性患者的性功能障碍患病率进行调查研究后发现，有50%的患者出现了明显的性欲和性唤起减退，其中有15%难以达到性高潮。Kivela和Pahkala针对芬兰艾赫泰里的老年居民出现的抑郁症状进行研究发现，60～70岁的老年女性中，性冷淡在被诊断患有抑郁症的女性中更加常见。70岁后，性冷淡在全体人群中普遍存在，患有抑郁症的女性不再比普通人群具有更高的发病率。经常共患性欲减退的精神疾病包括重度抑郁症、心境恶劣障碍、神经性厌食、惊恐性障碍、强制性障碍、创伤后精神失调、精神分裂症等。

### 三、精神类药物对女性性功能障碍的影响

精神类药物更容易对性功能产生不良影响。虽然已经有关于精神类药物会产生性唤起障碍的一些报道，但最常见的药物不良反应还是性高潮障碍和性欲减退。20世纪80年代的病例报道和双盲试验的研究表明，抗抑郁药物、苯二氮䓬类药物和精神类药物都能引起性功能障碍。但是，对于常用的精神类处方药物，一般只有当它们在临床中被使用数年后，人们才会意识到它们所带来的副作用。临床医生的延迟识别被归因于一个事实，那就是除非被临床医生询问，否则大多数患者不会主动提供性相关信息。

相当多的证据表明，大多数抗抑郁药会导致性功能障碍，特别是性高潮延迟。双盲研究表明，苯乙嗪、丙米嗪、氯米帕明和大多数选择性5-羟色胺再摄取抑制剂可以引起性高潮延迟。

对照研究表明，萘法唑酮和安非他酮的性不良反应发生率极低。米塔扎平与文拉法辛的性不良反应还不清楚，但很可能与选择性5-羟色胺再摄取抑制剂相似。表9-1中列举了较新的抗抑郁药及其与性相关的不良反应发生率情况。应该强调的是，在使用替代药物之前，人们需要知道抗抑郁药的作用范围。例如，选择性5-羟色胺再摄取抑制剂可用于治疗合并强迫症的抑郁症患者，而安非他酮则对强迫症状无效。除了替代的药物，解毒剂也可以被采用。到目前为止，双盲研究支持使用60mg的安非他酮或150mg的丁螺环酮作为解毒剂。案例报告表明，西地那非可能逆转选择性5-羟色胺再摄取抑制剂引起的女性性冷淡，但缺乏一个双盲研究来证实。

表9-1　抗抑郁药的性相关不良反应发生率比较

| 高发生率 | 中发生率 | 低发生率 |
| --- | --- | --- |
| 氟西汀（百忧解） | 氟伏沙明（兰释） | 安非他酮（丁氨苯丙酮） |
| 舍曲林（左洛复） | 文拉法辛（郁复伸） | 萘法唑酮 |
| 帕罗西汀（百可舒） | 米塔扎平（瑞美隆） | |
| 西酞普兰（喜普妙） | | |
| S-西酞普兰（依地普仑） | | |

病例报告和临床研究表明，精神类药物可以引起性交困难，特别是性高潮延迟和性欲减退。随着这类药物越来越多地被使用，为了加强包括抑郁症在内的情感性精神障碍性疾病的治疗，了解精神类药物的性相关不良反应变得异常重要。这在传统精神类药物（如氟哌啶醇和硫利达嗪）及新型精神类药物（如利培酮）中显得更为重要，所有这

些药物都涉及催乳素的升高。大量的病理研究表明，奥氮平和喹硫平在两性中造成的性相关不良反应的风险最低。已有报道指出，保持催乳素平稳的精神类药物正逐渐代替可引起催乳素升高的药物，从而解决了性功能障碍问题。也有报道认为多巴胺受体激动剂（如溴隐亭和卡麦角林）能够逆转精神类药物引起的性功能障碍。表9-2中列举了精神类药物对性功能障碍发病率的影响。

表9-2　精神类药物对性功能障碍发病率的影响

| 高发病率 | 中发病率 | 低发病率 | 未知的发病率 |
| --- | --- | --- | --- |
| 硫利达嗪（甲硫达嗪） | 奥氮平（再普乐） | 喹硫平（思瑞康） | 齐拉西酮（泽斯） |
| 利培酮（维思通） | | | 阿立哌唑（安律凡） |
| 氟哌啶醇（氟哌丁苯） | | | |

　　已有报道指出，精神病诊疗中使用的其他药物，如碳酸锂、丙戊酸钠、卡马西平及加巴喷丁，也可以造成性功能障碍。一项对照研究发现，地西泮可能导致成年女性性高潮延迟。关于这些精神类药物导致的性功能障碍患病率的相关证据还很少。

## 四、评估和治疗女性性功能障碍时普遍存在的问题

　　治疗女性性功能障碍，一方面是根据患者所呈现的症状，另一方面则是根据患者的生活史决定如何治疗。患者的生活史可能会揭示其在信任、控制方面的困难或过去遭受过的性创伤，有了尽可能多的正式诊断，医生就可以直接对性功能障碍采取相应的治疗。虽然不同的性功能障碍疾病之间存在着相当大的重叠，但若将它们归结到一个主要的诊断，并同时注意到其他相关疾病，这种方式通常可以指导我们制定治疗决策。根据疾病的持续时间和普遍性仔细分型，由此可能会为找寻病因提供线索。例如，从第一次性经历开始就出现的性功能障碍，被认为与其一开始从家庭中学习到的性观念相关，而后天性的性功能失调则可能是由器质性或心因性的病因引发的。也许最实用的分型方法是根据疾病是否普遍存在于所有的性生活（普遍性）或特定情景的性生活中（条件性）。一般来说，条件性性功能障碍更可能是由心因性的病因引起的。

　　当一个心理病因确诊时，采取的治疗方法通常是针对相应症状的，并且在必要的时候偏离原来的行为模式与方法轨迹。当存在显著的关系不和睦或出现性相关症状时，针对性的治疗方法可能会改变这些状况。

### （一）普遍性的性欲减退

　　如果问题为患者对性愉悦抱着限制的态度，那么对于普遍性的性欲减退的心理治疗，医师们通常会采取各种手段来努力改变患者的态度。例如，一名年轻女性，她出身于一个强烈禁止性愉悦经历的家庭，并且缺少性经验。我们可以对她父母性观念的起源与是否受她家庭态度的投射影响进行探索，这种方法被应用于独立生活的成年女性，它可以帮助患者甩掉内疚感从而充分体验性快感。对于那些虔诚的信教徒，转诊到精心挑选的牧师或犹太教顾问那里可能会更有帮助。在针对性治疗中，医师可以给患者分配任

务，如阅读情色或是有关性的资料、自我身体的探索、在当地博物馆或书店欣赏情色艺术等。治疗师可以帮助患者产生性幻想。例如，给患者这样一个任务，首先找一个她认为最有吸引力的男性，然后想象着去亲吻他。这些干预措施通常伴随着性相关任务。大多数治疗师已经达成共识，那就是如果患者本身有想要去改变现状的欲望而不是为了取悦自己的伴侣，那么对这一患者的治疗就很可能会奏效。一部分病例报告表明，普遍性的性欲减退是由器质性病因造成的，但这些都没有被大的研究证实。有时，我们会遇到这样一类女性，她们患有普遍性的性欲减退，而获得性欲方面的障碍与心理、精神或人际关系等都不明确相关。有时，我们经常会怀疑，性驱动在生物起源中是否存在一个常规的演变过程。在这些情况下，我们可以考虑采用如补充雄激素、使用多巴胺受体激动剂或安非他酮等方法。

另一种观点是，在女性的长期人际关系中与年龄相关的性欲减退是正常的。条件性、普遍性的性欲减退可能反映出一种不典型的性唤起模式。例如，一名在异性关系中抱怨性欲低下的女性，却私下里频繁自慰，隐匿的病因可以通过检测患者自慰时通常采用的性幻想场景来揭示。如果患者想要与性伴侣获得更大的性快感，她可能会被要求逐步改变她自慰时的性幻想场景，即将她的性伴侣包含进来，并改变她的性行为方式，使之尽可能地与其性幻想时的相似。对自慰时性幻想的检测结果有时会揭示某些女性的主要性吸引对象可能是同性。在这种情况下，对此与患者进行坦率的讨论，并且对如果选择一段公开的同性恋生活所带来的社会和经济后果进行考虑，这些都可以帮助患者做出人生的选择，尽管这不会最终改变患者的性取向。我们在临床中很少能够遇到具有特殊性唤起模式的女性患者（如涉及施虐、受虐狂的活动）。重要的是，要记住性反常行为并不总是恒定的，它可能会随着外部压力和不和谐的关系而减弱或衰退。根据特定的性反常行为，夫妻双方有可能存在共性部分，此时双方可以了解他们之间的性行为，包括是否可以适应特定的性反常行为在内的性行为。在曾有过重复性虐待史的女性患者中，她们性欲减退的特点是对于任何性行为都抱着极端矛盾的态度，并把它们都当成是侵犯性质的。在这种情况下，心理治疗干预对于改善对性生活的厌恶是非常有用的。

### （二）条件性的性欲减退

条件性的性欲减退在大多数临床工作中极为常见。首先需要确定问题是条件性的（即在特定情境中发生）还是普遍性的（即在任何情况下都可发生的）。一个有关条件性的性欲减退的典型例子是，虽然一名女性与她现在的伴侣失去了性生活的兴趣，却对她过去的情人继续保持着性幻想。另外，患者可能表示自己缺乏性兴趣，却每天都自慰，这些问题的产生很有可能与性伴侣间的人际关系有关。这时可以选择婚姻联合疗法去解决这类问题。

条件性的性欲减退可以受到多种因素的影响。应先试着去排除那些可以通过完善治疗方法治愈的疾病，如在精神障碍类疾病中排除包括抑郁症、社交焦虑症、恐慌症、强迫症和创伤后应激障碍在内的疾病。对此，人们会尝试治疗潜在的精神障碍，以期可以成功解决性欲问题。

已有报道称，许多精神类药物与性欲减退有关。现在还很少有针对非精神类药物对女性性欲影响的研究。高血压及其治疗可能与性欲减退相关。血管紧张素转换酶抑制剂所引起的性欲减退问题看起来可能比其他种类的降压药少。有一些证据表明，甲状腺功能减退和高催乳素血症也可引起性欲减退。大量的研究证据表明，口服避孕药可以降低许多女性的性欲，但没有确切的证据表明哪一种药物所带来的副作用更严重。临床上认为任何药物都有可能导致性功能障碍的假设看起来是符合逻辑的，并总是需要思考某种性相关问题的产生是否同时伴随着一种新药物制剂的使用，或是否与药物的剂量变化有关系。应针对那些我们所怀疑的药物做一些试验，以观察所得出的性欲结果是否合理。

对于绝经后女性，尤其是卵巢切除术后的女性，性欲减退是非常常见的，且已被归因于雄激素的降低，尽管生理水平的雄激素补充治疗的疗效证据仍然不够明确。在涉及激素治疗的病例中，大多数精神科医师会与妇科医师或内分泌医师协作。

### （三）女性性唤起障碍

诊断性评估中的一项关键差别是这一问题是否伴随着主观性唤起、生理性唤起（阴道润滑），或两者并存。如果存在主观上的性唤起却缺少生理上的性唤起，往往提示患者可能存在器质性的病因。在绝经前女性中，性唤起问题经常与性欲减退相关。虽然已经有报道称大量的药物可以引起男性勃起功能障碍，但关于这些药物对女性性唤起影响的研究却很少。一个合理的评估性唤起困难的发生是否恰好与这些药物开始使用的时间吻合的方法是对可疑的药物进行试验。精神科医师应该询问患者的性关系及其是否在性行为前做足了前戏。许多女性都需要持续不断的刺激才能使阴道保持足够的润滑。如果一名女性开始意识到阴道润滑度的降低，那么她可能会对正在发生的事情产生恐慌并开始自我关注，进而难以感知进一步的性刺激。在许多情况下，临床医生可以帮助女性意识到这个周期，并逐渐通过训练使她不再过度自我关注。

绝经后女性的性唤起障碍往往与因雌激素下降导致的萎缩性阴道炎有关。精神科医师可采取雌激素治疗，尽管在大多数情况下，患者将会再进一步咨询妇科医师。对那些拒绝接受任何形式的激素治疗的女性，我们可以建议其尝试一下各式各样的人工润滑剂。

### （四）女性性高潮障碍

终身性性冷淡比较常见，也往往易于治疗。大多数情况下，它所反映的是女性在体验性快感时缺乏经验并伴随着焦虑，对于具有性虐待史的女性来说情况可能会更复杂。大多数精神科医师会对这类疾病采取对症治疗，包括自慰训练和对性快感的系统性脱敏。大多数女性可以学会通过自慰达到性高潮，有些时候也会用到振动器。一旦女性在自慰过程中可以确保体验到性高潮，医生通常就会开始试图将自慰活动逐渐整合成为性伴侣参与的性活动。对照研究结果表明，通常可以通过自我刺激的方式教会女性达到性高潮的技巧。最近的研究表明，安非他酮能够提高患有条件性、普遍性的性欲减退女性的性高潮能力。目前还不清楚安非他酮是否会在患有原发性性高潮障碍的女性中同样获得成功。在绝经前女性中，一项有关安非他酮的双盲安慰剂对照研究发现，在患有条件性、普遍性的性欲减退女性的样本中，每日 300～450mg 剂量的安非他酮可产生临床显著的阳性反应，这一结果具有显著的统计学和临床学意义。

### 五、一般性心理治疗的思考

大多数性心理治疗手段都立足于证据。为了增加过去数周内性伴侣间的亲密行为，这些方法常常会涉及一系列设计好的"家庭作业"练习。这些行为干预通常被称为"性感集中"，它们使得每一位性伴侣可以以无压力的方式专注于感官享受。正如前面提到的，性高潮障碍的治疗通常也包括自慰训练。如果患者存在阴道痉挛，一方面我们可以使用逐渐增大型号的阴道扩张器；另一方面，我们也可以让患者将她的一根或两根手指插入到阴道中，直到阴道痉挛缓解。随后，患者可以引导她的性伴侣将手指插入到阴道中，接下来，再试着让其在没有指引援助的情况下将他的阴茎插入。该方法可使患者逐渐摆脱失去控制的感觉。

这些有针对性的行为干预通常伴随着个人和（或）夫妻双方的心理治疗。对夫妻双方的心理治疗通常着重于交流训练。在训练中，夫妻双方会被教导如何去表达，并在表达过程中接受指导，在没有受到指责的情况下，一个人的愿望和感觉可以很明确地表达。对于女性患者的性伴侣，我们则应去教导他如何掌握积极聆听的技巧，并可能会要求他复述刚刚其伴侣说话的意思。个体行为认知疗法可以被用来战胜患者对于人际关系间的性行为和亲密行为所持的消极态度，有证据证实的专门针对女性性功能障碍的心理疗法在第四章和第八章中有过详细的探讨。

### 六、总结

女性性功能障碍经常会涉及精神问题，所以在此类疾病的评估中精神评估占据着举足轻重的地位。多角度、全方位的诊断和干预可以为患者提供一种有序和系统的评估方式，这种方式可以被用来评估性相关问题的精神心理病因和维持因素。考虑到女性性功能障碍的复杂性和我们目前掌握知识的局限性，对于多学科评估是否能够为其提供有效的干预还存在争议。精神科医师为诊断和治疗提供了一种独特的社会心理疗法。此外，精神科医师在治疗性功能障碍合并其他精神类疾病方面有独特专长。

## 第四节  泌尿科、妇科医师的作用

当今，泌尿科和妇科医师可以为女性提供比以往更多的综合性性健康保健。在美国，各地都开设了专门诊断和治疗性疾病的医疗中心，其中大部分是由多学科的医疗团队组成的。女性通常可以在这些医疗中心得到专业的临床医疗团队的接待，除了泌尿科或妇科医师，团队成员还包括高级护士、性治疗师、心理医师及物理治疗师。

### 一、历史沿革

从历史上看，女性性健康问题的识别和治疗反映了女性泌尿系统疾病的识别与治疗。人们对这两者都知之甚少，因此这类疾病在诊断和治疗上往往被低估，这是由于缺乏准确的定义和对照研究。传统的泌尿系统相关著作很少关注女性盆腔解剖和女性盆底肌肉支持方面的内容。一开始，女性盆腔解剖仅仅被简单地看作男性盆腔解剖的翻版。

在20世纪80年代，几名起关键作用的泌尿科医师，包括Raz、McGuire和Kursh，开始研究女性性激素对尿路平滑肌的影响、女性盆底肌肉的功能及其外科治疗方法。1983年，《女性泌尿学》（*Female Urology*）出版发行。

与此相似，仅仅当其与男性有关时，泌尿外科医师才会去处理性相关问题。相关著作中与"性功能障碍"相关的章节只涉及与血管相关的男性勃起和射精功能障碍。1998年，研究人员检测了女性在性唤起和生殖器充血功能障碍方面的生理性机制。这些研究人员也是美国泌尿疾病基金会的成员，该基金会在1999年召开的国际共识会议中学者们对女性性功能障碍疾病进行了定义和正式的分类。这次会议确立了国际上公认的有关女性性欲、性唤起、性高潮、疼痛、超敏和盆底功能障碍的确诊标准及性功能障碍疾病的主要原因，这些都可以协助我们对女性性功能障碍疾病进行更科学的治疗和研究。

与过去的泌尿科医师不同的是，今天的妇科、泌尿科医师了解并掌握专业的女性盆底的解剖学和生理学机制，其中包括盆底肌肉的支持、生理机制、功能重建、药理影响及它们与性功能的关系。在过去的20年里，妇科泌尿学作为一门专业学科被赋予了新的定义，这一学科专注于研究女性盆底各方面功能障碍疾病的诊疗。这些功能障碍疾病可以涉及盆腔"前"隔器官，如膀胱功能障碍；"中"隔器官，如性生殖功能障碍；"后"隔器官，如肠功能障碍。

### （一）盆底功能障碍

正常的盆底肌肉功能在维持盆腔脏器的适当作用及正常性功能中起着非常重要的作用，这种肌肉功能异常可见于大约70%的患有泌尿生殖、胃肠道和性功能障碍的女性。盆底功能障碍与盆底肌肉支持系统发挥作用不理想有关。盆底肌肉松弛症（即低张力性盆底功能障碍）或引起盆底肌肉痉挛和紧缩的疾病（即高张力性盆底功能障碍）都可能与性功能障碍密切相关。

由于盆底肌肉与大便失禁和盆底脏器脱垂有关，盆底张力减弱在泌尿科相关文献中很常见。低张力性盆底功能障碍可由分娩、创伤或衰老导致，并且它可造成盆腔器官脱垂、性高潮中的尿失禁、阴道松弛、性交痛，以及与性行为相关或不相关的大便失禁。

虽然"盆底张力亢进或痉挛"这个概念已经被Thiele和其他专家广泛地应用于和结肠、直肠疾病相关的文献中，但它仍是一个较新的词汇，并被称为"盆底痉挛性肌痛"和"肛提肌综合征"。高张力性盆底功能障碍可由分娩、体位性应激、轻微创伤、感染、粘连及手术创伤所致，并且可导致患者频繁地出现一些症状，如尿急、排尿困难、尿潴留、粪潴留、性交痛和阴道痉挛。

盆底张力程度评估被用于女性分开、收缩及放松盆底肌肉能力的判定。当进行检查时，临床医生将手指放入患者阴道并轻压阴道后侧壁，要求女性患者通过盆底肌肉收缩来挤压检查者的手指并"提升"盆底。如果患者不能产生足够的力量来"挤压"检查者的手指或是不能维持挤压长达5秒，那么她就有可能患有低张力性盆底功能障碍。相反，如果当女性被施加压力到其阴道侧壁时，或是试图抵抗挤压的阻力时感觉到疼痛，则可能是患有高张力性盆底功能障碍。测量工具，如被设计用于肌肉活动测量的会阴收缩力计或电描记探针是否放置正确可能影响检测的结果。

盆底功能障碍的保守治疗是针对盆底肌肉重建的。一位精通女性盆底知识的物理治疗师是女性性功能障碍医疗团队的宝贵财富，他可以设计一个针对提升患者的性舒适度和愉悦感的盆底康复治疗程序，这一程序可能包括盆底肌肉的定向吊带按摩，以延长缩短的肌肉，并降低不自主盆底肌肉痉挛或阴道痉挛女性的高张力性痉挛程度。Thiele 报道了 31 例盆底相关性疼痛的病例，当进行一系列针对盆底肌肉的经直肠按摩后，有 19 例患者（61.3%）被治愈，其余患者的症状得到改善。盆底按摩可以在逐步放入阴道窥器或阴道痉挛患者进行性交之前进行。

一位患有低张力性盆底功能障碍的女性可表现为性行为中尿失禁、感觉减退或性高潮低下。物理治疗师可以设计一个关于盆底肌肉训练的程序，在这一程序中，盆底功能可以通过凯格尔运动和盆底生物反馈和（或）电刺激而得到增强。

正如特定的疾病和治疗方案所讨论的那样，盆底功能障碍和盆底肌肉再训练的概念将会贯穿于本节的其余部分。

### （二）感觉过敏性疾病合并高张力性盆底功能障碍

当有下尿路的感觉过敏或感觉障碍时，患者可以表现出一系列的症状，其中包括慢性细菌性膀胱炎、急迫性和频率性综合征、感觉性尿急、尿道综合征及间质性膀胱炎。以上这些疾病及外阴痛、阴道痛、会阴痛、盆腔痛，都与盆底肌肉痉挛或盆底肌张力亢进有关。它们被国际尿控协会归类为泌尿生殖器疼痛综合征，其在泌尿生殖系和性相关疾病女性患者中占据非常高的比例。

在评估女性有关生殖系统主诉时，激素水平、性活动和泌尿系统症状的发展或恶化之间的联系越来越凸显。

性行为可以导致外阴、阴道结构受到直接压力并使膀胱颈部移位，这使得一些女性在性交过程中感到不适，并有可能导致泌尿系损伤、尿频、尿痛及性生活过程中的生殖器疼痛，可以引起盆底肌的保护性自卫反应，这些反应随着时间的推移可最终演变为肌肉痉挛或张力性盆底功能障碍。

任何形式的雌激素相对缺乏都可使这种情况进一步复杂化。高达 40% 的女性，无论是在围绝经期和绝经后的几年、哺乳期，还是服用低含量或无雌激素避孕药物期间，都会在生命周期的某一阶段出现萎缩性泌尿生殖道症状。由外伤或泌尿生殖系统组织脆性增加所导致的性交不适，可以改变女性的性唤起和阴道润滑情况。在对 90 名围绝经期和绝经后女性进行评估时，Sarrell 指出，血清雌二醇水平低于 50pg/ml 与高于 50pg/ml 的女性相比，存在的性交困难、灼烧感、性交痛和性满意度低下情况更加明显。雌激素缺乏症状包括阴道干涩、发痒、灼烧感、性交痛、白带刺激性异味、尿道压力异常、尿急及弹性降低相关性组织撕裂。此外，雌激素水平降低会导致泌尿生殖器官组织缺血，而尿道黏膜变薄及膀胱敏感性的增加则会导致细菌的黏附。其结果是，膀胱壁的血管神经于尿素和病原体中的潜在暴露可能衍生为复发性尿路感染和（或）下尿路感觉过敏症状。有报道称在 85 万名尿失禁女性中，有多达 40% 的患者同时伴有逼尿肌不稳定和（或）感觉性尿急，其症状包括尿频（每 24 小时 8 次以上），伴或不伴漏尿的尿急。感觉性尿急患者常由于她们所表现出的症状而把性交活动称为诱发活动，并认为性欲减退与之有关。估计每年有 500 万名女性被诊断为尿路感染，这些女性中的 15% 为复发性尿路感染患者（即 6 个月中超过 2 次或 1 年中超过 3 次感染），性交是其主要诱因。

### （三）间质性膀胱炎

间质性膀胱炎是最严重和最具挑战性的过敏性疾病之一。间质性膀胱炎的症状可因性交而严重加剧，这种疾病会随着时间的推移而严重降低夫妻间性关系的满意程度。

间质性膀胱炎是一种慢性膀胱炎症，它以尿频、尿急、膀胱区胀痛为主要症状，影响了多达100万的美国人，其中大多数为女性。尽管1887年Skene首次提出"间质性膀胱炎"这一概念，但当时这类疾病的确切病因尚不清楚。1915年，洪纳（Hunner）报道，纤维化挛缩膀胱黏膜上的溃疡会在膀胱水扩张后出血。1987年，美国国立卫生研究院为间质性膀胱炎确立了以下诊断标准：尿频（白天12小时排尿＞8次，夜尿＞2次），伴或不伴膀胱痛及膀胱镜下见膀胱三角区黏膜弥漫性瘀血点，伴或不伴洪纳病变。

虽然间质性膀胱炎的确切病因目前尚不清楚，但多数研究者认为它是多因素的，他们提出的病因包括传染源，膀胱表面氨基酸糖苷层的缺乏，膀胱固有层、间质超微结构异常和（或）其他神经源性膀胱中的肥大细胞的作用。

间质性膀胱炎，像所有的下尿路超敏感性疾病一样，是一种排除性诊断，即须排除如阴道炎、尿道炎、解脲支原体感染或生殖器疱疹之类的泌尿生殖道感染。此外，癌症、尿道憩室、尿道狭窄、辐射暴露、变态反应和肺结核等疾病也必须被排除。通过体格检查，我们可以获得间质性膀胱炎患者的许多典型体征。在对间质性膀胱炎女性患者进行双合诊时，其膀胱的后壁和（或）耻骨联合的后上方常常会有压痛。此特征与触诊时所导致的尿道和膀胱压力轻微升高有明显不同。间质性膀胱炎女性患者所经历的典型特征是疼痛而不是轻压力。此外，这类患者的盆底肌肉也常常会出现僵硬性或痉挛性状态。确诊间质性膀胱炎常需与其他诊断性程序相结合。

经过诊疗室和（或）手术室的一些诊断性程序，间质性膀胱炎的诊断可被确立。24小时量化排尿日记结果显示每日排尿＞8次和（或）每晚夜尿＞2次。尿动力学测试可以验证：刚开始感觉膀胱充盈时尿液的微量体积；膀胱不充盈情况下初次和强烈的排尿愿望；膀胱敏感性的增加；膀胱逼尿肌的过度活跃；膀胱充盈过程中症状的反复出现。膀胱镜检查可以检测洪纳病变、线性瘢痕、血管增生、血性流液及膀胱扩张后点状出血。钾离子敏感性实验可以通过把温和的氯化钾溶液灌注到患者膀胱而导致其尿急和膀胱区疼痛的症状加剧这一现象，来验证膀胱上皮通透性的增加。

尽管现在没有任何治疗手段可以治愈间质性膀胱炎，多模式联合疾病管理包括行为、药物及手术疗法。行为疗法包括饮食调整、膀胱训练和盆底理疗。药物疗法首选硫酸戊聚糖钠。抗组胺药、三环类抗抑郁药、抗胆碱能药、抗癫痫药、肌松剂、抗炎药、麻醉剂被用于缓解症状。膀胱灌注药物则用于控制疾病的急性发作。手术疗法包括膀胱扩张术和骶神经电刺激术。很少在临床上应用同时切除或不切除膀胱的膀胱扩大术或尿流改道术。

### （四）外阴前庭炎综合征

通常，患有超敏性膀胱疾病的女性经常合并外阴前庭炎综合征。外阴前庭炎综合征又称为外阴炎、局灶性外阴炎、前庭痛或外阴痛，总人口中有高达15%的女性受其困扰，并且其中有高达40%的女性同时患有间质性膀胱炎。外阴前庭炎综合征的特征有前庭区局灶性红斑、外阴前庭过度敏感、性交痛和外阴前庭区触痛。

外阴前庭炎综合征的确切病因尚未确定。有研究表明，外阴前庭神经源性炎症可以发生于各种有害环境刺激之后，包括机械性或化学性损伤、病毒感染和局部变态反应。

对外阴前庭炎综合征诊疗的一个关键因素是尽量早期诊断。在棉签触碰试验中，医生用生理盐水浸湿的棉签触碰患者的外阴区域，如阴唇、阴唇沟内侧及其阴蒂和肛门周围区域，同时询问患者是否有不适的感觉。当测试患者的尿道旁腺和前庭腺开口区域时，患有外阴前庭炎综合征的女性会感到触痛。如果对诊断有怀疑，可以在腺体开口处涂抹5%的利多卡因后重复该测试。如果在应用利多卡因后棉签触碰试验为阴性，则外阴前庭炎综合征的诊断很可能成立。棉签触碰试验应与彻底的盆腔和阴道检查联合应用，包括阴道细菌和真菌培养。通过外阴阴道镜检查，通常可看到阴道腺体区域的血管炎性扩张，这也可作为一个有用的辅助诊断。

目前，还没有任何外阴前庭炎综合征的治疗方法被认为是"治愈性"的。传统的治疗方法包括抗刺激性卫生疗法、低草酸饮食、口服三环类抗抑郁药、外用皮质激素类或固醇类药物、使用抗真菌药物、皮内注射干扰素、盆底肌生物反馈和（或）前庭切除术。新疗法包括使用含辣椒素、色甘酸、阿托品或硝基甘油的外用药膏，以及盆底理疗和针灸疗法。

### （五）肠易激综合征

膀胱和生殖器官的超敏性疾病往往伴随着肠道症状。肠易激综合征是一种超敏综合征，世界上有超过500万人受其困扰。其症状包括腹胀、胃肠痉挛、腹痛、腹泻、便秘、黏液样便和里急后重。这些症状可以由摄取某些特定食物（如奶制品、油腻食物、乙醇、咖啡因或碳酸饮料）后气体过度膨胀、激素的波动、运动和性活动引起。治疗方法包括饮食调整、合理管理压力、服用解痉药和抗抑郁药。

## 二、性功能障碍合并超敏性疾病的诊疗策略

有高达80%的女性性生活受到了膀胱、肠道、外阴超敏性疾病及高张力性盆底功能障碍疾病的负面影响。那些能够忍受性交的女性，常常在接下来的几天里都会感到性交所带来的一系列不适症状，这使得其未来的性活动受到负面强化，且有研究已经证明"大部分时间这些女性都会选择回避亲密行为"。回避亲密行为可能对女性和其伴侣双方产生负面结果。西方文化中，"双方身体亲密接触"等同于拥有足够的性功能的经阴茎-阴道的性爱，这就使女性从文化的角度觉得对性的回避显得"异常"和不足。双方身体亲密的缺乏也会导致其性趣降低、性反应能力减退，并会使其产生抑郁的心情。

一个重要的干预手段是在诊疗过程中向患有超敏相关性功能障碍的女性介绍性相关"法则"的概念。鼓励女性和其伴侣共同确立一个独特的对性生活有充分愉悦感的定义（这可能包括或不包括生殖器的接触），并达成共识以使彼此获得性愉悦感。一种重建双方性愉悦感的办法是引入"他和她的亲密行为"的概念。关于亲密行为的解释，对于其中一名伴侣来说，可能包括共进一顿安静的晚餐或者看场电影，然而对另外一名来说，可能被定义为通过口交或生殖器的性交而产生性高潮。通过这种方式，亲密需求是可以由适当的身体、局限的活动而得到满足。鼓励性伴侣双方追随属于自己的"性爱剧本"，

而不是被某种文化为他们既定的"剧本"牵着鼻子走。

"性爱剧本"的一致是获得非直接性行为性快感的前提。因为很多患超敏性疾病的女性无法体验经阴茎－阴道性交中没有痛苦的快感，所以这些女性就会向她们的健康保健医生寻求其他的性交途径。对一些人来说，用口和手来使阴蒂或阴茎获得性快感（无阴茎的插入）都是可行的选择，但其他人可能不愿意或者不考虑这些方式。许多女性发现选择这种"体外"的性交方式既吸引人又无痛苦。以这种方式进行性交时，男性不是通过传统"插入式"性交的方式，而是通过"外部的"方式来使女性体验到性快感。例如，摩擦女性细腻润滑的下腹部、耻骨区或大腿内侧皮肤，以产生足够的摩擦力来使双方共同达到性高潮。

对于患有超敏性疾病的其他女性，性交过程可以在一个有限的基础上完成。可增进两性间亲热时的舒适感的方式如下：性交前20分钟在阴道口处涂抹2%～5%利多卡因明胶以减少尿道及前庭腺区过度敏感性刺激；采用富含大量水溶性润滑剂或少量雌激素的阴道外用软膏来协助性交时阴茎的插入；性交前舌下含服平滑肌松弛剂和（或）抗胆碱能药物，以减少尿急或大便紧迫感；性交前1小时服用骨骼肌松弛剂以减少盆底肌肉痉挛；在性交前1小时向肛门中插入莨菪类直肠栓剂，以放松膀胱和盆底肌肉。此外，许多女性还发现，在性交前进行盆底按摩、性交前后排空膀胱及性交后在生殖器/耻骨上区放置冰袋都可以提升舒适度。性交时最不可能影响盆底的体位选择包括侧躺或平躺的同时抬起臀部。以旋转渐进的方式插入和控制时间为5～10分钟，这些都有助于最大限度地减少不适。

一名性爱治疗师或心理治疗师常常可以帮助女性及其性伴侣改善其性爱的远期预后，使其获得舒适的性交体验，并能够为其推荐获得性快感的其他途径。

### （一）盆底肌肉薄弱和松弛相关疾病

在泌尿生殖系统疾病诊疗过程常见的疾病中，占据第二大类的是盆底肌肉薄弱和松弛相关疾病。这类疾病的主要症状是伴或不伴大便失禁的盆腔脏器脱垂。大约95%的女性在其一生中会出现不自主的漏尿现象，估计每4个女性中就会有1个在59岁之前发生漏尿。疗养院中大约有50%的女性存在尿失禁。尿失禁大致可被分为：①急迫性尿失禁，与感觉性尿急相关；②压力性尿失禁，常发生在腹压增加的情况下，如打喷嚏、咳嗽和束紧裤腰带时；③混合性尿失禁。尿道闭合异常和骨盆肌肉支持薄弱是潜在的压力性尿失禁的主要机制。

诱发女性压力性尿失禁的因素包括年龄、遗传、阴道分娩产伤、盆腔/外科手术、放疗史、绝经状态、与生活方式相关的因素如猛提重物及慢性疾病，包括阻塞性肺疾病、肥胖和便秘。尿失禁的评估方法包括排尿日记、尿液分析、细胞学检查和尿动力学测试。

一项研究表明，在10名接受治疗的女性中，包括接受非手术治疗和手术治疗的患者，约有8名患者的尿失禁症状可以得到改善。非手术疗法包括行为膀胱训练、盆底加强训练（凯格尔运动）、放置尿道塞和尿道植入物。外科手术疗法包括放置吊具和无张力阴道吊带，当这种疗法被应用于适当的患者时，疾病的治愈率可高达95%。

### （二）肛门失禁

肛门失禁，即固体、液体或气体从直肠不自主排出的疾病，其影响了多达550万的美国人，并且这一现象在女性和中老年人群中更常见。

肌肉损伤存在于大多数肛门失禁的患者中。在女性中，这种损伤通常发生在分娩过程中，尤其是在难产的情况下，包括使用产钳和（或）会阴侧切术助产后。研究表明，3%～25%的女性存在一定程度的产后肛门失禁。支配肛门肌肉的神经或负责直肠感觉的神经损伤也是一种常见的导致肛门失禁的原因。神经损伤可以发生在分娩过程中，或严重的和长期的大便紧张，或同时患有慢性疾病，如糖尿病、脊髓肿瘤和多发性硬化症。肌肉损伤也可以发生在直肠手术过程中，以及在炎性肠病或有直肠周围脓肿病史的患者中。

肛门失禁常常与直肠的弹性降低有关，这缩短了肠道蠕动和感知大便排出之间的时间。外科手术、放射性损伤及炎性肠病史与直肠弹性降低有关。临床评估包括体格检查、超声检查、排粪造影和肛门直肠测压，这些评估手段可以测得肛门压力、直肠弹性和感觉。

由于造成肛门失禁的病因不同，其治疗手段也不尽相同。行为疗法包括：①饮食调整，即忌食刺激性食物并多食富含纤维素的食物；②肠道功能再训练疗法，即预防腹泻和促进肠道正常运动模式的形成；③凯格尔运动；④肛门直肠生物反馈疗法。盆底重建手术可以作为修补生理结构缺陷的一种有效治疗方式。

### （三）尿失禁的相关诊疗策略

最近的几项研究表明，患有轻中度尿失禁的女性在其自我报告中表明她们与未患尿失禁的女性具有相同的性爱水准和舒适程度，且她们所感受到的性快感也相似。由于伴随着阴茎的插入，脱出的组织往往会因受到挤压而被推入阴道，所以轻中度盆腔脏器脱垂通常不会影响性生活。因为性交通常采用卧位的方式，所以人们认为盆腔脱垂不会带来烦恼。研究表明，当尿失禁和盆腔脏器脱垂非常严重时，它们所带来的症状会导致焦虑并影响性生活的整体满意度。有趣的是，还有研究表明，不满65岁的女性性交中尿失禁的发病率高于65岁以上的女性。造成这一研究结果的原因目前尚不清楚，这可能与低年龄组女性的性活动更频繁和（或）更剧烈有关。年轻女性可能更易患急迫性尿失禁，在性生活过程中，她们比易患压力性尿失禁的老年女性更难控制排尿。

在性生活过程中经历过尿失禁的女性往往会有不洁净的、不受欢迎的和"令人讨厌"的感觉。她们惧怕尴尬的场面、惧怕被人排斥，并且担心自己或其性伴侣受到感染。我们应该鼓励女性敞开心扉地与伴侣交流有关尿失禁的问题，即把问题摆在面前而不是将其隐藏于心底，这种方式常常可以降低患者的焦虑。指导女性有关漏尿的知识，告诉她们尿液是无菌的，不会对健康构成威胁，往往可减少漏尿所引起的恐慌。对于那些在性生活过程中经历过尿失禁的女性来说，其他疗法包括每日进行30～60次凯格尔运动（经卫生保健医师在诊疗室反复示教），在性活动前排空膀胱和结肠，避免在性活动前1小时内摄入食物或水，并且选择适当的性交体位以减少漏尿的发生（如女性上位或者侧卧位）。此外，在性交前使用水溶性润滑剂或阴道雌激素也会减少阴茎插入对女性尿道的损伤，并使女性在插入过程中感觉更加舒适。

### 三、总结

在治疗女性性功能障碍疾病时，重要的一点是妇科泌尿学医疗团队对于他们所做出的诊断和对疾病的治疗信心十足，或是能够对患者所需要的最优护理进行分类。我们应始终牢记"如果治疗不起作用，我们就应该重新考虑一下诊断"。

对性忧虑患者的感受表示理解是至关重要的，因为这一问题严重威胁到了人们的生活质量。我们可以建议患者，如果其性功能障碍问题已经开始使她对亲热行为感到厌恶，那么她可以选择抽空放松数周（与此同时，接受医疗检查和相关治疗），这种方法可以让人从压力和不适中得到片刻休息，并有机会重新在两性间建立起健康的性感受。

女性的幸福感与她所处的人际关系质量密切相关，包括她与性伴侣之间的亲密身体接触。花时间评估和解决患者的性焦虑问题，由此卫生保健医师可以协助患慢性泌尿生殖系统疾病的女性对自己进行重新审视定位，即她们是具有正常性生活能力的，而不是性功能失调。

## 第五节　保健医师的作用

女性性健康保健正在逐步发展成为一个独立的学科，而这一领域的发展将有助于患者生活质量的提高。在治疗女性性功能障碍时，保健医师在跨学科的医疗团队中发挥着不可或缺的作用。他们可以为性功能障碍女性规划并实施一个成功的治疗策略，与此同时，还可帮助其解决性健康问题。

保健医师（包括护士和助理医师在内）作为医疗团队中一个重要的组成部分，可以为女性性功能障碍患者提供综合性的护理。在其他方面，护士和助理医师需要接受一系列的培训，如就有关性健康保健问题向患者进行普及教育，为患者施行健康评估，与患者进行访谈，全面深入采集患者的病史（包括性相关病史）。对性功能障碍的评估应常规成为病史采集和体格检查的一部分。保健医师在初级医疗保健机构中是患者就诊过程中的首诊医师，因此他们有机会采取主动和积极的态度去解决女性患者的性健康问题。无论是在内分泌、泌尿、妇科还是家庭医疗保健机构中，保健医师在识别女性性功能障碍疾病方面都起着关键性的作用。

本节将探讨初级保健机构中的保健医师是如何针对女性性健康问题进行识别、诊断和治疗的。我们将从历史的角度对性健康保健的发展背景进行简单的介绍，并围绕与患者互动交流过程的复杂性展开讨论，如采集患者的性相关病史并与之探讨如何打破目前所存在的障碍。与此同时，也会介绍一些与之相关的体格检查和适当的实验室检测方法。然后就如何综合利用疾病评估技术提供一些建议，最后将提供一些关于治疗整合管理策略方面的建议，利用这些建议，医疗工作者可以在日常生活中为患者提供帮助。

### 一、历史沿革

自20世纪20年代至60年代后期，人们对于性功能障碍疾病的治疗一直停留在精神分析的范畴。如今，众所周知的性相关疾病疗法是由 Masters 和 Johnson 于 1970 年初步建立起来的。他们发表了一份有关性功能障碍疾病最新疗法的报告，这使得保健医师对这类疾病的恰当疗法的观念发生了革命性的转变。在临床上，这种性反应周期的线性模式疗法较精神分析疗法更注重血管和神经的变化。这种变化过程包括四个阶段：①兴奋期；②平台期；③高潮期；④消退期。随后，有人又提出了生物-心理模式疗法，即将生物、心理、社会文化和人际关系的影响综合起来，并认为女性对性刺激所产生的反应常常需要建立在男女双方亲密的感情、自觉承担义务、懂得分享和温柔地对待另一半的基础上。基于这种治疗模式的建立，DSM-Ⅳ 给出了女性性功能障碍的诊断标准，这些标准主要针对四种类型，包括性欲障碍、性唤起障碍、性高潮障碍和性交痛。1999 年，人们普遍达成共识的一种分类系统进一步扩大了 DSM-Ⅳ 的标准，这一系统把生理及心理原因所导致的女性性功能障碍也包含进来。它对某些具体的诊断标准和定义做了一些改动，包括个人痛苦标准在大多数诊断类别中的应用。

近年来，随着男性勃起功能障碍谈话疗法的兴起，性健康问题对于男性和女性来说都已成为一个易于接受的话题。越来越多的患者开始跟他们的保健医师讨论性相关问题，这就需要保健医师及时了解、掌握最新的治疗方案及可用的医疗资源方面的信息。随着女性性功能障碍领域的不断发展进步，保健医师在治疗女性性功能障碍中发挥着越来越大的作用。

## 二、营造推动性健康发展的医疗环境

### （一）识别性相关疾病患者

在识别性相关疾病的女性患者时，首先应该认识到这种疾病是普遍存在的。女性性功能障碍是与年龄密切相关的、渐进性的和普遍存在的，它困扰着 30% ～ 50% 的美国女性。另外，在前来就诊的女性患者中，还存在许多潜在的正在遭受各种类型性功能障碍困扰的患者。

当这些性功能障碍疾病被诊断后，尽管有良好的医患沟通，但还是有许多患者不愿意向保健医师、内分泌医师、泌尿科医师或妇科医师透露她们性生活方面的困扰。通常，患者在基础医疗机构中因其他疾病而就诊时，不会表现出性功能障碍的症状，因此医师是否能够提出适当的问题以引起患者的关注显得非常重要。

那么，该如何识别女性患者的性健康问题呢？通常，保健医师有更多的时间与他们的患者接触，这使得医患之间能够建立起更加良好的人际关系。接下来，医师还需要花时间去鼓励患者，使其在披露敏感问题时感觉更加舒适，特别是涉及性相关问题时。良好的医患关系能够提升患者就诊的舒适度，当被问及性相关问题时，患者会感到更加放心。然而，如果患者不愿意提及自己的这部分隐私，这时就必须由保健医师以一种敏感的方式来提及，但以哪种方式来提问才是正确的呢？什么样的问题才会使患者感到舒适？通过接触患有勃起功能障碍的患者，我们已经了解到，没有哪一个问题是适合于每一个人的。在向患者提出性健康相关问题时，可以考虑如下一些问题，例如，您的性生活活跃吗？您在性生活中遇到过困难吗？您在性欲、性兴奋或性高潮方面存在困难吗（这个问题更加直接，如果患者对此感兴趣的话，很可能会引出一个可以澄清事实的问题）？

以病史采集的形式来询问性健康相关问题是我们关于这一话题给出的最后一个建议，这会让患者意识到，她的保健医师不仅是在为她的性健康着想，也是在为她身体的全面健康着想，从而使保健医师更易被接纳。

### （二）构建友好的医患沟通环境

保健医师的目标之一是创建和维护"舒适的性相关问题的探讨"环境，有几种方法可以实现这一目标。

首先，鼓励保健医师尽量避免透露出消极的非言语性信息，例如，在对患者进行询问的过程中表现出坐立不安或是目光躲躲闪闪。相反，通过坐下来、主动地聆听和良好的眼神交流，保健医师将会为患者创建一个更舒适的沟通环境。

其次，诊室可以通过给患者发放教育材料（如小册子和调查问卷）表现出医师对于患者性健康的关心。如前所述，病史采集的询问形式提供了另一种展示医师对患者性医疗保健的保证方式。以病史采集形式询问性健康问题显示临床医护人员对患者的所有医疗问题都感兴趣，也包括有关性的部分。通过实施这些建议，诊室要想创建一个更加具有引导性并且友好的医疗环境，仍然还有一段非常漫长的道路要走。

### 三、确立医疗工作人员的职责

由于缺乏有针对性的教育，以至于很少有泌尿科和妇科医师能娴熟地掌握性医学方面的技能。鉴于这个原因，由具有外科背景的保健医师来传达这样一种讯息是至关重要的，即保健医师对于解决性健康问题来说是一种宝贵的资源。虽然临床医师对此类患者的诊疗负有最终责任，但保健医师可以通过为患者提供相关医疗信息、诊断、治疗方法和全方位的护理，为患者的性健康提供一个综合评价。

此外，临床医师和保健医师之间有关性健康患者护理方面的关系和分工必须有一个明确的指导方针。其具体内容包括：应该由谁来进行最初的问诊？什么时候、由谁来提出性健康问题，是保健医师，还是临床医师，还是两者都可？应该采取什么样的治疗方案？另外，虽然创造有利的医疗环境至关重要，但也需要确保诊室中的每一名工作人员能够各司其职。而对于护士、医疗助理和辅助人员来说，可能仅仅是简单地教会其给患者发放性健康手册或药物样品。

### 四、与患者互动，采集性健康相关病史

一旦舒适的环境被建立起来，保健医师除了需要进行常规的病史采集和体格检查之外，还有必要对患者进行详细和全面的性健康评价。保健医师在与患者交谈的过程中，必须保持接纳、善解人意且不带有任何偏见的态度，以使患者在披露敏感问题和个人隐私时感到心情放松。此外，保健医师应该努力避免用道德或宗教的眼光，而应该从情感和心理健康的角度出发来评判患者的行为。为了能够进行适当的评估和管理，在问诊过程早期就明确患者的性取向非常重要。因为性别认同的冲突往往是导致性功能障碍的原因，保健医师提问时应该使患者能够放松地敞开心扉，从而陈述她们所存在的问题。理想状态下，这些患者都应接受性治疗师或心理医师的进一步评估。

第一，不论患者性取向如何，都应询问其性生活是否活跃。如果患者性生活频繁，那么就应进一步询问其性交的频率、在过去的一年中拥有的性伴侣数量及任何与性生活相关的症状（如疼痛、灼烧感、出血）。

第二，保健医师应评估确定患者性功能障碍的范畴。例如，保健医师应该围绕患者对性欲的担忧，以及这种担忧与其伴侣关系之间是否有关联进行讨论。评估内容应包括患者过去和目前性唤起的情况、获得性高潮的能力及任何与性交相关的疼痛。讨论可能涉及性的整体满意度。保健医师应该能够判断这种功能障碍是先天的还是后天获得的，是广泛的还是局限的。

保健医师所提出的问题会有所不同，这取决于患者的舒适程度和经历。有时，患者自己会主动进行陈述，这可使医师很好地对其疾病进行深入洞察。例如，患者可能会披露性伴侣间的私密问题或在性交过程中发生尿失禁这样尴尬的事情。在问诊过程中，保健医师越早获得这些信息，患者便可越早得到诊断和治疗，或是可更早地将其适当地转诊到其他保健医师那里。

几种提问性健康忧虑的示例如下：请问您有什么性相关困扰想要讨论吗？请问您的性生活遇到过什么困难吗？请问您在性交过程中有过润滑困难吗？请问您难以达到性高潮吗？请问您有过性交痛吗？请问您目前是否患有性传播疾病？

第三，在患者就诊前使用调查问卷可以为保健医师节省大量的时间。有各式各样可用于评估的量表，如女性性功能指数量表，它用于评估女性性欲、性兴奋、性高潮和性交痛的阈值；另一个非常实用的工具是女性性困扰量表，它有助于量化患者的烦恼和痛苦水平。

因此，性病史的采集可能会有助于分析、解释患者目前的健康问题，或是识别抑郁、焦虑、糖尿病或高血压病等新出现的健康问题。

## 五、探讨性健康问题困难重重

对于保健医师来说，讨论性健康问题困难重重，认识到这一点很重要，这也说明了女性性健康评估的重要性。女性性功能障碍是一种常见的问题。虽然现有的文献表明了性对于患者的重要性，但保健医师往往不会在临床问诊中涉及这类话题。有患者提出，保健医师对性相关问题感到不适，以及不能做到与患者感同身受是医患间探讨性健康话题的主要障碍。保健医师探讨性健康问题是为了从整体上对患者进行治疗，若能克服询问时的不自在，理解这类性功能障碍疾病，将会更好地识别女性性功能障碍疾病。

许多保健医师由于尴尬或陌生的原因，在与他们的患者讨论性相关问题时会感到不自在，也担心患者会觉得这类谈话冒犯了她们。一项研究表明，仅35%的初级保健医师称他们会经常进行性病史的采集。然而，对美国健康女性进行的研究表明，如果有关性功能的问题是由医师提出的而非其自愿提供，她们就会向其家庭医师寻求建议。

此外，保健医师应该定期进行性健康访谈，以在与患者讨论性健康问题时使其感觉更舒适。随着性健康访谈舒适度的增加，患者对于性健康问题的表达意愿也会随之提高。

保健医师需要考虑的另一个因素是如何选取适当的时机讨论性敏感话题。患者可能会在接受体格检查时感到不自在，且在披露性相关信息时犹豫不决。为了获得理想的结果，保健医师应该在接诊过程中尽量提升患者的舒适度。

探讨性健康问题的其中一个障碍是保健医师的接诊时间不足。保健医师担心，询问性相关问题会占用患者过多的评估和治疗疾病的时间。实际上，由于潜在的问题被揭示出来，询问性相关问题反而可以节省时间。由此，保健医师可以决定他们要对每个患者深入了解到何种程度和何时有必要让患者转诊到其他医师那里去。

另外，由于保健医师缺乏相关的专业知识，他们也不愿意解决性功能障碍问题，这也成为探讨性健康问题的障碍。一般来说，医师不愿意讨论一些他们并不是很了解的问题。多数情况下，初级保健医师很少接受评估女性性功能障碍的训练。医师可以通过接受继续教育，参加女性性健康教育研讨会，阅读期刊文章、当前研究进展和其他出版物来了解女性性功能障碍的相关知识。DSM-Ⅳ标准可以为保健医师提供女性性功能障碍的诊断和分类标准；然而，其不能为之提供患者出现性相关问题的背景。保健医师需要知晓可能起作用的因素，如关系障碍、生物或社会心理问题。通过一个详尽的病史采集，保健医师可以对患者的生物、心理、人际关系和情感因素进行初步的评估，这将使他们能够给予患者恰当的转诊意见。

最后应提到一点，医师可能存在这样的误解，即解决女性性功能障碍需要一个更复杂的治疗计划，并认为男性性功能障碍相比女性性功能障碍更易诊断且更易于治疗。因此，许多保健医师往往选择回避女性性功能障碍问题。

## 六、病史采集和体格检查

在进行病史采集时，医师应关注患者的整体健康状况。保健医师有助于帮助患者了解病史，采集病史对寻找女性性功能障碍的病因非常有帮助，这也有机会使患者了解到女性性功能障碍可能是由她们的健康问题自然转归而来的。

除了通过全面性的性相关病史的采集来识别性相关问题，保健医师也可以对患者进行有针对性的体格检查和实验室检查。性功能障碍有可能是由某些器质性或精神性疾病，或两者共同作用所表现出来的症状，并且有时可能会有助于发现患者性功能障碍的病因，故医师应该对患者目前的用药情况进行了解，包括处方药、非处方药和市售药物。此外，患者目前的药物治疗可以为保健医师创造对患者进行宣教的机会，并且了解这些药物是如何干预，进而导致性健康问题的。

女性性功能障碍的危险因素包括癌症、心血管疾病、抑郁/焦虑、内分泌疾病、疲劳、生殖器手术史、生殖器萎缩、激素异常、人际关系、药物、神经性疾病、社会心理因素、性虐待或生理虐待、泌尿生殖系统疾病等。

此外，保健医师应该了解患者的手术史，包括盆腔手术、背部手术、心血管手术。例如，子宫切除术可能会使阴道血流供应减少，进而降低阴道的润滑。对患者进行彻底的体格检查是必需的，其中包括妇科检查，以评估生理性病因、疼痛和损伤，这些检查的目的是发现疾病。通过这些检查，保健医师还有机会向患者普及有关人体正常解剖生理及性功能方面的知识，进而使患者可以从脑海中重现性生活中经历的疼痛并进行疼痛发生部位的定位。在一个舒适的关系建立起来后，保健医师可以在检查过程中对患者进行指导、教学，并在适当的时候，利用手边现成的镜子、插图和照片使患者更加熟悉自己的生理解剖结构。保健医师应配合临床医师在最初的疾病评估中拟定一个实验室检测协议。这一最初的血液检测可以识别一些潜在的疾病，如糖尿病或高胆固醇血症。治疗这些器质性疾病可能有助于治疗或改善患者的性功能障碍情况。女性性功能障碍相关药物包括抗组胺药、抗高血压药、抗惊厥药、苯二氮䓬类药、利尿剂、麻醉剂、抗雄激素药、口服避孕药、抗抑郁药、抗雌激素药等。

## 七、综合治疗和多学科治疗

在性健康评估和跨学科治疗相结合的计划中，保健医生可通过随访来提高治疗效果，这样做的另一个好处是，保健医师可以与临床工作人员协同合作，来决定哪一种治疗方案是最适合的。我们所需要做的包括保持持续性的交流沟通，并同步给予干预措施，这些干预是由跨学科医师来提供的，如内分泌科医师、泌尿科医师、妇科医师、性治疗师、心理医师或精神医师，这取决于社会可以提供的资源。实现多学科医疗团队成员沟通的方法之一是通过定期举行电话会议或普通会议来讨论患者的病情进展。结合每一位多学科医疗团队成员的评估结果可以更好地了解患者的病情，进而有助于制订最佳的治疗方案。如果医师想让患者对解决其原有的性健康问题感兴趣并有一定的了解，那么协调这些专家所提供的服务就至关重要。保健医师可以协助制订综合性的治疗计划，并决定可以在医疗实践中利用哪些临床医师认为适当的治疗方式。

## 八、保健医师的性自我健康教育

如前所述，保健医师必须不断地进行自我教育来扩展女性性功能障碍方面的知识储备，因为性健康保健是一个快速兴起的领域。通过自我教育的方式，保健医师可以定期开展在职课程来帮助诊室里的其他医疗工作人员进行继续教育。

医师也可以通过阅读书刊来进行继续教育，或是参加各种学术会议，如国际妇女性健康研究学会年会。现在越来越多的国家、地区、社区赞助的继续医学教育会谈和会议开始关注性健康这一领域。

保健医师占据重要的战略地位，尤其是在教育患者和有关诊室工作人员正在进行中的女性性功能障碍临床试验方面。为了将这一额外的服务结合到诊室中去，保健医师需要留意那些诊室中的研究协议及任何在社区中的研究机会。对于想要成功治疗性功能障碍的保健医师来说，如何将对患者的宣教与女性性功能障碍的治疗和管理结合起来至关重要，最关键的是医疗保健的协调和实施。保健医师可以在帮助女性性功能障碍患者正视性健康问题治疗方面发挥重要的作用，并有助于规划和实施一个成功的治疗策略。保健医师有必要对患者及其伴侣进行有关正常女性生理反应、生殖器和盆腔解剖方面的教育。此外，保健医师应向患者解释，女性生理会随着年龄、妊娠、绝经和血管功能障碍的变化而变化。必须强调的是，患者的一般健康与性功能之间有着明确的相关性。通过向女性患者分发宣传单和小册子，保健医师可以在使女性患者了解女性性功能障碍的定义方面发挥重要作用。

保健医师需要教会患者如何改变有害的生活方式（如滥用毒品、酗酒、吸烟、久坐不动的生活方式和滥交等），这可能是引发性功能障碍的病因之一。针对患者存在的危险因素，对患者进行教育和提高自我保护意识可以预防性传播疾病的发生。

指导、教育患者服用性健康处方药物并进行性健康干预至关重要。保健医师往往需要反复向患者强调如何及何时服药，并且讨论服药后可能出现的导致治疗中止的副作用。对患者的性伴侣进行教育并对其性功能进行评估，在治疗女性性功能障碍的过程中起着非常重要的作用。保健医师应该时刻关注女性性功能障碍的相关文献，这样才能为患者提供治疗方面的信息。

### 九、拓展医疗机构以外的友好的性健康环境

一旦保健医师熟悉了性健康保健这一领域，那么就是时候去拓展这一领域的学术影响。首先是要在医疗机构内提升人们对性医学领域的认可，从本质上讲，这包括医疗工作人员"口耳相传"，即向大家宣传性保健医疗团队对于女性患者的性健康需要十分贴合。然后要考虑的就是拓展医疗机构以外的医学教育，这使得其他临床医师、医疗机构中的工作人员及社会大众逐渐开始关注医疗实际工作中涉及的有关女性性功能障碍的专业知识。随着相关医疗知识被持续不断地传播，使保健医师有机会去教授和激发其他保健医师有关性医学领域的知识，以便他们中的一些人最终可以在自己的诊室中诊治这类患者。

### 十、总结

这是一个令人激动的时代，在医学实践中，女性性功能障碍正试图成为一个独立的研究领域。随着新的治疗方法或方案在基础和临床研究中不断被发现，女性性功能障碍疾病的治疗逐步发展成熟。

各学科相互协作是治疗女性性功能障碍的理想方式，其中包括医学和心理评估。保健医师作为多学科医疗团队中的一员，在治疗复杂的性功能障碍患者方面发挥着极其重要的作用。保健医师可协助医疗机构的工作人员进行初步评估、普及宣教及制订治疗策略，因此他们在女性性功能障碍疾病的治疗中发挥着不可或缺的作用，而临床医师则需要在最后阶段负责患者的整体治疗。

## 第六节　女性性功能障碍的心理学和生物学评估与治疗

近年来，女性性功能障碍在医学文献中备受关注。生物和社会心理学家已经对各种女性性功能障碍的病因和临床治疗有了基本的认识。已有科学研究表明，女性性功能障碍的患病率比以往认为的要高得多，患病率、复发率和合并症都高于男性性功能障碍。然而，目前有关女性性功能障碍的各种心理学和生物学治疗疗效的数据还很少，即使是控制良好的临床试验也不能为我们提供最有效的治疗方案，因此治疗女性性功能障碍疾病的临床医师在选择最有效的治疗方法上面临着种种困难。更复杂的是，迄今很少有这方面的治疗方案获得美国FDA的批准，因此临床医师不得不去发展那些还未经检验过的治疗手段。

许多针对女性性功能障碍的治疗方法已经在各种临床医疗机构中被独立开发和应用。精神病科、泌尿科、妇科、内分泌科和心理科已经发现了许多在特定条件下有效的治疗范例。根据我们的临床经验，女性性功能障碍最行之有效的治疗方式一直以来都是依靠心理、生物等多学科的融合。然而，目前我们仍然对于如何将心理和生物治疗方法

有效地结合到临床实践中了解甚少。

本节将围绕各种心理、生物学诊断和治疗模型进行讨论。此外，本节还介绍了如何将这些医疗机构中的各种心理和生物学方法系统地整合在一起，以期获得患者最佳的满意度。

## 一、诊断

女性性功能障碍是一种多因、多维的疾病，其发病因素包括生物、心理和人际关系因素。我们强调，虽然初步诊断可以是基于心理学或生物学病因的，但临床医师也要始终保持一个整体的临床观点，即牢记这两种原因都有可能，从初诊直到治疗结束，也应该再三考虑其他可能的诊断。

临床实践表明，不管是否存在器质性疾病，情绪和心理问题都与女性性功能障碍密切相关，并且会严重影响女性的性反应。同样，不管有没有心理问题，器质性疾病都会直接或间接地影响女性的性反应。医疗保健工作者认为，在持续性性功能障碍中存在一些导致疾病治疗困难的起主导作用的生物学、心理学或社会关系因素。此外，由于某些生物学状况的影响，也可产生一些心理问题。正因为如此，将这类疾病严格地区分为生物学或心理学的原因是不准确的，并且反而不利于女性患者及其性伴侣的治疗。

许多专家倾向于把超出自己学科领域的问题当成过度评估和治疗，但心理学和生物学评估应该成为基础和必要的评估程序中的一部分。对于所有性功能异常疾病，这一全面的评估受到了高度推崇，特别是在最初对疾病下定义和制订治疗计划时，其显得尤其重要。若不及早重视情感和人际关系问题，可能会发现女性患者在之后的治疗过程中很难再去解决这些问题。一旦治疗开始，许多女性及其性伴侣不得不转诊于心理专家寻求帮助，以解决那些存在于性功能障碍中无形的心理方面的问题。

因此，治疗女性性功能障碍的一个有效和理想的方法是将心理医师或性治疗师整合到医疗机构中。通过这种方式，心理医师和性治疗师可以协同参与患者疾病的诊断。心理问题可以在最初就诊时被发现，在全面的医疗评估之前，性治疗师可以通过与患者进行交流知晓其与疾病相关的心理因素。最终，临床医师不仅可以全面评估患者的病情，而且可以量身定制个人的治疗策略，以解决患者的生物、情感及一系列相关问题。在这些临床医疗机构中，当治疗过程发生变化时，临床医师可以及时地进行信息共享，并对治疗策略进行修改。

## 二、心理评估

强烈建议应由心理健康专业人士负责完成心理动力学或社会心理学评估。在采集患者的心理学相关病史时，评估应该包含以下几个方面：心理发展变化过程、文化和宗教的影响、性生活史、家庭背景、早期受到的创伤或虐待、生活压力、曾经接受的精神治疗、酒精和药物滥用及其他相关因素。此外，深入了解其伴侣对患者性功能障碍的反应和性功能障碍对患者人际关系质量造成的影响也至关重要。这些信息往往有助于了解患者的治疗动机及人际关系需求。

许多医疗机构在配备心理健康专业人士方面存在困难且不切实际。在这种情况下，医生应该记录患者详细的病史，其中包括情感和人际关系方面的内容。虽然患者最初可能不愿意讨论这样的问题，但经过多年的病痛折磨，这方面的谈话常常使患者能够感受到身心解脱。对于临床医师来说，在整个谈话和诊断过程中始终保持开放、支持和非批判性的态度至关重要。使用标准的、客观的心理学量表和调查问卷也有助于临床医师进行诊疗。女性性功能诊断量表（FSFI，即用来评估女性性功能的简易指标）及许多其他种类的量表都有助于对性功能的主观评估。此外，还有一些标准化的心理学量表，如明尼苏达多相人格调查表、贝克抑郁量表、压力知觉量表和其他可用来评估心理因素对性功能间接关联的量表。尽管这些调查量表被广泛使用，但是从中收集到的信息存在数据不完全的风险，往往很难被具有生物学思维且不熟悉这些已经验证的调查问卷内涵的临床医师所应用。当然，心理问卷的使用永远都不能取代临床问诊。问卷调查可以为临床问诊补充和添加额外的信息，从而得到更好的利用。调查问卷还可以使患者洞察到一些她们并未察觉到的个人问题。

在医疗机构中，如果治疗小组中没有心理医师，就应该让患者转诊至具有相关心理健康经验及知识医师的社区中。在这些情况下，医师是否具有性医学领域的工作经验、丰富的知识、操作技巧及是否在性相关工作中感到自在非常重要。在治疗过程中，能够获得心理健康医师的帮助在某种程度上可以使女性患者及其伴侣获益甚多。对于许多夫妻来说，在其接受治疗过程中的任何时间进行心理咨询都是有益的，因为在治疗过程中会不断涌现出许多新的问题。

传统上，无论是具有生物学思维的临床医师，还是心理学领域的医师，婚姻关系的问题一直都被忽视。临床医师们常常专注于个人的性功能，而忽视环境和人际关系因素的影响。在早期的诊断过程中，患者的伴侣可以提供另一种来源的客观而可信的信息，这可以改善患者的长期预后。女性性功能障碍本身即可引起人际关系的不融洽，所以探索和解决这一呈现出来的问题就显得极为重要。女性性健康医师应该在治疗初期经常访问患者的伴侣，并在整个治疗过程中定期随访。

一般来说，在生物学评估之前或同时，对患者进行一个全面而综合的心理评估是非常有必要的。

### 三、生物学评估

生物学病因的主要相关因素有血管、泌尿生殖、内分泌、神经和药物。对于这些因素的评估是一个好的生物学评估的核心。评估女性性功能障碍的危险是临床医师可能会忽视心理问题，而与此同时，心理健康医师或性治疗师可能会忽视潜在的生物学方面的功能障碍。在心理问题明显和心理学病因明确的情况下，也可能同时存在导致性功能障碍的潜在的生物学问题。心理健康医师应特别注意不要忽视基本的生物学评估，尤其是如果当医师是在社区而不是在一个具备全面知识团队的学术机构中工作时。在任何情况下，良好的临床实践要求患者在接受性治疗之前都需要进行医学评估。各种身体问题、潜在的疾病及药物的影响并不少见。

特殊的评估方法包括重点的病史和体格检查、实验室检查和实验室评估。有时，各种生理测试结果可能与患者的临床表现不一致。Bancroft已指出，女性比男性更容易发生性抑制。此外，实验室或诊室对于许多女性患者算是一种不自然的和受到抑制的环境。临床评估中可以产生偏差，所得出的结果可能只在诊室中表现出来，而不是患者潜在功能障碍的真实反映。随后，在解释生理数据之前，应该将个体差异，如性抑制（如缺乏隐私、表现出焦虑或恐惧）和显性因素（如性刺激和亲密行为）考虑进来。例如，当评估性交痛或性兴奋时，我们可能很难确定这种临床表现是仅仅发生在诊室中，还是在家中也一样。因此，在医师开始分析生理测试所得出的结果之前对患者进行综合的病史采集非常重要。如果患者不愿意提供一个完整的性病史，一些由心理医师提供的心理测试或心理咨询可能会有助于医师更好地了解患者。

一个好的生理评估的作用是双重的。它不仅对于揭示基本生理状况至关重要，也有助于患者了解性功能障碍疾病的生理学病因。体格检查所获得的益处可以与初始的心理评估媲美，因为这两方面的评估必须都着眼于结合疗法在医患关系中的发展。

在任何情况下，临床医师都应该重视医患关系和实验检查对患者造成的心理影响，因为谈话中有明显的性内容，甚至问诊和有关性的病史采集也可以引发患者的焦虑。在谈论敏感的性相关话题时，患者常常会对医师产生情欲，这种现象被称为情色转移。当患者开始向她们的医师描述性爱过程中的亲热细节时，这种感觉就会产生。这种感觉常常被患者误解为爱上或喜欢上了她们的临床医师。这些患者也经常伴随性幻想。这些感觉可能是由患者近期的心理状况造成的，或许也可呈现出其童年一些未得到解决的问题。生殖器检查对于许多患者来说都是一种非常敏感的操作，因而成为情色转移的来源。这种情欲的存在可能导致患者对医师产生不适感，并会干扰临床医师为其提供有效的治疗方案。最终，患者产生的对医师的情欲必须得到处理，以防止其进一步发展。在某些情况下，医师应提醒患者他们之间只是一种专业关系，这一点非常重要。这样的谈话通常被描述为帮助患者划清界限和设定限制。

对临床医师产生情欲这一状况的发生，在那些诊断患有某些精神疾病（如表演型或边缘型人格障碍）的患者中比较常见。这些患者通常有较高的关注需求，并且更加倾向于躯体化。此外，双相情感障碍患者的性欲和性冲动往往是亢进的，所以这些患者在躁狂发作时更易于表现出严重的情色转移。患者情绪越是不稳定，色情或偏执妄想的发生越能提示患者可能存在某些潜在的精神疾病，如精神分裂症。在这些情况下，要求临床医师尽快与精神科医师合作，以共同确保患者情绪的稳定和人身安全。

精神科医师受到过良好的医疗专业培训，他们不仅了解性功能障碍的情感病因，也掌握了有关神经递质、神经肽及大脑的其他主要功能等生物学知识。精神科医师也在伴随精神疾病的继发性性功能障碍［如情感障碍中的性欲亢进（减退）综合征］或精神药物治疗方面接受过训练。因此精神科咨询在女性性功能障碍的综合治疗中起着非常重要的作用，特别是对于那些患有精神疾病或接受精神药物治疗的患者。

## 四、综合诊断和描述性语句

考虑到女性性功能障碍的多维特性，且其具有高发的合并症和众多的病因，Basson等建议，临床医师应意识到为患者确立个性化诊断很重要（如性欲障碍和性唤起障碍）。此外，由于描述性语句是诊断不可或缺的组成部分，建议将语境因素考虑进来。通常，每种情况下的语境因素都是基于每个诊断的主要致病因素得来的。利用一种包括各个诊断的语境描述（如伴随有雄激素缺乏和婚姻冲突的性欲减退，或雄激素缺乏、婚姻冲突）的多维诊断分类方法，可以反映出女性性功能障碍独特的多样性。利用DSM-Ⅳ-TR诊断分类的一个优点是，它不仅详细说明了基本医疗诊断，同时也对心理和关系因素进行了描述。当这些问题在诊断程序中明确呈现时，医患之间的交流就得到了提升，并且治疗目标也更加明确。最终，这种综合诊断程序促进了临床工作中将生物-心理诊断与治疗相结合。

## 五、治疗方法

个性化的诊疗计划是治疗女性性功能障碍的开端。一个良好的临床实践要求诊疗过程应该做到医患间共同探讨医疗决策的制订。临床医师与患者在对某个特定的操作过程达成的共识，建立在他们对治疗目标有着充分的了解，并且他们所选择的治疗方式是权衡了其他诊疗方法利弊的基础上。在这一过程中，健康保健服务提供者知晓诊断、治疗和疾病的预后。同时，患者也熟知自己的病史和治疗目标。此外，在患者、医师与其他医疗卫生服务工作者的协同下，性功能障碍的生物、情感和人际关系因素可以得到解决。该疗法的最终目的是改善女性自身的性功能，然而，一旦相关问题未被检出或校正，临床医生将会在治疗中面临重重阻力。依据相关临床经验，如果患者能够参与医疗决策，那么她们往往会对治疗表现出很好的依从性。如果其配偶能够尽早参与治疗过程，治疗的成功率也会大大提高。在夫妻双方共同参与下，作为治疗的一部分，可以利用夫妻疗法或各种感觉集中的手段来改善人际交流，从而帮助患者恢复正常的性生活。

很多时候，进行单纯的生物学治疗是远远不够的。尽管心理疗法在治疗女性性功能障碍过程中处于主体地位，但是单纯应用传统的情感集中疗法，并将其"一刀切"地应用到各种女性性功能障碍疾病的治疗中也并不合理，因此我们通常采取心理学和生物学疗法相结合的方法。然而，在应用综合疗法时也应慎重考虑以防滥用，因为滥用综合疗法可能会导致患者压力的增大及治疗效益、效率的降低。应该努力权衡综合疗法和单纯疗法之间的利弊，为了避免遇到这种选择困难，多学科医师针对个性化疗法、原始疗法、其他治疗方案，以及患者的抉择、与患者讨论的方式应该受到推崇。

一方面，随着治疗的进展，由于生物学病因的因果之间存在直接关联，通常可得出线性的结果，并且相对可预测；另一方面，心理问题可以朝着任何方向蔓延，并且可以随时死灰复燃，因此在整个治疗过程中需要经常进行重新评估。通常，如果问题持续很长一段时间，或者尽管已经进行了持续的治疗但是没有效果，那么就有必要考虑转诊或者检查是否患有其他疾病，以防存在其他的不明病因。

### （一）性欲/性趣障碍

在治疗任何女性性功能障碍时，医师必须考虑患者和其伴侣之间的关系，即也应对男性性功能障碍进行评估。男性勃起功能障碍、早泄可能是造成女性性欲缺乏或性高潮障碍持续存在的一个原因。在这些情况下，除非解决了其伴侣的性功能障碍，否则女性性功能障碍通常难以治愈。此外，也应保障患者的医疗就诊环境（即保护患者的隐私等），并对其进行性健康教育。

雄激素补充疗法可能产生各种各样的生物学负面影响，这一疗法往往被应用于治疗雄激素不足相关的性欲障碍。除此之外，也应考虑潜在的不良心理影响。睾酮有时会使人产生愤怒、怒起而攻的想法和攻击他人的行为。一些综述睾酮抗抑郁作用的研究认为，在雄激素治疗过程中可以预见一些常见的情绪波动和相关的心理变化。

特别是患有双相情感障碍的女性，使用抗抑郁药和睾酮可以对其情绪变化产生重叠效应。在这种情况下，抗抑郁药物和睾酮同时使用可能会有诱发双相情感障碍患者躁狂发作的风险。因此，在制订服药间期、开始服药的时间、药物剂量、停止服药的时间和药物治疗方案之前，首先应充分考虑抗抑郁药、睾酮和情绪这三者的关系；其次应考虑到潜在的精神疾病的严重性，也可寻求心理咨询的帮助。安非他酮也可用于治疗性欲减退或性高潮障碍。医师事先应该对患者正在使用的抗抑郁药和继发的心理变化做出慎重的判断。

对于更加复杂的性欲减退的病例，则需要临床医师和心理医师之间持续不断的协商和沟通。如果患者的性欲减退是卵巢癌导致的，那么临床医师与内分泌专业医师在进行卵巢切除术和激素治疗过程中保持一种亲密合作的关系就非常有必要。如果患者的性欲减退合并有抑郁症，或双相情感障碍、精神分裂症和性创伤，那么性治疗医师就必须在精神科医师或其他心理专业人士的协助下对患者进行诊疗。这一治疗策略不仅适用于性欲减退，也同样适用于其他女性性功能障碍疾病，如性唤起障碍、性高潮困难和性交痛。

虽然患者的睾酮水平、一般心境和主观上的性欲可以经过各种治疗而恢复，但患者仍可能称她们的性生活和性欲存在问题。在这种情况下，建议临床医师重新评估一下患者与其伴侣的性欲差异，并强烈推荐患者到夫妻治疗专家那里就诊或是接受心理健康专业人士提供的结构化的性感集中训练。

### （二）性唤起障碍

区分主观的性唤起还是生殖器性唤起对治疗很有帮助。在临床工作中，要清楚地区分两者很困难。当性唤起障碍是主观因素导致的时，尤其应当向患者推荐性感集中疗法。在性唤起障碍治疗过程中，这种治疗方式已经被普遍应用。在某些情况下，添加血管活性药物或者使用阴蒂真空设备有助于在提升性反应的同时缩短治疗时间。另外，建议因雌激素缺乏而导致外阴、阴蒂萎缩的患者接受雌激素补充治疗。在完成这些生物学治疗操作之后，应该重新评估患者继发的心理变化。

具有生物学思维的临床医师应该认识到感觉集中训练可以提高患者的舒适度，并减轻患者的焦虑。解决这一问题的经典疗法常常包含女性患者及其伴侣。夫妻双方在简单的感觉训练中接受指导，他们在这些训练中探寻性感带和可以提高性唤起的方法。接下来，他们会被要求坚持做记录，用来相互交流他们的性感区域，并且还可以通过这种方式来分享他们的性幻想。在某些情况下，性治疗会配合心理治疗一起来解决患者的童年经历、性创伤和家庭关系所导致的冲突。

### （三）器质性功能障碍

对于患有广义上的终身器质性性功能障碍的女性，建议其采取配合桥梁策略同时进行的自慰疗法。夫妻疗法、个体化心理疗法或认知行为疗法同样非常有益。治疗成功的关键在于在最小程度抑制刺激感觉的同时获得最大程度的刺激。这种性疗法往往十分有效，但它却作用缓慢，需要系统化。想要治疗成功，患者和其伴侣必须主动完成医师所布置的治疗任务，并遵从医嘱。如果患者的感情关系中存在互相反感或排斥，那么就需要夫妻双方在接受性治疗训练和完成治疗任务前处理好感情方面的问题。

在研究男性的性高潮机制时，应该谨慎使用抗血清素激活剂和中枢神经系统兴奋剂。即使在今天，对这些药物可能产生的不利影响的相关科学数据也十分缺乏。此外，凯格尔运动或肌电生物反馈经常被应用于治疗性高潮障碍、性唤起困难和性交痛，它们的目的都是改善盆底肌肉。然而，目前这些治疗也存在许多是否有效的争论。这些方式的使用取决于每个患者的需要，即必须建立在个体化的基础上。

### （四）性交痛和阴道痉挛

对于性交痛和阴道痉挛的女性，建议其接受多维和多学科治疗，其中特别需要注意以下六个方面：黏膜、盆底、疼痛、与性伴侣的关系、情感模式和生殖器（性）虐待。对于这些患者，治疗性交痛往往是至关重要的。

三环类抗抑郁药、5-羟色胺去甲肾上腺素再摄取抑制剂（如文拉法辛、度洛西汀）和抗惊厥药物（如加巴喷丁、卡马西平）也有利于缓解疼痛。经典的三环类抗抑郁药每日的起始剂量为10mg，然后逐渐增加到 $40 \sim 60mg/d$。如果有必要使用更高的剂量，那么建议在最初的诊断和治疗时进行再评估。在了解了问题的严重程度、成本效益和患者自身这三者的关系后，我们也可以尝试认知行为疗法、肌电图生物反馈疗法、盆底物理疗法、前庭切除术或多种手段相结合的疗法。

在治疗女性性交痛的过程中，患者对性交的恐惧和焦虑也是一个额外的病因，必须加以治疗。除了所呈现出的心理学或生物学病因之外，焦虑也经常作为性交痛其中的一个病因而呈现。在这些情况下，普遍存在的焦虑或对性交恐惧的加剧会加重女性的疼痛体验。随后，她将避免性接触或尝试去忍受性交过程中的疼痛。我们经常会听说有女性因为性交过程中的疼痛、焦虑、内疚和（或）恐惧而感到痛苦。对于这种心理反应的治疗通常需要更多的情感支持和来自医师的安慰。对于性交所产生的严重的恐惧反应和广泛的焦虑，则需要由受过心理健康训练的专业人士提供心理治疗或特定的认知行为干预。

在所有女性性功能障碍的诊断中，阴道痉挛患者尤其适合接受综合性心理治疗。在治疗中，患者会被鼓励探索其生殖器区域，从而获得正常人的性器官水平舒适的性感受。虽然治疗的核心目的是训练结束后患者可以进行正常的性交，但这并不意味着经阴道性交是治疗的最终目标。同时，如果性交成为可能，我们应根据需要将注意力集中于潜在的或新发的夫妻关系中出现的问题。

## 六、治疗期间的重新评估

鉴于患者病情综合评估的持续变化，医师应始终警惕其他诊断结果存在的可能性，并随时准备改变治疗方案。治疗过程中的环境、症状或性反应的异常变化都是不适宜的。显然，任何重大的改变都将需要再评估治疗方案。例如，如果患者首先接受了心理治疗，其他的生物学病因就可能出现并改变患者的身体状况。这些生物学因素包括新患的内科疾病、妊娠、分娩和更年期。在这种情况下，我们应该尽快对患者进行生物学再评估。另外，如果女性患者首先接受了基本的生物学治疗，那么其心理问题就有可能进展，从而对患者产生巨大影响。这些心理变化源自新患的精神类疾病、内科疾病和巨大的生活压力（如离婚、重要家庭成员的去世、再婚、生育、性虐待和配偶出轨）。同样，这时将需要对患者进行心理再评估。需要警惕的是，当一种性功能障碍问题被解决，患者将会更加频繁地去尝试性活动，这时患者或配偶很可能会产生新的性相关问题，认识到这一点对于临床医师非常重要。

## 七、结论

总之，根据我们的经验，心理学和生物学相结合的方法对于女性性功能障碍的治疗至关重要，这种综合方法将心理学和生物学评估相结合以确定患者的初步诊断，重要的是将生物、物理和心理因素完美地融合在一起。最关键的是，该方案侧重于个体化治疗，而该治疗方案的完善则依靠跨学科团队对新技术的不断研发。

对于那些患有复杂性功能障碍的女性，有一个掌握心理学和生物学知识的医师来协助治疗很重要。然而，有很多时候临床上遇到的状况会超越临床医师的个人能力。为了克服这样的障碍，一个最直接的办法就是了解转诊系统的重要性，并找到一种可以解决患者存在的所有方面问题的治疗方法。

（刘　洋　吴志芬　邓　洁　马　乐　程　芳）

# 第十章
# 盆底功能障碍的物理检查与康复治疗

## 第一节　盆底功能障碍的物理检查

　　盆底支撑结构（肌肉、筋膜、韧带）从前面的耻骨附着到连接后面的尾骨，形成碗状结构。盆底的功能是为盆腔脏器提供支撑，促进尿道和肛门括约肌的自动闭合，防止发生大小便失禁，维持正常的性功能。盆底组织（肌肉、筋膜、韧带）的过度拉长、松弛、纤维化、痉挛或者瘢痕的产生均会导致不同类型的性功能障碍。盆底神经的损伤、循环障碍（特别是阴蒂及阴道部位）同样会导致女性性功能障碍的发生。

　　《盆腹动力康复训练》（*Rééducation thoraco-abdomino pelvienne par le concept ABDO-MG*）一书中提出胸-腹-背-骨盆-盆底在功能上可以认为是一个不可分割的整体，通常把这个整体命名为腹-盆腔，这个腔隙每时每刻都在承受腔内的压力变化。其前方和外侧主要由肌肉和筋膜覆盖，背侧由骨和肌肉构成，横膈膜把胸腔和腹腔分割开来，盆膈则封闭骨盆出口。腹部肌群（腹直肌、腹横肌、腹内斜肌、腹外斜肌）像腹带一样，维持腹腔脏器于相对稳定的部位，加强了脊柱的稳定性，协同完成正常的呼吸，腹部肌群和背部的肌群（髂腰肌、腰大肌、多裂肌、竖脊肌等）协同维持人体直立位的平衡，保证腹盆腔上方的膈肌及下方的盆底肌群不被过度挤压，保持正常的张力，完成相应的功能。女性因为受到妊娠和分娩的影响，腹部肌群被过度拉伸延展，腹盆腔的力学平衡被打破，导致妊娠期及产后腰背部疼痛，膈肌上抬影响呼吸，腹腔内往盆底方向的力学作用曲线向前下方转移（图10-1），盆底支撑的肌肉和结缔组织结构被压迫，过度伸展、无力，导致女性易患盆腔脏器脱垂和尿失禁，同时也诱发女性性功能障碍。长期的腹压增加，如便秘、慢性咳嗽、肥胖等，同样会导致盆底支撑结构失常，因此同样也会诱发脏器脱垂、尿失禁及性功能障碍。

　　早在幼儿时期，控尿控便功能形成的过程中，过度的憋尿和过度的抑制排便容易诱发盆底肌肉高张状态（过度活跃、痉挛），这种盆底肌肉的异常收缩模式可能会导致慢性便秘、尿

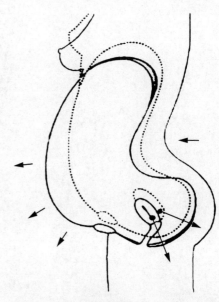

图10-1　妊娠期腹盆腔力学的方向改变

潴留或尿急和排尿困难等症状，也与女性性交痛及性高潮缺乏相关。盆底肌肉高张状态的人群主要表现为盆底肌肉收缩与放松功能的不协调，在排便、排尿及性生活过程中，盆底肌群始终处于紧张收缩甚至痉挛状态，而不是轻柔放松状态，同时因为需要不断增加腹压来对抗盆底肌肉紧张以便完成排便排尿的动作，形成盆底组织损伤的恶性循环。

　　女性性功能与盆底功能息息相关，如何从盆底肌肉功能评估角度来考虑女性性功能是否暴露于危险因素之下呢？目前评估盆底肌肉功能的方法主要有肌肉主动收缩能力检测、收缩运动募集的肌纤维数量检测、盆底肌肉张力及盆底肌肉收缩阴道关闭度测试。对于需要阴道置入检测仪器的性交痛患者，需在检测前进行充分的沟通，让其了解自己的外生殖器构造，也可让患者自行放置检测器具。

## 一、盆底肌肉主动收缩能力检测

　　盆底物理康复治疗师通常会通过手法对盆底肌肉进行评估，在与患者充分沟通的前提下，治疗师将一只手掌放在患者腹部，另一只手的示指和中指放在患者阴道后穹窿外移1～1.5cm的位置，两指分开在5点和7点的位置，轻压肛提肌，给予口令让患者收缩肛提肌，以感知肌肉主动收缩关闭阴道的能力。目前国际上暂无统一的力量级别评估方法，常用的有改良的盆底肌力牛津分级方法（表10-1）。深层肌肉主要感知盆底肌群上抬感及阴道中段及深部关闭度、收缩的持久性。下一步，康复治疗师需将阴道内手指外移至阴道口位置，感知浅层肌肉主动收缩、关闭的能力。手法检测能较好地感知盆底肌肉主动收缩的能力，包括上抬脏器及关闭出口的能力，该检测方法的缺陷在于不能客观记录评估过程，对肌肉持久性收缩的评估欠客观，临床上常用阴道压力测试（在患者阴道内放置球囊，填充一定量气体，让患者做主动收缩盆底肌肉的动作，用仪器记录球囊内压力的变化）对盆底肌肉的持久性收缩进行记录比较（图10-2），但是由于腹压推挤及大腿臀部协同肌收缩也会对压力曲线造成影响，阴道压力检测不能完全代替手法检测。手法检测能较好地感知患者盆底肌肉的收缩是否正确，判断对称性、平衡性，而且检测费用较低，适用于初筛。

**表10-1　改良的盆底肌力牛津分级方法**

| 分级 | 说明 |
| --- | --- |
| 0级 | 感觉不到盆底肌收缩 |
| 1级 | 非常弱的收缩：检查者的手指感觉到颤动或搏动 |
| 2级 | 弱收缩：肌肉张力增加，但没有任何能感觉到的抬举或挤压感 |
| 3级 | 中等程度收缩：以阴道后壁的抬高和检查者手指根部感觉到挤压感（耻骨内脏肌）并伴随会阴体内收为特征。会阴视诊通常可以看出3级或更高级别的收缩 |
| 4级 | 良好的收缩：可以对抗阻力产生阴道后壁抬高，会阴体内收。如果将两根手指（示指和中指）横向或垂直放入阴道并分开，4级肌力收缩可以对抗阻力将两根手指挤压在一起 |
| 5级 | 强有力的收缩：可以对抗强大的阻力产生阴道后壁抬高，并使示指和中指挤压在一起 |

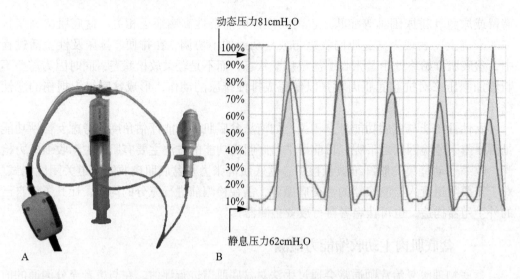

动态压力81cmH₂O

静息压力62cmH₂O

**图10-2 阴道压力测试气囊（A）及压力测试图（B）**

　　盆底肌肉主动收缩能力越强，在女性性活动中越能有效改善阴道紧张度，从而增加性器官之间的摩擦，令双方产生性快感。有文献显示，盆底肌群主动收缩能力与女性性功能障碍的发生率呈负相关。

　　对于性交痛的患者，建议将阴道分为深层、中层、浅层进行触诊，每一层面分为12个点，逐一记录触痛情况，并进行疼痛分度。触诊的同时了解是否存在局部肌肉痉挛，是否有瘢痕存在。

## 二、收缩运动募集的肌纤维数量检测

　　肌电是肌肉微弱电信号的集合，肌肉早期的功能障碍表现为肌电信号的异常，故盆底肌肌电图检查（EMG）可作为女性盆底功能障碍早期筛查的指标。盆底肌肌电评估通过在阴道内放置肌电探头采集盆底肌肉运动电位，用来了解肌纤维的募集功能，检测到的肌电位值和参与盆底收缩肌纤维的数量成正比。盆底肌肉最大肌电位越低，盆底收缩运动募集的肌纤维数量就越少，盆底肌肉做功能力就越差。静息肌电位偏高，代表肌肉处于持续收缩状态。盆底肌肉属骨骼肌，骨骼肌由骨骼肌纤维组成，分为快缩肌纤维（白肌纤维）和慢缩肌纤维（红肌纤维），快缩肌纤维又称为Ⅱ类肌纤维，慢缩肌纤维又称为Ⅰ类肌纤维。静息状态时主要是Ⅰ类肌纤维持续收缩，维持盆底器官在正常解剖位置；其产生的张力受盆底神经控制，并受激素水平的影响。运动状态下，腹腔向盆底组织传导的压力增加，这时盆底骨骼肌的Ⅱ类肌纤维开始收缩，使会阴部向心性运动和盆底器官向上运动，对抗腹腔增加的压力。通过盆底肌肉收缩曲线图可以得到参与运动肌纤维的类型及肌力曲线，当患者运用最大肌电位40%～60%的力量收缩时，参与运动的是Ⅰ类肌纤维，其收缩维持秒数代表Ⅰ类肌纤维肌力；运用最大肌电位60%～100%的力量收缩时，参与运动的是Ⅱ类肌纤维，能在规定时间内连续完成的次数代表Ⅱ类肌纤维肌力。通过该收缩曲线下降的面积比还可以得到参与盆底收缩的肌纤维疲劳度，当疲劳度下降时，提示盆底肌肉做功的维持能力会下降。同时放置阴道肌电探头和腹部表面电极，还可以同时检测盆底肌肉和腹部肌肉收缩的曲线图，判断盆腹部肌肉收缩的协调性，正常情况下，盆底肌肉收缩时腹部肌肉应该处于放松状态。性交痛人群主要表现为静息电位偏高，而性高潮缺乏、性欲低下的女性主要表现为最大肌电位偏低。

### 三、盆底肌肉张力及盆底肌肉收缩阴道关闭度测试

张力是指弹性物体拉长时产生的应力。盆底肌肉和周围筋膜结缔组织本身存在一定的张力，由此维持盆腔器官及尿道的位置，即使在人体保持静止的状态下，这种张力也存在，称为静态张力。当人体运动时腹压增加，其对盆底的压迫增加，因此盆底肌肉及周围筋膜结缔组织张力需进一步增加来对抗压迫，此时的张力称为动态张力，动态张力会随腹压增加而增加，两者保持平衡，运动时盆腔器官才不会下移，尿道保持关闭状态。盆底肌张力功能评估可通过放置在阴道内的电子张力计检测（图10-3），主要检测指标包括静态张力、动态张力、肌伸张反射及盆底肌肉收缩闭合力。

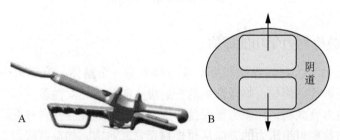

图10-3　盆底肌肉张力测试仪器（A）及测试部位示意图（B）

盆底Ⅰ类肌纤维及其周围韧带和结缔组织在无负重状态时形成静态张力，正常值为 $221 \sim 295g/cm^2$。在静态张力的基础上，由盆底Ⅱ类肌纤维反射性收缩形成动态张力，正常值如下：卵泡期 $> 450g/cm^2$，排卵期 $> 600g/cm^2$；如检测得到的张力数值低于正常范围，诊断盆底肌肉肌张力低下，在静息状态或运动状态下，可能产生盆腔器官脱垂或尿失禁，从而可能导致女性性欲低下。盆底肌张力数值过高与慢性盆腔疼痛相关，女性可能会因为肌肉的纤维化或痉挛产生性高潮缺乏或性交痛。如Ⅱ类肌纤维反射性收缩的转折点后移，则诊断肌伸张反射延迟，提示Ⅱ类肌纤维不能及时反射性产生盆底肌肉收缩，不能及时有效关闭尿道或阴道，女性可能会产生性高潮缺失。盆底肌肉收缩闭合力也就是盆底肌肉收缩时阴道的关闭度，该指标表示盆底肌主动收缩的效价，与女性性高潮缺失相关。盆底肌收缩闭合度测试界面见图10-4。

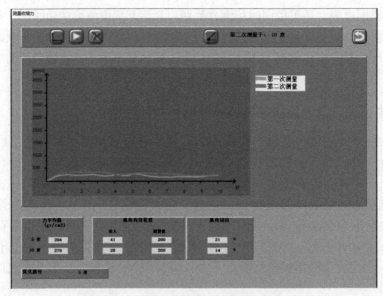

**图10-4　盆底肌收缩闭合度测试界面**

204、279 为收缩闭合度值

## 四、腹盆腔生物力学功能评估

人体的盆腔器官、盆底组织和腹部在力学上是一个整体，腹部力学和盆底力学互相协调，也互相影响。例如，临床常见的产后腹直肌分离、女性腹部屈肌和伸肌作用力比例失调、屈肌力量减弱，伸肌力量保持不变，长时间如此会使脊柱变形，腰椎前凸增加，导致腹腔向盆底组织压力的方向从尾椎移至盆底肌肉，加重盆底组织的负担，进而导致女性性功能障碍的发生。所以，完整的腹盆腔生物力学功能评估除上述盆底功能评估外，还要评估腹部结构力学，包括腹壁脂肪厚度、腹肌肌力及疲劳度、腰肌肌力及疲劳度、腹肌收缩时的分离值、站立位脊椎前后凸比例等。由于腹盆腔生物力学与腹腔和盆腔的器官位置、腹肌盆底肌力、壁腹膜脏层等静态和动态功能密切相关，许多功能评估有待进一步研究。

## 五、性唤起检测

性唤起是指在性活动之前，通过心理或生理刺激而引起的一系列生理反应。全身性反应有全身的肌肉紧张，呼吸、心率、血压、体温逐渐增加，女性局部反应有外生殖器充血肿胀，阴道湿润度增加，盆底肌肉产生反射性收缩运动。我们可以通过阴道压力曲线变化及盆底肌肉的肌电检测来记录女性盆底肌肉运动收缩的情况，因此这个方法可以用来了解女性性器官的唤起情况。建议选择私密的空间，尽量让患者独处于该空间内，以使其拥有足够的安全感，让患者自行放置阴道球囊或者肌电检测探头，给予外部的性刺激（如有情色信息的影片片段或卡带、性图片等），或用仪器在阴蒂部位给予微弱的电流及按摩来诱发个体的性唤起，记录患者性唤起的主观体验，以及阴道压力变化和肌电变化，借此判断患者性唤起的情况，但是该检测方法受到的外界干扰因素较多，不能作为性唤起障碍的诊断方法。

所有的评估检测手段均不能单一作为女性性功能障碍的诊断依据，仅能作为制订女性性功能障碍物理治疗方案时的参考。

# 第二节　盆底功能障碍相关性功能障碍的物理治疗

女性盆底除了维持盆腔器官的支撑、控尿和控便功能外，还可影响女性的性功能。早期的研究认为，女性强壮的盆底肌肉对于生殖器唤醒和达到性高潮至关重要，而肌肉的薄弱或不适当的收缩可能会产生不良的影响，有学者提出，在性活动期间，通过肛提肌和髂尾肌的收缩提供的生殖器反应可以增强双方的性快感，因此推断盆底肌肉强化应能改善性功能。当括约肌功能异常导致性交时可发生漏尿和便失禁，盆腔器官脱垂也可能对性功能产生负面影响。在直肠前突或阴道后穹窿脱垂的情况下，阴茎插入可能对阴道及肠道结构造成压力，导致肠道紧迫和大便失禁。在性交过程中导致尿失禁的病理生理学可能与阴道前壁和膀胱颈的位移或腹内压的增加有关。在这种情况下，加强盆底肌肉功能锻炼康复对女性性功能障碍的治疗是合理的。

盆底肌肉过度紧张、痉挛、局部瘢痕导致的性交痛则应该选择针对盆底肌肉的按摩、放松、镇痛等治疗，对此类女性进行阴道治疗前需充分沟通，让患者了解外生殖器结构，请其自行放置手指进行阴道触诊。在取得患者同意下，物理康复师才能进行阴道的触诊检查及治疗，治疗时也可以要求患者自行放置阴道治疗器具。对于女性性器官唤起障碍，可考虑进行阴蒂按摩、阴道肌肉张力电刺激、盆腔循环电刺激等物理治疗手段。

## 一、物理辅助治疗

### （一）适应证

（1）阴道松弛的已婚女性，性交痛的女性，性高潮少或无的女性。
（2）慢性盆腔炎影响性生活的女性，非急性炎症期。
（3）阴道炎反复发作影响性生活的女性，非急性炎症期。
（4）性激素分泌减少引起性欲低下的女性。
（5）阴道干涩，阴道黏膜萎缩。
（6）盆腔性神经受到损伤。

### （二）相对禁忌证

（1）心理障碍而非器质性疾病引起的性功能障碍。
（2）肾脏疾病引起的性功能障碍。
（3）生殖器官先天畸形，身体严重虚弱的患者。

## 二、性功能障碍患者盆底肌肉功能康复常规治疗步骤

第一步：提高阴道肌肉和神经的敏感性电刺激，提高盆底肌肉本体感受器。给予频

率为8 ~ 32Hz，脉宽为320 ~ 740微秒的电刺激和生物反馈；提高血液循环的电刺激，以利于在兴奋期时的阴道充血，提高性反应。

第二步：刺激盆底Ⅰ类肌肉的收缩和协调能力（图10-5），向上提升盆腔脏器，使阴道扩张产生引力方便阴茎插入。给予频率为20 ~ 80Hz、脉宽为20 ~ 320微秒的电刺激和生物反馈。让患者学习盆底浅层Ⅱ类肌纤维收缩（图10-6），锻炼Ⅱ类肌纤维肌力，提高性平台期阴茎抽插时持续的环形收缩力，达到性快感。

第三步：患者在各种不同性交姿势时，盆底肌肉也处于收缩状态。给予各种模拟生活和性生活场景的生物反馈训练模块（图10-7），以达到各种体位时的性高潮。

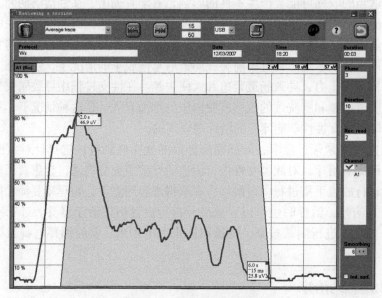

图10-5　Ⅰ类肌肌纤维收缩

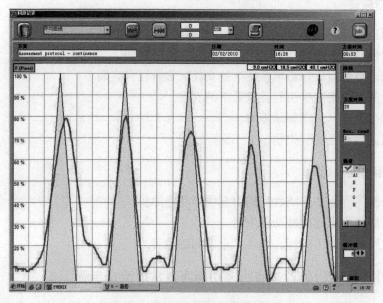

图10-6　生物反馈肌纤维收缩图

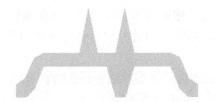

图10-7　性高潮时盆底肌肉运动模块

### 三、不同类型性功能障碍的物理治疗

性功能障碍分为性冷淡、性快感缺失、性高潮缺失、阴道痉挛、性交痛等。阴道痉挛存在原发性及继发性的因素，继发性因素包括性交痛、会阴瘢痕等。

#### （一）性快感缺失、性高潮缺失的治疗

（1）手法疗法和电刺激，目的是唤起本体感觉、位置感；刺激G点的敏感性。

（2）生物反馈法：应用阴道球囊压力感受器（图10-8）行生物反馈训练，治疗性快感缺失。气囊压力的大小是从大到小，逐渐降低气囊压力，增加患者敏感性。

（3）圆锥体训练：把圆锥体放置阴道内，先选择3号圆锥体，根据患者感觉调整圆锥体重量。

（4）腹部减压操。

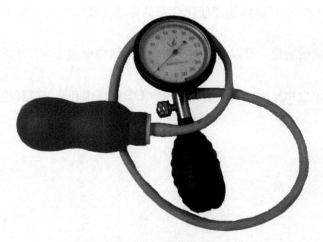

图10-8　阴道球囊压力感受器

#### （二）阴道痉挛的治疗

向患者解释解剖、盆底肌肉的走向、阴道口位置、阴道口张力等对性交的影响，解释仿生物理治疗的目的。

（1）自行将手指放入阴道口内，了解阴道口收缩及舒张的状态。

（2）把电极板贴在双侧的球海绵体上，进行电刺激，第一次治疗后，需要在家训练球海绵体肌的收缩。一周后复诊。

（3）在患者用拇指学会了球海绵体肌收缩后，使拇指慢慢进入阴道口内，2～3次或4～5次的相同动作后，继续在阴道外进行球海绵体肌的Ⅰ类肌纤维和Ⅱ类肌纤维训练。

（4）当患者感觉到阴道球海绵体肌收缩和舒张的状态后，让患者的丈夫来诊，了解对方训练的情况，使之回家后能协助治疗。

（5）当患者试行将阴道探头（从小到大）置入阴道内，若能成功地收缩和舒张盆底肌肉，可以让患者回家尝试正常的性交。尝试2周后试着将最大的阴道探头置入阴道内，2周后复诊，随后继续尝试性交，一个月后复查。若未能成功则继续重复上述的训练。如果能成功把阴道探头放入阴道内，则可进行阴道张力放松的生物负反馈治疗。

**（三）性交痛的治疗**

（1）阴道按摩：按摩瘢痕2～3分钟，2～3次，随后患者回家自行按摩，按摩时应注意按摩瘢痕的表面及周围组织。

（2）生物负反馈：应用小号阴道探头进行生物负反馈放松治疗。

（3）电刺激镇痛

1）经皮神经电刺激（TENS）镇痛电流：频率50～280Hz，100微秒的脉宽，10分钟。

2）内源性内啡肽镇痛电流：频率1～10Hz，200微秒的脉宽，20分钟。

3）镇痛电流：频率1～2Hz，300～400微秒的脉宽，10～15分钟，目的是使肌肉强直收缩后放松，从而解除阴道肌肉痉挛的疼痛。此电流也可用于缓解其他部位的疼痛。

（4）尾骨疼痛的治疗：可以用手法按摩或使用镇痛电流治疗，使之达到尾骨的镇痛及复位的目的。

（5）电刺激＋生物反馈：训练盆底肌肉的Ⅰ类肌纤维和Ⅱ类肌纤维。

（李丹彦　张　洁　王晓光）

# 第十一章
# 性具及辅助保健品的应用

随着当今社会物质文明的极大发展，人们对生活质量的要求也在不断提高，其中的热点话题之一是曾被严加禁锢的"性和谐"与"性满足"。古话说得好，"饱暖思淫欲，饥寒起盗心"，当温饱问题解决之后，人们自然要关注性生活的美满。遗憾的是，据调查至少有10%的人患有各种程度不同的性功能障碍。甚至国内有些调查发现，高达50%的女性在性生活中没有性高潮。还有更高比例的性生活不和谐的夫妻、残疾人、独身者，他们的性要求如何得到满足？如何在满足他们性要求的同时又不违背社会道德规范且不影响其自身健康？在这种迫切的社会需求之中，曾经被禁锢的性工具（又称性具）重新悄悄走进市场，走进一些人的卧房，成为他们的"秘密武器"。作为一种引人注目的特殊物品，性具曾引起社会各界的广泛争论。我们应该正确地看待它，并科学合理地应用。

## 第一节　性具的历史及由来

人与动物的最大区别就是人能发明和使用各种工具，因此人类历史也被划分为旧石器时代、新石器时代、铜器时代、铁器时代等不同的历史阶段。工具是人的各种功能的延伸，能帮助人类更好地进行劳动、学习、娱乐和生活。例如，人有双腿可以直立行走，但人类除驯服马、骆驼等作为代步工具外，还发明了车、船、飞机等各种交通工具，没有人指责这些交通工具有罪或有不道德之嫌。再如，当人们患近视、远视，影响视力，可以借助合适的眼镜来矫正视力。在现代生活中，若是离开了各种工具，人们简直是寸步难行。性具则是自石器时代就存在的性器官模拟制品，是人们用于辅助、恢复或提高性功能的工具。中国可能是世界上最早使用性具的国家，历史上曾有各种石制的"男根""石祖"，也有青铜、木制、玉制、象牙制等各种材质的性具。在现存的文物中就有汉朝时的铜制双阴茎。世界其他文明古国也无一例外地拥有不同类型的性具，并且随着历史的发展而不断推陈出新。特别是20世纪50～60年代之后，由于现代医学的创立和迅猛发展，各种各样的性具更是不断应运而生。

## 第二节　正确评价性具

应该说，只要某种工具确实有助于实现人类的性功能，有助于克服人们面临的各种性困难，有助于改善性生活质量，又安全可靠，就可以认为是正常的、积极的、有益的。性具本身并不涉及道德、伦理、法律问题，笼统称之为淫具是没有道理的。众所周知，用水果刀削水果是没有问题的，但上飞机时就不许随身携带，以防在飞机上有人以此为武器劫机或伤人，因此同一工具使用得当就没有问题，使用不当就会产生各种问题。例如，用水果刀削铅笔显然不卫生，若拿它伤人则成了凶器。性具若是自己使用或夫妻间使用就是合法的、健康的，但若使用不当、不注意清洁就有可能引起疾病感染，属不洁使用；如果用于淫乱活动，则可称之为淫具或性病的传播工具了。由于社会环境的约束，人类的性行为也具有双重性，如性交发生于夫妻之间是合法的、正常的；如果是违背妇女意愿、强迫对方发生的，则属强奸犯罪。可见，对一件物品、一种活动和行为可以有不同的评判准则，关键不是物品和行为本身，而是要看它的使用目的和发生环境，并综合地加以分析，因此对于性具，应该允许它们存在，并应使其健康发展。

## 第三节　正确理解性具的价值

性具既可以在人们自身性功能存在缺陷或没有性伴侣时使用，也可以在正常夫妻之间作为一种辅助手段使用。人类的性爱绝不仅仅是性交或只是为了得到性高潮，但性和谐与性满足是夫妻生活的重要组成部分。当人们因为心理、生理等问题无法正常完成性交时，不应当以消极的、无所作为的态度来对待，因为完全可以借助生殖器之外的身体部位、借助于药物或性具等的帮助来完成性活动。例如，男子阴茎不能勃起时，性交是无法完成的，那么男子可以借助于手、口、工具等，向女主提供非生殖器接触的性刺激，使女方得到性满足。有些人把非性交的性行为、性活动统统看成是异常的、变态的、不健康的，这都是不正确的观点或偏见。人们既然可以借助眼镜、助听器等解决视力、听力功能不足，为什么不能借助性具解决性方面的功能不足呢？当然，性具也不是万能的，它们毕竟只是一种机械装置，代替不了人的感情投入和心理需求，所以建立美满的婚姻与和谐的性生活仍有其重要意义。曾有一位留学生从国外给妻子带回一只性具，不料妻子沉溺于性具带来的乐趣，不再愿意与丈夫同房，令这位好心的先生哭笑不得，懊恼不已。其实，这一方面反映出妻子对夫妻性生活认识不足，另一方面也反映出双方过去的性生活肯定存在相当不如意的地方，而且两人之间缺乏坦诚的交流。后来在医生的帮助下，夫妻俩和好如初，性具不再是妻子排斥丈夫的障碍物，只是必要时锦上添花的辅助用品。对于难觅配偶、丧偶或离婚、独身主义者等，在缺乏性伴侣、缺乏正常生活的情况下，性具可能是解决其性出路的较好选择。

## 第四节　常用的性具

### 一、润滑剂

各种润滑剂可帮助解决女性（特别是中老年女性）阴道润滑不足的问题，对保证性生活顺利进行有较大的帮助。应注意选用无化学活性的水溶性润滑剂，以免加入的药物影响阴道正常菌群的环境，反而造成病原菌的繁殖。虽然润滑剂在大型医药商店或专门的性用品商店都能购买，但应注意不论出现何种性功能障碍或性问题，首先应找专科医生咨询、矫治，在医生的指导下正确选择和使用性具。缺乏必要的认识和正确的选用知识，随意使用润滑剂，结果可能是弊大于利。

　　近年来有人曾经对北京、上海和广州3所城市的各210位具有初中以上文化水平、家庭收入在1500元以上的30～55岁已婚妇女做过一项小规模的调查（每所城市设4个调查点，对调查对象的年龄、居住地均加以一定限制，以确保城市样本的有效性），调查样本的年龄分布如下：30～35岁30人，36～40岁50人，41～45岁50人，46～50岁50人，51～55岁30人。组织有相关经验的女性访问员，她们可以帮助确保每一位被调查者都能正确理解问题并做出相应的回答，然后为每个被调查者提供一个独立的空间，并令其独立完成调查问卷。调查结果表明，性生活时干涩的发生率平均为20%，因此普遍认为干涩问题大大困扰广大女性并严重影响其性生活质量。其中30～40岁的女性认为是生活和工作的压力导致分泌不足；40岁以上的女性大多认为是年龄增长导致分泌不足；70%的女性不知道该用什么方法改善；40岁以上的女性希望通过寻求医生帮助或更多地从医学健康媒体上寻找帮助。雌激素替代治疗对于更年期女性有效，但是依从性较低。补充雌激素无法缓解因为情绪等因素引起的分泌不足，因此对症治疗便是一种恰当的选择。最佳的润滑剂必须满足以下条件：①成分纯净，不含雌激素或抗生素等化学活性成分，长期使用不影响阴道内环境；②水溶性基质，接近人体自然体液，易于清洗，不会弄脏衣物或床单；③安全，选择值得信赖的品牌以保证质量。

　　K-Y人体人润滑剂（中文商品名"润蓓"）是美国强生医疗器械公司的产品，严格的科学检测和在美国90多年的使用历史证明其安全可靠。它被广泛用于妇产科检查及医院导管插入、光学内窥镜等其他检查，以及个人生活所需的润滑，如阴道、避孕套或阴茎的润滑，以帮助性生活顺利进行。此外，其还可用于卫生棉条、肛表、灌肠器的润滑，目前该产品已经有多种剂型和不同规格。该润滑剂呈透明、纯净的啫喱状，无色无味；水溶性，不含油脂、芳香剂和乙醇，具有低致敏性；流动性好，不黏稠；不含雌激素或其他添加成分，安全性高；不污染衣物，易于清洗；平均每次的费用在2～3元。K-Y的使用方法简单，开启盖子，用盖子另一端的尖锥穿破密封包装，挤出适量的润滑剂，用后封盖即可。

## 二、振动器

　　振动器类性具又称健慰器，可分男用和女用两类。初期生产的振动器主要是向阴茎、阴蒂等性敏感部位提供振动刺激，因此只有单纯的高频振动功能，一般为80Hz，也就是说可以提供每秒80次的高频振动刺激。目前的振动器功能已有很大的改善，除振动作用之外，还有伸缩、摇摆、旋转、蠕动等多种功能。此外，材料质地也有很大的变化，具有比较真实的肉感。

　　男用振动器多制成阴道状，新型的仪器体积小，质感好，有助于治疗不射精患者的射精障碍；在一定程度上可以帮助早泄、阳痿患者恢复自己的性功能。此外，在缺乏性伴侣和正常性生活时，其可用于自慰。女用振动器多制成阴茎状，在一定程度上可以帮助激发女子的性高潮，提高性欲望，矫治性冷淡；或在男方阳痿时，女方可借以达到性满足。女用振动器已经发展到三叉型，可以同时刺激阴蒂、阴道和肛门。

### 三、助勃器

过去，临床上曾以阴茎负压吸引器加水循环的方法来治疗阳痿和早泄，并且流行了一阵子，因为当时还没有有效的口服药物，但是其效果并不像人们想象的那么神奇，所以渐渐遭到冷落。笔者和一位有200多例阴茎假体手术经验的专家深入探讨过阴茎负压吸引器在临床上的使用价值，他根据自己丰富的临床经验，认为这种方法肯定有作用，不过也不可能使器质性阳痿恢复正常勃起。他最多的是在假体手术前的准备工作时运用该方法，因为这些患者已经多年没有勃起功能，阴茎已经萎缩变小变细，如果直接按照这样的尺寸植入假体，术后会发生严重的问题——阴茎头打摺。这是因为恢复性生活后，阴茎的弹性和大小又将恢复正常，假体就相对太短，于是阴茎头打摺。因此，作为保健目的，这种方法的作用肯定是有的，但如要确实增加阴茎大小，是不大可能的，通过恢复相关器官组织的弹性和功能，从而增进勃起功能，应该可以达到"增大、增粗、增长"的效果。

助勃器必须具有不同的型号，否则难以满足不同顾客的需求，如阴茎较粗却使用小号的设备时，阴茎就会基本上甚至完全与筒壁贴合，水的按摩作用无法实现，并且负压吸引时会出现牵拉痛。螺旋纹的设计使水流的按摩作用明显加强。

此外，助勃器应无安全隐患，螺旋纹助勃器是一次性的消耗品，水是直接加入治疗器的，并非循环使用，完全可以杜绝感染，不存在安全隐患。

### 四、增强刺激类性具

增强刺激类性具，如羊眼圈、水晶套、异型避孕套、加长避孕套等都具有增强对女性的刺激或延长男性性交时间的作用，也可兼有两种功能。

上述这些性具在大型医药商店或专门的性用品商店都能购买，但这里还是要提醒一下：不论出现何种性功能障碍或性问题，首先应找专科医生咨询、矫治，在医生的指导下正确选择和使用性具。缺乏必要的认识和正确的选用知识，随意使用性具，结果可能是弊大于利。

# 第五节　滋阴补肾类保健品的应用

目前，在经济利益的驱使下，市面上不断出现各种各样的所谓壮阳药，实际上这些药品大多是具有滋补肾阳和肾阴作用的两类药物的不同组合，但它们基本上不能帮助勃起，更谈不上治本了，一方面因为这些药品的支持理论陈旧而又没有得到现代医学的验证；另一方面，如果某个组方真的有效，将占据相关市场，不可能不断涌现各种各样的组方。但是有些人仍相信那些骗人的宣传，盲目地追随虚假广告和不负责任的炒作，以致上当受骗。所以一定要对性功能障碍有科学、客观和正确的认识，不要寄希望于不切实际的幻想。

　　大部分所谓的滋阴补肾类保健品都是一两千年前开发的，那时的科学尚处于朦胧、原始阶段，古人的确从迷信或巫术的角度费尽心机来谋求改善或提高男子性能力的方法，从念符咒到一些宗教仪式，从吃一些与阴茎形似的食品（如莴笋、香蕉）到吃动物的生殖器和睾丸，之后又吃鹿茸、人参、海马、蛤蚧，慢慢又增加了不少其他动物的、植物的、矿物的药物种类。虽然我们不能完全否认它们的作用，但至少还缺乏认真、系统、双盲对照的多中心的科学验证，特别是目前不少厂家只是把所谓宫廷秘方或民间验方拼凑一番拿来赚钱，他们追求的是超高额利润，利用人们的这种盲从心理，根本不会关心临床药效。国际国内的医学界至今还不承认有哪种药真的能促进性欲、彻底改善性功能，所以千万不要妄想"补一补"，其结果只能是更加沮丧和失望。

　　近年，那些所谓的传统壮阳药在西地那非上市后失去了市场，我们本应沉住气，鞭策自己深入开发祖国的医药宝库，以迎头赶上世界潮流，可是在这种严峻局面之前，有些人仍然不思进取，总想急功近利，于是他们竟置法律和人们的健康于不顾，非法向号称纯中药的保健品中掺入西地那非成分，以此打开销路。这样做的潜在危险是中西药成分混合后可能会发生毒性反应。在前两年发生的案例中，偷偷掺入中药的四环素和黄柏发生毒性反应，造成许多患者急性中毒入院抢救，这就是一个教训。如果真的患有勃起功能障碍，应该到正规医院就诊。

（王小榕　吴意光　马晓年）

# 第十二章
# 性文明与性教育

## 第一节　性健康是女性保健不容忽视的重要组成部分

我国改革开放40多年所取得的成就令世人瞩目，各项事业都取得长足进步，而我国性科学事业也不例外，从严加禁锢到打破坚冰，从荒芜到逐渐繁荣，从极端落后到追赶世界先进水平。我国在21世纪前20年里的奋斗目标和任务是全面建设小康社会、实现人文关怀并使人们活得更有尊严，这一奋斗目标更加贴近人民群众的现实需求，各项工作举措更加注重符合人性发展的要求，着眼于促进人的全面发展，也更加人性化。那么性学界应该如何以人为本，在注重吸收人类共同文明成果的基础上为实现全民性健康而努力呢？由于我们至今尚未形成或提出一个能在性学界达成共识的性学研究与发展的纲领性方针或原则，笔者认为有必要梳理一下中国性学在过去这40多年中的发展进程，根据解放思想、实事求是、与时俱进、开拓创新的原则，更好地组织和壮大性学研究队伍，构建富有中国特色的、符合社会主义初级阶段的性学体系和理论，实事求是而不是好高骛远地去分析、研究和规划我国性学工作协调与可持续发展的新任务。

人类性活动的目的一般有以下3种：生殖、证实情感的炽热与亲密、单纯追求性乐趣。性更是婚姻的结合剂和稳定剂，人类对性健康和性和谐美满的重视已达到前所未有的程度，而对性的无知、迷信和错误观念却又严重影响着人们的整体生活质量。遗憾的是，目前媒体宣传的性信息中仍充斥着含许多谬误，至于各类广告宣传中唬人的或虚假的说法更是不计其数，至今为止已出版的3000多种与性密切相关的书籍中真正富有学术价值或广泛影响的并不多。而最近10年，有学术价值的书籍出版速度明显放慢，性的商品化更是玷污了健康性体验的真实感受和形象，并且会使正常人丧失自信心，因为那种"超人的"性表演给人们树立了高不可攀的样板，至于其中的色情淫秽内容更是让人无法忍受。诸多腐朽、色情的文化垃圾正通过铺天盖地的漫画书、口袋书、地下出版物、光盘和网络不断冲击着我们的城乡文化市场，为数不少的人遭受此类毒害后日渐放纵自己的性行为，所以我们对性问题采取避而不谈的"鸵鸟"政策是不行的，必须给予充分的重视。笔者根据自己多年来的深刻体会特提出我们的性学工作指导方针：弘扬性文明，普及性教育，提高性素质，享有性健康。供各界同仁讨论，以求取得共识。

## 第二节　弘扬性文明

文明是相对于野蛮和愚昧而言的，文明是人类在改造主客观世界实践活动中所创造的积极的和肯定性成果的总和。它并非一成不变，而是随着历史的发展在传统的基础上不断进步，它呈现出由简单到复杂、由低级到高级的发展轨迹和趋势。我们既要传承古老的中华文明，取其精华，弃其糟粕，又要不断提高、创新和超越，同时也要注重吸收人类共同文明的成果。

人类文明包括物质文明、精神文明和性文明三个范畴，它们不是互不相干或孤立存在的，恰恰相反，它们之间存在相互影响、相互制约和相互渗透的关系。它们共同构成了社会文明的总体和基石，但又有各自相对确定的内涵、特征和发展规律。如果作为实践主体的人类在实践中发生种种失误，如在政治经济发生重大变革时期忽视了这三种文明中的某一方面，那么人类文明在发展进程中就会出现不协调或不平衡的矛盾，这时人们必须在社会实践中不断去调整它们，使之达到新的动态协调与平衡。性文明的文化气质包括了科学精神和人文精神：科学精神以客观事物及其规律为对象和尺度，推崇实验、循证等理性方法，讲究求实、创新、协作、严谨和献身精神；人文精神主张以人为中心，关注人的性价值观念、道德情操、性健康状况、生育能力及控制能力、性的和谐美满等根本问题，追求人的自身价值，以及性权利和性能力的充分发挥、实现和不断完善。现代科学的目的已不仅仅是为认识而认识，更多地是为了人类的幸福而进行研究。人类的性爱意识是不断增长的，我们不再像动物那样只在发情期才有性要求，而是时时刻刻需要爱，但人们又不得不约束自己的性要求，以求符合社会文化和伦理道德的规范，如果人们把性享乐作为性活动的唯一目的，那么往往会放纵自己的性行为。

物质文明是人类在改造客观世界过程中提供物质生活的条件，以满足衣食住行等基本的物质需求。它既为精神文明和性文明的发展提供动力，也从精神文明和性文明的发展需求中获得强大动力，物质产品必须具有极大的文化含量才能适应社会的发展需求且更具有竞争力。

精神文明包括科学文化素质、思想道德素质、价值取向、情感信念等各个方面，它是人类在不断改造自己主观世界的过程中为自身提供的文化和智力的发展、进步和创造；它为人类提供价值导向，以达到性质和现实水平上的高水准；它也是对社会新人的造就，因此它也是对人的建设。经济基础决定上层建筑，上层建筑又反作用于经济基础。精神文明随着社会的发展日益明显地受制于社会经济的运行机制，物质生产、经济活动的特点和规律日益渗透到精神生产之中，如文化产业和文化市场的形成。

性文明需要物质文明提供基本生活条件和动力，也需要精神文明提供价值导向、知识和发展动力。同样，人们对性健康和性生活质量的追求既刺激了有形和无形的性市场的生成和不断发展，也向精神文明提出更高、更新的要求，希望其能给予正确的价值导向和判断，提供更新、更多的科学信息和服务。性市场主要包括公开的、正规的与性相关的书刊、音像制品、广播电视、声讯服务和网络等各种形式的性信息服务；性保健用品的合理和规范的开发与销售；性咨询、性保健和性治疗的提供和保障。但是我们也不得不承认现实生活中还存在着一个屡禁不止的半公开或地下的性市场，主要包括各种形式的含有淫秽色情内容的非法出版物的泛滥（包括网上的性信息），其中绝大多数涉及对女性形象的不尊重甚至丑化；在舞厅、歌厅、娱乐城等各种形式的娱乐场所中从事软性色情服务或打着美容、洗头、足疗、保健按摩等旗号半公开或公开提供性服务的性工作者，其中绝大多数为女性。如果要保护广大女性（包括这些从业女性）的身心健康，就要求我们医学工作者对社会主义初级阶段的性文明建设提出具体建议和对策，对性市场的形成、发展和管理出台一系列具体举措，对若干敏感问题展开调查、研究、立法、管理和监督。既然在目前经济发展还很不平衡、贫富差别和性别歧视仍存在的情况下，我们尚无法完全禁止和消灭那些落后的甚至是腐朽的社会现象，那么我们就必须拿出一些切实可行的、适应现阶段社会经济发展水平的、也就是符合我国目前市场需求的对策和管理办法。该打击的绝不手软，该查禁的坚决取缔，允许存在的则给予正确引导，绝不能放任自流、置之不理或有意回避，只有严格管理并认真贯彻执行有关法律法规才是严谨、科学和负责任的态度。

我国改革开放40多年来实现了物质生产的极大飞跃，曾一度忽视了精神文明建设，导致精神文明建设明显滞后甚至有所倒退。现在，人们的性观念和性行为模式已发生了巨大变化，但人为的性禁锢和坚冰的打破并不意味着那些消极性观念和种种错误信息会自动消失，相反，种种不良风气和性行为方式还会乘虚而入。一方面，许多青少年由于缺乏科学的性知识而对自己的性发育和性生理现象充满困惑、内疚，甚至有罪恶感，严重影响了他们的身心健康；许多成年人由于缺乏科学的性知识或存在各种性偏见而影响了他们的性和谐与美满。另一方面，色情文化的沉渣泛起或侵入搅乱和损害了我们的社会秩序，冲击着中华传统文化中的优良美德，婚前、婚外性行为已成普遍的现象。我国每年就要报告80多万例性病感染（实际发病人数显然不止此数），每年增长30%左右。上报的人类免疫缺陷病毒感染者已超过4万例，实际感染者已达100万人以上（其中22万人已经死亡）。据测算，如果艾滋病患者累计达到200万，则我国国民经济生产总值将累计减少400亿元以上。这些虽然表明我们的性病疫情管理工作有进步，但无疑也表明全国性病、艾滋病疫情形势非常严峻。涉足色情场所并接受色情服务似乎成了公关和招待客人的必有节目和内容，并且还是公款消费的另一黑洞。如果说20年前的高危人群主要是文化素质较低的个体户、业务员、长途汽车司机等，现在则遍及各个阶层和职业。

现代性文明应该是继承和发扬人类性文明的全部优秀遗产，应不断把它推向新的高度，形成人类历史上最高尚、最进步、最科学的新型性行为模式。现代性文明既要求继承和发扬中华民族传统美德，又要充分体现出时代精神且不断进步，抵制和摒弃一切愚昧、禁锢、庸俗、腐朽没落的封建的或资本主义的性习俗和性行为模式。提倡男女双方能够在爱情基础上负责任地、彼此忠诚地体贴和关爱对方，能够共同学习、交流、探讨和分享性的科学知识和乐趣，能够通过性活动增进相互之间情感的亲密程度，以达到性的和谐、美满与安全。性文明的实现需要物质文明和精神文明的基本保证和全力支持，应该充分贯彻执行社会主义初级阶段的各项方针政策，促进精神文明和性文明建设自身的制度化，把它们纳入行政的、经济的和法制的管理轨道。文明的产生、继承和发展都要依靠社会制度的保障，社会制度在一定程度上规范了为社会所接受和承认的行为方式。没有制度的道德他律和监督（硬性约束）而单靠道德自律（软性约束）往往难以奏效。目前的问题是旧价值体系虽已打破而新的价值体系却未建立，新旧脱节，于是道德失范，因此应该先建立硬性约束，再提高和扩大软性约束，以达到二者之间的协调和统一。一手抓引导来提倡文明与进步的行为方式，一手抓规范来约束或禁止不文明的行为举止。既要以科学的理论武装人，以正确的舆论引导人，以高尚的精神塑造人，以优秀的作品鼓舞人，又要用法律、党纪、政纪、制度来约束人，要特别强调上行下效，以身作则，不能说一套而做另一套。

# 第三节 普及性教育

性教育是健康的保证，其应该成为国民素质教育的重要内容，要提高全民的性健康意识和自我保健能力，教育和引导群众移风易俗、破除迷信、摒弃陋习，建立适合国情的科学的文明的现代性观念并培养健康的性心理素质，养成良好的性卫生习惯和文明的性行为方式。性教育要回答"性是什么"、"性的目的"和"如何获得健康的性"这三个问题。

性教育应该是始自婴幼儿期并一直延续到生命结束的，因为人在一生中会遇到种种性问题，而我们显然不可能一次性的、一步到位地把生命各个阶段所需要的不同性知识全部教给学生。这是一件关系到国家前途、民族兴衰的大事，各相关部门必须坚持加深理解、密切配合和加强协调的策略，齐抓共管并持之以恒地不断探索、创新和实践。性教育也要贯彻防治结合、预防为主的方针，不断发挥基层各方面人士的作用。从事性教育的专业队伍中既要有医务人员、计划生育工作人员、教师、社区工作人员、民政部门人员，也要包括传媒界的人士。当然作为父母或家长，也要参与对儿童和青少年的性教育。

性教育在人生不同阶段将面临不同的任务和要求，并具有相应的特点，如下所示。

1.儿童少年期 性别的认同即心理性别的形成，性角色的培养即社会性别的形成；儿童和少年对性器官和生命由来的好奇心理；父母如何回答孩子的性问题；儿童和少年的性游戏；父母如何对待儿童和少年的手淫和性游戏等。

2.青春期 如何顺利度过性生理与性心理的急剧变化期，正确对待手淫、遗精、月经、乳房及生殖器官的发育，以及各种形式的躯体不适感；克服逆反心理并加强与父母等成年人的沟通；加强与两性的正常往来并有意识地锻炼人际交往能力，克服孤独感和学会关爱他人；培养健全的人格并避免脆弱、过分拘谨和压抑；树立人生远大理想，克服无聊感，切实加强自我修养，以便在将来取得事业成功并体现自身价值，享受人生乐趣。掌握基本的性科学知识，具有识别各种性信息真伪和对错的能力，保护自己不受错误、偏见的性信息的干扰或伤害。青春期性教育（性道德教育与性知识教育并重）的好坏将直接关系到青少年的思想道德和科学文化素质的提高及今后婚姻家庭生活的幸福。青少年是祖国的未来，他们理应得到需要的知识、技术和服务，这样他们才能在性与生育问题上做出成熟、健康、负责任的选择。

3.未婚成年期 建立健康的性观念并端正性态度，克服和解决自卑心理或失落感，克服交友困难或社交恐惧症，消除性紧张与性焦虑；懂得什么是安全、负责任的性行为，并避免婚前性行为或充当第三者，善待恋爱冲突或失恋；学会避孕套的使用及紧急避孕方法等基本的避孕措施以防止意外妊娠和性病感染；杜绝性与钱权交易。

4.已婚成年期 处理好新婚性适应和婚后性卫生与性保健，夫妻共同努力提高性生活质量；保持夫妻双方间彼此尊重、理解、体贴和忠诚，避免无端嫉妒和猜疑，避免感情疏远、婚外感情纠葛和婚外性行为；正确处理好婚姻危机和离异后的子女教育问题；处理好中年性失调现象并及时寻求医治，解决好更年期保健问题、老年性冷漠和婚恋问题。

我们主张在深入开展调查研究的基础上，探索和总结出更符合中国国情的有民族特色的性教育模式，既不轻易否定也不生搬硬套外国的模式，既要重视性道德教育也不忽视性知识教育。总之，性教育要全面兼顾，符合当前社会各界群众的需求，使他们能够理解、接受并落实到行动中。西方国家也已认识到这一问题，故他们也已把单纯性教育（sex education）改为性素质教育（sexual quality education）。

我们目前最落后的性教育领域无疑是成年人的性健康教育，禁区颇多，这也是造成离婚率居高不下的主要原因之一。必须打破这方面的约束，才能更有效地提高婚姻生活的质量，有助于实现与加强和谐社会的建设。

## 第四节　提高性素质

素质是一个整体的、多维的概念，它泛指人在思想道德和知识技能等方面经过锻炼和培养而达到的一定水平，也是一个人的综合能力和表现。它是由人们在社会生活中所处的地位和参加的社会实践所决定的，需要不断通过增长修养和锻炼以达到更高水平和境界。从心理学角度来说，素质又指人的先天解剖生理特点，主要是感觉器官和神经系统方面的特点，是人的心理发展的生理条件，但不能决定人的心理内容和发展水平。性素质则泛指人们在性方面的综合能力和表现，它涵盖了与性相关联的所有内容。人的性素质不是天生的，而是在后天实践中不断形成、逐步发展和日趋完善的。性本能是天生的，可以说其代表了人类性活动的生物学属性；而性素质则会受到不同文化背景、历史环境、社会活动等因素的根深蒂固的影响、修饰和雕琢，所以它还代表人类性活动的社会学属性。性素质既包含一个人在性本能驱使下追求性乐趣和性快感的欲望、活动、能量和体验，也包含了人们在性本能驱使下表达彼此间爱情、温柔、体贴、承诺的欲望、活动、能量和体验。性素质的内涵很丰富，它包括以下内容。

1.生物学成分　生物学性别，性反应能力，性功能状况，生殖功能和生育控制能力，性传播疾病的预防，性功能障碍的预防和治疗等。

2.性心理学成分　拥有正确的性别概念、性取向和性偏好，性欲正常，拥有健康和良好的性心理和性感受，拥有高度的自信心和安全感，能防止或克服种种性焦虑。

3.性社会学成分　拥有健康的社会性别（性角色），具有处理好两性交往、恋爱、结婚等问题的能力，能建立良好成功的性关系，有调整好夫妻间人际交流的才能和艺术，熟练掌握各种健康的、正常的、普遍的性行为方式，遵守性法律法规。

4.性伦理学成分　适时接受性教育，掌握充分的性科学知识，要有科学的、积极的性态度和性信仰，具有进步的、有时代特色的性价值观念，能破除种种性迷信和性禁忌，性关系应当专一、彼此忠诚。

性素质的教育、训练和形成的过程也就是一个人的性别特征、性角色和性行为准则形成的过程，我们也可以称之为性修养。其显然是一个漫长的、反复的、多变的过程，可以说是贯穿于整个人生历程的。虽然人们难以对性素质的好与坏、对与错、正常与变态做出一个明确的界定，因为它在不同的时期、文化、社会、民族中有不同的标准，但性的文明与进步、和谐与美满却是历史发展的必然趋势，这不仅是每个人、每对夫妻，也是每个民族、每个国家乃至整个人类的理想目标和追求。

## 第五节　享有性健康

健康与教育不可分离，只有接受充分的性教育和加强长期的性修养并不断提高其性素质之后，性健康才能得到必要的保证。而生殖健康和性健康就像一个硬币的正反面，其实是同一个问题，只不过人们从不同的视角给予了不同的诠释。

生殖健康的概念是世界卫生组织在20世纪80年代后期提出的。20世纪90年代，生殖健康作为实现整体健康的战略之一得到了世界各国专家学者的承认。1994年，国际人口与发展会议（在开罗举行）通过了为提高世界各国人民的生活素质而必须遵循的行动纲领，其第七章中再次对生殖健康概念作了定义："生殖健康是指于生殖系统及其功能和过程所涉一切事宜上身体、精神和社会等方面的健康状态，而不仅仅指没有疾病或不虚弱。因此，生殖健康表示人们能够有满意且安全的性生活，有生育能力，可以自由决定是否和何时生育及生育多少。最后所述的这一条件意指男女均有权获知，并能实际获取他们所选定的安全、有效、负担得起和可接受的计划生育方法，以及他们所选定的、不违反法律的调节生育的方法，有权获得适当的保健服务，使妇女能够安全地怀孕和生育，向夫妇提供生育健康婴儿的最佳机会。""人人享有能达到的最高身心健康的标准。各国应采取一切适当措施，保证在男女平等的基础上普遍取得保健服务，包括有关生殖保健的服务，其中包括计划生育和性健康。生殖保健方案应提供尽量广范围的服务，而无任何形式的强迫。所有夫妇和个人都享有负责地自由决定其子女数和生育间隔的及为达此目的而获得信息、教育和方法的基本权利。""按照上述生殖健康的定义，生殖保健的定义是通过预防和解决生殖健康问题促进生殖健康和福祉的各种方法、技术和服务。还包括性健康，其目的是增进生活和个人关系，而不仅仅是与生殖和性传播疾病有关的咨询和保健。"

行动纲领要求各国和各地区政府为各个年龄组的人群提供实际的、全面的生殖健康服务，以满足人们在一生中不断变化的生殖健康需求，这些需求包括计划生育咨询、信息、教育、交流和服务；产前、安全分娩和产后保健的教育和服务，特别是母乳喂养、母婴保健；不孕症的预防和适当治疗；流产、预防流产及流产后的调理；生殖道感染及其他生殖健康方面的情况；关于人类性生活、性和生殖健康及负责任的父母的信息、教育和咨询意见。生殖保健服务的对象包括妇女（含更年期）、青少年和成年男性，让男性在计划生育、家务和育儿方面担负同等责任也是十分重要的事，特别是在性传播疾病的预防方面。正是以下原因的存在影响了性和生殖健康最高标准的实现：①很多人的性知识不足，生殖健康信息和教育不足或不当；②高危险性的性行为盛行；③带有歧视性的社会习俗，如溺女婴等；④许多妇女的性生活和生育方面的权利有限；⑤青少年因缺乏信息和有关教育容易受到伤害，使他们不能积极地、负责任地对待性问题；⑥老年男女独特的生殖健康问题往往没有受到适当关注。

1995年在北京召开的联合国第四次世界妇女大会上通过了《北京宣言》，其再次强调要重视生殖健康和性健康的问题，特别强调要把生殖健康和性健康问题与人口、发展、妇女地位一系列重大问题放在一起考虑，更加突出了它们的重要性。把涉及人类性行为的若干保健问题纳入生殖健康和性健康的范畴是十分科学和合理的。生殖健康包括性健康，而把计划生育视为更广泛的健康战略的一个组成部分。健康是一个不可分割的整体，生殖保健则是整个健康中一个必要的且十分重要的组成部分。生殖保健的需求不仅仅局限于育龄妇女，还包括婴幼儿期、青少年期、老年期女性和男性。生殖健康和性健康对家庭和今后几代人的健康和幸福具有决定性的重要作用。目前也一再强调增强男性在家庭、性和生殖健康及计划生育方面责任意识的必要性。

目前，我国每年约有2000万新生儿出生，每年近2000万青少年将进入青春期，每年至少有1000万例人工流产，因此我国卫生部门在生殖保健方面的任务是十分繁重的。我国有庞大的计划生育队伍，计划生育专干遍布城乡各基层组织，仅计划生育协会组织就有90万个，计划生育协会的会员多达5000万。只有积极开展宣传和培训，不断提高他们的业务素质，才能不断改善我国的性健康状况。

生殖健康概念与理论的提出给我们带来了观念更新的机会，如果没有国际上的推动，国内有关工作的开展还会有各种各样的阻力。计划生育的工作任务不再是单纯地控制人口数量，这就对计划生育队伍提出了一个更为严重而艰巨的任务。过去的做法肯定不合适了，现在需要各级技术人员脚踏实地地为群众提供全方面的科学信息和技术服务。

性健康意味着人们对性生活采取积极态度，从躯体、情感、精神、社会等方面都可得到满足，其能增进与改善性生活质量和人际关系。性健康包括以下内容。

（1）根据社会道德和个人道德准则享受性行为和控制生殖行为的能力。

（2）消除能抑制性反应、削弱性能力、损害性关系的消极心理因素，如恐惧、羞愧、罪恶感和虚伪的信仰。

（3）没有器质性障碍、各种生殖系统疾病及妨碍性行为与生殖能力的躯体缺陷。

（4）具有抵御性传播疾病和艾滋病感染的能力，具有防止意外妊娠的能力。

性健康指以上诸方面都应该是健康的，而不仅是没有疾病或不适。人的性健康或生殖健康是由人的性素质决定的。一个人的未来掌握在自己的手中，只有认清自我、把握自己、战胜自我才能维护自己的权利和健康，不要过高期望或指望任何人会为自己的健康负责。当然，性健康的实现也取决于政府对此的关心程度，如能否为性教育、性研究和性治疗等提供宽松的学术气氛和工作环境；还取决于相关专业技术人员的业务素质和技术水平，取决于他们能否真正全身心地投入这项工作，以满足不同性别、不同年龄、不同人群的特定需求。

总之，实现人人性健康、特别是女性性健康是一个宏伟的远大目标，需要我们艰辛的努力和不懈的奋斗。

（马晓年）

# 参考文献

陈波，朱兰，2013. 女性性功能障碍影响因素的流行病学研究进展. 中华妇产科杂志，48（5）：385-387

陈仲庚，1989. 心理咨询与心理治疗的异同. 中国心理卫生杂志，3（4）：184-186

达尔文，1982. 人类的由来及性选择. 叶笃庄，杨习之，译. 北京：科学出版社

方姗，张祖娟，谢臻蔚，2018. 女性性功能障碍门诊检查方法. 实用妇产科杂志，34（6）：403-405

雷伊·唐纳希尔，1988. 人类性爱史. 北京：中国文联出版公司

廖秦平，李婷，2013. 女性性功能障碍的分类及定义. 国际妇产科学杂志，40（5）：395-398

刘达临，1993. 中国古代性文化. 银川：宁夏人民出版社

刘达临，1998. 世界古代性文化. 上海：上海三联出版社

马克思，恩格斯，1972. 马克思恩格斯选集. 北京：人民出版社

马晓年，2004. 现代性医学. 北京：人民军医出版社

马晓年，2004. 现代性医学. 第2版. 北京：人民军医出版社

彭晓辉，2002. 性科学概论. 北京：科学出版社

钱铭怡，2011. 心理咨询与治疗. 北京：北京大学出版社

宋书功，1991. 中国古代房事养生概要. 北京：中国医药科技出版社

王忠民，2018. 女性性功能障碍的治疗. 实用妇产科杂志，34（6）：413-415

伍新春，胡佩诚，2005. 行为矫正. 北京：高等教育出版社

徐晓阳，2007. 性医学. 北京：人民卫生出版社

徐晓阳，马晓年，2013. 临床性医学. 北京：人民卫生出版社

许又新，2007. 心理咨询与治疗原理及实践. 北京：北京大学医学出版社

杨莉萍，2006. 建构主义心理学. 上海：上海教育出版社

于凤高，1996. 西方性观念的变迁. 长沙：湖南文艺出版社

张滨，2008. 性医学. 广州：广东教育出版社

张玫玫，杨秀萍，张滨，1998. 性伦理学. 北京：首都师范大学出版社

张渺，2013. 女性性功能障碍的诊断. 国际妇产科学杂志，40（5）：402-404

曾钊新，吕耀怀，2002. 伦理社会学. 长沙：中南大学出版社

朱兰，娄文佳，2018. 重视女性性功能障碍疾病. 实用妇产科杂志，34（6）：401-402

Aasvang EK, Møhl B, Bay-Nielsen M, et al, 2006. Pain related sexual dysfunction after inguinal herniorrhaphy. Pain, 122（3）：258-263

Abdulcadir J, Abdulcadir O, Caillet M, et al, 2017. Clitoral surgery after female genital mutilation/cutting. Aesthet Surg J, 37（9）：NP113-NP115

Abdulcadir J, Alexander S, Dubuc E, et al, 2017. Female genital mutilation/cutting: sharing data and experiences to accelerate eradication and improve care. Reprod Health, 14（Suppl 1）：96

Abdulcadir J, Tille JC, Petignat P, 2017. Management of painful clitoral neuroma after female genital mutilation/cutting. Reprod Health, 14（1）：22

Abramov L, Wolman I, Higgins MP, 1994. Vaginismus: An important factor in che evaluation and management of vulvar vestibulitis syndrome. Gynecol Obstet Invest, 38（3）：194-197

Aerts L, Bergeron S, Corsini-Munt S, et al, 2015. Are primary and secondary provoked vestibulodynia two different entities? A comparison of pain, psychosocial, and sexual characteristics. J Sex Med, 12（6）: 1463-1473

Aerts L, Bergeron S, Pukall CF, et al, 2016. Provoked vestibulodynia: Does pain intensity correlate with sexual dysfunction and dissatisfaction? J Sex Med, 13（6）: 955-962

Ågmo A, 2014. Animal models of female sexual dysfunction: Basic considerations on drugs, arousal, motivation and behavior. Pharmacol, Biochem Behav, 121: 3-15

Aikens JE, Reed BD, Gorenflo DW, et al, 2003. Depressive symptoms among women with vulvar dysesthesia. Am J Obstet Gynecol, 189（2）: 462-466

Ajo R, Segura A, Inda MM, et al, 2016. Opioids increase sexual dysfunction in patients with non-cancer pain. J Sex Med, 13（9）: 1377-1386

Akinsulure-Smith AM, Chu T, 2017. Exploring female genital cutting among survivors of torture. J Immigr Minor Health, 19（3）: 769-773

Alavi A, Farzanfar D, Rogalska T, et al, 2018. Quality of life and sexual health in patients with hidradenitis suppurativa. Int J Womens Dermatol, 4（2）: 74-79

Alvarez R, Ramón C, Pascual J, 2014. Clues in the differential diagnosis of primary vs secondary cough, exercise, and sexual headaches. Headache, 54（9）: 1560-1562

Ambler N, Williams AC, Hill P, et al, 2001. Sexual difficulties of chronic pain patients. Clin J Pain, 17（2）: 138-145

American College of Obstetricians and Gynecologists, 1995. ACOG technical bulletin: sexual dysfunction. Int Gynecol Obstet, 51: 265-277

American Psychiatric Association, 1987. Diagnostic and Statistical Manual of Mental Disorders. 3rd ed. Washington DC: American Psychiatric Association

American Psychiatric Association, 2000. Diagnostic and Statiscal Manual of Mental Disorders. 4th ed. Washington DC: American Psychiatric Association

Amiri FN, Omidvar S, Bakhtiari A, et al, 2017. Female sexual outcomes in primiparous women after vaginal delivery and cesarean section. Afr Health Sci, 17（3）: 623-631

Andrews NE, Strong J, Meredith PJ, 2016. The relationship between approach to activity engagement, specific aspects of physical function, and pain duration in chronic pain. Clin J Pain, 32（1）: 20-31

Aral SO, Gorbach PM, 2002. Sexually transmitted infections//Wingood GM, Di Clemente RJ. Handbook of Women's Sexual and Reproductive Health. New York: Kluwer Academic/Plenum, 255-279

Aubin S, Berger RE, Heiman JR, et al, 2008. The association between sexual function, pain, and psychological adaptation of men diagnosed with chronic pelvic pain syndrome type Ⅲ. J Sex Med, 5（3）: 657-667

Avis NE, Colvin A, Karlamangla AS, et al, 2017. Change in sexual functioning over the menopausal transition: results from the Study of Women's Health Across the Nation. Menopause, 24（4）: 379-390

Bachmann GA, Phillips NA, 1988. Sexual dysfunction//Steege JF, Metzger DA, Levy BS. Chronic Pelvic Pain: An Integrated Approach. London: W.B.Saunders, 77-90

Bahouq H, Allali F, Rkain H, et al, 2013. Discussing sexual concerns with chronic low back pain patients: barriers and patients' expectations. Clin Rheumatol, 32（10）: 1487-1492

Bahouq H, Fadoua A, Hanan R, et al, 2013. Profile of sexuality in Moroccan chronic low back pain patients. BMC Musculoskelet Disord, 14: 63

Bakker RM, Kenter GG, Creutzberg CL, et al, 2017. Sexual distress and associated factors among cervical cancer survivors: A cross-sectional multicenter observational study. Psychooncology, 26（10）: 1470-1477

Bames J, Bowman EP, Cullen J, 1984. Biofeedback as an adjunct to psychotherapy in the treatment of vaginismus. Biofeedback Self Regul, 9（3）: 281-289

Bancroft J, 2002. The medicalization of female sexual dysfunction: The need for caution. Arch Sex Behav, 31: 451-455

Barbara G, Facchin F, Meschia M, et al, 2017. When love hurts. A systematic review on the effects of surgical and pharmacological treatments for endometriosis on female sexual functioning. Acta Obstet Gynecol Scand, 96（6）: 668-687

Basson R, 2012. The recurrent pain and sexual sequelae of provoked vestibulodynia: A perpetuating cycle. J Sex Med, 9（8）: 2077-2092

Basson R, Berman J, Burnett A, et al, 2000. Report of the international consensus development conference on female sexual dysfunction: Definitions and classifications. J Urol, 163: 888-893

Basson R, McInnes R, Smith MD, et al, 2000. Efficacy and safety of sildenafil in estrogenized women with sexual dysfunction associate with female sexual arousal disorder. Obstet Gynecol, 95（4 Suppl 1）: S54

Bastu E, Yasa C, Dural O, et al, 2016. Comparison of 2 methods of vaginal cuff closure at laparoscopic hysterectomy and their effect on female sexual function and vaginal length: A randomized clinical study. J Minim Invasive Gynecol, 23（6）: 986-993

Bazin S, Bouchard C, Brisson J, et al, 1994. Vulvar vestibulitis syndrorne: An exploratory case-control studyt. Obstet Gynecol, 83（1）: 47-50

Bedoya CA, Mimiaga MJ, Beauchamp G, et al, 2012. Predictors of HIV transmission risk behavior and seroconversion among Latino men who have sex with men in Project EXPLORE. AIDS and Behavior, 16: 608-617

Behboodi Moghadam Z, Rezaei E, Khaleghi Yalegonbadi F, et al, 2015. The effect of sexual health education program on women sexual function in Iran. J Res Health Sci, 15（2）: 124-128

Bel LG, Vollebregt AM, Van der Meulen-de Jong AE, et al, 2015. Sexual dysfunctions in men and women with inflammatory bowel disease: The influence of IBD-related clinical factors and depression on sexual function. J Sex Med, 12（7）: 1557-1567

Benedict C, Philip EJ, Baser RE, et al, 2016. Body image and sexual function in women after treatment for anal and rectal cancer. Psychooncology, 25（3）: 316-323

Berg RC, Taraldsen S, Said MA, et al, 2017. Reasons for and experiences with surgical interventions for Female Genital Mutilation/Cutting（FGM/C）: A systematic review. J Sex Med, 14（8）: 977-990

Berman JR, Bassuk J, 2002. Physiology and pathophysiology of female sexual function and dysfunction. Workd J Urol, 20: 111-118

Berman JR, Berman LA, Kanaly KA, 2003. Female sexual dysfunction: New perspectives on anatomy, physiology, evaluation and treatment. EAU Update Series, 1（3）: 166-177

Berman LA, Berman JR, Chhabra S, et al, 2001. Novel approaches to female sexual dysfunction. Expert Opin Investig Drugs, 10: 85-95

Berman, Goldstein I, Werbin T, et al, 1999. Double blind placebo controlled study with crossover to assess effect of sildenafil on physiological parameters of the female sexual response. J Urol, 161（Suppl 210）: 210

Beroeron S, Binik Y, Khalife S, et al, 1997. Vulvar vestibulitis syndrome: A critical review. Clin J Pain, 13（1）: 27-42

Bićanić G, Barbarić K, Crnogaća K, et al, 2016. Possibilities and limitations of sexual activity following total hip replacement. Lijec Vjesn, 138（9/10）: 266-272

Binik YM, Meana M, 2009. The future of sex therapy: Specialization or marginalization? Arch Sex

Behav, 38（6）: 1016-1027

Birge Ö, Akbaş M, Özbey EG, et al, 2016. Clitoral keloids after female genital mutilation/cutting. Turk J Obstet Gynecol, 13（3）: 154-157

Biswas A, Ratpam SS, 1995. Vaginismus and outcome of treatment. Ann Acad Med, 24（5）: 755-758

Bobm-Starke N, Falconer C, Rylander E, et al, 2001. The expression of cyclooxygenase 2 and inducible nitric oxide synthase indicates no active inflammation in vulvar vestibulitis. Acta Obstet Gynecol Scand, 80（7）: 638-644

Bodden-Heinrich R, Kuppers V, Beckmann MW, et al, 1999. Psychosomatic aspects of vulvodynia: Comparison with the chronic pelvic pain syndrome. J Reprod Med, 44（5）: 411-416

Bodnar RJ, 2013. Endogenous opiates and behavior: 2012. Peptides, 50: 55-95

Bodnar RJ, 2017. Endogenous opiates and behavior: 2015. Peptides, 88: 126-188

Bohm-Scarke N, Hilliges M, Blomgren B, et al, 2001. Increased blood flow and erythema in the posterior vestibularrmu mucosa in vular vestibulitis. Obstet Gynecol, 98（6）: 1067-1074

Bohm-Starke N, Hilliges M, Brodda-Jansen G, et al, 2001. Psychophysical evidence of nociceptor sensitization in vulvar vestibulitis syndrome. Pain, 94（2）: 177-183

Bohm-Starke N, Hilliges M, Falconer C, et al, 1998. Increased intrae pithelial innervation in women with vulvar vestibulitis syndrome. Gynecol Obstet Invest, 46（4）: 256-260

Bohm-Starke N, Hilliges M, Falconer C, et al, 1999. Neurochemical characterization of the vestibular nerves in women with vulvar vestibulitis syndrome. Gynecot Obstet Invest, 48（4）: 270-275.

Both S, 2018. Sexual response in women with Mayer-Rokitansky-Küster-Hauser syndrome with a nonsurgical neovagina. Am J Obstet Gynecol, 219（3）: 283

Bouchard C, Brisson J, Fortiler M, et al, 2002. Use of oral contraceptives and vulvar vestiloulitis: A case-control study. Am J Epidemiot, 156（3）: 254-261

Boyer SC, Pukall CF, 2014. Pelvic examination experiences in women with and without chronic pain during intercourse. J Sex Med, 11（12）: 3035-3050

Bradley EH, Yakusheva O, Horwitz LI, et al, 2013. Identifying patients at increased risk for unplanned readmission. Med Care, 51（9）: 761-766

Breton A, Miller CM, Fisher K, 2008. Enhancing the sexual function of women living with chronic pain: A cognitive-behavioural treatment group. Pain Res Manag, 13（3）: 219-224

Bretschneider CE, Doll KM, Bensen JT, et al, 2017. Sexual health before treatment in women with suspected gynecologic malignancy. J Womens Health, 26（12）: 1326-1332

Brotto L, Atallah S, Johnson-Agbakwu C, et al, 2016. Psychological and interpersonal dimensions of sexual function and dysfunction. J Sex Med, 13（4）: 538-571

Brown C, Bachmann GA, Wan J, et al, 2016. Pain rating in women with provoked vestibulodynia: evaluating influence of race. J Womens Health（Larchmt）, 25（1）: 57-62

Brown H, Randle J, 2005. Living with a stoma: a review of the literature. J Clin Nurs, 14（1）: 74-81

Brown SL, Roush JF, Mitchell SM, et al, 2017. Suicide risk among BDSM practitioners: The role of acquired capability for suicide. J Clin Psychol, 73（12）: 1642-1654

Bultrini A, Carosa E, Colpi EM, et al, 2004. Possible correlation between type 1 diabetes mellitus and female sexual dysfunction. J Sex Med, 1（3）: 337-340

Burri A, Lachance G, Williams FM, 2014. Prevalence and risk factors of sexual problems and sexual distress in a sample of women suffering from chronic widespread pain. J Sex Med, 11（11）: 2772-2784

Cabello-Santamaría F, del Río-Olvera FJ, Cabello-Garcia MA, 2015. Sexual pain disorders. Curr Opin

Psychiatry, 28（6）：412-417

Cabral JF, Cavadas V, Silva Ramos M, et al, 2015. Female sexual function and depression after kidney transplantation: Comparison between deceased and living-donor recipients. Transplant Proc, 47（4）：989-991

Callens N, Bronselaer G, De Sutter P, et al, 2016. Costs of pleasure and the benefits of pain: Self-perceived genital sensation, anatomy and sexual dysfunction. Sex Health, 13（1）：63-72

Campbell P, Krychman M, Gray T, et al, 2018. Self-reported vaginal laxity—prevalence, impact, and associated symptoms in women attending a urogynecology clinic. J Sex Med, 15（11）：1515-1517

Caruso S, Iraci M, Cianci S, et al, 2015. Quality of life and sexual function of women affected by endometriosis-associated pelvic pain when treated with dienogest. J Endocrinol Invest, 38（11）：1211-1218

Caruso S, Iraci M, Cianci S, et al, 2016. Comparative, open-label prospective study on the quality of life and sexual function of women affected by endometriosis-associated pelvic pain on 2mg dienogest/30μg ethinyl estradiol continuous or 21/7 regimen oral contraceptive. J Endocrinol Invest, 39（8）：923-931

Caruso S, Iraci Sareri M, Casella E, et al, 2015. Chronic pelvic pain, quality of life and sexual health of women treated with palmitoylethanolamide and α-lipoic acid. Minerva Ginecol, 67（5）：413-419

Cenrers for Disease Control and Prevention（CDC）, 2004. Tracking the Hidden Epidemics 2000: Trends in STDs in the United States（accessed 30 April 2004 at www.cdc.gov/nchstp/od/news/）

Chamié LP, Ribeiro DMFR, Caiado AHM, et al, 2018. Translabial US and dynamic MR imaging of the pelvic floor: Normal anatomy and dysfunction. Radiographics, 12（1）：287-308

Chen G, Dharia S, Steinkampf MP, et al, 2004. Infertility from female circumcision. Fertil Steril, 81（6）：1692-1694

Chen SQ, Kong LZ, Jiang HY, et al, 2015. Early cervical cancer impact of peritoneal vaginoplasty combined with laparoscopic radical hysterectomy improved sexual function. Int J Gynecol Cancer, 25（3）：526-532

Chen WH, Chen KY, Yin HL, 2018. Pornography headache. Clin Neurol Neurosurg, 164：11-13

Cherner RA, Reissing ED, 2013. A comparative study of sexual function, behavior, and cognitions of women with lifelong vaginismus. Arch Sex Behav, 42（8）：1605-1614

Chiodini J, 2017. Female Genital Mutilation, "vacation cutting" and the travel medicine consultation. Travel Med Infect Dis, 18：87-91

Choon SE, Mathew M, Othman BS, 2000. Demographic characteristics and prevalence of other sexually transmitted diseases in HIV-positive patients seen in the Dermatology cum Genitourinary Clinic, Hospital Sultanah Aminah, Johor Bahru. Med J Malaysia, 55（2）：174-179

Clayton AH, Harsh V, 2016. Sexual function across aging. Curr Psychiatry Rep, 18（3）：28

Clayton AH, Warnock JK, Kornstein SG, et al, 2004. A placebo controlled trial of bupropion SR as an antidote for selective serotonin reuptake inhibitor-induced sexual dysfunction. J Clin Psychiatry, 65（1）：62-67

Cooper R, Blashfield RK, 2016. Re-evaluating DSM-I. Psychological Medicine, 46（3）：449-456

Coskun B, Coskun BN, Atis G, et al, 2014. Evaluation of sexual function in women with rheumatoid arthritis. Urol J, 10（4）：1081-1087

Courtois F, Alexander M, McLain ABJ, 2017. Women's sexual health and reproductive function after SCI. Top Spinal Cord Inj Rehabil, 23（1）：20-30

Cozzolino M, Magro-Malosso ER, Tofani L, et al, 2018. Evaluation of sexual function in women with deep infiltrating endometriosis. Sex Reprod Healthc, 16：6-9.

Da Costa CKL, 2018. Consistency of three different questionnaires for evaluating sexual function in healthy young women. BMC Womens Health, 10（20）：204

Danesh M，Hamzehgardeshi Z，Moosazadeh M，et al，2015. The effect of hysterectomy on women's sexual function：A narrative review. Med Arch，69（6）：387-392

Dargie E，Gilron I，Pukall CF，2017. Provoked vestibulodynia：A comparative examination of mental health，sleep，sexual functioning，and relationship adjustment. Clin J Pain，33（10）：870-876

Dawson ML，Shah NM，Rinko RC，et al，2017. The evaluation and management of female sexual dysfunction. J Fam Pract，66（12）：722-728

De La Cruz JF，Myers EM，Geller EJ，2014. Vaginal versus robotic hysterectomy and concomitant pelvic support surgery：A comparison of postoperative vaginal length and sexual function. J Minim Invasive Gynecol，21（6）：1010-1014

Del Río FJ，Cabello-Santamaría F，Cabello-García MA，et al，2017. Sexual pain disorders in spanish women drug users. Subst Use Misuse，52（2）：145-151

Detollenaere RJ，Kreuwel IA，Dijkstra JR，et al，2016. The impact of sacrospinous hysteropexy and vaginal hysterectomy with suspension of the uterosacral ligaments on sexual function in women with uterine prolapse：A secondary analysis of a randomized comparative study. J Sex Med，13（2）：213-219

Dewitte M，De Schryver M，Heider N，et al，2017. The actual and ideal sexual self concept in the context of genital pain using implicit and explicit measures. J Sex Med，14（5）：702-714

Doğan B，Gün İ，Özdamar Ö，et al，2017. Long-term impacts of vaginal birth with mediolateral episiotomy on sexual and pelvic dysfunction and perineal pain. J Matern Fetal Neonatal Med，30（4）：457-460

Dording CM，Mischoulon D，Petersen TJ，et al，2002. The pharmacologic management of SSRI-induced side effects：A survey of psychiatrists. Ann Clin Psychiatry，14（3）：143-147

Dubey RK，Oparil S，Imthurn B，et al，2002. Sex hormones and hypertension. Cardiovasc Res，53（3）：688-708

Eaton AA，Baser RE，Seidel B，et al，2017. Validation of clinical tools for vaginal and vulvar symptom assessment in cancer patients and survivors. J Sex Med，14（1）：144-151

Eid MA，Sayed A，Abdel-Rehim R，et al，2015. Impact of the mode of delivery on female sexual function after childbirth. Int J Impot Res，27（3）：118-120

Ekselius L，von Knorring L，2001. Effect on sexual function of long-term treatment with selective serotonin reuptake inhibitors in depressed patients treated in primary care. J Psychopharmacol，21（2）：154-160

El-Bassel N，Gilbert L，Rajah V，et al，2000. Fear and violence：Raising the HIV stakes. AIDS Educ Prev，12：154-170

El-Bassel N，Witte SS，Gilbert L，et al，2001. HIV prevention for intimate couples：A relationship-based model. Fam Sys Health，19：3790-3795

Elchalai U，Ben-Ami B，Brzezinski A，1999. Female circumcision：The peril remains. BJU Int，83（Suppl 1）：103-108

Elizabeth Reynolds Welfel，2010. 心理咨询与治疗伦理. 侯志瑾，等译. 北京：世界图书出版公司

Ercan Ö，Özer A，Köstü B，et al，2016. Comparison of postoperative vaginal length and sexual function after abdominal，vaginal，and laparoscopic hysterectomy. Int J Gynaecol Obstet，132（1）：39-41

Ermertcan AT，2009. Sexual dysfunction in dermatological diseases. J Eur Acad Dermatol Venereol，23（9）：999-1007

Ermertcan AT，Gencoglan G，Temeltas G，et al，2011. Sexual dysfunction in female patients with neurodermatitis. J Androl，32（2）：165-169

Esho T，Kimani S，Nyamongo I，et al，2017. The 'heat' goes away：Sexual disorders of married women with female genital mutilation/cutting in Kenya. Reprod Health，14（1）：164

Everhov ÅH, Flöter Rådestad A, Nyberg T, et al, 2016. Serum androgen levels and sexual function before and one year after treatment of uterine cervical cancer: A pilot study. J Sex Med, 13（3）: 413-424

Eyada M, Atwa M, 2007. Sexual function in female patients with unstable angina or non-ST-elevation myocardial infarction. J Sex Med, 4（5）: 1373-1380

Fairbanks F, Andres MP, Caldeira P, et al, 2017. Sexual function, anxiety and depression in women with benign breast disease: A case-control study. Rev Assoc Med Bras（1992）, 63（10）: 876-882

Farage MA, Miller KW, Tzeghai GE, et al, 2015. Female genital cutting: Confronting cultural challenges and health complications across the lifespan. Womens Health（Lond）, 11（1）: 79-94

Farmer M, Yoon H, Goldstein I, 2016. Future targets for female sexual dysfunction. J Sex Med, 13（8）: 1147-1165

Farmer MA, Meston CM, 2007. Predictors of genital pain in young women. Arch Sex Behav, 36（6）: 831-843

Feiger A, Kiev A, Shrivastava RK, et al, 1996. Nefazodone versus serraline in outpatients with major depression: focus on efficacy, tolerability, and effects on sexual function and satisfaction. J Clin Psychiatry, 57（Suppl 2）: 53-62

Field N, Prah P, Mercer CH, et al, 2016. Are depression and poor sexual health neglected comorbidities? Evidence from a population sample. BMJ Open, 6（3）: e010521

Fisher TL, Laud PW, Byfield MG, et al, 2002. Sexual health after spinal cord injury: A longitudinal study. Arch Phys Med Rehabil, 83（8）: 1043-1051

Fitz F, Sartori M. Girão MJ, et al, 2017. Pelvic floor muscle training for overactive bladder symtoms—A prospective study. Rev Assoc Med Bras（1992）, 63（12）: 1032-1038

Flynn KE, Carter J, Lin L, et al, 2017. Assessment of vulvar discomfort with sexual activity among women in the United States. Am J Obstet Gynecol, 216（4）: 391. e1-391. e8

Frikha F, Masmoudi J, Saidi N, et al, 2014. Sexual dysfunction in married women with Systemic Sclerosis. Pan Afr Med J, 17: 82

Fritzer N, Hudelist G, 2017. Love is a pain? Quality of sex life after surgical resection of endometriosis: A review. Eur J Obstet Gynecol Reprod Biol, 209: 72-76

Froeding LP, Ottosen C, Rung-Hansen H, et al, 2014. Sexual functioning and vaginal changes after radical vaginal trachelectomy in early stage cervical cancer patients: A longitudinal study. J Sex Med, 11（2）: 595-604

Gałązka I, Drosdzol-Cop A, Naworska B, et al, 2015. Changes in the sexual function during pregnancy. J Sex Med, 12（2）: 445-454

Gallo L, 2014. Effectiveness of diet, sexual habits and lifestyle modifications on treatment of chronic pelvic pain syndrome. Prostate Cancer Prostatic Dis, 17（3）: 238-245

Garcia MM, 2018. Sexual function after shallow and full-depth vaginoplasty: Challenges, clinical findings, and treatment strategies-urologic perspectives. Clin Plast Surg, 45（3）: 437-446

Gé P, Vaucel E, Jarnoux M, et al, 2015. Study of the sexuality of women after a total hysterectomy versus subtotal hysterectomy by laparoscopy in Nantes CHU. Gynecol Obstet Fertil, 43（7/8）: 533-540

Ginige S, Chen MY, Fairley CK, 2006. Are patient responses to sensitive sexual health questions influenced by the sex of the practitioner?Sex Transm Infect, 82（4）: 321-322

Goktas SB, Gun I, Yildiz T, et al, 2015. The effect of total hysterectomy on sexual function and depression. Pak J Med Sci, 31（3）: 700-705

Goldstein I, 2000. Female sexual arousal disorder: new insights. Int J Impot Res, 12（Suppl 4）: S152-S157

Gonidakis F, Kravvariti V, Varsou E, 2015. Sexual function of women suffering from anorexia nervosa and bulimia nervosa. J Sex Marital Ther, 41（4）: 368-378

Gordon A, Paneduro D, Pink L, et al, 2014. Evaluation of the frequency and the association of sexual pain and chronic headaches. Headache, 54（1）: 109-115

Gray PB, 2013. Evolution and human sexuality. Am J Phys Anthropol, 152（Suppl 57）: 94-118

Graziottin A, 2015. Vaginal biological and sexual health-the unmet needs. Climacteric, 18（Suppl 1）: 9-12

Groff JY, Mullen PD, Byrd T, et al, 2000. Decision making, beliefs, and attitudes toward hysterectomy: a focus group study with medically underserved women in Texas. J Womens Health Gend Based Med, 9（Suppl2）: S39-S50

Gül IG, Kartalcı Ş, Cumurcu BE, et al, 2013. Evaluation of sexual function in patients presenting with Behçet's disease with or without depression. J Eur Acad Dermatol Venereol, 27（10）: 1244-1251

Guo Y, Xu X, Fu G, et al, 2017. Risk behaviours and prevalences of HIV and sexually transmitted infections among female sex workers in various venues in Changzhou, China. Int J STD AIDS, 28（11）: 1135-1142

Güzel H, 2018. Pain as performance: re-virginisation in Turkey. Med Humanit, 44（2）: 89-95

Hainsworth AJ, 2016. Accuracy of integrated total pelvic floor ultrasound compared to defaecatory MRI in females with pelvic floor defaecatory dysfunction. Br J Radiol, 89（1068）: 20160522

Hainsworth AJ, 2017. Integrated total pelvic floor ultrasound in pelvic floor defaecatory dysfunction. Colorectal Dis, 19（1）: 54-65

Hamid A, Grace KT, Warren N, 2018. A meta-synthesis of the birth experiences of african immigrant women affected by female genital cutting. J Midwifery Womens Health, 63（2）: 185-195

Hananta IPY, van Dam AP, Bruisten SM, et al, 2017. Value of light microscopy to diagnose urogenital gonorrhoea: A diagnostic test study in Indonesian clinic-based and outreach sexually transmitted infections services. BMJ Open, 7（8）: e016202

Haskell SG, Papas RK, Heapy A, et al, 2008. The association of sexual trauma with persistent pain in a sample of women veterans receiving primary care. Pain Med, 9（6）: 710-717

Hatzichristou D, Kirana PS, Banner L, et al, 2016. Diagnosing sexual dysfunction in men and women: Sexual history taking and the role of symptom scales and questionnaires. J Sex Med, 13（8）: 1166-1182

Hatzichristou D, Rosen RC, Derogatis LR, et al, 2010. Recommendations for the clinical evaluation of men and women with sexual dysfunction. J Sex Med, 7（1 Pt 2）: 337-348

Herbenick D, Schick V, Sanders SA, et al, 2015. Pain experienced during vaginal and anal intercourse with other-sex partners: Findings from a nationally representative probability study in the United States. J Sex Med, 12（4）: 1040-1051

Hirschfeld RM, Schatzberg AE, 1994. Long term management of depression. Am J Med, 97（6A）: S33-S38

Hollenbeck BK, Dunn RL, Wei JT, et al, 2002. Neoadjuvant hormonal therapy and older age are associated with adverse sexual health-related quality-of-life outcome after prostate brachytherapy. Urology, 59（4）: 480-484

Hosseini N, Amini A, Alamdari A, et al, 2016. Application of the PRECEDE model to improve sexual function among women with hysterectomy. Int J Gynaecol Obstet, 132（2）: 229-233

Howard HS, 2012. Sexual adjustment counseling for women with chronic pelvic pain. J Obstet Gynecol Neonatal Nurs, 41（5）: 692-702

Hulter B, Lundberg PO, 2005. Genital vibratory perception threshold（VPT）measurements in women with sexual dysfunction and/or sexual pain disorders. Ottawa: International Academy of Sex Research

（IASR）31st Annual Meeting：Book of abstracts，44

Ismail AH，Bau R，Sidi H，et al，2014．Factor analysis study on sexual responses in women with type 2 diabetes mellitus．Compr Psychiatry，55（Suppl 1）：S34-37

Ismail SA，Abbas AM，Habib D，et al，2017．Effect of female genital mutilation/cutting：Types Ⅰ and Ⅱ on sexual function：case-controlled study．Reprod Health，14（1）：108

Janse IC，Deckers IE，van der Maten AD，et al，2017．Sexual health and quality of life are impaired inhidradenitis suppurativa：A multicentre cross-sectional study．Br J Dermatol，176（4）：1042-1047

Jemal A，Tiwari RC，Murray T，et al，2004．Cancer statistics，2004．CA Cancer J Clin，54（1）：8-29

Jensen JS，Cusini M，Gomberg M，et al，2016．Background review for the 2016 European guideline on Mycoplasma genitalium infections．J Eur Acad Dermatol Venereol，30（10）：1686-1693

Jensen PT，Groenvold M，Klee MC，et al，2004．Early-stage cervical carcinoma，radical hysterectomy，and sexual function．Cancer，100（1）：97-106

Jiang H，Zhu J，Guo SW，et al，2016．Vaginal extension improves sexual function in patients receiving laparoscopic radical hysterectomy．Gynecol Oncol，141（3）：550-558

Johansen RE，2017．Undoing female genital cutting：Perceptions and experiences of infibulation，defibulation and virginity among Somali and Sudanese migrants in Norway．Cult Health Sex，19（4）：528-542

Johansen RE，2017．Virility，pleasure and female genital mutilation/cutting：A qualitative study of perceptions and experiences of medicalized defibulation among Somali and Sudanese migrants in Norway．Reprod Health，14（1）：25

Johnsdotter S，2018．The impact of migration on attitudes to female genital cutting and experiences of sexual dysfunction among migrant women with FGC．Curr Sex Health Rep，10（1）：18-24

Jonusiene G，Zilaitiene B，Adomaitiene V，et al，2013．Sexual function，mood and menopause symptoms in Lithuanian postmenopausal women．Climacteric，16（1）：185-193

Kahramanoglu I，Baktiroglu M，Hamzaoglu K，et al，2017．The impact of mode of delivery on the sexual function of primiparous women：A prospective study．Arch Gynecol Obstet，295（4）：907-916

Kalmbach DA，Pillai V，2014．Daily affect and female sexual function．J Sex Med，11（12）：2938-2954

Katchadourian H，2009．性学观止．朗景和，赵伯仁，译．北京：世界图书出版公司

Kayataş S，Özkaya E，Api M，et al，2017．Comparison of libido，Female Sexual Function index，and Arizona scores in women who underwent laparoscopic or conventional abdominal hysterectomy．Turk J Obstet Gynecol，14（2）：128-132

Khajehei M，Doherty M，Tilley PJ，2015．An update on sexual function and dysfunction in women．Arch Womens Ment Health，18（3）：423-433

King BE，Alexander GM，2000．Pain sensitivity and individual differences in self-reported sexual behavior．J Comp Psychol，114（2）：193-199

Kingsberg S，Goldstein I，Kim NN，et al，2018．Female sexual dysfunction and the placebo effect：A meta analysis．Obstet Gynecol，132（6）：1504

Ko YC，Yoo EH，Han GH，et al，2017．Comparison of sexual function between sacrocolpopexy and sacrocervicopexy．Obstet Gynecol Sci，60（2）：207-212

Koçak M，Başar MM，Vahapoğlu G，et al，2009．The effect of Behçet's disease on sexual function and psychiatric status of premenopausal women．J Sex Med，6（5）：1341-1348

Kotaska A，Avery L，2014．Female genital cutting．J Obstet Gynaecol Can，36（8）：671-672

Koukoui S，2017．Female genital cutting/mutilation：A challenge for patients and clinicians．J Obstet Gynaecol Can，39（12）：1185-1187

Krajewski W, Kościelska-Kasprzak K, Rymaszewska J, et al, 2017. How different cystoscopy methods influence patient sexual satisfaction, anxiety, and depression levels: A randomized prospective trial. Qual Life Res, 26（3）: 625-634

Krakowsky Y, Grober ED, 2018. A practical guide to female sexual dysfunction: An evidence-based review for physicians in Canada. Can Urol Assoc J, 12（6）: 211-216

Krysiak R, Drosdzol-Cop A, Skrzypulec-Plinta V, et al, 2016. Sexual function and depressive symptoms in young women with elevated macroprolactin content: A pilot study. Endocrine, 53（1）: 291-298

Krysiak R, Drosdzol-Cop A, Skrzypulec-Plinta V, et al, 2017. Sexual functioning and depressive symptoms in women with diabetes and prediabetes receiving metformin therapy: A pilot study. Exp Clin Endocrinol Diabetes, 125（1）: 42-48

Kupperman M, Varner RE, Summitt RL Jr, et al, 2004. Effect of hysterectomy vs. medical treatment on health-related quality of life and sexual functioning. JAMA, 291（12）: 1447-1455

Kurizky PS, Martins GA, Carneiro JN, et al, 2018. Evaluation of the occurrence of sexual dysfunction and general quality of life in female patients with psoriasis. An Bras Dermatol, 93（6）: 801-806

Labrie F, Archer D, Bouchard C, et al, 2014. Lack of influence of dyspareunia on the beneficial effect of intravaginal prasterone（dehydroepiandrosterone, DHEA）on sexual dysfunction in postmenopausal women. J Sex Med, 6（12）: 1766-1785

Lamblin G, Delorme E, Cosson M, et al, 2016. Cystocele and functional anatomy of the pelvic floor: Review and update of the various theories. Intern Urogynecol J, 27（9）: 1297-1305

Lammerink EA, de Bock GH, Pras E, et al, 2012. Sexual functioning of cervical cancer survivors: A review with a female perspective. Maturitas, 72（4）: 296-304

Lamont J, Bajzak K, Bouchard C, et al, 2018. No. 279-female sexual health consensus clinical guidelines. J Obstet Gynaecol Can, 40（6）: e451-e503

Lange RA, Levine GN, 2014. Sexual activity and ischemic heart disease. Curr Cardiol Rep, 16（2）: 445

Latini A, Zaccarelli M, Paglia MG, et al, 2017. Inguinal and anorectal Lymphogranuloma Venereum: A case series from a sexually transmitted disease center in Rome, Italy. BMC Infect Dis, 17（1）: 386

Lawton S, Littlewood S, 2013. Vulval skin conditions: Disease activity and quality of life. J Low Genit Tract Dis, 17（2）: 117-124

Leclerc B, Bergeron S, Binik YM, et al, 2010. History of sexual and physical abuse in women with dyspareunia: Association with pain, psychosocial adjustment, and sexual functioning. J Sex Med, 7（2 Pt 2）: 971-980

Lee RS, Kochman A, Sikkeman KJ, 2002. Internalized stigma among people living with HIV-AIDS. AIDS Behav, 6: 309-319

Leiblum SR, 2007. The Principle and Practice of Sex Therapy. 4th ed. New York: The Guilford Press

Lensen SF, Manders M, Nastri CO, et al, 2016. Endometrial injury for pregnancy following sexual intercourse or intrauterine insemination. Cochrane Database Syst Rev, （6）: CD011424

Levin RJ, 2015. The physiology of female sexual function and the pathophysiology of female sexual dysfunction（committee 13A）. J Sex Med, 5（2）: 733-759

Lewis V, Finlay AY, 2004. 10 Years experience of the Dermatology Life Quality Index（DLQI）. J Investig Dermatol Symp Proc, 9（2）: 169-180

Lin TC, Ger LP, Pergolizzi JV Jr, et al, 2017. Long-term use of opioids in 210 officially registered patients with chronic noncancer pain in Taiwan: A cross-sectional study. J Formos Med Assoc, 116（4）: 257-265

Lipton JM, Ticknor CB, 1979. Influence of sex and age on febrile responses to peripheral and central administration of pyrogens in the rabbit. J Physiol, 295: 263-272

Liu D, Jiang Z, Xiu C, et al, 2017. Sexually transmitted infection prevalence and related risk factors among heterosexual male methamphetamine users in China. Int J STD AIDS, 28（12）: 1208-1214

Lonnée-Hoffmann R, Pinas I, 2014. Effects of hysterectomy on sexual function. Curr Sex Health Rep, 6（4）: 244-251

Lorenz T, Rullo J, Faubion S, 2016. Antidepressant-induced female sexual dysfunction. Mayo Clin Proc, 91（9）: 1280-1286

Lorenz T, van Anders S, 2014. Interactions of sexual activity, gender, and depression with immunity. J Sex Med, 11（4）: 966-979

Lundberg PO, Ertekin C, Ghezzi A, et al, 2001. Neurosexology. Guidelines for neurologists. Eur J Neurol, 8（Suppl 3）: 1-24

Lunde IB, Sagbakken M, 2014. Female genital cutting in Hargeisa, Somaliland: Is there a move towards less severe forms? Reprod Health Matters, 22（43）: 169-177

Lynn J, 1999. The effect of race and sex on physicians' recommendations for cardiac catheteri-zation. J Am Geriatr Soc, 47（11）: 1390

Maas CP, ter Kuile MM, Laan E, et al, 2004. Objective assessment of sexual arousal in women with a history of hysterectomy. Br J Obstet Gynaecol, 11（5）: 456-462

Maaty AS, Gomaa AH, Mohammed GF, et al, 2013. Assessment of female sexual function in patients with psoriasis. J Sex Med, 10（6）: 1545-1548

Mahoney C, 2017. Pelvic floor dysfunction and sensory impairment: Current evidence. Neurourol Urodyn, 36（3）: 550-556

Maigne JY, Chatellier G, 2001. Assessment of sexual activity in patients with back pain compared with patients with neck pain. Clin Orthop Relat Res, （385）: 82-87

Martínez-Villarreal AA, Asz-Sigall D, Gutiérrez-Mendoza D, et al, 2017. A case series and a review of the literature on foreign modelling agent reaction: An emerging problem. Int Wound J, 14（3）: 546-554

Meeuwis KA, de Hullu JA, van de Nieuwenhof HP, et al, 2011. Quality of life and sexual health in patients with genital psoriasis. Br J Dermatol, 164（6）: 1247-1255

Melles RJ, Dewitte MD, Ter Kuile MM, et al, 2016. Attentional bias for pain and sex, and automatic appraisals of sexual penetration: Differential patterns in dyspareunia vs vaginismus? J Sex Med, 13（8）: 1255-1262

Merwin KE, O'Sullivan LF, Rosen NO, 2017. We need to talk: disclosure of sexual problems is associated with depression, sexual functioning, and relationship satisfaction in women. J Sex Marital Ther, 43（8）: 786-800

Meston CM, Lorenz TA, Stephenson KR, 2013. Effects of expressive writing on sexual dysfunction, depression, and PTSD in women with a history of childhood sexual abuse: results from a randomized clinical trial. J Sex Med, 10（9）: 2177-2189

Mirandola L, Wade R, Verma R, et al, 2015. Sex-driven differences in immunological responses: Challenges and opportunities for the immunotherapies of the third millennium. Int Rev Immunol, 34（2）: 134-142

Mohamad AI, Ali B, Shamloul R, et al, 2014. The effect of vasectomy on the sexual life of couples. J Sex Med, 11（9）: 2239-2242

Moin A, Mustansar I, 2017. Female genital mutilation/cutting: A well-kept secret in pakistan. J Obstet Gynaecol Can, 39（12）: 1127, 1128

Molina-Leyva A, Almodovar-Real A, Ruiz-Carrascosa JC, et al, 2014. Distribution pattern of psoriasis affects sexual function in moderate to severe psoriasis: A prospective case series study. J Sex Med, 11

（12）：2882-2889

Monforte M，Mimoun S，Droupy S，2013．Sexual pain disorders in females and males．Prog Urol，23
（9）：761-770

Monga TN，Tan G，Ostermann HJ，et al，1998．Sexuality and sexual adjustment of patients with chronic
pain．Disabil Rehabil，20（9）：317-329

Montanari G，Di Donato N，Benfenati A，et al，2013．Women with deep infiltrating endometriosis：
Sexual satisfaction，desire，orgasm，and pelvic problem interference with sex．J Sex Med，10（6）：
1559-1566

Montejo AL，Llorca G，Izquierdo JA，et al，2001．Incidence of sexual dysfunction associated with
antidepressant agents：A prospective multicenter study of 1022 outpatients．Spanish Working Group for
the Study of Psychotropic-Related Sexual Dysfunction．J Clin Psychiatry，62（Suppl 3）：10-21

Morley JE，Kaiser FE，2003．Female sexuality．Med Clin North Am，87：1077-1090

Mosavat SH，Marzban M，Bahrami M，et al，2017．Sexual headache from view point of Avicenna and
traditional Persian medicine，Neurol Sci，38（1）：193-196

Neistadt ME，1986．Sexuality counseling for adults with disabilities：A module for an occupa-tional
therapy curriculum．Am J Occup Ther，40（8）：542-545

Nelson AJ，Roy SK，Warren K，et al，2018．Sex differences impact the lung-bone inflammatory
response to repetitive inhalant lipopolysaccharide exposures in mice．J Immunotoxicol，15（1）：73-81

Nichols MP，Schwartz RC，2005．家庭治疗—理论与方法．王曦影，胡赤怡，译．上海：华东理工大
学出版社

Norbury R，Cutter WJ，Compton J，et al，2003．The neuroprotective effects of estrogen on the aging
brain．Exp Gerontol，38（1/2）：109-117

Nordstrom MP，Westercamp N，Jaoko W，et al，2017．Medical male circumcision is associated with
improvements in pain during intercourse and sexual satisfaction in kenya．J Sex Med，14（4）：601-
612

Nour N，2004．Female genital cutting：clinical and cultural guidelines．Obstet Gynecol Surv，59（2）：
272-279

O'Dey DM，2017．Complex vulvar reconstruction following female genital mutilation/cutting．Urologe
A，56（10）：1298-1301

Odukogbe ATA，Afolabi BB，Bello OO，et al，2017．Female genital mutilation/cutting in Africa．
Transl Androl Urol，6（2）：138-148

Omani-Samani R，Amini P，Navid B，et al，2019．Prevalence of sexual dysfunction among infertile
women in iran：A systematic review and meta-analysis．Int J Fertil Steril，12（4）：278-283

Ortensi LE，Farina P，Leye E，2018．Female genital mutilation/cutting in Italy：An enhanced estimation
for first generation migrant women based on 2016 survey data．BMC Public Health，18（1）：129

Ouedraogo I，McConley R，Payne C，et al，2018．Gurya cutting and female genital fistulas in Niger：
Ten cases．Int Urogynecol J，29（3）：363-368

Ouellette L，Wingelaar M，Peterson T，et al，2018．Sexual history documentation in adolescents with
lower abdominal pain or genitourinary complaints．Am J Emerg Med，36（4）：728-729

Özcan T，Yancar DE，İşcanlı MD，2017．Primary headache associated with sexual activity：A case
report．Agri，29（2）：79-81

Ozkan B，Orhan E，Aktas N，et al，2016．Sexual dysfunction and depression among Turkish women
with infertile husbands：The invisible part of the iceberg．Int Urol Nephrol，48（1）：31-36

Pâquet M，Bois K，Rosen NO，et al，2016．Why us? perceived injustice is associated with more sexual
and psychological distress in couples coping with genito-Pelvic pain．J Sex Med，13（1）：79-87

Parada M，D'Amours T，Amsel R，et al，2015．Clitorodynia：A descriptive study of clitoral pain．J

Sex Med，12（8）：1772-1780

Park H，Yoon HG，2013. Menopausal symptoms，sexual function，depression，and quality of life in Korean patients with breast cancer receiving chemotherapy. Support Care Cancer，21（9）：2499-2507

Patterson J，Williams L，Grauf-Grounds C，et al，2004. 家庭治疗技术. 方晓义，等，译. 北京：中国轻工业出版社

Perron L，Senikas V，Burnett M，et al，2013. Female genital cutting. J Obstet Gynaecol Can，35（11）：1028-1045

Pizarro-Berdichevsky J，2016. Association between pelvic floor disorder symptoms and QoL scores with depressive symptoms among pelvic organ prolapse patients. Aust N Z Obstet Gynaecol，56（4）：391-397

Pluchino N，Wenger JM，Petignat P，et al，2016. Sexual function in endometriosis patients and their partners：Effect of the disease and consequences of treatment. Hum Reprod Update，22（6）：762-774

Polat M，Kahramanoglu I，Senol T，et al，2016. Comparison of the effect of laparoscopic and abdominal hysterectomy on lower urinary tract function，vaginal length，and dyspareunia：A randomized clinical trial. J Laparoendosc Adv Surg Tech A，26（2）：116-121

Pukall CF，2016. Primary and secondary provoked vestibulodynia：A review of overlapping and distinct factors. Sex Med Rev，4（1）：36-44

Pukall CF，Goldstein AT，Bergeron S，et al，2016. Vulvodynia：Definition，prevalence，impact，and pathophysiological factors. J Sex Med，13（3）：291-304

Puppo V，2017. Female genital mutilation and cutting：An anatomical review and alternative rites. Clin Anat，30（1）：81-88

Radosa JC，Meyberg-Solomayer G，Kastl C，et al，2014. Influences of different hysterectomy techniques on patients' postoperative sexual function and quality of life. J Sex Med，11（9）：2342-2350

Rancourt KM，Rosen NO，Bergeron S，et al，2016. Talking about sex when sex is painful：Dyadic sexual communication is associated with women's pain，and couples' sexual and psychological outcomes in provoked vestibulodynia. Arch Sex Behav，45（8）：1933-1944

Randolph ME，Reddy DM，2006. Sexual functioning in women with chronic pelvic pain：The impact of depression，support，and abuse. J Sex Res，43（1）：38-45

Rashid A，2016. Yonder：Communication with hospitals，telemonitoring，chronic pain，and 'sexting'. Br J Gen Pract，66（649）：432

Rathus SA，Nevid JS，Fichner-Rathus L，2007. 性与生活. 王晓菁，王瑞敏，等，译. 北京：中国轻工业出版社

Reif P，Elsayed H，Ulrich D，et al，2015. Quality of life and sexual activity during treatment of Bartholin's cyst or abscess with a word catheter. Eur J Obstet Gynecol Reprod Biol，190：76-80

Reimherr FW，Chouinard G，Cohn CK，et al，1990. Antidepressant efficacy of sertraline：A double-blind，placebo and amitriptyline controlled，multicenter comparison study in outpatients with major depression. J Clin Psychiatry，51（Suppl B）：18-27

Renshaw DC，1987. Sex and the renal transplant patient. Clin Ther，10（1）：2-7

Richter DL，McKeown RE，Corwin SJ，et al，2000. The role of male partners in women's decision making regarding hysterectomy. J Womens Health Gend Based Med，9（Suppl 2）：S51-S61

Roberts AL，Rosario M，Corliss HL，et al，2013. Sexual orientation and functional pain in U. S. young adults：The mediating role of childhood abuse. PLoS One，8（1）：e54702

Robinson JW，1998. Sexuality and cancer. Breaking the silence. Aust Fam Physician，27（1/2）：45-47

Rosen NO，Bergeron S，Sadikaj G，et al，2015. Daily associations among male partner responses，pain during intercourse，and anxiety in women with vulvodynia and their partners. J Pain，16（12）：1312-

1320

Rosen NO，Dewitte M，Merwin K，et al，2017．Interpersonal goals and well-being in couples coping with genito-pelvic pain．Arch Sex Behav，46（7）：2007-2019

Rosen NO，Muise A，Bergeron S，et al，2015．Approach and avoidance sexual goals in couples with provoked vestibulodynia：Associations with sexual，relational，and psychological well-being．J Sex Med，12（8）：1781-1790

Rosen R，Montorsi F，Assalian P，et al，2004．Efficacy and tolerability of vardenafil in men with mild depressive disorder and erectile dysfunction：The Depression Related Improvement with vardenafil for erectile response（DRIvEr）study．Vienna．Austria：Paper presented at 19th Congress of the European Association of Urology，26 March.

Rotheram-Borus MJ，2000．Variations in perceived pain with emotional distress and social identity in AIDS．AIDS Patient Care STDS，14：659-665

Rouzi AA，Alturki F，2015．Female genital mutilation/cutting：An update．Clin Exp Obstet Gynecol，42（3）：300-303

Rouzi AA，Berg RC，Sahly N，et al，2017．Effects of female genital mutilation/cutting on the sexual function of Sudanese women：A cross-sectional study．Am J Obstet Gynecol，217（1）：62．e1-62．e6

Ryan C，Sadlier M，De Vol E，et al，2015．Genital psoriasis is associated with significant impairment in quality of life and sexual functioning．J Am Acad Dermatol，72（6）：978-983

Saccardi C，Gizzo S，Noventa M，et al，2015．Subtotal versus total laparoscopic hysterectomy：Could women sexual function recovery overcome the surgical outcomes in pre-operatory decision making？Arch Gynecol Obstet，291（6）：1321-1326

Sachar EJ，Mackenzie JM，Binstock WA，et al，1968．Corticosteroid responses to the psycho-therapy of reactive depressions Ⅱ：Further clinical and physiological implications．Psychosom Med，30（1）：23-44

Şafak Öztürk C，Arkar H，2017．Effect of cognitive behavioral therapy on sexual satisfaction，marital adjustment，and levels of depression and anxiety symptoms in couples with vaginismus．Turk Psikiyatri Derg，28（3）：172-180

Saglimbene V，Natale P，Palmer S，et al，2017．The prevalence and correlates of low sexual functioning in women on hemodialysis：A multinational，cross-sectional study．PLoS One，12（6）：e0179511

Salonia A，Lanzi R，Scavini M，et al，2006．Sexual function and endocrine profile in fertile women with type 1 diabetes．Diabetes Care，29（2）：312-316

Sandidge S，Friedland SJ，1975．Sex-role-taking and aggressive behavior in children．J Genet Psychol，126（2d Half）：227-231

Saotome TT，Yonezawa K，Suganuma N，2018．Sexual dysfunction and satisfaction in Japanese couples during pregnancy and postpartum．Sex Med，6（4）：348-355

Saydam BK，Demireloz Akyuz M，Sogukpinar N，et al，2019．Effect of delivery method on sexual dysfunction．J Matern Fetal Neonatal Med，32（4）：568-572

Schaeffer EM，2015．Re：effectiveness of diet，sexual habits and lifestyle modifications on treatment of chronic pelvic pain syndrome．J Urol，194（4）：1008

Scharff DE，2009．性家庭的客体关系观点．李迎潮，闻锦玉，译．北京：世界图书出版公司

Schiavi RC，1995．The biology of sexual function．Psychiatr，3（3）：7-23

Shah M，Hoffstetter S，2014．Vulvodynia．Obstet Gynecol Clin North Am，41（3）：453-464

Shifren JL，2004．The role of androgens in female sexual dysfunction．Mayo Clin Proc，79（Suppl 4）：S19-S24

Siegel RL，Miller KD，Jemal A，2017．Cancer Statistics，2017．CA Cancer J Clin，67（1）：7-30

Simpson JK, Wilson M, Ahmed AA, et al, 2017. An exploratory study using framework analysis to investigate health-seeking behaviour in patients with psoriasis. Br J Dermatol, 177（3）: 742-750

Skorupska KA, Miotła P, Kubik-Komar A, et al, 2016. Are there any differences in quality of life and sexual functions after various types of hysterectomy-does prophylactic salpingectomy matter? Ginekol Pol, 87（1）: 26-31

Smith KB, Pukall CF, Chamberlain SM, 2013. Sexual and relationship satisfaction and vestibular pain sensitivity among women with provoked vestibulodynia. J Sex Med, 10（8）: 2009-2023

Song X, Li G, Vaage J, et al, 2003. Effects of sex, gonadectomy, and oestrogen substitution on ischaemic preconditioning and ischaemia-reperfusion injury in mice. Acta Physiol Scand, 177（4）: 459-466

Steffen KJ, King WC, White GE, et al, 2017. Sexual functioning of men and women with severe obesity before bariatric surgery. Surg Obes Relat Dis, 13（2）: 334-343

Steinke EE, Johansen PP, Dusenbury W, 2016. When the topic turns to sex: Case scenarios in sexual counseling and cardiovascular disease. J Cardiopulm Rehabil Prev, 36（3）: 145-156

Sterrer W, 2002. On the origin of sex as vaccination. J Theor Biol, 216（4）: 387-396

Tajar A, O'Neill TW, Lee DM, et al, 2011. The effect of musculoskeletal pain on sexual function in middle-aged and elderly european men: results from the european male ageing study. J Rheumatol, 38（2）: 370-377

Tepe NB, Bayrak O, Ozcan HC, et al, 2018. Comparison of the Kelly's plication and TOT simultaneously with vaginal hysterectomy, on the incontinence, and sexual functions. Int Braz J Urol, 44（4）: 779-784

Thakar R, 2015. Is the uterus a sexual organ? Sexual function following hysterectomy. Sex Med Rev, 3（4）: 264-278

Truitt WA, Coolen LM, 2002. Identification of a potential ejaculation generator in the spinal cord. Science, 297（5586）: 1566-1569

Tsui JI, Cheng DM, Coleman SM, et al, 2017. Pain and risk behaviors among HIV-infected persons in St. Petersburg, Russia. AIDS Behav, 21（6）: 1775-1781

Unger CA, 2011. Pelvic floor imaging. Obstet Gynecol Clin North Am, 38（1）: 23-43

Van Bavel H, Coene G, Leye E, 2017. Changing practices and shifting meanings of female genital cutting among the Maasai of Arusha and Manyara regions of Tanzania. Cult Health Sex, 19（12）: 1344-1359

van der Veer C, Bruisten SM, van der Helm JJ, et al, 2017. The cervicovaginal microbiota in women notified for chlamydia trachomatis Infection: A case-control study at the sexually transmitted Infection Outpatient Clinic in Amsterdam, The Netherlands. Clin Infect Dis, 64（1）: 24-31

Vannier SA, Rosen NO, Mackinnon SP, et al, 2017. Maintaining affection despite pain: Daily associations between physical affection and sexual and relationship well-being in women with genito-pelvic pain. Arch Sex Behav, 46（7）: 2021-2031

Varol N, Hall JJ, Black K, et al, 2017. Evidence-based policy responses to strengthen health, community and legislative systems that care for women in Australia with female genital mutilation/cutting. Reprod Health, 14（1）: 63

Vellucci F, 2018. Pelvic floor evaluation with transperineal ultrasound: a new approach. Minerva Ginecol, 70（1）: 58-68

Velten J, Scholten S, Graham CA, et al, 2017. Sexual excitation and sexual inhibition as predictors of sexual function in women: A cross-sectional and longitudinal study. J Sex Marital Ther, 43（2）: 95-109

Vieira-Baptista P, Almeida G, Bogliatto F, et al, 2018. International society for the study of vulvovaginal disease recommendations regarding female cosmetic genital surgery. J Low Genit Tract Dis, 22（4）: 415-434

Vigil JM, Rowell LN, Lutz C, 2014. Gender expression, sexual orientation and pain sensitivity in women. Pain Res Manag, 19（2）: 87-92

Vik A, Brekke M, 2017. Do patients consult their GP for sexual concerns? A cross sectional explorative study. Scand J Prim Health Care, 35（4）: 373-378

Vogt S, Mohmmed Zaid NA, El Fadil Ahmed H, et al, 2016. Changing cultural attitudes towards female genital cutting. Nature, 538（7626）: 506-509

Wahlberg A, Johnsdotter S, Ekholm Selling K, et al, 2017. Factors associated with the support of pricking（female genital cutting type Ⅳ）among Somali immigrants-a cross-sectional study in Sweden. Reprod Health, 14（1）: 92

Walker EA, Stenchever MA, 1993. Sexual victimization and chronic pelvic pain. Obstet Gynecol Clin North Am, 20（4）: 795-807

Walker JL, Thorpe RJ Jr, Harrison TC, et al, 2016. The relationship between pain, disability, and sex in African Americans. Pain Manag Nurs, 17（5）: 294-301

Wallenhammer LM, Nyfall M, Lindberg M, et al, 2004. Health-related quality of life and hand eczema-a comparison of two instruments, including factor analysis. J Invest Dermatol, 122（6）: 1381-1389

Wallwiener S, Müller M, Doster A, et al, 2017. Sexual activity and sexual dysfunction of women in the perinatal period: A longitudinal study. Arch Gynecol Obstet, 295（4）: 873-883

Weimer K, Colloca L, Enck P, 2015. Age and sex as moderators of the placebo response-an evaluation of systematic reviews and meta-analyses across medicine. Gerontology, 61（2）: 97-108

Weinberger JM, Houman J, Caron AT, et al, 2018. Female sexual dysfunction and the placebo effect: A meta-analysis. Obstet Gynecol, 132（2）: 453-458

Whicker M, Black J, Altwerger G, et al, 2017. Management of sexuality, intimacy, and menopause symptoms in patients with ovarian cancer. Am J Obstet Gynecol, 217（4）: 395-403

Whipple B, 2004. Where in the brain is a woman's sexual response? Laboratory studies including brain imaging（fMRI and PET）during orgasm. Sex Relatsh Ther, 19（Suppl 1）: S57-S58

Xiao M, Gao H, Bai H, et al, 2016. Quality of life and sexuality in disease-free survivors of cervical cancer after radical hysterectomy alone: a comparison between total laparoscopy and laparotomy. Medicine（Baltimore）, 95（36）: e4787

Xu H, Lin A, Shao X, et al, 2016. Diagnostic accuracy of high-risk HPV genotyping in women with high-grade cervical lesions: Evidence for improving the cervical cancer screening strategy in China. Oncotarget, 7: 83775-83783

Yangin HB, Sözer GA, Sengün N, et al, 2008. The relationship between depression and sexual function in menopause period. Maturitas, 61（3）: 233-237

Ye S, Yang J, Cao D, et al, 2014. Quality of life and sexual function of patients following radical hysterectomy and vaginal extension. J Sex Med, 11（5）: 1334-1342

Yener M, Askin A, Soyupek F, et al, 2015. The evaluation of anxiety and depression status in spouses of sexually active reproductive women with fibromyalgia. Clin Exp Rheumatol, 33（1 Suppl 88）: S20-S24

Yeniel AO, Petri E, 2014. Pregnancy, childbirth, and sexual function: perceptions and facts. Int Urogynecol J, 25（1）: 5-14

Zajecka J, Dunner DL, Gelenberg AJ, et al, 2002. Sexual function and satisfaction in the treatment of chronic major depression with nefazodone, psychotherapy, and their combination. J Clin Psychiatry, 63（8）: 709-716

Zarski AC，Berking M，Fackiner C，et al，2017. Internet-based guided self help for vaginal penetration difficulties：Results of a randomized controlled pilot trial. J Sex Med，14（2）：238-254

Zheng BJ，Yin YP，Xiang Z，et al，2014. An epidemiological study of Mycoplasma genitalium infections among males attending a sexually transmitted disease clinic in Guangxi，China. Jpn J Infect Dis，67（1）：17-21

Zhou W，Yang X，Dai Y，et al，2016. Survey of cervical cancer survivors regarding quality of life and sexual function. J Cancer Res Ther，12（2）：938-944

Ziegler SM，Beisel C，Sutter K，et al，2017. Human pDCs display sex-specific differences in type Ⅰ interferon subtypes and interferon α/β receptor expression. Eur J Immunol，47（2）：251-256

Zobbe V，Gimbel H，Anderson BM，et al，2004. Sexuality after total vs subtotal hysterectomy. Acta Obstet Gynecol Scand，83（2）：191-196